プレシジョン・メディシン
PRECISION MEDICINE
ビッグデータの構築・分析から臨床応用・課題まで

監修

佐藤 孝明　榊 佳之　松原 謙一

NTS

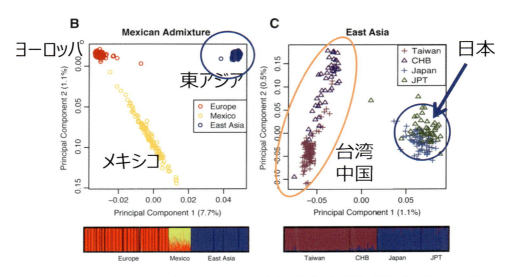

JPT：Japan Hapmap project データ，Japan：日本人271人のタイピングデータ，*Genome Res.*, **19**（5），795-803（2009）より改変。

図3　日本人のゲノム情報（p.6）

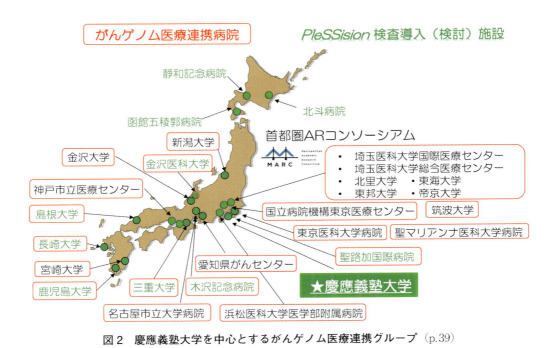

図2　慶應義塾大学を中心とするがんゲノム医療連携グループ（p.39）

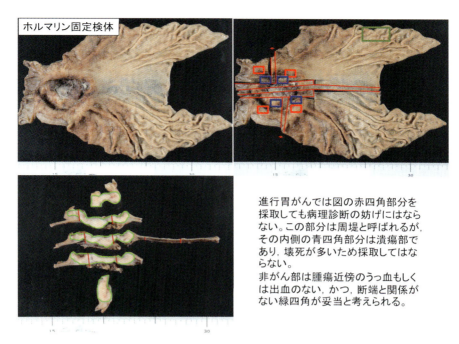

図4 病理診断を妨げない部位からの検体採取（規定集より）(p.189)

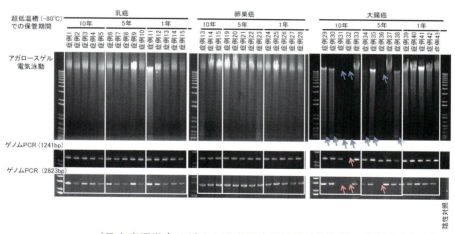

（日本病理学会：ゲノム研究用病理組織検体取扱い規程より転載）

図6 長期保管温度のゲノムDNAの品質に対する影響 (p.191)

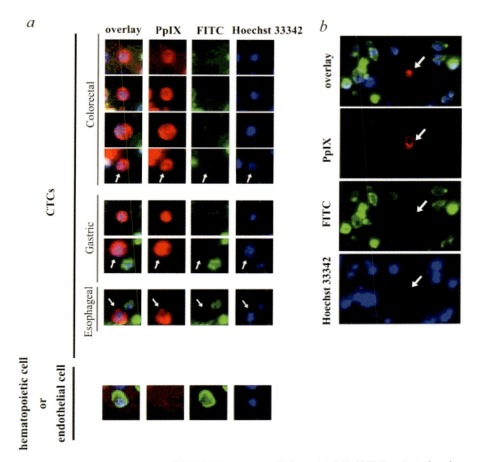

図2 Fs-ALAを用いたCTC分離方法[13] PpIXの蛍光はがん細胞特異的である(a, b)。FITCはCD45とCD31を示している。(p.224)

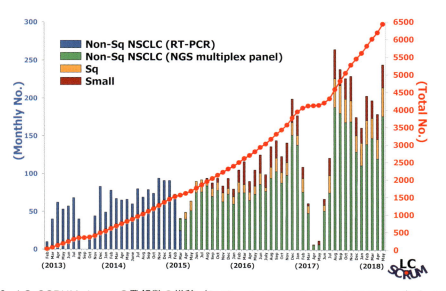

図3 LC-SCRUM-Japan の登録数の推移（6440 patients enrolled as of 2018/5/31）（p.265）

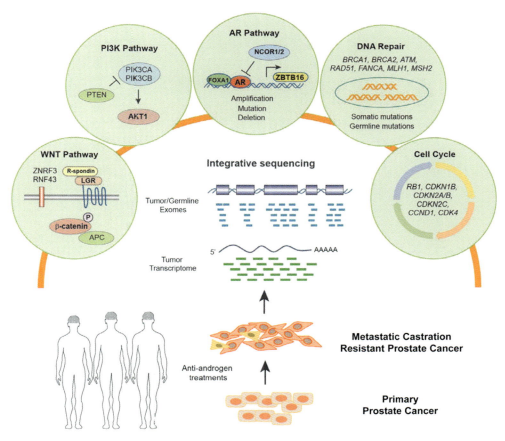

図1 去勢抵抗性前立腺がんにおける遺伝子異常（p.276）

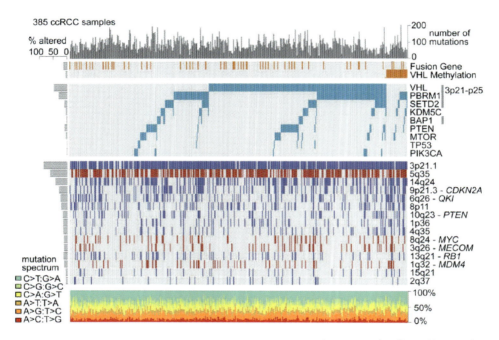

copy number gains (red) and losses (blue).

図2 淡明型腎がんにおける遺伝子変異と染色体コピー数異常 (p.278)

監修者・執筆者一覧

【監修者】

佐藤　孝明　　　　筑波大学プレシジョン・メディスン開発研究センター　特命教授/センター長

榊　　佳之　　　　東京大学名誉教授

松原　謙一　　　　大阪大学名誉教授

【執筆者】(執筆順)

佐藤　孝明　　　　筑波大学プレシジョン・メディスン開発研究センター　特命教授/センター長

佐々木　毅　　　　東京大学大学院医学系研究科次世代病理情報連携学講座　特任教授

黒田　知宏　　　　京都大学医学部附属病院　教授

西村　邦裕　　　　株式会社テンクー　代表取締役社長

林　　秀幸　　　　慶應義塾大学医学部腫瘍センターゲノム医療ユニット　特任助教

西原　広史　　　　慶應義塾大学医学部腫瘍センターゲノム医療ユニット　特任教授

武藤　　学　　　　京都大学大学院医学研究科腫瘍薬物治療学講座　教授

白石　航也　　　　国立研究開発法人国立がん研究センター研究所ゲノム生物学研究分野　ユニット長

木下　賢吾　　　　東北大学東北メディカル・メガバンク機構　教授/副機構長
　　　　　　　　　東北大学大学院情報科学研究科　教授

加藤　　護　　　　国立研究開発法人国立がん研究センター研究所バイオインフォマティクス部門　部門長

野間　久史　　　　大学共同利用機関法人情報・システム研究機構統計数理研究所データ科学研究系
　　　　　　　　　准教授

廣田　健一　　　　札幌医科大学附属病院医療情報企画室　副室長

日紫喜光良　　　　東邦大学理学部　准教授

田村　卓郎　　　　ライン株式会社　代表取締役／筑波大学プレシジョン・メディスン開発研究センター
　　　　　　　　　客員教授

喜多　剛志　　　　株式会社インターネットイニシアティブヘルスケア事業推進部　部長

中條　聖子　　　　株式会社エスアールエル検査統括部　担当課長

佐野　栄治　　　　株式会社エスアールエル検査統括部　部長

望月　洋明　　　　三井情報株式会社バイオサイエンス部バイオサイエンス室　コンサルタント

佐久間朋寛　　　　三井情報株式会社バイオサイエンス部バイオサイエンス室　シニアマネージャー

鈴木　誓吾　　　　シスメックス株式会社技術戦略本部R&D戦略部　シニアエキスパート

的場　　亮	株式会社 DNA チップ研究所　代表取締役社長
毛利　　涼	三菱スペース・ソフトウエア株式会社関西事業部バイオメディカルインフォマティクス開発室
谷嶋　成樹	三菱スペース・ソフトウエア株式会社関西事業部バイオメディカルインフォマティクス開発室　室長
岡村　　浩	東洋鋼鈑株式会社事業推進室　室長
松田　浩一	東京大学大学院新領域創成科学研究科　教授
岡野　和広	アクトメッド株式会社営業・マーケティング部兼事業開発部　ゼネラルマネージャー
落谷　孝広	国立研究開発法人国立がん研究センター研究所分子細胞治療研究分野プロジェクトリーダー
津矢田明泰	株式会社理研ジェネシス開発課　主任研究員
齋藤　辰朗	株式会社理研ジェネシス医薬品開発支援室　室長
前佛　　均	公益財団法人がん研究会がんプレシジョン医療研究センターリキッドバイオプシー診断開発プロジェクト　部長
黒川　宏美	筑波大学医学医療系橋渡し・臨床研究学　助教
松阪　　諭	筑波大学医学医療系橋渡し・臨床研究学　教授
末原　泰人	筑波大学大学院人間総合科学研究科
日下部　学	筑波大学医学医療系血液内科　講師
坂田(柳元)麻実子	筑波大学医学医療系血液内科　准教授
千葉　　滋	筑波大学医学医療系血液内科　教授
河上　　裕	慶應義塾大学医学部先端医科学研究所細胞情報研究部門　所長/教授
後藤　功一	国立研究開発法人国立がん研究センター東病院呼吸器内科　呼吸器内科長
紅露　　拓	地方独立行政法人神奈川県立病院機構神奈川県立がんセンター臨床研究所がん免疫療法研究開発学部　研究員
笹田　哲朗	地方独立行政法人神奈川県立病院機構神奈川県立がんセンター臨床研究所がん免疫療法研究開発学部　部長
小島　崇宏	筑波大学医学医療系腎泌尿器外科　講師
神鳥　周也	筑波大学医学医療系腎泌尿器外科　講師
西山　博之	筑波大学医学医療系腎泌尿器外科　教授
尾崎　浩一	国立研究開発法人国立長寿医療研究センターメディカルゲノムセンター・臨床ゲノム解析推進部　部長
前田　士郎	琉球大学大学院医学研究科　教授
渡辺　　研	国立研究開発法人国立長寿医療研究センター運動器疾患研究部　室長

臼井　丈一	筑波大学医学医療系臨床医学域腎臓内科学　准教授	
山縣　邦弘	筑波大学医学医療系臨床医学域腎臓内科学　教授	
黒田　尚子	黒田尚子 FP オフィス　代表/ファイナンシャル・プランナー	
美馬　正司	株式会社日立コンサルティング公共コンサルティング本部　ディレクター	
清水　佳奈	早稲田大学理工学術院　教授	
藤池　智則	堀総合法律事務所　弁護士	
冨松　宏之	堀総合法律事務所　弁護士	

目　次

序論　未病社会に必要なプレシジョン・メディシン
―世界の現状と日本におけるプロジェクトの取組み― （佐藤　孝明）

1. プレシジョン・メディシンの幕開け ································ 3
2. がんは遺伝子の病気 ·· 3
3. 日本人のゲノム情報 ·· 5
4. 日本特有でかつ世界標準のビッグデータベース構築 ······ 5
5. 本企画に関して ··· 6

第1編　データベース構築と解析・分析手法の開発

第1章　データベース構築

第1節　コンパニオン診断のためのデータベースの構築と臨床応用 （佐々木　毅）

1. はじめに ··· 9
2. 「BRACAnalysis 診断法」の保険収載に関して ············· 11
3. コンパニオン診断法・診断薬各論 ································· 13
4. 検査データシェアリングについて ································· 16

第2節　医療ビッグデータの構築と利活用術 （黒田　知宏）

1. はじめに ··· 19
2. 電子カルテを用いた医療ビッグデータ構築の課題 ········· 19
3. 大規模医療データベース構築の動き ····························· 22
4. データを利活用する未来に向けて ································· 23

第3節　がんゲノム医療用知識データベースの構築 （西村　邦裕）

1. はじめに ··· 25
2. がんゲノム医療用知識データベースの背景 ··················· 27
3. 知識データベースの事例 ·· 29
4. 知識データベースについて ··· 31
5. 知識データベースの活用 ·· 35
6. おわりに ··· 35

目　次

第4節　PleSSision 検査によるクリニカルシークエンスのネットワーク構築
（林　秀幸, 西原　広史）

　　1. はじめに ……………………………………………………………………………… 37
　　2. PleSSision 検査の概要 ……………………………………………………………… 38
　　3. PleSSision ネットワークについて ………………………………………………… 39
　　4. PleSSision ネットワークの今後の展望 …………………………………………… 43
　　5. おわりに ……………………………………………………………………………… 44

第5節　クリニカルバイオバンクとクリニカルシークエンスのネットワーク構築
（武藤　学）

　　1. はじめに ……………………………………………………………………………… 45
　　2. クリニカルバイオバンクの必要性 ………………………………………………… 45
　　3. クリニカルバイオバンク学会 ……………………………………………………… 45
　　4. 生体試料の品質管理 ………………………………………………………………… 46
　　5. がんクリニカルシークエンス ……………………………………………………… 46
　　6. 生体試料と臨床情報の収集とデータベース構築 ………………………………… 47
　　7. 臨床情報とゲノム情報の収集と統合データベース構築 ………………………… 49
　　8. おわりに ……………………………………………………………………………… 50

第2章　データ解析・分析手法の開発

第1節　バイオインフォマティクスによる全ゲノムデータ分析手法の紹介
　　　　―HLA 遺伝子型の推定とタイピング解析手法―　　　　　　（白石　航也）

　　1. はじめに ……………………………………………………………………………… 51
　　2. HLA 遺伝子の役割 …………………………………………………………………… 51
　　3. HLA タイピング手法 ………………………………………………………………… 52
　　4. 全ゲノム SNP ジェノタイピングデータをもとにした HLA 遺伝子型の推定（imputation）
　　　 方法 ……………………………………………………………………………………… 54
　　5. 次世代シークエンスデータをもとにした HLA 遺伝子型推定アルゴリズム …… 54
　　6. ネオアンチゲン解析 ………………………………………………………………… 55
　　7. TCR/BCR レパトア解析 …………………………………………………………… 56
　　8. おわりに ……………………………………………………………………………… 56

第2節　東北メディカル・メガバンク計画におけるゲノム・オミックス統合解析
（木下　賢吾）

　　1. はじめに ……………………………………………………………………………… 59
　　2. 東北メディカル・メガバンク計画 ………………………………………………… 59
　　3. ゲノム/オミックス解析基盤の構築 ……………………………………………… 61

4．未来型医療実装に向けた課題 ……………………………………………………… 67

第3節　がん遺伝子パネル検査におけるバイオインフォマティクス分析手法の開発
　　　　　　　　　　　　　　　　　　　　　　　　　　　　　　　　　　（加藤　護）

　　1．がんの遺伝子パネル検査 ………………………………………………………………… 71
　　2．がん遺伝子パネル検査の実験設定 …………………………………………………… 71
　　3．情報システムと情報の流れ ……………………………………………………………… 72
　　4．がん遺伝子パネル検査に必要なプログラムの開発 ……………………………… 73
　　5．先進医療，保険診療 ……………………………………………………………………… 78

第4節　大規模ゲノム・オミックスデータ解析と効率的なバイオマーカーの探索
　　　　　　　　　　　　　　　　　　　　　　　　　　　　　　　　　　（野間　久史）

　　1．はじめに ……………………………………………………………………………………… 81
　　2．大規模オミックスデータにおける多重検定の問題 ……………………………… 81
　　3．大規模多重検定における最適発見手法 ……………………………………………… 84
　　4．治療効果予測因子の探索 ………………………………………………………………… 87
　　5．おわりに ……………………………………………………………………………………… 90

第5節　診療情報ビッグデータの解析による医療の質向上と安全確保　（廣田　健一）

　　1．診療支援につながるデータ解析の必要性 …………………………………………… 93
　　2．診療録記載における全文検索の必要性 ……………………………………………… 95
　　3．医療の質向上を見据えた診療プロセス支援システム ………………………… 97
　　4．診療情報ビッグデータの解析による医療の質向上と安全確保の実現 …… 101

第6節　NGS をがんのプレシジョン・メディシンで利用するための
　　　　バイオインフォマティクスの動向　　　　　（日紫喜　光良，田村　卓郎）

　　1．はじめに ……………………………………………………………………………………… 103
　　2．がんパネル NGS の特色を生かした somatic mutation の検出 ……………… 103
　　3．検査室のためのバイオインフォマティクスパイプライン ………………… 105
　　4．臨床医へのレポートのありかた ……………………………………………………… 105
　　5．多型データベースとがん変異データベース ……………………………………… 106

第7節　ゲノム IT クラウド構築の国内外動向　　　　　　　　　　（喜多　剛志）

　　1．ゲノム解析における IT 環境の位置づけ …………………………………………… 109
　　2．解析対象の変化と海外の動き ………………………………………………………… 109
　　3．分散された国内環境の状況 ……………………………………………………………… 109
　　4．ICT 業界の大きな変化 …………………………………………………………………… 110
　　5．海外での ICT 環境の構築状況 ………………………………………………………… 110

目　次

6. クラウド事業社のゲノム解析専門サービスの登場 ……………………………………… 112
7. 今後のゲノム解析の ICT 環境の変化 …………………………………………………… 113
8. 将来の ICT 環境 …………………………………………………………………………… 113

第3章　網羅的な遺伝子変異検査法の開発

第1節　がんゲノム医療に向けたプレシジョン・メディシンに関わる遺伝子関連検査の現状と課題 （中條　聖子，佐野　栄治）

1. はじめに ……………………………………………………………………………………… 115
2. 遺伝子関連検査の背景 ……………………………………………………………………… 115
3. 遺伝子関連検査の現状 ……………………………………………………………………… 116
4. 遺伝子関連検査ガイドライン・学会情報 ………………………………………………… 119
5. 次世代シークエンサーを用いた遺伝子解析の精度管理 ………………………………… 123
6. おわりに ……………………………………………………………………………………… 124

第2節　OncoPrime による網羅的がん遺伝子検査 （望月　洋明，佐久間　朋寛）

1. はじめに ……………………………………………………………………………………… 127
2. OncoPrime とは ……………………………………………………………………………… 127
3. サービスの流れ ……………………………………………………………………………… 128
4. 検査実績 ……………………………………………………………………………………… 131
5. 今後の課題 …………………………………………………………………………………… 132
6. おわりに ……………………………………………………………………………………… 133

第3節　がん関連遺伝子パネル検査システムの開発 （鈴木　誓吾）

1. はじめに ……………………………………………………………………………………… 135
2. NCC オンコパネル検査の臨床研究－TOP-GEAR プロジェクト（第二期） …………… 135
3. がん関連遺伝子パネル検査システムの社会実装－先進医療と体外診断薬の承認申請 … 140
4. おわりに ……………………………………………………………………………………… 142

第4節　高精度変異検出システムによるがん関連遺伝子の低頻度変異解析 （的場　亮）

1. はじめに ……………………………………………………………………………………… 143
2. 次世代シークエンスによる遺伝子変異検出 ……………………………………………… 143
3. 分子バーコードを用いた精度向上 ………………………………………………………… 146
4. おわりに ……………………………………………………………………………………… 148

第5節　PleSSision 検査によるがん関連遺伝子変異の網羅的解析 （毛利　涼，谷嶋　成樹）

1. はじめに ……………………………………………………………………………………… 149

目-iv

2. PleSSision 検査の流れ・特徴 ·········· 150

3. 解析実績 ·········· 154

4. おわりに ·········· 155

第6節 体外診断用 DNA チップキットの開発とプレシジョン・メディシンへの
　　　 貢献　　　　　　　　　　　　　　　　　　　　　　（岡村　　浩）

1. はじめに ·········· 157

2. DNA チップについて ·········· 158

3. 体外診断用医薬品「ジーンシリコン DNA チップキット UGT1A1」 ·········· 159

4. プレシジョン・メディシンへの貢献 ·········· 163

5. おわりに ·········· 165

第2編　がんを中心とした治療分野における
プレシジョン・メディシンの進展

第1章　クリニカルシークエンス技術

第1節　ゲノムワイド関連解析によるがん発症予測システムの開発　　　（松田　　浩一）

1. はじめに ·········· 169

2. 疾患別解析 ·········· 171

3. おわりに ·········· 173

第2節　アジア発アジア人に最適化された実践的クリニカルシークエンスと
　　　 創薬への挑戦　　　　　　　　　　　　　　　　　　　（岡野　　和広）

1. クリニカルシークエンスの日本での展開 ·········· 177

2. 台湾で最新のプレシジョン・メディシンを提供する ACT Genomics 社 ·········· 178

3. ACT Genomics 社のサービス内容 ·········· 180

4. クリニカルシークエンスとバイオバンク，さらに創薬へ ·········· 182

5. アクトメッド社の目指す方向性 ·········· 184

第3節　ゲノム研究用およびゲノム診療用の病理組織検体取扱い規程　　（佐々木　　毅）

1. ゲノム研究用病理組織検体取扱い規程 ·········· 185

2. ゲノム診療用病理組織検体取扱い規程 ·········· 192

3. がんゲノム医療中核拠点病院，がんゲノム医療連携病院における研究用規程，
　 診療用規程 ·········· 196

第2章　リキッドバイオプシーによるがん診断

第1節　体液中マイクロ RNA によるがんの早期発見　　　　　　　　　　（落谷　孝広）

1. はじめに ··· 199
2. 体液診断（リキッドバイオプシー）の進展 ····························· 199
3. 血液中の DNA や mRNA，マイクロ RNA はなぜ安定なのか ············· 200
4. エクソソームの基礎 ··· 201
5. エクソソームの生物学的意義 ··· 202
6. エクソソーム創薬 ··· 203
7. 体液マイクロ RNA が診断ツールとなりうる可能性 ····················· 203
8. わが国の体液マイクロ RNA 診断の基盤技術開発プロジェクトが始動 ······· 204
9. プロジェクトの進展と課題 ··· 205
10. おわりに ··· 206

第2節　血中循環腫瘍 DNA によるリキッドバイオプシー診断システムの開発
（津矢田　明泰，齋藤　辰朗）

1. はじめに ··· 209
2. リキッドバイオプシー ··· 209
3. LBx Probe ··· 211
4. おわりに ··· 213

第3節　がん患者へプレシジョン医療を提供するための循環腫瘍 DNA 解析
（前佛　均）

1. はじめに ··· 215
2. リキッドバイオプシーの歴史 ··· 215
3. 循環腫瘍 DNA（ctDNA）解析の臨床的意義 ··························· 216
4. 循環腫瘍 DNA（ctDNA）解析技術の発展 ····························· 216
5. リキッドバイオプシーによる消化器がん治療最適化を目指した研究 ········· 217
6. ctDNA 検出によるリキッドバイオプシーの臨床応用と限界 ··············· 219
7. おわりに ··· 219

第4節　血液循環がん細胞（CTC）の検出方法と臨床への応用　（黒川　宏美，松阪　諭）

1. はじめに ··· 221
2. 循環腫瘍細胞（CTC） ··· 221
3. CTC 診断装置 ·· 222
4. CTC の臨床応用 ·· 223
5. おわりに ··· 227

第5節　血液がんの変異遺伝子を標的とした個別化治療への応用
　　　　―血液がんにおける PRECISION MEDICINE―

（末原　泰人，日下部　学，坂田（柳元）麻実子，千葉　滋）

1. はじめに ··· 229
2. 診断への貢献 ··· 230
3. 予後予測 ··· 230
4. 微小残存病変 ··· 230
5. 分子標的治療 ··· 232
6. 生殖細胞系列変異 ··· 232
7. Clonal hematopoiesis 診断の意義 ··· 232
8. 骨髄系腫瘍 ··· 233
9. リンパ系腫瘍 ··· 240
10. 血液がんにおけるリキッドバイオプシー ······································ 248

第3章　効果的ながん免疫療法のためのバイオマーカー探索

第1節　免疫チェックポイント阻害薬のバイオマーカー　　　　　　　（河上　裕）

1. はじめに ··· 255
2. 免疫チェックポイント阻害薬反応性と関係するヒトがん免疫病態 ··············· 255
3. 腫瘍組織バイオマーカー ··· 257
4. 血液バイオマーカー ··· 259
5. おわりに ··· 260

第2節　LC-SCRUM-Japan における希少遺伝子異常陽性肺がんの
　　　　遺伝子スクリーニングと治療開発　　　　　　　　　　　　（後藤　功一）

1. はじめに ··· 261
2. RET 融合遺伝子の発見 ··· 261
3. RET 融合遺伝子の頻度 ··· 261
4. 全国規模の遺伝子スクリーニングネットワーク（LC-SCRUM-Japan）の構築 ········ 262
5. LC-SCRUM-Japan における遺伝子スクリーニングの対象について ··············· 262
6. Multiplex 診断薬を導入した産学連携全国がんゲノムスクリーニング事業
　「SCRUM-Japan」への発展 ··· 263
7. LC-SCRUM-Japan における遺伝子スクリーニングの成果 ······················· 264
8. RET 肺がんに対する治療開発 ··· 264
9. ROS1 肺がんに対するクリゾチニブの適応拡大 ······························· 265
10. BRAF 遺伝子変異陽性肺がんに対するダブラフェニブ/トラメチニブの適応拡大 ········ 266
11. がん免疫療法のバイオマーカー開発 ··· 266

目　次

12.	臨床ゲノムデータベースの確立	267
13.	おわりに	267

第3節　変異遺伝子を標的とした個別化がん免疫療法の開発　（紅露　拓，笹田　哲朗）

1.	はじめに	269
2.	これまでのがんワクチン療法	269
3.	遺伝子変異によるがん特異的抗原＝ネオアンチゲン	270
4.	次世代シークエンス技術と個別化ネオアンチゲン	270
5.	バイオインフォマティクスによるエピトープ予測の現状	271
6.	個別化がんワクチンの実施例	272
7.	質量分析によるHLA結合ペプチドの同定	273
8.	T細胞移入療法	273
9.	おわりに	274

第4節　泌尿器がんにおけるプレシジョン・メディシンの現状

（小島　崇宏，神鳥　周也，西山　博之）

1.	はじめに	275
2.	前立腺がんにおけるプレシジョン・メディシンの現状	275
3.	腎がんにおけるプレシジョン・メディシンの現状	277
4.	尿路上皮がんにおけるプレシジョン・メディシンの現状	279
5.	おわりに	280

第4章　がん以外の疾患におけるプレシジョン・メディシンの進展

第1節　虚血性心疾患感受性遺伝子とプレシジョン・メディシン　（尾崎　浩一）

1.	世界初のゲノムワイド関連解析による虚血性心疾患感受性遺伝子の同定とプレシジョン・メディシンへの応用	283
2.	感受性分子の同定，解析からCADのプレシジョン・メディシン	284
3.	大規模ゲノム配列解析による低頻度バリアントの同定と創薬	289
4.	おわりに	289

第2節　2型糖尿病領域におけるプレシジョン・メディシン　（前田　士郎）

1.	はじめに	291
2.	2型糖尿病のゲノム研究の現状	291
3.	糖尿病合併症のゲノム研究の現状	295
4.	ゲノム情報の2型糖尿病医療への応用	297
5.	おわりに	299

第3節　プレシジョン・メディシンの運動器疾患への応用　　　（渡辺　研）

1. はじめに ……………………………………………………………………………… 301
2. 骨系統疾患 …………………………………………………………………………… 301
3. 高齢者の運動器疾患 ………………………………………………………………… 302
4. 運動器の慢性疼痛 …………………………………………………………………… 307

第4節　プレシジョン・メディシンの腎臓内科疾患への応用　（臼井　丈一，山縣　邦弘）

1. はじめに ……………………………………………………………………………… 311
2. 腎臓内科疾患の生体試料バンクやコホート研究 ………………………………… 311
3. 次世代シークエンサーを用いた遺伝性腎疾患の診断 …………………………… 313
4. 慢性腎臓病と疾患感受性遺伝子 …………………………………………………… 316
5. おわりに ……………………………………………………………………………… 317

第3編　プレシジョン・メディシンに関わる社会制度と法的課題

第1章　プレシジョン・メディシンにおける保険診療の課題

（黒田　尚子）

1. はじめに ……………………………………………………………………………… 321
2. がん治療分野のプレシジョン・メディシンにかかる保険診療の現状 ………… 322
3. がんゲノム医療実用化に向けた動き ……………………………………………… 322
4. がん遺伝子パネル検査の費用負担の問題 ………………………………………… 324
5. がん遺伝子パネル検査後の治療の選択肢と費用の問題 ………………………… 324
6. がん治療における患者の費用負担の実態 ………………………………………… 326
7. プレシジョン・メディシンと民間保険について ………………………………… 329
8. プレシジョン・メディシンにおける保険診療の課題 …………………………… 334

第2章　医療データにおける匿名化の動向と海外の事例　　（美馬　正司）

1. 医療データにおける匿名化の動向 ………………………………………………… 337
2. 医療データの匿名化に関する海外事例 …………………………………………… 341
3. National Cancer Database ………………………………………………………… 342
4. GlaxoSmithKline …………………………………………………………………… 343

第3章　個人ゲノム情報の活用とプライバシー保護　　　（清水　佳奈）

1. はじめに ……………………………………………………………………………… 345
2. ゲノムデータの開示に伴うリスク ………………………………………………… 345

目　次

3. 国内法令上の扱い ·· 347
4. ゲノム情報保護の技術 ·· 349
5. おわりに ··· 354

第4章　医療機関における医療・健診情報に関する 改正個人情報保護法下での実務対応 （藤池　智則，冨松　宏之）

1. 医療・健診情報の利活用と個人情報保護法の改正 ······················· 357
2. 医療等情報の取得 ·· 358
3. 医療等情報の利用と第三者提供 ··· 361
4. 学術研究の用に供する場合における適用除外 ···························· 364
5. 医療等情報のトレーサビリティの確保 ····································· 366
6. 匿名加工情報としての医療等情報の取扱い ······························· 367
7. 外国にある第三者への医療等情報の提供 ·································· 368
8. 次世代医療基盤法の下での医療等情報の取扱い ·························· 369
9. 今後の課題 ·· 370
10. おわりに ·· 373

※本書に記載されている会社名，製品名，サービス名は各社の登録商標または商標です。なお，本書に
　記載されている製品名，サービス名等には，必ずしも商標表示（®，TM）を付記していません。

序　論

未病社会に必要なプレシジョン・メディシン
―世界の現状と日本におけるプロジェクトの取組み―

筑波大学　佐藤 孝明

▉ プレシジョン・メディシンの幕開け

　ボストンのある国際学会に参加するためにホテルに滞在していた時のことである。テレビを見ていると，いきなりトム・ハンクス主演のダ・ヴィンチ・コードでも話題になった「クリプテックス」がアルファベットではなくて，がん遺伝子名に置き換わり，がん患者の原因遺伝子を解読してプレシジョン・メディシンを実施するという DANA-FABER Cancer Institute のコマーシャルが流れた。

　一方，日本では，遺伝子カウンセラーのいる医療機関を通さずに直接消費者向けの DTC 検査（Direct To Consumer Genetic Testing）サービスを提供する企業が多く現れてきている。なかには科学的根拠のない体質関連遺伝子まで検査対象にしているものもあり，遺伝学的検査の精度に関する質的保証と個人情報の適切な保護が喫緊の課題である。

　欧米では，ゲノム医療，個別化医療（予防・先制医療を含む）へ遺伝子詳細情報によるプレシジョン・メディシンが国家レベルで活発な動きをしており（**表1**），すでに日本は周回遅れで取り返しのつかない状況に陥りつつある。さらに，国内に海外と十分に競争できる最先端の全エクソン・ゲノム解析システム拠点の構築ができなかったために，日本人のゲノム情報がいとも簡単に海外に流出し，欧米にゲノム関連知的財産を占有される危機に直面している。

　このような状況のなか，昨年度，厚生労働省はがんゲノム医療中核拠点病院を 11 拠点選定し，さらにこれらに連携する病院を 100 病院選定した。これまで日本のがんゲノム医療の中心となってご尽力された多くの研究機関や病院の先生方にとっても，国立がん研究センターを中心にがんゲノム医療がようやく国主導でスタートできるようになったことは大変喜ばしいことである。

▉ がんは遺伝子の病気

　数年前，口腔内に肉腫ができた 1 歳の子どもの母親から連絡があり，すでに標準治療を終えたが肉腫は大きくなるばかりで担当医の先生からも治療できないと言われたので，何とかならないものかと相談を受けたことがある。その際，たまたま分子病理学の権威の先生が同病院におられたので，ご相談したところ肉腫の遺伝子発現を調べて下さり，さらに顕著に高発現している遺伝子の標的薬を投与したところ肉腫は見る見るうちに壊死を起こし，広範囲に浸潤していた部位も手術で取り除くことができた。この患者は現在でも再発なく元気である。もし，この患者が肉腫の遺伝子解析を行わなかったらと考えると，患者本人も含めこの家族の人生が全く異なった方向になっていたに違いない。

　がんは遺伝子の病気である。したがって，可能な限り得られるゲノム情報（**図1**）からがんやその他の病気と関連する情報を抽出し，適切な治療や薬の選択，さらには予防に役立てるには，科学的根拠に基づいたデータの評価が必要である。特に，生まれながらに持っている遺伝的背景が，がんやその他の疾患に直接科学的根拠のもとに関連している場合は，それらの対象者を健康診断時などで画像診断や診断マーカーでフォローアップすることが極めて重要である（**図2**）。

序　論　未病社会に必要なプレシジョン・メディシン

表1　がんゲノム医療に関する主要国の主な取組み

	ゲノム医療計画の開業	対象領域など	ゲノム医療計画の予算	全ゲノム情報解析拠点	統合データ集積拠点	臨床的意義の解析
日本	[厚生労働省のがんゲノム医療推進コンソーシアム懇談会資料参照（2017年6月27日）] 期間：2018年～ 規模：全国がんゲノム医療拠点（11中核拠点＋100連携病院）	原発不明がん，希少疾患などが対象	未定	がんゲノム医療中核拠点を2017年度内に11拠点指定。ゲノム解析やがん知識データベースは民間委託	公的機関が関与したがんゲノム情報管理センターを設置予定	がんゲノム医療推進コンソーシアム体制の中で共同研究利用する予定
米国	[PMI] 期間：2016年～ 規模：100万人	がん（その他の疾患にも長期的に応用），ファルマコゲノミミクスなど	2016年度予算案2.15億ドル（約260億円）	未定	未定	未定
	[GM Program] 期間：2007年～現在 規模：不明	がん，希少疾患，新生児スクリーニング，ファルマコゲノミミクスなど	2015年度予算案1.33億ドル（約160億円）過去数年間の平均で推定算出	Programごとに複数拠点（Broad Inst, Washington U, Baylor Medical School他）	ネットワーク型拠点（ClinGen）（North Carolina U, Stanford U, Geisinger Inst他）	ネットワーク型拠点（ClinGen）において解析し企業と共同研究利用
英国	[Genomics England]	がん，希少疾患，感染症など	2013～2017年で3.1億ポンド（約600億円）＊医療情報（EHR）連携基盤構築費用（約75億円）などは別	Sangerセンター（解析はillumina社と提携）	Sangerセンターにて解析データを保管	参加コンソーシアムを公募
ドイツ	米国・英国のようなゲノム医療計画は現時点では公表されていない。＊ゲノム研究事業（2007年よりメディカルゲノムリサーチプログラム）にてがん，神経系疾患，心血管病，炎症・感染症を対象とした解析を実施（全ゲノム情報解析拠点はMax Planck分子遺伝学研究所）					
フランス	米国・英国のようなゲノム医療計画は現時点では公表されていない。＊ゲノム研究事業（2011～2014年度，希少疾患計画）にて，がん，希少疾患を対象として解析を実施（全ゲノム情報解析拠点は希少疾患5機関，がん9機関）					

厚労省ゲノム医療国際調査（2015年）より引用改変

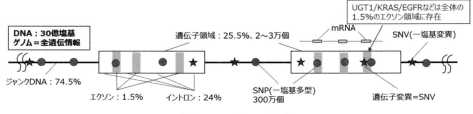

図1　ヒトゲノム構造

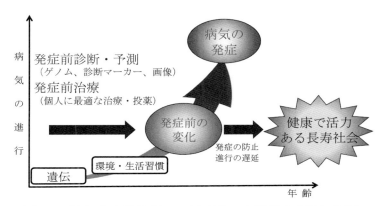

- 病気の予防と発症前診断で，医療費・介護費を劇的に削減
- 個人に最適な治療・投薬による効率のよい医療と生活の質の改善

図2　未病社会に必要なプレシジョン・メディシン（精密医療/予防・先制医療）

3 日本人のゲノム情報

　日本人のゲノムの多様性は，図3に見られるように他民族と比較して非常に低く（均質性が高く），ゲノム変異と疾病罹患性や薬剤感受性などとの連関性解明が，他民族のゲノム情報よりも効率的（少人数，短期間，低コスト），かつ成果が得られる可能性が高いと思われる．さらにオミックス（ゲノム，トランスクリプトーム，メタボローム，プロテオーム）解析と画像診断（RadioGenome）の統合解析なども重要になってくる．特に，世界中の製薬企業にとって，これらのビッグデータベースは，極めて価値の高い情報で，今後の国内バイオバンクプロジェクトと連携すれば，国家的ゲノム関連知的財産のポートフォリオを構築することが可能になる．

4 日本特有でかつ世界標準のビッグデータベース構築

　日本でプレシジョン・メディシンを推進するためには，臨床情報やオミックスデータ，画像診断データなどの統合データベースを集積管理するシステム構築が必須である．特に，国内で分散している電子カルテの統一は極めて重要で，それらの情報は診断名や病理情報も含めて世界標準コードを使用すべきである．このようなビッグデータベースは国の管理の下，十分なセキュリ

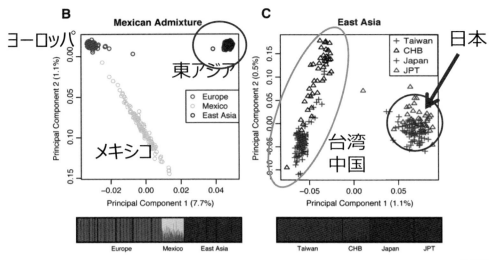

JPT：Japan Hapmap project データ，Japan：日本人 271 人のタイピングデータ，*Genome Res.*, **19**（5），795-803（2009）より改変

図3　日本人のゲノム情報

ティ対策の下で安全に管理されるべきものであると思う。

　一方，米国には世界的大規模臨床情報データベースを構築している TriNetX 社というベンチャーがある。すでに世界中の大手製薬企業と連携して，北米を中心に巨大病院の臨床情報を網羅したビッグデータベースを構築中である。しかしながら，現時点で日本国内に同社と提携している病院は皆無である。

　また，最近，cryptocurrency（仮想通貨）とブロックチェーンでゲノムデータを個人所有にして参加型ゲノムデータベース構築をする米国のベンチャーも現れた（Nebula 社）。

　これらの企業は，オミックス情報や臨床データを創薬ターゲットの発見も含めた巨大ビジネスチャンスと捉えている。しかしながら，冒頭で述べた DANA-FABER Cancer Institute は The Jimmy Fund という子どもをがんでなくした家族の寄付でサポートされている。プレシジョン・メディシンは，患者一人ひとりの大切な命と家族の将来を最先端の革新的技術で守るためにある。ともすれば，本来の進むべき方向性を誤ることのないように，日本国内に世界で最高の診断・治療ができる医療機関ができることを期待したい。

5　本企画に関して

　本企画は，「第1編　データベース構築と解析・分析手法の開発」，「第2編　がんを中心として治療分野におけるプレシジョン・メディシンの進展」，「第3編　プレシジョン・メディシンに関わる社会制度と法的課題」をテーマに各分野において日本を代表する先生方に執筆をお願いしました。ご執筆いただいた先生方には心から御礼申し上げます。また，本企画をご提案いただきました㈱エヌ・ティー・エスに深謝致します。

第 1 編

データベース構築と
解析・分析手法の開発

第1編 データベース構築と解析・分析手法の開発

第1章　データベース構築

第1節　コンパニオン診断のための データベースの構築と臨床応用

東京大学　**佐々木　毅**

1. はじめに

　コンパニオン診断法は近年，治療薬との対応において増加の一途をたどっている。検査の対象となる検体として，大きく血液細胞によるものと病理組織検体を用いるものがあるが，後者のコンパニオン診断法には，免疫組織化学（免疫抗体法）や遺伝子検査があり，保存がきかない血液検体や生検体のみでなく，ホルマリン固定後パラフィン包埋（formalin-fixed paraffin-embedded；以下FFPE）検体も使用できる点が魅力である。FFPE検体は半永久的に保存できるため，例えば新薬が開発された際などに，過去のFFPE保存検体を用いての検索も可能であり，患者治療に大きなアドバンテージである。

　コンパニオン診断法とは，ある腫瘍に対して効果が期待できる分子標的薬などの効果予測を前提として，その標的とするタンパク発現の有無を確認したり遺伝子変異，遺伝子多型などを確認したりする手法で，特にがんの「個別化治療（Personal Medicine）」あるいは「患者層別化（Precision Medicine）」にとっては不可欠な検査・診断法である。さらにその診断薬（体外診断用医薬品および医療機器）は，「コンパニオン診断薬等に該当する体外診断用医薬品の製造販売承認申請に際し留意すべく事項[1)]」により薬事承認が完了しているものが該当する。Precision Medicineの展開に伴い，企業には新薬の開発とともに，そのコンパニオン診断薬の同時あるいは先駆けての開発が求められ，新薬とコンパニオン診断薬は原則1：1の関係が求められる。なお，同時開発が必ずしも可能ではない場合，あるいは先行したコンパニオン診断薬よりも優れた診断薬が開発された際の後発コンパニオン診断薬の薬事承認に関しては「体外診断用医薬品の基本要件基準適合性チェックリストについて（薬食審査発0120第1号[2)]」に記載があるが，これに関してはまだまだ解決すべき課題が山積しており，今後の動向が注目されるところである。

　現在，コンパニオン診断薬として保険召喚されているのは，診療報酬点数表の「第2章 特掲診療料 第3部検査 D004-2悪性腫瘍組織検査」と「第13部 病理診断」に記載がある（**表1**）。表にあるように，第3部検査では，①EGFR遺伝子検査（リアルタイムPCR法）2,500点，②EGFR遺伝子検査（リアルタイムPCR法以外）2,100点，③K-ras遺伝子検査2,100点，④EWS-Fli1遺伝子検査2,100点，⑤TLS-CHOP遺伝子検査2,100点，⑥SYT-SSX遺伝子検査2,100点，⑦c-kit遺伝子検査2,500点，⑧マイクロサテライト不安定性検査2,100点，⑨センチネルリンパ節生検に係わる遺伝子検査2,100点，⑩BRAF遺伝子検査6,520点，⑪RAS遺伝子検査2,500点，⑫ROS1融合遺伝子検査2,500点の12項目で，個別項目ごとに保険点数が定められている。2018年診療報

第 1 編　データベース構築と解析・分析手法の開発

表 1　悪性腫瘍遺伝子検査

第 3 部検査：悪性腫瘍遺伝子検査項目	保険点数	年間算定回数
EGFR 遺伝子検査（リアルタイム PCR 法）	2,500	24,398
EGFR 遺伝子検査（リアルタイム PCR 法以外）	2,100	29,995
K-ras 遺伝子検査	2,100	6,227
EWS-Fli1 遺伝子検査	2,100	36
TLS-CHOP 遺伝子検査	2,100	—
SYT-SSX 遺伝子検査	2,100	42
c-kit 遺伝子検査	2,100	374
マイクロサテライト不安定性検査	2,100	473
センチネルリンパ節生検に係わる遺伝子検査	2,100	266
BRAF 遺伝子検査	6,250	558
RAS 遺伝子検査	2,100	21,802
ROS1 融合遺伝子検査	2,100	—
第 13 部　病理診断		
HER2 タンパク	690	125,106
EGFR タンパク	690	13,713
CCR4 タンパク	10,000	478
ALK 融合タンパク	2,700	9,118
CD30	400	72
HER2 遺伝子標本作製	2,700	27,633
ALK 融合遺伝子標本作製	6,520	11,737
PD-L1 タンパク免疫染色（免疫抗体法）病理組織標本作製	2,700	—

酬改定では，これらの項目のうち，患者から 1 回に採取した組織などを用いて同一がん種に対して悪性腫瘍遺伝子検査を実施した場合は，所定点数にかかわらず，検査の項目数に応じて，2 項目の場合は 4,000 点，3 項目以上の場合は 6,000 点とマルメ規定が付加された。これは，病理組織標本を作製する場合に，あらかじめ予測される遺伝子検査に必要な標本をまとめて作製することでコストの削減が可能であるとの判断から導入されたものである（**図 1**）。さらに 2018 年 6 月には，悪性腫瘍遺伝子検査のコンパニオン診断法として，BRCA1 および BRCA2 も項目に加わった。

　本稿では，コンパニオン診断法の保険収載にあたり，保険点数決定までのプロセスを BRCA1/2 を例に説明し，コンパニオン診断薬について ROS1 融合遺伝子（保険収載 2017.6），PD-L1 タンパク免疫染色（免疫抗体法）病理組織標本作製（同 2017.2），RAS 遺伝子検査（同 2015.4），BRAF V600（同 2015.2）を例に説明する。さらにこれらの検査データの集約・収集の重要性とデータベース構築およびデータシェアリングの重要性や仕組みについての解説を行う。

第1章 データベース構築

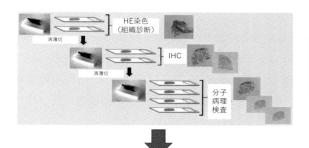

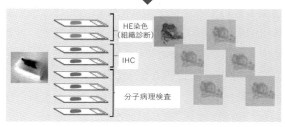

（肺癌におけるALKテスト IASLCアトラスより改変）

図1　悪性腫瘍遺伝子検査のためのFFPE検体からの標識作成

2.「BRACAnalysis 診断法」の保険収載に関して

　遺伝性乳がん・卵巣がん症候群の生殖細胞系列遺伝子変異である BRCA1/2 遺伝子変異[※1]を検査するためのコンパニオン診断プログラムである「BRACAnalysis 診断システム」が 2018 年 6 月 1 日に保険収載された。BRACAnalysis 診断システムは，もともとは米国の Myriad Genetic Laboratories 社（以下 Myriad 社）で開発されたシステムであり，PARP 阻害薬であるオラパリブ（商品名リムパーザ）の適応を判定するためのコンパニオン診断プログラムと位置づけられており，日本ではアストラゼネカ㈱が Myriad 社との業務提携により製造販売承認を取得している。この BRACAnalysis 診断システムの保険収載は「特定保険医療材料」としてではなく，「D004-2 悪性腫瘍遺伝子検査」の新規技術料としての保険収載となった。

　技術料としての新規保険収載にあたっては，慣例上，現存する技術料の積み上げ＝準用技術料として計上されるが，今回は診療報酬の項目のうち「D006-2 造血器悪性腫瘍遺伝子検査 2,100 点」と「D006-4 遺伝学的検査「3」処理が極めて複雑なもの 8,000 点」が準用された。その留意事項通知には「BRACAnalysis 診断システムは，区分番号「D006-2 造血器遺伝子検査」の所定点数 2 回分，区分番号「D006-4 遺伝子検査「3」処理が極めて複雑なもの」の所定点数 2 回分を合算した点数を準用して算定できる」とされており，2,100 点×2＋8,000 点×2 の合計 20,200 点（20 万 2,000 円）で保険収載された。申請時のもともとの「準用希望技術料の積算内訳（アストラゼネカ）」を見てみると，BRCA1 および BRCA2 ともに，「D004-2 悪性腫瘍組織検査 「1」悪性腫瘍遺伝子検査 （ヌ） BRAF 遺伝子検査 6,520 点＋「N005-2ALK 融合遺伝子標本作製

※1　BRCA 遺伝子は加齢や環境要因の暴露によって障害を受けた DNA を修復するタンパクを合成する。この BRCA 遺伝子に変異があると DNA ダメージを修復できずにそれらが蓄積にして発がんにつながるとされる。

第1編　データベース構築と解析・分析手法の開発

6,520点」＋「D006-5 染色体検査（分染法加算を含む）3,028点」に加えて「データの解釈」として「D026 検体検査判断料 「3」（ニ）　検体検査管理加算Ⅳ 500点＋N000 病理組織標本作製 860点＋N006 病理診断料「1」組織診断料 450点」を合算して，17,878点での要望であったが，積算内訳の内容を見てみると，全血の RCR 法による検査であるにも関わらず，第13部病理診断の保険点数や悪性黒色腫の BRAF と ALK 融合遺伝子を同時準用したりと，実勢価格に近づけるためにかなり苦しい準用技術料の積み上げ要望となっている。ちなみに BRACAnalysis 診断システムの実勢価格は，検査自体が米国の Myriad 社でのみしか実施できないため日本からは患者検体をアメリカに空輸する必要があり，空輸の運賃も含めて実質的なコストが 40 万円ほどかかっていた。各国の実勢価格を見ても，アメリカが 2,948.84 ドル（1米国ドル＝112円換算で）日本円で330,270円，イギリスが 2,338 ポンド（1英ポンド＝145円換算で）日本円で 324,510円，ドイツで3,306.55 ユーロ（1ユーロ＝128円換算で）日本円で 423,238円となっており，もっとも低い報酬での保険収載になっている。ただしこの保険収載を受けて，日本の大手登録衛生検査所各社は保険点数 20,200点での検査受託を開始しており，保険点数上，低評価のために病院が持ち出して検査しなくてはならないという事態は回避されている。

　さて，厚生労働省から発出された診療報酬上の留意事項通知には，「ア．転移性または再発乳癌患者の全血を検体とし，PCR 法等により，抗悪性腫瘍剤による治療法の選択を目的として，BRCA1 遺伝子および BRCA2 遺伝子の生殖細胞系列の変異の評価を行った場合に限り算定する」「イ．本検査は，化学療法の経験を5年以上有する常勤医師または乳腺外来の専門的な研修の経験を5年以上有する常勤医師が1名以上配置されている保険医療機関で実施すること」「ウ．本検査は，遺伝カウンセリング加算の施設基準に係る届出を行っている保険医療機関で実施すること。ただし，遺伝カウンセリング加算の施設基準に係る届出を行っている保険医療機関との連携体制を有し，当該届出を行っている保険医療機関において必要なカウンセリングを実施できる体制が整備されている場合はこの限りではない」とされており，遺伝カウンセリングが必要なことが明記されている。また，ア．にある抗悪性腫瘍剤とはオラパリブを指し，「OlympiAD 試験」[※2]の結果が根拠として引用されている。日本では，使用目的に合致した適応対象となる推定適用患者数は，年間約 9,000 人と推定されており，検査に約 20 億円の医療費が必要となる。なおアメリカでは，BRCA 遺伝子変異陽性患者には，オラパリブによる化学予防（変異陽性患者には発症前からオラパリブを投薬）に対して，米国の公的保険である Medicare での保険支援がなされている。このように技術料での新規保険収載にあたっては，既存の技術料を組合せて準用技術料として計上しているが，本来はコストなどによる積算内訳により保険料決定がなされるべきであり，このようなプロセスの見直しも必要であろう。

───────────────────────────────

※2　標準的な抗がん剤治療が終了した BRCA 遺伝子変異陽性の転移・再発乳がん患者に対してオラパリブと他の抗がん剤を用いて無増悪生存期間の比較を行った臨床試験。オラパリブ使用群 7.0 カ月，他抗がん剤使用群 4.2 カ月，ハザード比 0.58 とオラパリブ使用群が，有意に無増悪生存期間が延長した。

3. コンパニオン診断法・診断薬各論

　この項目では，コンパニオン診断法に関して，ターゲットとなる悪性腫瘍遺伝子検査に関していくつかピックアップして解説を加える。

3.1　ROS1 融合遺伝子

　ROS1 タンパクはインスリン受容体サブファミリーに属し，細胞の増殖および分化に関与する受容体型チロシンキナーゼである。このタンパクをコードする ROS1 遺伝子は染色体 6 番長腕（6q21）に位置し，全長 127 kb，44 エクソンからなる[3)4)]。ROS1 融合遺伝子は，EGFR 遺伝子変異や ALK 融合遺伝子と同じように肺がんの重要なドライバー遺伝子の 1 つであり，ROS1 融合遺伝子陽性の肺がんに対して，チロシンキナーゼ阻害薬であるクリゾチニブの高い治療効果が報告されている。

　ROS1 融合遺伝子の頻度は非小細胞肺がんの約 1～2％であり，そのほとんどは非扁平上皮非小細胞肺がんである（LC-SCRUM Japan 登録症例では，扁平上皮がん，小細胞がん症例では 1 症例も検出されていない[5)]。この頻度は，EGFR 遺伝子変異に見られるような人種間差はないとされている。また，若年者，女性，非喫煙者に多く，これらは ALK 肺がんと類似している。また，病理学的にも，病理亜型として signet-ring cell や mucinous cribriform などの組織像が多いとされており[6)]，組織学的には ALK 肺がんと似ている。ROS1 融合遺伝子は，EGFR 遺伝子変異や ALK 融合遺伝子と同様に，その他のドライバー遺伝子異常と相互に排他的な関係にあるとされているため，特にすでに ECFR 遺伝子変異や ALK 融合遺伝子が陰性であることが判明している非扁平上皮非小細胞肺がんでは，積極的に ROS1 融合遺伝子の有無を検査で確認する必要がある。なお，少数例ではあるが，胃がん，大腸がん，胆管がん，卵巣がん，炎症性筋線維芽細胞性腫瘍，血管肉腫などでも RCS1 融合遺伝子の存在が報告されている[7)8)]。

　ROS1 融合遺伝子の検出には，RT-PCR 法（reverse transcription polymerase chain reaction），免疫組織化学染色（immunohistochemistory；IHC）法，蛍光 in situ ハイブリダイゼーション（Fluorescence in situ hybridization；FISH）法，次世代シーケンサーを用いた DNA/RNA シーケンス法（Next generation sequencing；NGS）の 4 種類の方法がある。それぞれに特徴があり，例えば検出頻度は RT-PCR 法と NGS が高く，FISH 法や IHC 法は中程度とされている。特異度に関しては RT-PCR 法および FISH 法，NGS が優れており，IHC 法は低い。FFPE 検体での検出はいずれも可能で，手技的には RT-PCR 法，IHC 法は容易であるが，NGS はどの医療機関でもできる検査ではないなど検査法によって若干の差がある。

　日本では RT-PCR 法（OncoGuide AmoyDx ROS1 融合遺伝子検出キット）が，体外診断用医薬品として 2017 年 1 月に薬事承認されており，同年 6 月に ROS1 肺がんに対するクリゾチニブのコンパニオン診断薬として保険収載された。RT-PCR 法は，抽出サンプルから腫瘍細胞を確認後，RNA を抽出し，逆転写反応を行ったあと，目的とする遺伝子領域に設定されたプライマーを用いて増幅する方法である。手技は比較的容易であり汎用性が高いが，mRNA は分解されやすいため，取扱いや保存に細心の注意が必要である。また，あらかじめ目的とする遺伝子領域にプ

ライマーを設定する必要があるため，既知の融合バリアントのみが検出可能であり，未知のバリアントは検出不可能であるという欠点があり，陰性であった場合には未知のバリアントが検出可能な FISH 法や IHC 法との併用による検討も必要になることがある。

3.2　PD-L1

　PD-L1 は T 細胞表面に発現する膜タンパク質で，腫瘍細胞が発現しているリガンド，PD-L1 や PD-L2 と結合することで T 細胞活性化の抑制機構が促進される。抗 PD-1 抗体薬・抗 PD-L1 抗体薬は，この経路を阻害することで T 細胞の活性化を増強することを目的として開発され，これまでさまざまな固形腫瘍でその臨床効果や安全性が確認されている[9]。

　2017 年 2 月に保険収載されたコンパニオン診断薬は「PD-L1 IHC 22C3 pharmDx「ダコ」」と「PD-L1 IHC 28-8 pharmDx「ダコ」」の 2 種類で，ともに PD-L1 タンパク免疫染色（免疫抗体法）病理組織標本作製で評価することとされた。ともにがん組織・細胞中の PD-L1 発現率の測定を行うもので，ともに免疫チェックポイント阻害薬の，前者は非小細胞肺がん患者におけるペムブロリズマブの適切投与のための補助，後者は非扁平上皮非小細胞肺がん患者におけるニボルマブの適切な投与のための補助に用いるコンパニオン診断薬である。手順としては，IHC 検査では抗原賦活や検出法のほかにも，検査前処理などが結果に大きく影響し，検体に関しての注意事項として，検体量の 10 倍以上の 10%中性緩衝ホルマリンを用い，検体採取後速やかに固定，6～48 時間後に包埋処理し，薄切後は 6 週間以内に染色を行うことが推奨されており，長く室温で保存されていた切片では発現が著しく低下して見える場合があり，偽陰性の要因となる。また免疫染色を行う標本の選択としては，2 枚以上の連続切片を作製し，1 枚は HE 染色を施し，1 標本上に腫瘍細胞が 100 個以上認められる標本を鏡検で確認し，その連続切片であるもう 1 枚で PD-L1 の免疫組織化学染色を行うとしている。判定は，PD-L1 IHC 22C3 pharmDx では，非小細胞肺がんのうち，既治療患者では発現率 1%以上，未治療患者では発現率 50%以上の場合にペムブロリズマブの適応がありと判断する。一方，PD-L1 IHC 28-8 pharmDx では，標本上では非扁平上皮非小細胞肺がんにおける発現率を評価し，ニボルマブの投与を検討するために用いるとされている。なお，判定には，十分な経験を有する病理医または検査施設における検査であるとされ，日本肺癌学会「PD-L1 免疫組織化学染色検査の保険収載にあたっての声明文」では，医療機関がそれぞれの施設で PD-L1 発現を評価する場合の施設要件として，組織検体スライドの作製から染色結果の判定に至るまでのプロセスを熟練した病理医が行うことが必要と考えられ，（1）病理管理加算2，もしくは精度管理が十分になされている病理管理加算1の施設基準を満たす施設，（2）学会などの講習会を受講するなどして，PD-L1 発現評価に十分な教育および経験を持った判定者による適切な判定が得られる環境にあることとしている。また，PD-L1 発現の評価は，ALK 免疫染色などの評価とは異なり，定量的な評価が必要とされるため，学会などの講習会などを受講するなどして，十分な教育および経験を持った判定者による適切な判定が得られる環境にあることが望ましいとされている。

3.3 RAS 遺伝子

　RAS タンパクは，183-189 個のアミノ酸からなる約 21 kDa の低分子グアノシン三リン酸（GTP）結合タンパクであり，KRAS，NRAS，HRAS の 3 種類のアイソフォームが存在する[10)11)]。RAS 遺伝子変異によりアミノ酸置換が生じると，RAS の機能が低下して恒常的活性化状態となり，下流にシグナルを送り続ける。この過剰シグナルが，発がんやがんの増殖に関与しているとされる。大腸がんでの RAS 遺伝子変異の頻度は，*KRAS* 遺伝子 34.6%，*NRAS* 遺伝子 3.7%，*HRAS* 遺伝子 0.2%と報告され[12)]，KRAS エクソン 2（コドン 12，コドン 13）の変異が多くを占める。

　腫瘍 DNA から目的遺伝子領域を増幅し，直接塩基配列を明らかにするダイレクトシークエンス法（サンガー法など）は，RAS 遺伝子変異の検査法として推奨される。また，アリル特異的なプライマーを用いて増幅し，標的とした変異の増幅の有無を判定する allele-specific PCR 法も，RAS 遺伝子変異の検査法として推奨される。ダイレクトシークエンス法は，未知の遺伝子変異も検出することができる利点がある一方，その測定感度限界は腫瘍含有量で 10〜25%（正常細胞の中に RAS 遺伝子変異を含む腫瘍細胞が 10〜25%以上のとき RAS 遺伝子変異が検出可能）であり，allele-specific PCR 法と比較すると低い。よって，ダイレクトシークエンス法による RAS 遺伝子変異検査を行う場合は，腫瘍細胞の割合ができるだけ高くなるように領域をマーキングし，その後マーキング部分の腫瘍組織を用手的に採取する方法（マニュアルダイセクション）などを併用することが必須である。推奨される検査材料は，ホルマリン固定パラフィン包埋組織ブロックの薄切標本である。また，薄切標本に対応する HE 染色標本で，検査方法に応じた十分な量の腫瘍細胞を確保できることを確認する。検査材料としては FFPE 検体が推奨される。ただし，十分な量の腫瘍細胞の存在が組織学的に確認できれば，新鮮凍結組織を検査材料として使用してもよいとされている。なお，検体を選ぶ際の注意点としては，病理標本上で腫瘍細胞と正常細胞（間質細胞）の大まかな面積比率を確認し，がん組織が全体の 50%以上を占めているものを検体とするのが望ましい。腫瘍細胞の占める面積が少ない検体を用いてダイレクトシークエンス法など測定感度の低い検査法により RAS 遺伝子変異の検査を行う場合には，手術材料の場合にはマイクロダイセクションなどを併用し腫瘍細胞の比率を高めることが必要である。生検材料などの場合には，できるだけ腫瘍細胞比の高い検体を用いるように努める。壊死を起こしている部分は DNA が分解し，回収できないため材料としては不適正である。また，複数の材料が存在する場合には，保存期間が短い，組織内の腫瘍細胞量が多い，薬物療法や放射線療法などの前治療による組織への影響が少ないなどを考量して，材料を選定することも重要である。なお，FFPE 検体は，ホルマリン固定による DNA の変性などにより，DNA の断片化が生じる。そのため，特にダイレクトシークエンス法での検査を行う場合には，各医療施設での病理標本固定条件（ホルマリン濃度，中性緩衝／非緩衝，浸漬時間，固定組織の大きさや分割の仕方など）が DNA の保存性の良否を大きく左右することに留意が必要である。固定液としては，10%中性緩衝ホルマリンが推奨され，固定時間の目は 6〜48 時間とされている。1 週間を超える浸漬時間では DNA の断片化が進み，遺伝子変異検査には適さないとされている[13)]。

第１編　データベース構築と解析・分析手法の開発

3.4　BRAF 遺伝子変異

　BRAF は Ras–Raf–MAPK 経路を構成するセリンスレオニンキナーゼである。BRAF 変異は悪性黒色腫の 30〜40％に認められることが推定されており[14]，日本人ではその約 95％以上が，codon600 のバリンからグルタミン酸への変異，V600E であり，残りの 5％が V600K である[15]。臨床病理学的には，悪性黒色腫のうちでも年齢が若く，体幹や四肢に発症した症例に高頻度に認められるとされる（一方 V600K は高齢の男性に多い）。

　悪性黒色腫の BRAF 遺伝子変異の検出に関しては，2014 年 12 月にコンパニオン診断薬「コバス BRAF V600 変異検出キット」が根治切除不能な悪性黒色腫患者に対するコンパニオン診断薬として薬事承認され，翌 15 年 2 月に RT–PCR 法で保険収載された。測定内容に関しては，がん組織から抽出したゲノム DNA 中の BRAF 遺伝子変異（V600E）の検出を RT–PCR 法によって行うもので，悪性黒色腫患者に対する BRAF 阻害薬であるベムラフェニブの適応判定を目的に行われるコンパニオン診断検査である。コバスのデータシートにもあるように，通常は FFPE 検体を用い，その FFPE 検体は FFPE 作成後 12 カ月以内のもの（15〜30℃保管）を使用すること，スライドグラスにマウントした薄切組織は 60 日間は安定であること，薄切した切片のうち 1 枚は必ず HE 染色を行い，検鏡にて腫瘍細胞範囲をマーキングして，腫瘍細胞と正常細胞の面積比率を確認し，腫瘍組織の比率が 50％以下の場合，マクロダイセクションを行い，腫瘍比率を高めた後 DNA 抽出を行うことなど，細かく規定されており，病理医の関与が必要とされている。

　なお，本検査は，ダイレクトシークエンス法（サンガー法など）よりも高感度であるとされ，検出感度は 5％以上であり，V600E 以外の V600K，V600D なども検出可能なキットとなっている。

4.　検査データシェアリングについて

　コンパニオン診断法である悪性腫瘍遺伝子検査は，その大部分が登録衛生検査所への外注検査として行われており，患者の検査結果として，診療上の機密情報として個々の医療機関に返され，個々の医療のために活用されている。そのためにデータが散逸しており，また各登録衛生検査所でもそれらのデータを診療目的以外で使用することは許されていないため，貴重なデータが，例えば治療法の標準化のためのデータベースなどとして活用できていない現実がある。National Database（NDB）のオープンデータベース（2015 年 4 月から 16 年 3 月の電子レセプトベースの 1 年間）での，保険収載されているコンパニオン診断法の保険請求回数は「第 3 部検査　悪性腫瘍遺伝子検査」では①EGFR 遺伝子検査（リアルタイム PCR 法）24,398 回，②EGFR 遺伝子検査（リアルタイム PCR 法以外）29,995 回，③K–ras 遺伝子検査 6,227 回，④EWS–Fli1 遺伝子検査 36 回，⑤TLS–CHOP 遺伝子検査（記載なし），⑥SYT–SSX 遺伝子検査 42 回，⑦c–kit 遺伝子検査 347 回，⑧マイクロサテライト不安定性検査 473 回，⑨センチネルリンパ節生検に係わる遺伝子検査 266 回，⑩BRAF 遺伝子検査 764 回，⑪RAS 遺伝子検査 21,802 回，⑫ROS1 融合遺伝子検査（記載なし）となっている。また「第 13 部病理診断」では，N002 免疫染色の HER2 タンパクが 125,106 回，EGFR タンパクが 13,713 回，CCR4 タンパクが 478 回，ALK 融合タンパクが 9,118 回，CD30 が 72 回，HER2 遺伝子標本作製が 27,633 回，ALK 融合遺伝子標本作製が 11,737

第1章 データベース構築

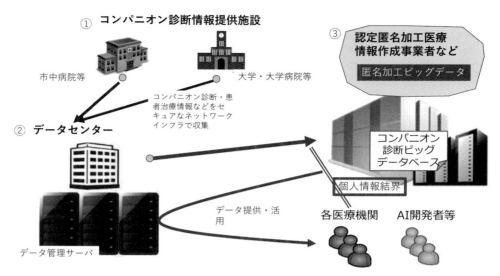

図2 コンパニオン診断法・患者情報収集事業構築図

回となっている（表1）。

　これらのデータは，現在は全国の各医療機関に散逸している状況であり，シェアされてはいない。さらにできれば，その後に行われた治療効果などのデータも合わせたデータの集積が今後のPrecision Medicineおよび標準医療には不可欠と考えられ，データ集積などを行うためのルールを国が旗振り役となり率先して方向性を打ち出す必要があると考える。なお2018年に指定された「がんゲノム医療中核拠点病院」11病院では，今後普及する「パネル検査」のデータに関して，「パネル検査結果や臨床情報等について，セキュリティが担保された適切な方法で収集・管理すること」が求められており，その情報については「がんゲノム情報管理センター（国立がんセンター中央病院）に登録する」とされており，コンパニオン診断薬を用いた結果および結果に基づいた治療成績も，何らかの形で収集する仕組みが今後必要であると考えられる。なお，これらの情報に関して，個人情報保護法との関連から診療目的以外での活用が難しいということであれば，例えば次世代医療基盤法の中での，認定匿名加工医療情報作成事業者などに集め，匿名加工したビッグデータベースを活用して，医療機関あるいは国立情報学研究所などの理工情報系の協力を得て人工知能の開発などに振り向けられれば，活用が大いに進む可能性が高く，今後オールジャパンとしてその方向に舵を切る必要があると考えられる（図2）。

文　献

1）コンパニオン診断薬等に該当する体外診断用医薬品の製造販売承認申請に際し留意すべく事項　平成26年2月19日付厚生労働省課長通知
https://www.pmda.go.jp/files/000159090.pdf
2）体外診断用医薬品の基本要件基準適合性チェックリストについて
https://www.pmda.go.jp/files/000203285.pdf
3）A. Charest et al.: Fusion of FIG to the receptor tyrosine kinase ROS in a glioblastoma with an interstitial del (6)(q21q21), *Genes Chromosomes Cancer*, **37**, 58-71 (2003).
4）K. Rikova, A. Guo, Q. Zeng et al.: Global survey of

phosphotyrosine signaling identifies oncogenic kinases in lung cancer. *Cell*, **131**, 1190–1203（2007）.

5）K. Bergethon, A. T. Shaw, S. H. Ou et al.: ROS1 rearrangements define a unique molecular class of lung cancers, *J Clin Oncol*, **30**, 863–870（2012）.

6）A. Yoshida, K. Tsuta, S. Wakai et al.: Immunohistochemical detection of ROS1 is useful for identifying ROS1 rearrangements in lung cancers, *Mod Pathol*, **27**, 711–720（2014）.

7）Y. Arai, Y. Totoki, H. Takahashi et al.: Mouse model for ROS1–rearranged lung cancer, *PloS one*, 8, e56010（2013）.

8）A. T. Shaw, P. P. Hsu, M. M. Awad and J. A. Engelman: Tyrosine kinase gene rearrangements in epithelial malignancies, *Nat Rev Cancer*, **13**, 772–787（2013）.

9）J. R. Brahmer, S. S. Tykodi, L. Q. Chow et al.: Safety and activity of anti–PD–L1 antibody in patients with advanced cancer, *N Engl J Med*, **366**, 2455–2465（2012）.

10）M. Malumbres and M. Barbacid: RAS oncogenes: the first 30 years, *Nat Rev Cancer*, **3**, 459–465（2003）.

11）Y. Pylayeva–Gupta, E. Grabocka and D. Bar–Sagi: RAS oncogenes: weaving a tumorigenic web, *Nat Rev Cancer*, **11**, 761–774（2011）.

12）大腸癌研究会編：大腸癌治療ガイドライン医師用 2014 年版，金原出版

13）ゲノム研究用病理組織検体取扱い規程：日本病理学会ゲノム病理組織取扱い規約委員会 2016.3. http://pathology.or.jp/genome/kitei.html

14）A. Ashida et al.: Assessment of BRAF and KIT mutations in Japanese melanoma patients, *J Dermatol Sci*, **66**(3), 240–242（2012）.

15）N. Yamazaki et al.: BRAF V600 mutations and pathological features in Japanese melanoma patients, *Melanoma Res*, **25**(1), 9–14（2012）.

16）ゲノム診療用病理組織検体取扱い規程：日本病理学会ゲノム診療用病理組織取扱い規程策定ワーキング 2017.9. http://pathology.or.jp/news/pdf/genome_kitei_170915.pdf

17）I. A. Cree, Z. Deans, M. J. Lightenberg et al.: Guidance for laboratories performing molecular pathlogy for cancer patients, *J Clin Pathol*, 67, 923–931（2014）.

第1編　データベース構築と解析・分析手法の開発

第1章　データベース構築

第2節　医療ビッグデータの構築と利活用術

京都大学　黒田　知宏

1. はじめに

　今日，医療データを取り巻く議論がかまびすしい。医療ビッグデータ，医療AI，プレシジョン・メディシンなどの言葉は人口に膾炙し，各種メディアでこれらの単語を目にしない週はほぼなく，報道だけを見ているとコンピュータが医師に取って代わり，情報革命を経て医療者は皆失業してしまうかに見える。本当にそんなことは起きるのだろうか？

　本稿では，今そこにある医療データと，今期待されている医療データの有り様について整理し，「医療ビッグデータによる情報革命」が本当に起こりうるのかについて考える。

2. 電子カルテを用いた医療ビッグデータ構築の課題

2.1　電子カルテとは何者か

　医療データとして最初に浮かぶのは電子カルテであろう。電子カルテには，病院で行われたあらゆる医療に関する記録が書かれており，データマイニングの各種技法を用いてこれを分析すれば，医療に関するあらゆる知識が得られそうに思われる。果たしてそうなのだろうか。そもそもカルテには何が書かれているのであろうか。日本の法令に沿って整理する。

　医師法24条では，「医師は，診療をしたときは，遅滞なく診療に関する事項を診療録に記載しなければならない。」としている。この「診療録」が一般的に「カルテ」と呼ばれる記録物である。具体的に記載されるべき事項は，医師法施行規則23条に下記のように定められている。

　　一　診療を受けた者の住所，氏名，性別および年齢

　　二　病名および主要症状

　　三　治療方法（処方および処置）

　　四　治療の年月日

たったこれだけである。治療方法として何を記載するかは詳細に定められてはいない。

　一方，わが国の診療の多くは，健康保険制度のもとで実施されている。健康保険制度に基づく医療の提供（療養の給付）にあたっての定めは，保健医療機関および保険医療養担当規則に記載されているが，その第8条では，「保健医療機関は，第二十二条の規定による診療録に療養の給付の担当に関し必要な事項を記載し，これを他の診療録と区別して整備しなければならない。」と定めている。また，第22条では，「保険医は，患者の診療を行った場合には，遅滞なく，様式第

第 1 編　データベース構築と解析・分析手法の開発

一号又はこれに準ずる様式の診療録に，当該診療に関し必要な事項を記載しなければならない。」と定め，複数の様式を添付している。添付されている様式のうち，様式第一号の 2 は一般的に「2 号用紙」と呼ばれ，この用紙に一般的に「経過記録」と呼ばれる診療の詳細が記載される。記載内容は「療養の給付の担当に関し必要な事項」であるので，診療報酬として保険請求が行われる事項が書かれることになる。すなわち，記載の多くは「実施した診療行為」であって，その理由は「必要な場合」に記載されれば良いということになる。「診療録は医師の思考記録である」と一般的に言われるが，少なくとも法的にはそうすることは求められていない。

　日本で診療録を電子的に保存することが認められたのは，「診療録の電子媒体による保存について」と題する通知が厚生省から発出された 1999 年以降のことである。それ以前は「記載」という用語が「紙に書き込む行為」を意味することから，紙面に書き込まれたものしか正式な診療録にはなり得なかった。現在では上記通知は廃止され，「医療情報システムの安全管理に関するガイドライン」に根拠規定が移されているが，基本的な考え方は変わっていない。診療録は紙面に記載するものであり，「真正性」「見読性」「保存性」の三要件を満たす場合に限り「電子媒体による保存」が許されているに過ぎない。「見読性」の表現から明らかなように，その記載内容は人にとって可読な表現であることが求められる。

　以上のように，電子カルテは「電子媒体に保存された，人間可読な，診療行為の記録」に過ぎず，プレシジョン・メディシンや医療 AI が求めるような，機械処理に適したビッグデータたることは，本質的にあり得ない。

2.2　構造化と標準化

　機械処理に適した形にデータを整理する手法として，古くから構造化が広く適用されている。一般的にデータは「ラベル＋値＋単位」の組合せで構成され，取得状況を示す「附帯データ」が付加される。例えば，「本日午前 11 時 30 分（when）に看護師 A（who）が診察室 B（where）で電子体温計を用いて（how）計測した，患者 A（whom）の体温（what/ラベル）は 37.5（値）度（単位）であった」といった具合である。また，特定の状況を判断するために複数の値が同時に計測されなければならない場合もある。これらの項目は，一般的に表形式の記録用紙に，コンピュータの入力においては「テンプレート」に記録されることになる。このように，一定の「形」にデータを収めさせることを「構造化」と呼ぶ。

　治験や大規模臨床研究においては，医療データを構造化して入力させる仕組みとして，EDC（Electronic Data Capture）と呼ばれる情報システムが広く用いられている。EDC の多くは，WEB インタフェース上にテンプレート状の入力画面を設け，個別症例などの医療データを入力させる仕組みである。しかし，この入力方法では，データ登録者はすでに診療録に書かれているデータを目で見ながら書き写すしかなく，極めて効率が悪い上に転記ミスが発生する可能性もある。電子カルテシステムにテンプレートを用いて診療記録を入力する仕組みを設け，収集予定のデータを含んだテンプレートを用いて診療記録を入力させるようにすることで，記入負担と転記ミスを減じることができる[1]。この入力方式は，第 5 節で示されるクリニカルバイオバンクの構築などに活用されている。

20

第1章　データベース構築

　一方，複数の研究者らが同じ事項についてデータを収集する場合，おのおのが自ら定めた記述方法に従ってデータ収集を行ったのでは，同一の事象を機械的に判定することが不可能になる。同じ事象をまったく同じ言葉や値で記述するようにすることを「標準化」と呼ぶ。標準化には，データを構成する，ラベル，値，単位のそれぞれを統一する「中味」の標準化，特定の事象を知る際に計測すべき値の一覧を統一する「組合せ」の標準化，これらのデータを記述する方法を統一する「記述法」の標準化の，おおよそ3つの標準化を考えることができる。情報科学的視点で見れば，このうちもっとも重要なのは中味を標準化することであり，異なる記述法で記載されていても中味が標準化されていれば，機械的に変換することで取りまとめて取り扱えることは自明である。しかし，残念ながら現在医療情報分野を取り巻く環境においては，中味にあたる「用語集」の標準化を試みる動きは一定見られるものの，記述法の標準化に関する論争ばかりが繰り返されてしまっている。特に検査値に関しては，同じ検体（標準検体）を検査すれば同じ値が出ることを保証する「キャリブレーション」が重要だが，残念ながら日本においてはこれを保証する動きはいまだ見られない。

　創り出された「標準記述法」を広く利用できるようにするためには，与えられたデータ集合が「標準」に沿っているかを確認する「バリデーション」が重要である。HTMLなどのインターネット上で広く用いられている標準記述法などでは，これをインターネット上で確認する「バリデータ」と呼ばれるソフトウェア（あるいはソフトウェアサービス）を提供することで，標準記述法に沿っていることを確認できるようにすることが通例である。しかし，現時点では医療情報分野においてこのようなサービスは見られない。

　以上のように，機械可読なデータを創るための手法として，構造化と標準化は重要であるが，残念ながら医療情報分野におけるこれらの取組みはいまだ道半ばである。

2.3　IoT

　前述した「体温計」をはじめとして，診療現場では多くの計測装置が利用される。しかし，従来これらの計測データは，医療者の手によって診療録に記載されていた。研究データベースを作る際には，「テンプレート」などを通じて構造化された形で入力されることになる。しかし，本来計測装置の計測データは，計測装置内部において構造化され，電子的に生成されている。人手をかけて個別に入力していたのでは，極めて効率が悪くなる。

　1980年代後半から1990年代初頭にかけて，多くの情報科学研究者が日常空間に埋め込まれた多くの情報機器に囲まれて暮らす未来を予想し，これを支える情報システムの有り様を提案した。IoT（Internet of Things）などと呼ばれるこれらの情報システムの基本的考え方は，「人間」という低速・低周波数・不確実なメディアを徹底的に排除し，計測装置から直接情報処理系に計測データを送信できるようにすることで，大量・高品質のデータを即時に手に入れられるようにすることにある[2]。近年，医療機関における情報化が進展し，直接・間接に情報ネットワークに接続できる医療用計測装置が増加していることから，IoTを活用した情報収集が可能になりつつある。京都大学医学部附属病院では，近接センサを活用して計測時に医療機器の側にいる患者と看護師を取得できるようにすることで，計測データに附帯情報を添えて直接情報収集が可能な環境

21

第 1 編　データベース構築と解析・分析手法の開発

を実現している[3]。

　一方，情報ネットワークに接続可能な医療機器を活用して，在宅患者の状況を医療機関から観測する「遠隔モニタリング」が可能になりつつあり，2018 年 4 月の診療報酬改定では，その一部に正式に診療報酬が付与されている。家庭から直接データが収集できるようになれば，診療機関で計測するよりもより高頻度にデータが取得できるようになることから，医療データベースの価値が飛躍的に高まるものと期待される。

3. 大規模医療データベース構築の動き

3.1　NDB

　日本では国民皆保険に基づく保健診療が実施されている。診療報酬は処置一つひとつに点数を付与する出来高払い制度で設計されており，近年一部で包括支払いの制度が導入はされているが，医療機関には出来高払いと同等の記録を提出するインセンティブが与えられていることから，診療報酬請求書の形ですべての診療行為を取得することができる。請求書の 99 ％以上が電子化されていることから，これらのデータを集積することで，日本全体の悉皆性を持った医療行為のデータベースを実現できる。厚生労働省が保有するレセプト情報・特定健診等データベース（NDB）[4] は，一定の匿名化を施した後に請求情報を取りまとめ，データベースとして研究者などへ公開しているものである。匿名化プロセスの不具合により患者各人のデータの連続性が確保されないことなどが指摘されてきたが，一定のアルゴリズムを適用することによって十分なデータの連続性が確保できることが明らかになっており[5]，わが国の基本的な診療実態のより正確な分析ができるようになるものと期待されている。

3.2　疾患別レジストリ

　NDB は国民悉皆のデータではあるが，医療行為のデータしか保有しておらず，検査結果などのいわゆる「アウトカム」の情報を保有していない。これに対し，特定の疾患について詳細なアウトカムを含むデータベースを構築する事業が，さまざまな主体によって行われている。

　がん登録法に基づく，全国がん登録と院内がん登録の 2 つのデータベースは，もっとも典型的な疾患別レジストリである[6]。がん登録法では，すべての病院と参加を希望する診療所は，がんに罹患した患者を診療した際には，漏れなく当該患者の治療に関する情報を国立がんセンターに懸名（名前付き）で報告することが義務づけられている。また，国立がんセンターは収集されたがん罹患者の個人情報に基づき，地方公共団体に死亡個票の提出を求めることができ，蓄積されたデータに基づいて，個別のがんや治療法の生存率などを算出することが可能となっている。また，収集された全国がん登録の情報は，適切な同意取得などの手続きを踏めば，匿名または顕名で，研究者に提供することが可能となっていることから，自らの保有する各種データベースと突合した上で研究に適用することも可能である。本データベースの整備進行に伴って，がん治療に関わるプレシジョン・メディシンの遂行を支援する強力なデータベースの実現が可能になると考えられる。

22

がん登録は法に基づく疾患別レジストリであるが，個別学会などが主催して研究目的での疾患別レジストリを構築する動きが進んでおり，蓄積されたデータに基づくさまざまな研究成果が得られるものと期待されている。ただし，第3編で示されるように，学会主催の疾患別レジストリは，個人情報保護法の学術研究目的での利用に関する適用除外措置に基づいて構築されている場合が多いことから，学術研究目的での活用は可能なものの，実際の診療支援を行う医療 AI などへ蓄積されたデータを直接提供することはできず，活用の範囲に限界があることに注意が必要である。

3.3　次世代医療基盤

第3編で示されるとおり，2015年の改正個人情報保護法の制定によって，医療に関する個人情報は「要配慮個人情報」に分類され，オプトアウト同意に基づく第三者提供が不可能になった。学術研究目的での提供除外措置は可能なものの，診療支援を含む一般商行為へのデータ活用は困難になると予想された。この問題を解消するため，日本政府は「政府が講ずべき健康・医療に関する先端的研究開発および新産業創出に関する施策を総合的かつ計画的に推進するための計画（健康・医療戦略）の作成および…健康・医療戦略推進に必要となる事項について定めることにより，健康・医療戦略を推進し，もって健康長寿社会の形成に資することを目的とする」健康・医療戦略推進法を定め，この法の下で，「医療分野の研究開発に資するための匿名加工医療情報に関し，…医療情報などおよび匿名加工医療情報の取扱いに関する規制などについて定めることにより，…健康長寿社会の形成に資することを目的とする」医療分野の研究開発に資するための匿名加工医療情報に関する法律（次世代医療基盤法）を定めた[7]。

次世代医療基盤法では，病院で発生する情報のみならず，検診情報，救急出動記録，死亡個票，健康増進活動など，さまざまな情報を「医療情報」と定め，「認定匿名加工医療情報作成事業者（認定事業者）」がこれをオプトアウト同意の下に顕名で収集し，名寄せを行った上で匿名加工して，学術研究に関わらず一般的な研究開発目的で提供することを認めている。

今後，認定事業者を通じてさまざまな主体に散らばって存在する，実社会の活動を通じて収集された医療情報（医療リアルワールドデータ）が，各個人ごとに接続されて一生涯を通じての健康記録（ライフコースデータ）となり，さまざまな研究開発に適用できるようになることによって，プレシジョン・メディシンをはじめとする，さまざまな医療を変える活動が促進されるものと期待される。

4.　データを利活用する未来に向けて

本節では，医療データベースを取り巻くさまざまな状況について整理した。この状況下で最大限有用なデータベースを構築するためには，事前に十分計測値と項目の標準化を行った上で，できるだけ計測装置から直接データが収集できる仕組みを整えて収集することが肝要である。データ収集においてもっとも重要なことは，できるだけバイアスを除くことにある。バイアスを除くためには，データ収集に伴う負荷を最小化し，データ収集自身を目的とするのではなく，通常の

診療活動に伴って自然にデータが収集されるようにすることが肝要である。2次利用できるデータは，適切に1次利用に供されたデータに限られる。

　収集データの価値を高めるためには，すでに法令などに基づいて収集されているデータベースを活用することが好ましい。したがって，データ収集開始前に，がん登録法などに基づいて収集されているデータベースを利活用できるように整えた同意書を整えることが重要である。

　また，データを活用した学術研究で得られた成果を早期に社会に還元するための枠組みについてもあらかじめ想定しておく必要がある。直接的には，データ提供者の同意の下に当初の活用目的に沿って適用されるべきであるが，同時に間接的には広く社会全体の共有財産たるリアルワールドデータの一部として活用することも考えられるだろう。

　データ収集の枠組みは，技術的にも制度的にもようやく整いつつある状況である。一見先行しているように見える欧州諸国においても，本質的な問題は変わらない。今後，丁寧に議論と検討を積み重ねて，データが適切に活用されて医療に還元される未来を切り拓く努力が，今まさに求められているのである。

文　　献

1）黒田知宏，佐藤純三，矢崎晴俊，竹村匡正，長瀬啓介，加藤康之，吉原博幸：情報後利用を可能にするテンプレートベースデータベースの日常診療支援環境への導入，医療情報学，**30**(3)，157-164（2011）．

2）K. Ashton: That "Internet of Things" Thing, *RFID Journal*（2009）．

3）黒田知宏：IoT を活用した業務の効率化，病院設備，**60**(2)，21-24（2018）．

4）厚生労働省：レセプト情報・特定検診等情報の提供に関するホームページ．
https://www.mhlw.go.jp/stf/seisakunitsuite/bunya/kenkou_iryou/iryouhoken/reseputo/index.html

5）野田龍也，久保慎一郎，明神大也，西岡祐一，東野恒之，松井宏樹，加藤源太，今村知明：レセプト情報・特定検診等情報データベース（NDB）における患者突合（名寄せ）手法の改良と検証，厚生の指標，**64**(12)，7-13（2017）．

6）国立がん研究センター：がん登録．
https://ganjoho.jp/reg_stat/can_reg/index.html

7）首相官邸　健康・医療戦略推進本部：次世代医療基盤法の施行について．
https://www.kantei.go.jp/jp/singi/kenkouiryou/jisedai_kiban/houritsu.html

第1編 データベース構築と解析・分析手法の開発

第1章 データベース構築

第3節 がんゲノム医療用知識データベースの構築

株式会社テンクー 西村 邦裕

1. はじめに

1.1 がんゲノム医療に向けた情報解析

　がんゲノム医療が日本でも大きな取組みとして始まり，厚労省によりがんゲノム中核拠点病院やがんゲノム連携病院が指定され，ゲノム研究からゲノム医療への展開がなされている。本稿においては，2018年現在の状況を元に，がんゲノム医療における情報解析，特に知識データベースに焦点をおいて記載を行うこととする。現時点においてはゲノム医療自体は1遺伝子ごとのコンパニオン診断薬を除き，保険収載されているわけではないため，研究から医療への移行期であり，研究要素も含まれた状態である。現在，がんゲノム医療については，大きく変化しているため，本稿の記載の情報は古くなることから，最新の情報については，インターネットや公共の情報を参照していただきたい。

　がんゲノム医療における解析の部分を対象として本稿では記述を進めていく。がんのゲノム医療においては，①医療機関における同意や検体の取得，②病理診断や検査，③その上で次世代シークエンサを用いたゲノム検査とレポーティング，④そのレポートに基づいたエキスパートパネル（カンファレンス），その後，⑤主治医による診断・治療というのが大きな流れである。がんゲノム医療における情報解析の部分は，この中で，③の次世代シークエンサを用いたゲノム検査とレポーティングに当たる。この部分は，次世代シークエンサを用いて，がん患者の腫瘍部および正常部のゲノムをシークエンスし，その結果であるゲノムデータを解析する。腫瘍部において，がんに関連している体細胞変異を検出し，その体細胞変異に対する承認薬や治験を見つける。体細胞変異に加えて，コピー数変化を見ることもある。腫瘍部に対して，RNAの解析を行っている場合などは，融合遺伝子，エクソンスキッピング，発現量などを解析することもある。また，正常部がある場合には，二次的所見ともなるが生殖細胞系列変異を検出し，臨床的意義づけも行う。これらの出てきたデータをレポートとしてまとめエキスパートパネルに提出すること，すなわち「レポーティング」していくことまでが，この情報解析において行われることである。

　全体概要については図1に示す。図1のグレーで囲われた部分が情報解析部分に当たる。

1.2 ゲノム情報解析について

　情報解析の部分は，臨床の現場においては必須であるとともに，情報技術を活用することで負担も減り，かつ，さまざまな仕組みの導入が可能となる重要な部分である。一方，がんゲノム医

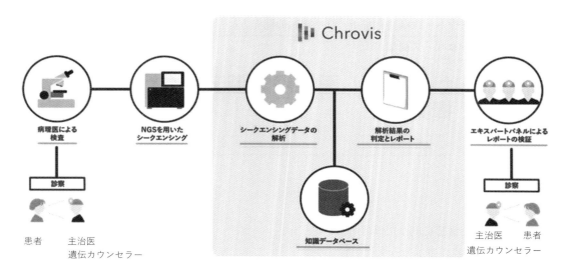

図1　がんゲノム医療の流れ

療の全体像から見ると，データや情報解析について，一見すると分かりにくく複雑であるため，「インフォマティクス」「レポーティング」などの言葉にまとめられてしまい，重要性の議論や詳細の話まで進まないことが多い．本稿では，なるべく情報解析について分かりやすく，必要なポイントを記載していきたい．

がんゲノム医療の情報解析を考える際に，前提として下記を考える必要がある．
1. どのようにゲノムを解析するのか（全ゲノム解析，全エクソン解析，パネル解析）
2. どのように実験として準備し，次世代シークエンサを用いた解析を行うのか
3. どのように情報解析を行うのか
4. どのように臨床的意義づけを行うのか

がんゲノム医療の2018年現在の状況において，1はがん遺伝子パネル解析が主となっており，全ゲノム解析，全エクソン解析については，研究目的あるいは将来としての位置づけにされている．情報量とコスト，臨床的有用性などにより決まると考えられるが，本稿ではがん遺伝子パネル解析を念頭に記載を行う．

また，2の検体の状況，実験の準備，次世代シークエンサの選択などについては，実験に関する話でもあり，情報解析としてはスコープ外なので，詳細は他稿に譲り，本稿では3の情報解析，4の臨床的意義づけの部分に焦点を当てることとする．

1.3　バイオインフォマティクス

ゲノムの情報解析の分野は，大きくいうとバイオインフォマティクス，情報生物学，と呼ばれる．特に，実験系を「Wet」と呼ぶ場合，情報解析を「Dry」と呼ぶことが多い．この情報解析については，解析部分において，統計学，数学の知識が必要であるが，ゲノムに対する知識も必要となる．さらにデータ量が多いため，コンピュータ，主にLinuxのサーバを利用することがメインになるため，Linuxの知識が必要になる．そのため，幅広い知識が必要になることから，人

材不足と言われることも多い。

　日本においても人材育成についての取組みは行われてきている。2017年文化勲章を受章された松原謙一先生が，2001年，2002年に，国際高等研究所にて「情報生物学適塾」を開催したのがその先駆けと言える。約3週間の合宿で，午前中講義，午後実習という形で，情報生物学，ゲノムからタンパク質まで幅広く，第一線の研究者の先生方を講師に，コンピュータを利用して生物学を解き明かす実践的教育がなされた。筆者も受講生として参加させていただき，毎日講義，実技，ディスカッションという濃密なプログラムを受けた。この分野の私の知識の基礎となり，感謝をしているプログラムである。この「情報生物学適塾」以降，生物情報科学の教育プログラムやその他のバイオインフォマティクスの教育プログラムや学部，大学院が設置され，人材育成が行われている。

　ただ，バイオインフォマティクスの分野は，生物学・医学，あるいは情報科学・情報工学の分野の間ということもあり，学術界でのポジションは増えているものの産業界でのポジションが増えきれていないのか，10年以上，人材不足の声が出ている。対策がとられているものの，人材不足が解消されていないのが現状である。筆者は，産業界として貢献する，というのはもちろんのこと，人材不足について，コンピュータを利用した自動化による省人化でも貢献できれば，と考えている。

2. がんゲノム医療用知識データベースの背景

2.1 がんゲノム医療に向けた各国の取組み

　各国において，がんゲノム医療に向けた取組みが進んでいる。アメリカのオバマ大統領が掲げた Precision Medicine Initiative の中における Cancer Moonshot[1]，イギリスの Genomics England[2] などにおいてもがんゲノム医療に向けたプロジェクトが進んでおり，日本においても，厚労省・AMED を中心としたがんゲノム医療に向けた取組みが進んでいるのが現状である。

　日本においては，2018年6月に国立がん研究センターに「がんゲノム情報管理センター」が設置され，がんゲノム医療の推進がなされている。がんゲノム情報管理センターのホームページには下記のように記載されており，がんゲノム情報に必要な知識データベースについて言及されている[3]。

　　まずは，がんゲノム医療・研究のマスターデータベースである「がんゲノム情報レポジトリー」を開発・構築し，2019年初めより試運転を開始する予定です。またがんゲノム医療に必要な知識データベース（CKDB；Cancer Knowledge DataBase）を構築します。これらの仕組みを活用して，中核拠点病院等とともに日本におけるがんゲノム医療を推進していきます。

　このように各国において，がんゲノム医療の取組みがなされ，日本でも急ピッチで整備が行われているのが現状である。

第1編　データベース構築と解析・分析手法の開発

2.2　がんゲノム医療における知識データベース

　がんゲノム医療における知識データベースは，上述のがんゲノム医療管理センターにも記載されている。そのがんゲノム情報管理センターについては，厚生労働省が2017年6月に発表した「がんゲノム医療推進コンソーシアム懇談会　報告書」の中に提案されており，その中にも知識データベースについて言及がされている[4]。

　まず当該報告書としては，がんゲノム医療については，一例として下記の工程が必要と述べられている。

1. 約30億個の記号の羅列⇒（別途解析する正常部位との違いなどによる）原因候補変異の抽出
2. 抽出された原因候補変異⇒原因となっている変異の同定
3. 同定された変異⇒患者に合った治療法の選択

　その上で，国民に質の高いがんゲノム治療を提供するためには，上記の2と3の際の基礎情報となる「がんゲノム知識データベース（仮称）」（「CKDB」という）の構築が不可欠であると述べられている。また，その上で，下記のように，がんゲノム医療のための知識データベースは，単に既存の承認薬と遺伝子変異あるいは遺伝子の関係の対応を表記したものにならず，遺伝子変異ごとのさまざまな情報を統合的に扱うデータベースと定義づけされている。

　がんゲノム医療の黎明期である現在，CKDBについて定まった形はない。既承認薬の適応となるゲノム変異をまとめたシンプルなものから，がんに関する基礎および応用，臨床研究などの大量の文献情報，さらに前向きにゲノム情報と関連する臨床情報も入力し，個々のゲノム変異の臨床的意義を網羅することを目指したものまである。本懇談会において想定するCKDBは後者であるが，現在，これに該当するものは，欧米の情報通信事業者などにより大規模事業として運営されているものである。ただ，アジア人集団に関するゲノム情報などは乏しいという課題や，データベースの利用に際し高額の利用料を請求される傾向があるなど，日本人集団でのデータに基づく質の高いCKDBの構築が不可欠な状況となっている。

　さらに，わが国においてCKDBを構築するに当たっては，医療現場での医学的判断を遅滞なく支援可能となるよう，必要な文献情報などに加えて，情報センターが集約する日本人集団におけるゲノム情報とそれに関連する臨床情報を連携させ，長期的かつ継続的に更新されるようにすることが重要である。また，文献情報の入力やがんゲノム情報の分析などにおいては，自然言語処理などの人工知能（AI）を応用することも不可欠である。このように構築されたCKDBは，遺伝学的に相同性の高いアジア人集団に対しても有用性が高く，アジアにおけるがんゲノム医療への貢献も含め，世界のがんゲノム医療をリードするものとなると考えられる。

　CKDBの構築およびそれを用いたサービスは，先進諸国での取組みとの競争力確保の観点からは，将来的には民間企業により構築・運営されるべきものであるが，現時点においては学会などを中心とした基盤づくりの段階であり，早急に基盤を構築した上で，その知見も含めて民間企業に移譲するなどの取組みを進める必要がある。

　当該CKDBは，情報センターが管理するレポジトリー収蔵のデータへのアクセスにより更新していく必要があり，民間企業への委譲に当たっては，事業ポリシー，関連事業での実績，

わが国において継続的なサービス提供体制などの観点から，コンソーシアムが事業者を認定する仕組みを検討すべきである。また，将来に渡ってわが国でがんゲノム医療を提供する医師などが無理のないコストでCKDBにアクセスできる体制などの確保のための方策についても適切に検討されるべきである。さらに，海外の医療者などがCKDBにアクセスし利用することが予想されるため，海外からのアクセスや海外へのサービス提供を行う体制についても，検討を行う必要がある。

　上記のようにがんゲノム医療のための知識データベースは，さまざまな情報を収集し，最新の情報処理技術も用いて，論文などの文献や，ゲノムの情報解析を行っていく重要性が述べられている。さらに知識データベースについて，情報を更新する必要性も謳われている。これは，承認薬や治験，あるいは，がんに対する最新の知見をデータベースに反映することにより，がんのゲノム医療をより適切に，最新の情報に基づいて行うことの支援が念頭に置かれているためといえよう。文献情報についても，年間数十万本のがんに関連する論文が発表されている現在，人間の目ですべてを確認することは不可能となってきている。そのために，自然言語処理を用いたある種の人工知能を用いた解析が必須となる。

　また，この報告書について，特筆すべきは民間企業に将来的に移譲することを検討している点でもあろう。日本発のサービス，海外に向けたサービスとして，国主導で支援をし，それを民間で運営していく仕組みの検討がなされているといえる。筆者としては，この分野における日本発のイノベーション，日本発のスタートアップが増え，産業全体として活性化し，医療業界，患者，国民に貢献できるようになっていければよいと期待している。

3. 知識データベースの事例

3.1 既存の知識データベース

　ゲノム情報に臨床的意義付けをする際に知識データベースが重要な役割を果たすことになる。ここで，知識データベースとしては，アカデミック，商用，両方とも取組みが存在するので紹介する。既存の知識データベースを**表1**にまとめる。

　研究者コミュニティーが中心となり，遺伝子変異についてのアノテーション，キュレーションを行い，オープンアクセス，オープンソース，コミュニティーベースの知識データベースとして作っているのが，CIViC（Clinical Interpretations of Variants in Cancer）である[5]。研究者自身がキュレータとなり，情報をアップデートする研究用のサイトである。Wasington University in St. Louis がホスティングを行っている。

　また，Memorial Sloan Kettering Cancer Center が中心となり，キュレーションを行っているサイトが OncoKB である[6]。477 のがん関連遺伝子をキュレーションしており，FDA，NCCN，ASCO などのガイドライン，ClinicalTrials.gov の治験情報，科学論文などを元にキュレーションを行っている。エビデンスレベルづけを独自にしており，4 段階のレベルを遺伝子変異ごとに付けているのが特徴である。

第1編　データベース構築と解析・分析手法の開発

表1　既存の知識データベース

種別	運営者	知識データベース名	URL
公共・研究	Memorial Sloan Kettering Cancer Center	OncoKB	http://oncokb.org/
公共・研究	Washington University School of Medicine	CIViC	https://civicdb.org/
公共・研究	The Ohio State University	CanDL（Cancer Driver Log）	https://candl.osu.edu/browse
公共・研究	Cancer Genome Interpreter	Cancer Biomarkers database	https://www.cancergenomeinterpreter.org/
商用	IBM	Watson for Genomics	https://www.ibm.com/watson/health/oncology-and-genomics/genomics/
商用	N-of-One	MarkerMine	https://n-of-one.com/
商用	テンクー	Chrovis	https://chrov.is/

　商用の知識データベースとしては，IBM Watson for Genomics が東京大学医科学研究所で 2015 年にがん研究を開始し，北米以外では初のユーザーということで日本では知られている。さまざまな遺伝子のサービスのアノテーションを行っていたり，Tumor Board を提供する N-of-One 社も MarkerMine という知識データベースを持っており，がん遺伝子変異に対する臨床的意義づけをメインに行っている。

　日本では，AMED が研究成果として公開している，疾患名・年齢・性別などの臨床データと遺伝子変異データとを統合的に扱うデータベース「MGeND」が 2018 年 3 月に発表されている。米国では，臨床データと遺伝子変異データを結びつけたデータベースとして ClinVar が知られており，日本の MGeND は，がんや感染症，認知症，希少・難治性疾患についての情報を格納しているのも特徴である。

　日本の商用の知識データベースとしては，筆者のいる㈱テンクーの Chrovis Database がある。これは独自で開発した知識データベースであり，国産である。日本の承認薬や治験の情報を入れていること，がんゲノム医療に向けて現在は最適化をしていることが特徴的である。

　その他，公共データベースがさまざま存在しているが，それらについては後述する。

3.2　日本版の知識データベースの意義

　集団（民族集団など）ごとの一塩基変異の情報は集団ごとに特徴を持つといわれており，国際的に世界の集団から集めた一塩基変異の情報と，日本人の一塩基変異の情報との間に特徴が異なるといわれている。東北大学東北メディカル・メガバンク機構（ToMMo）と岩手医科大学いわて東北メディカル・メガバンク機構（IMM）などは，3,554 人の全ゲノムリファレンスパネル（3.5KJPN）を 2017 年 7 月に公開し，約 3,710 万個の一塩基変異を収載するデータベースを構築している[7]。

　上記を踏まえると，日本人のがんに特徴のある遺伝子変異も存在し，かつ，薬剤の効果も集団ごとに違うことも想定できる。そのためには，日本においてがんゲノムの情報を格納するレジス

30

トリも必要となり，かつ，それらの情報を整理した知識データベースも必要となってくる。日本の情報も含めた知識データベースを作成することで，日本におけるゲノム医療の発展に貢献できると考えられる。

また，国により医療制度による違いも存在する。日本における薬事承認された薬や日本で行われている治験情報について，臨床の現場では最新の情報を用いることが望ましい。がんゲノム医療の推進を考えると，日本の情報をきちんと取り入れた日本版の知識データベースの整備が要請されている。

3.3 臨床ゲノム情報統合データベース事業

日本において，上述の知識データベースも含めて，ゲノム情報を取得する研究が AMED の研究費などで実施されている。AMED による臨床ゲノム情報統合データベース事業では，「ゲノム情報と疾患特異性や臨床特性等の関連について日本人を対象とした検証を行い，臨床及び研究に活用することができる臨床情報と遺伝情報を統合的に扱うデータベースを整備するとともに，その研究基盤を利活用した先端研究開発を一体的に推進します」とされている[8]。

この研究事業においては，1 次班として，「がん」「希少疾患」「感染症」「認知症・その他」の領域に分け，シークエンシングを行い，情報を取得することが行われている。さらに 2 次班として，1 次班の各研究領域においてシークエンスされた情報を統合し，個人情報などをなくして共有できるようにして，制限共有あるいは制限公開をするという仕組みとなっている。その 1 つの成果が上述した MGeND である。これらのプロジェクトにより，日本におけるクリニカルシークエンスの研究が促進されている。

4. 知識データベースについて

4.1 知識データベースの構成

ここまで知識データベースの構成や意義について述べてきたが，ここからは知識データベースそのものについての構成，情報システムの面を記載する。

図 2 に，がんゲノム医療の情報解析の流れと知識データベースの位置づけを示す。まず次世代シークエンサからの結果をデータベースに格納する。次世代シークエンサなどは LIMS（Laboratory Information Management System）などで管理されている。次世代シークエンサの結果の情報を，解析エンジンにより，リファレンス配列にマッピングし，体細胞変異，生殖細胞系列変異の検出を行う。判定エンジンが，検出された変異に対して，臨床的に意義があるかどうか判定し，必要な変異には意義づけを行う。レポーティングエンジンがその情報を元にレポートを作成し，エキスパートパネルに提出する，という流れになる。知識データベースは，この判定エンジンの基礎情報となり，変異と疾患，薬剤の情報を持つデータベースである。

知識データベースの構成を考えると，大きく分けて 2 つの部分からなる。1 つは公共のデータベースの情報や他の情報源からの情報を集めたデータを格納した部分，もう 1 つは論文からの自然言語処理などにより情報解析を行い，知識を抽出して格納した部分の 2 つである。主に公共

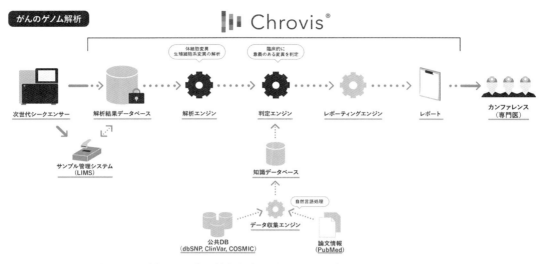

図2 がんゲノム医療の情報解析の流れと知識データベースの位置づけ

データベースの情報については，研究者らによる登録やキュレータによる確認が入った情報が主である。一方，論文からの自然言語処理による登録については，自然言語処理や統計的処理，他の知識との組合せを用いたコンピュータによる知識抽出による情報を主となる。そのため，人の目が多く入った情報とコンピュータの目が多く入った情報という形で分類できる。

4.2 公共データベースなどからの情報

がんゲノム医療に利用できる公共のデータベースとしては，大きく分けると，

1. 遺伝子変異の情報
2. 承認薬の情報
3. 治験の情報

に分けることができる。

がんゲノム医療において，遺伝子変異に関連して臨床的な意義をつけるとともに，それらに関連した承認薬があるか，また，治験が存在するかの情報が必要となってくる。これらの情報を公開している各種データベースを**表2**に示す。表2については，研究用途のみ，医療用途のみ，アカデミックのみ，などさまざまなライセンス条件が存在するが，データベースの格納情報を元に記載しており，ライセンスについては最新の情報を確認してから参照していただきたい。

遺伝子変異の情報としては，さまざまな遺伝子を横断的に掲載している，米国NCBI（National Center for Biotechnology Information）が運営する遺伝子変異の情報のデータベースdbSNP，同じく遺伝子変異と疾患の関係の情報ClinVar，英国のWellcome Sanger Instituteが運営するがんの変異に関するデータベースCOSMIC（Catalogue of Somatic Mutations in Cancer）などが有名である。各論文により報告された情報やキュレーションされた情報が掲載されている。

その他，BRCA1/BRCA2の遺伝子変異の情報をキュレータが載せている研究者コミュニティーベースのデータベースBRCA Exchangeや，がん抑制遺伝子であるTP53の遺伝子変異の

第 1 章　データベース構築

表 2　各種データベース

カテゴリ	格納情報	データベース名	URL
遺伝子変異の情報	遺伝子の変異の情報	dbSNP	https://www.ncbi.nlm.nih.gov/projects/SNP/
	遺伝子の変異と疾患の情報	ClinVar	https://www.ncbi.nlm.nih.gov/clinvar/
	日本人の遺伝子の変異の情報	togoVar	https://togovar.biosciencedbc.jp/
	がん関連遺伝子変異の情報	COSMIC	https://cancer.sanger.ac.uk/cosmic
	BRCA 関連遺伝子変異の情報	BRCA Exchange	http://brcaexchange.org/
	TP53 関連遺伝子変異の情報	IARC-TP53	http://p53.iarc.fr/
	がんの遺伝子変異の情報	OncoKB	http://oncokb.org/
	がんの遺伝子変異の情報	CIViC	https://civicdb.org/
	日本の遺伝子変異と疾患の情報	MGeND	https://mgend.med.kyoto-u.ac.jp/
承認薬の情報	日本の承認薬の情報	PMDA	http://www.pmda.go.jp/PmdaSearch/iyakuSearch/
	米国の承認薬の情報	NCI Drug Dictonary	https://www.cancer.gov/publications/dictionaries/cancer-drug
治験の情報	日本の治験情報	JapicCTI	http://www.japic.or.jp/
	日本の治験情報	UMIN-CTR	http://www.umin.ac.jp/ctr/index-j.htm
	日本の治験情報	JMACCT	https://dbcentre3.jmacct.med.or.jp/JMACTR/
	日本の治験情報	JRCT	https://jrct.niph.go.jp/
	米国の治験情報	ClinicalTrials.gov	https://clinicaltrials.gov/
論文の情報	医学・生物系論文の情報	PubMed	https://www.ncbi.nlm.nih.gov/pubmed/

情報のデータベース IARC-TP53 など，遺伝子ごとのデータベースも存在する。

　その他の情報としては，米国 NCI（National Cancer Institute）ががんの情報に加え，がんに関連する薬剤の情報，FDA が承認した薬の情報なども掲載している。治験の情報としては，米国の ClinicalTrials.gov が情報を整理し，特に国際共同治験の情報は日本で行われている治験も掲載している。

　日本の治験情報は，データベースが下記のように複数存在している。

・JapicCTI：一般財団法人 日本医薬情報センターが運営する，臨床試験登録システムであり，正式名称を「臨床試験情報」（英名／略名 Clinical Trials Information/JapicCTI）とする臨床試験情報に関する情報公開を目的としたデータベースである。

・UMIN-CTR：大学病院医療情報ネットワークが運営する臨床試験登録システムであり，UMIN 臨床試験登録システム（UMIN-CTR）と呼ばれている。臨床試験（治験を含む）や観察研究の概要を登録したデータベースである。特徴としては，①国立大学組織の一部である UMIN（公的機関である大学病院医療情報ネットワーク）により運営されている，②臨床試験の登録および検索は無料，③日本における one-stop search portal を目指している，④情報が電子的

第 1 編　データベース構築と解析・分析手法の開発

に検索できる——という 4 点が挙げられる。

- ・JMACCT–CTR：公益社団法人 日本医師会治験促進センターが運営する臨床試験登録システムであり，医薬品および医療機器に関する医師主導臨床試験（治験を含む）を登録したデータベースである。治験の透明性を高めることを目指したデータベースであり，医療従事者，患者，その他の人々が，治験の情報に幅広くアクセスできるようにすることを行っている。主に医師主導治験などの情報が閲覧できる。
- ・臨床研究登録情報検索ポータルサイト：国立保健医療科学院が運営しているポータルサイトであり，上記 3 つのデータベース（JapicCTI，UMIN–CTR，JMACCT–CTR）に登録された治験，臨床試験，臨床研究の情報を横断的に検索可能な仕組みを提供している。特徴としては，①患者・患者家族といった一般の方向けと医療関係者向けの 2 つに分けることで，一般の人にも分かりやすく情報を提供できる仕組みを持っていること，② 3 つのデータベースを横断して検索できること，である。
- ・jRCT：国立保健医療科学院が 2018 年に運営を始めた医療機関などで実施される臨床研究について，臨床研究法の規定に基づき，厚生労働大臣に対して，実施計画の提出などの届出手続を行うためのシステムである。

　知識データベースとしては，上記の情報などの中から，ライセンスも含めて適切な情報を参照し，それらを遺伝子や遺伝子変異，疾患，薬剤ごとに名寄せをして，利用できるように構築する。遺伝子名も時間とともに変化することも多く，薬剤については，治験名，一般名，製品名など名称が複数存在するため，シソーラス（類義語辞書）などの整備も裏側では必要となる。

4.3　論文からの知識抽出

　論文の情報としては米国の国会図書館が公開している PubMed（データベースとしては MEDLINE）が充実している。2,800 万論文以上の医学・生物学などの分野の論文が収録されており，ほとんどのアブストラクト（概要）は公開されている。また，論文として Creative Commons として，論文本文を公開している例もある。論文からの知識発見については，これらの論文の情報，テキスト情報から自然言語処理や他の情報処理を行うことで，遺伝子，遺伝子変異，疾患，薬剤の情報を抽出することを行う。

　情報技術が発展したために自然言語処理も多くの手法が考案され，また辞書となる情報も充実してきている。ただ，がんゲノム医療を念頭に入れると，既存の方法をそのまま適応しただけではうまくいかない場合が多く，がんゲノム医療の言葉遣いを考慮した自然言語処理を行う必要がある。例えば，遺伝子変異は，HGVS（Human Genome Variation Society）が提唱する変異の記載方法で記載されることが多いため，それらに合わせた処理なども必要となる。

　論文の情報を自然言語処理して，必要な論文を見つけたり，論文の掲載箇所を探したりすることを行う。論文の量は年々増えており，人が全部目を通すことは現実的でないことから，この論文の処理が適切に活用されることにより多くのサポートにつながる。もちろん，この知識抽出の技術などは，まだ発展途上ではあり，図や表への対応，どのように抽出するか，どのように知識の整合性をとるか，など今後も研究開発を続け，技術レベルを向上させていく必要がある。

5. 知識データベースの活用

　がんゲノム医療において，知識データベースの活用について述べる。大きく分けて，知識データベースは，2種類の活用ができると考える。

1. キュレータ向けの活用
2. レポーティングでの活用

　キュレータとしては，専門の研究者・医師らが，実際の遺伝子変異についての情報を収集したり，レポートに臨床的意義づけをする際の参考情報にする，という利用法である。もちろん，知識データベースのエントリなどが間違っていることもあり得るため，知識データベース自体のキュレーションにキュレータとして利用していただくことも必要ではあるものの，活用法として考えた際には，遺伝子変異の既存の情報を確認，あるいは参照するために利用するのがメインとなる。

　もう1つのレポーティングでの活用は，がんゲノム医療におけるレポート作成の意味づけの際に知識データベースを参照する，という意味である。例えば，遺伝子 EGFR の L858R の変異があった際に，データベースに当該変異について「疾患に関連した変異」「薬剤に関連した変異」などの情報があり，それらを知識データベースを通して検出を行う。各検体の情報には複数の遺伝子変異があるため，その変異，それぞれに対して知識データベースに問い合わせ，関連している情報を得る。その情報をまとめ，レポートに記載すべき情報に絞ってレポートを作成する。このことにより，エキスパートパネルに提出するドラフトレポートが作成される。

　ドラフトレポートは，エキスパートパネルにより最終化され，ファイナルレポートとなる。エキスパートパネルには，薬物療法，遺伝医学，遺伝カウンセリング，病理診断，分子遺伝学やがんゲノム医療，バイオインフォマティクスに十分な知識を有する医師や研究者が参加しており，治療や診断について議論がなされ，最終決定される。

6. おわりに

　本稿においては，がんゲノム医療に向けた情報解析，特に解析，知識データベース，レポーティングと3ステップあることを踏まえた知識データベースについて紹介を行った。がんゲノム医療自体，急激に進展して来ており，情報技術が貢献できる面も大きいと考えている。筆者らも，がんゲノム医療に向けて，トータルソリューションとして解析，知識データベース，レポーティング可能なソフトウェアサービス Chrovis をリリースしており，Chrovis を充実させること，きちんとしたゲノム医療が社会実装できるように力を尽くしていくこと，ゲノム医療の分野においては多くの方々の協力が必須となり，医師や検査会社，患者，多くの方々と協力をして，患者・医療自体に貢献していくこと，を進めたい。Chrovis を通じて日本発でがんゲノム医療に情報面から貢献できるように邁進していきたい。

文　献

1） National Cancer Institute, Cancer Moonshot
https://www.cancer.gov/research/key-initiatives/moonshot-cancer-initiative
2） Genomics England
https://www.genomicsengland.co.uk/
3） 国立がん研究センター　がんゲノム情報管理センター，2018 年 6 月 1 日
https://www.ncc.go.jp/jp/information/pr_release/2018/0601/index.html
4） 厚生労働省，がんゲノム医療推進コンソーシアム懇談会 報告書，2017 年 6 月 27 日
https://www.mhlw.go.jp/stf/shingi2/0000169238.html
5） M. Griffith, N.C. Spies, K. Krysiak et al.: CIViC is a community knowledgebase for expert crowd-sourcing the clinical interpretation of variants in cancer, *Nature genetics*, **49**（2），170–174（2014）．doi:10.1038/ng.3774.
6） D. Chakravarty, J. Gao, S.M. Phillips et al.: OncoKB, A Precision Oncology Knowledge Base, JCO precision oncology, 2017;10.1200/PO.17.00011（2017）．
7） 東北大学東北メディカル・メガバンク機構プレスリリース，日本人 3,554 人分の全ゲノムリファレンスパネルを作成 −日本人を対象とするゲノム医療に大きく貢献，2017 年 7 月 18 日
http://www.megabank.tohoku.ac.jp/news/21860
8） AMED 臨床ゲノム情報統合データベース整備事業
https://www.amed.go.jp/program/list/04/01/006.html

第1編　データベース構築と解析・分析手法の開発

第1章　データベース構築

第4節　PleSSision 検査によるクリニカル　　シークエンスのネットワーク構築

慶應義塾大学　林　秀幸　　慶應義塾大学　西原　広史

1. はじめに

　2015 年 1 月 30 日，一般教書演説の中で当時アメリカ大統領だったバラク・オバマ氏が発表した「プレシジョン・メディシン・イニシアティブ（Precision Medicine Initiative）」は，瞬く間に一世を風靡し，次世代の医療のあるべき姿と考えられるようになった。プレシジョン・メディシン（精密医療）とは，これまで平均的な患者向けにデザインされていた治療を，遺伝子，環境，ライフスタイルに関する個々人の違いを考慮して，最適な疾病の予防や治療法を確立することを意味する。本邦においては，2018 年 2 月にがんゲノム医療中核拠点病院が 11 施設，4 月にがんゲノム医療連携病院が 100 施設選定され，同月より先進医療としてがん遺伝子パネル検査（NCC オンコパネル）が開始され，がんゲノム医療の臨床実装がいよいよ本格化してきた。がんゲノム医療の国内均てん化の構図として，一定水準を持つ医療機関が中心となって，がん遺伝子パネル検査を実施し，その結果に基づく個別化医療を推進することを狙い，全国に 11 カ所の中核拠点病院と，その下に連携病院を配置して日本全体を網羅する，という全国的ながんゲノム医療ネットワークが形成された。また，これらの機関は，がんゲノムに関する情報を本邦に国家事業として設置された「がんゲノム情報管理センター（C-CAT）」に集約させる責務を負い，日本全体におけるがんゲノムデータベースを構築することが国家戦略として企画されている。

　筆者らは 2016 年 4 月に北海道大学病院において，がん遺伝子診断に特化した専門部署としては国内初の「がん遺伝子診断部」を開設し，三菱スペース・ソフトウエア㈱と合同で院内完結型の網羅的がん遺伝子検査システム「CLHURC」を開発し，実臨床における医療サービスとしてのがん遺伝子パネル検査を提供してきた。2017 年 7 月には同システムを改良して外注型に変更し，新たながん遺伝子検査システム「PleSSision」が誕生した。

　現在は慶應義塾大学医学部 腫瘍センター ゲノム医療ユニットをその中枢に据え，がんゲノム医療中核拠点病院である慶應義塾大学病院とその連携病院 24 施設を中心に広く全国に PleSSision ネットワークを形成し，2018 年 7 月時点で前身の CLHURC を含め，約 400 症例のがん遺伝子パネル検査を医療サービスとして実施してきた。

　本稿では筆者らが現在，医療サービスとして提供しているがん遺伝子パネル検査システム「PleSSision」をベースに構築している「がんゲノム医療ネットワーク」について概説する。

2. PleSSision 検査の概要

　PleSSision 検査は患者のがん組織由来 DNA と正常組織由来（末梢血由来）DNA をサンプルとして使用し，次世代シークエンサーによる遺伝子解析，全自動化した遺伝子情報のアノテーション・キュレーション，エキスパートパネル（がん遺伝子パネル検査の結果を医学的に解釈するための多職種検討会）の実施，レポート生成までの一連のサービスを受託臨床検査として提供している（図1）。その主な特徴として検査全体の品質・精度管理に病理専門医，バイオインフォマティックス解析にバイオインフォマティシャン，推奨治療の選択にがん薬物療法専門医がそれぞれ PleSSision 検査専任として関わることで，実地医療における質の高いがん遺伝子パネル検査の提供に努めている。

　2018 年 7 月現在，PleSSision 検査ではわずか 50 ng（最低必要量 20 ng）の DNA を必要検体量とし，160 のがん関連遺伝子の全エクソン領域を標的に SNVs（single nucleotide variants），Ins/Del（insertions/deletions），CNVs（copy number variations）の検出，Mutation rate，MSI（microsatellite instability）の測定による遺伝子解析を実施しているが，今後もさらなるバージョンアップを続け，全エクソンシークエンスおよび融合遺伝子の検出，リキッドバイオプシーなどのサービス展開を予定している。

　検査性能としては，これまでに Actionable 遺伝子異常（がんの発症原因と考えられる遺伝子異常）の検出率は 90％以上，Druggable 遺伝子異常（がんの薬剤感受性に関与すると考えられる遺伝子異常）の検出率は 70％以上であり，これらの結果を約 3 週間の Turnaround time で返却している。

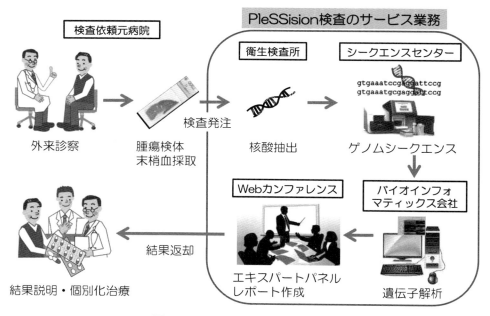

図1　PleSSision 検査フローの概要

3. PleSSision ネットワークについて

　2018年7月現在，PleSSision 検査を導入（検討）している施設は全国に11施設（がんゲノム医療中核病院1施設，がんゲノム医療連携病院7施設，その他3施設）ある（**図2**）。導入施設においては PleSSision ネットワークが形成されており，多施設参加型の Web 上でのエキスパートパネルの実施，データベースの共有を行っている。これはグループ全体でのがんゲノム医療に関する知識の向上および情報の共有，さらにはがんゲノム医療の均てん化とがんゲノム医療人材育成を目的としたものである。そこで現在，PleSSision ネットワークで行っているエキスパートパネル，データベース構築について概説する。

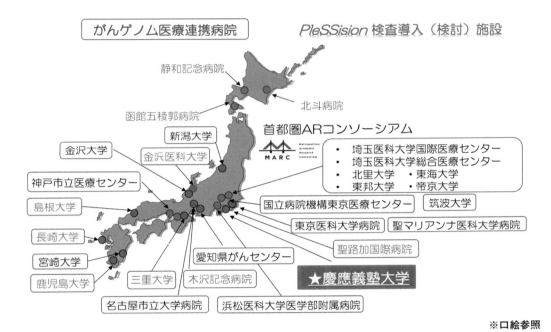

図2　慶應義塾大学を中心とするがんゲノム医療連携グループ

※口絵参照

3.1　PleSSision ネットワークにおけるエキスパートパネル

　PleSSision ネットワークにおけるエキスパートパネルは現在，Web 会議クラウドサービス（Cisco WebEx Meeting Center）を利用して原則週2回の頻度で開催している（**図3**）。PleSSison ネットワーク加入施設は全国多岐にわたるため，全加入施設のゲノム医療従事者が負担なくエキスパートパネルに参加できるように配慮したものである。同サービスを使用することで各施設に所属する多岐にわたる専門家が有するゲノム関連情報，治験情報，最新の知見に関する文献・資料などをリアルタイムで相互紹介することが可能となり，グループ全体のゲノム医療に対する教育的効果も期待できる。

　参加メンバーとしては，がんゲノム医療中核拠点病院である慶應義塾大学からは解析担当医（Molecular Oncologist），がん薬物療法専門医，病理専門医，臨床検査技師，バイオインフォマ

第1編　データベース構築と解析・分析手法の開発

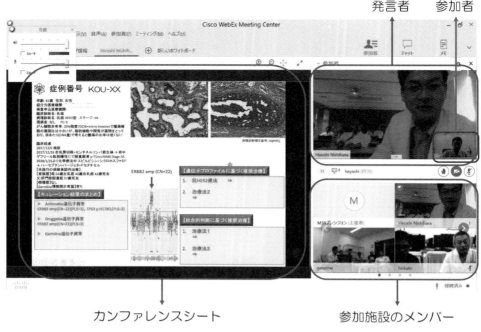

図3　PleSSisionネットワークにおけるエキスパートパネル

ティシャン，臨床遺伝専門医，認定遺伝カウンセラー，看護師といったがんゲノム医療におけるエキスパートパネルの構成要員として必須のメンバーが参加し，各施設からは検査依頼医師のほか，ゲノム医療従事者が適宜参加している。

PleSSisionネットワークにおけるエキスパートパネルの具体的な進行方法としては，WebEx画面上に症例ごとのカンファレンスシートを提示し，記載していく形をとっている。症例の臨床情報に関しては，PleSSision検査申込時に専用のExcelシートに臨床情報を入力することにより，自動的に病理写真が付加されたカンファレンスシートが作成され，エキスパートパネル実施前に遺伝子解析結果のレポート（図4）と併せて検査申込施設に配布される。この時点ではキュレーション結果をまとめた遺伝子情報（Actionable遺伝子異常，Druggable遺伝子異常，Germline遺伝子異常），遺伝子プロファイルに基づく推奨治療，総合的判断に基づく推奨治療に関する記載は空白となっている。多施設参加型の同エキスパートパネルにより，各症例につき施設を越えて多岐にわたる各種専門家が多角的に議論し，症例ごとのカンファレンスシートを完成させ，同カンファレンスでの承認を得て最終的にレポートを確定している（図5）。

3.2　PleSSisionデータベース

PleSSision検査で解析した各症例の遺伝子解析結果はPleSSisionデータベースに登録され，PleSSisionネットワーク参加施設であれば本データベースにワンタイムパスワードを用いたVPN接続によってアクセスすることが可能である（図6）。本データベース上では患者に関する臨床情報および遺伝子解析結果情報はすべて連結可能な匿名化されたPleSSision IDで登録・管理さ

第 1 章　データベース構築

KOU18-063.1.1

解析報告書 (L-panel)

患者名:　　　　　　　医療機関:慶應大学病院　　　　　レポート ID: KOU18-063.1.1
ID: KOU18-063　　　　担当医: 林　　　　　　　　　　データ到着日: 2018 年 7 月 11 日
性別:女性　　　　　　病名: 膵頭部がん　　　　　　　データ解析日: 2018 年 7 月 12 日
年齢: 59 歳　　　　　喫煙歴: なし　　　　　　　　　サンプルタイプ: FFPE (原発)
家族歴: 母:酔眼 (78 歳) 祖父 (母方) 前立腺癌 (80 歳代) 叔父 (母方) 肝臓癌 (HCV)
シークエンスデータ品質　　問題あり ■　　(tumor QC score : 0.046, tumor Amplifiable :0.60)
Depth 情報
　　　　Mean depth: 564.4 (SNV depth: 228-2310)
　　　　Coverage : 13%/1000, 49%/500, 77%/250, 88%/125
サンプルがん細胞含有率: 50%(trim)

検出された変異

がん遺伝子変異　6
　　Major 変異　*(1) KRAS p.Gly12Asp (p.G12D) (57.8%) (A / Pathogenic / 14013)
　　　　　　　　*(2) RB1 p.Lys319AsnfsTer13 (p.K319Nfs*13) (61.1%) (D / 20)
　　　　　　　　*(3) TP53 p.Arg282Trp (p.R282W) (49.9%) (A / Pathogenic / 782)
　　Minor 変異　　(4) ARID1A p.Gln1584Ter (p.Q1584*) (33.1%) (5)
　　　　　　　　*(5) SMAD4 p.Asn129Ser (p.N129S), AC091551.1 c.*409A>G (35.1%) (B)
　　　　　　　　*(6) STK11 c.290+1G>T (44.2%) (B)
　　VUS　　　VUS はありませんでした。

imbalance 候補遺伝子　12
　　　　　　chr13:FLT3,　HSPH1,　BRCA2,　chr16:CDH1,　FANCA,　chr17:TP53,　PRKAR1A,
　　　　　　chr19:STK11, GNA11, chr22:SMARCB1, CHEK2, EP300

報告すべき CNV　0
　　増幅遺伝子　該当する変異は検出されませんでした。
　　減少遺伝子　該当する変異は検出されませんでした。

検出された融合遺伝子 : N/A

マイクロサテライト不安定性 : 3.23%

　　Mutation Rate　8.1 SNVs / Mbp (>VAF4%)
　　　　　　　　　8.1 SNVs / Mbp
　　　　　　　　　6.7 SNVs / Mbp (non synonymous)

報告すべき Germline Variant : 0
　　　　該当する variant は検出されませんでした。
ClinVar Pathogenic Variant　: 0
　　　　該当する variant は検出されませんでした。
Germline stop-gain variant : 0
　　　　該当する variant は検出されませんでした。

*) 凡例: 遺伝子名 変異 (VAF%) (COSMIC 件数 / ClinVar significance / CIViC Evidence Level)
*) COSMIC ... Catalogue of Somatic Mutations in Cancer
*) ClinVar ... a freely available archive of relationships among human variations and phenotypes
*) * mutation is found in CIViC
*) Major mutation has records in two or more databases : COSMIC, ClinVar and CIViC
*) Minor mutation is InDel or has records in either of these databases : COSMIC, ClinVar or CIViC

図 4　PleSSision 解析報告書

れ，データベースに登録された遺伝子異常の種類，頻度などに関する情報のみならず，過去の症例に関する遺伝子解析結果報告書，カンファレンスシートにも同データベース上からアクセスすることが可能である。同データベースを活用することで PleSSision ネットワーク参加施設間でのゲノム情報の共有化，知識データベースの構築，グループ全体のがんゲノム医療に関する知識の向上に寄与している。一方で，将来的には同データベースを C–CAT が運営する大規模な国内データベースと統合していくことも検討している。

第1編　データベース構築と解析・分析手法の開発

年齢：69歳　　　性別：女性
紹介元医療機関：S病院
検査申込医療機関：S病院
臨床診断名：膵体部癌
病理診断名：adenocarcinoma　ステージ：IV
現病変：膵
PS: 2
がん細胞含有率：60%

臨床経過：
2017年7月　膵体部癌Stage IVの診断
　　　　　　GEM+nab-PTX→S-1
2018年3月13日　当科紹介
未施行の保険承認内治療：mFOLFIRINOX
【家族歴】父：肝癌、妹：卵巣癌、乳癌、娘：乳癌、母：肺癌
【喫煙歴】なし
【Germline情報開示希望】有り

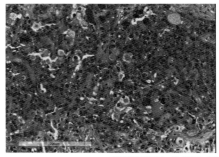

病理診断標本番号：18-XXXX（FFPE）

【キュレーション結果のまとめ】

➢ Actionable遺伝子異常
　KRAS G12R（PLS=3）
　TP53 Y163C（PLS=2）

➢ Druggable遺伝子異常
　BRCA1 D1527Ifs*42

➢ Germline遺伝子異常
　BRCA1 D1527Ifs*42（Pahtogenic）
　→ACMG Recommendationに該当し、
　　遺伝カウンセリングへ紹介を検討

BRCA1 p.Asp1527IlefsTer42 (p.D1527Ifs*42)
chr17:g.41226507del / ENST00000471181.6_3:c.4579delG
がんサンプルリード数：1048/2256（46.5%）／正常サンプルリード数：1268/2551（49.7%）
COSMIC ID : COSM4387488（Occurrence : 1）
ClinVar allele ID : 69887 / ClinVar : Pathogenic
CIViC max evidence level : A
snpEff SO: frameshift_variant & non_coding_exon_variant / snpEff Effect: HIGH, LOF
dbSNP ID: rs273900736 / HGVD: 登録なし / ToMMo 2kJPN: 登録なし / ExAC 登録なし

【遺伝子プロファイルに基づく推奨治療】

1. PARP阻害薬（Oraparib）
　⇒ Evidence level 3A; gBRCA1 D1527fs*42
2. プラチナ含有レジメン（mFOLFIRINOX）
　⇒ Retroの論文有り; gBRCA1 D1527fs*42

【総合的判断に基づく推奨治療】

1. mFOLFOX6（PS: 2でも投薬可能）
　保険内診療
2. PARP阻害剤の治験（All comer対象のPhase I）
　企業治験（Talazoparib: JapicCTI-173773）

【予後予測のバイオマーカー情報】
Big 4遺伝子のうち2遺伝子（KRAS, TP53）の異常
→予後不良群には該当しない

図5　PleSSisionレポートの一例

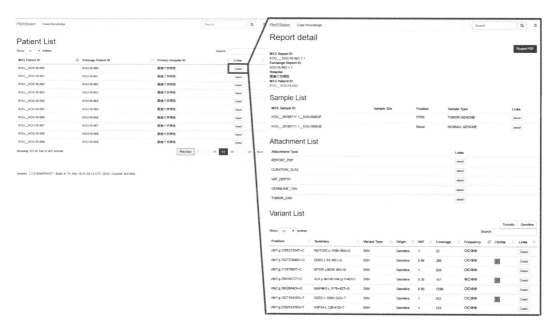

図6　PleSSisionデータベース

4. PleSSision ネットワークの今後の展望

4.1 人材育成・教育

　がんゲノム医療の実践には多くの医療従事者の関与が必要であり，その人材育成・教育は重要な課題である。筆者らはこれまでに，がんクリニカルシーケンスの臨床実装を担当する中で，厚労科研「ゲノム医療実施体制の構築と人材育成に関する研究」(代表；中釜斉)，AMED 臨床ゲノム情報統合データベース整備事業（代表；武藤学）などの研究分担者として，がんゲノム医療に関わる医療従事者の人材育成に関与してきた。その体験の中で，がんゲノム医療において検査を担当する臨床検査技師，患者対応に当たる看護師，ゲノムデータに基づいて投薬される分子標的治療薬の調剤に当たる薬剤師，また遺伝子診断報告書の作成において欠かせないバイオインフォマティクス専門家が国内において圧倒的に不足している現状に直面してきた。そうした状況を踏まえ，現在，AMED ゲノム創薬基盤推進研究事業（代表；豊岡伸一）のプロジェクトにおいて，複数のゲノム医療人材を育成するプロジェクトを担当しているが，その対象者は，医師はもちろんのこと，看護師，臨床検査技師，薬剤師，バイオインフォマティクス専門家となっており，さまざまな学会と連携しつつ，可及的速やかにこうした人材の育成を行うプログラムが実施されている。

　PleSSision ネットワーク参加施設においては，遺伝子パネル検査の IRB（研究倫理審査委員会）提出用資材の作成，外来対応のやり方，検体の精度管理やデータの解釈，エキスパートパネルの実施など，がんゲノム医療の実践に必要とされるすべての場面において本ネットワークを活用し，実際の臨床現場における見学や実習を行うことで現場教育を実践している。今後は将来，保険診療で実施することが期待されているがん遺伝子パネル検査を各施設が自立して遂行できるよう，定期的な講習会の開催，人材交流などを通してネットワークを活かした幅広い人材育成・教育を行っていく予定である。

4.2 治療連携

　がんプレシジョン・メディシンにおける最終的な目標は，個々の患者に遺伝子情報から考えられる最適な治療を提供することにある。各がんゲノム医療中核拠点病院は，それぞれのがんゲノム医療連携病院と診療ネットワークを形成し，がん遺伝子パネル検査の実施，解釈，検査後の治療対応について連携することが求められている。中でもがんゲノム医療の現場においては，特に未承認薬・適応外薬を使用する場合の対応がしばしば問題となる。PleSSision ネットワークにおいては薬剤の治験情報の共有，適応外使用の手順の統一化など，ネットワークを活かした遺伝子検査後の治療対応に関する運用を計画している。また，今後の予定として，本ネットワークを活用し，全国規模でのがん遺伝子パネル検査に基づくバスケット型・アンブレラ型臨床試験コンソーシアムを形成することを計画している。本コンソーシアムにおいては，PleSSision ネットワーク参加施設が分散して各遺伝子異常に対して想定される医師主導治験あるいは先進医療Bを複数準備し，がん遺伝子パネル検査を受けた患者への治療提供の機会を増やすことを目標とし，ネットワークを活かした治療連携を展開していく予定である（**図7**）。

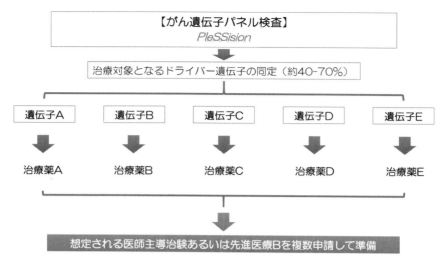

図7 PleSSisionネットワークに基づくバスケット型臨床試験ネットワーク

5. おわりに

　多くの分野で世界をリードしてきた日本の医療において，がんゲノム医療は3-4年遅れ，と言われている。欧米はもちろんのこと，アジアにおいても，がんに対するがん遺伝子パネル検査を薬物療法開始前に実施できる体制が敷かれ，遺伝子プロファイルに基づくプレシジョン・メディシンが始まっている。こうした日本のがんゲノム医療に対する遅れは，これまでのゲノム医療政策と教育・人材育成において何かしら世界との論点の差異があったと考えざるを得ない。わが国におけるがんゲノム医療の均てん化の推進のためには，グループを越えた全国的なネットワーク構築が必要であり，がんゲノム医療の出口を明確に見据えた適切な政策の施行とネットワーク化，教育・人材育成を可及的に速やかに実施すれば，まだまだ世界に追いつき，追い越すチャンスは残されている。PleSSisionネットワークは国内最大規模のがんゲノム医療ネットワークであり，グループ独自のエキスパートパネル，データベースを管理・運営するが，同時に他のネットワークとの連携およびC-CATとの統合データベース構築などを通して，本邦のがんゲノム医療全体の発展に寄与する所存である。

文　　献

1) 林秀幸, 小松嘉人, 秋田弘俊, 西原広史：がん遺伝子診断外来—院内完結型網羅的がん遺伝子検査（CLHURC検査）を用いたクリニカルシークエンスの臨床応用—, 最新医学 **72**(3), 381-387 (2017).
2) 西原広史：クリニカルシークエンスにおける病理診断医の役割, 病理と臨床, **36**(7), 660-665 (2018).
3) H. Hayashi, S. Tanishima, K. Fujii, R. Mori, Y. Okamura, E. Yanagita, R. Matsuoka, T. Amano, I. Kinoshita, Y. Komatsu, H. Dosaka-Akita and H. Nishihara: Genomic testing for pancreatic cancer in clinical practice as real-world evidence, *Pancreatology* **18**(6), 647-654 (2018).

第1編　データベース構築と解析・分析手法の開発

第1章　データベース構築

第5節　クリニカルバイオバンクとクリニカルシークエンスのネットワーク構築

京都大学　**武藤　学**

1. はじめに

　バイオバンクは，患者由来の生体試料を収集し保管するインフラであり，医学および医療の発展のための研究に欠かせないインフラである。しかし，収集された生体試料が利活用されなければ意味はない。バイオバンクにおけるもっとも重要な課題として，収集される生体試料の品質とそれにひもづく臨床情報の質と量が挙げられる。前者においては，どのような状態で収集されたかの情報のトレーサビリティーが求められ，利用者にとってもっとも懸念する点でもある。生体試料の品質は結果の解釈に大きく影響を及ぼし，研究の成功の鍵を握るためである。後者は，研究の発展性に大きく影響し，正確かつ詳細な臨床情報は，研究の方向性を左右する重要な課題である。また，臨床情報を扱うため，個人情報の管理や同意の範囲も重要となる。これらの課題を解決するために，筆者らは病院併設型のバイオバンク（クリニカルバイオバンク）を構築するとともに，クリニカルバイオバンク学会として全国のアカデミアと連携を進めている。

2. クリニカルバイオバンクの必要性

　健常者または患者からの血液や組織などの生体試料を収集するには，対象者の同意のもと医療機関で行うことが大前提になる。したがって，臨床現場での品質管理と臨床情報とのひもづけが重要になる。しかし，これまでの生体試料の収集は，手順や品質管理の基準がなく現場任せに収集されてきたため，医薬品開発など品質管理や精度管理が求められる場合には対応が困難であった。また，保存された生体試料を用いて検討する場合，二次利用の同意がない場合などは個人情報の収集や追跡ができないことが研究開発の障壁となる。このような課題を解決するために，ニーズに合わせた生体試料の収集の実施体制が求められ，病院併設型のバイオバンク（クリニカルバイオバンク）の構築がなされるようになった。

3. クリニカルバイオバンク学会

　バイオバンクの利活用においては，研究開発プロジェクトのニーズに合った生体試料の有無がその成功の鍵を握る。一方，ニーズによっては，1施設では収集が困難な場合もある。そのため，病院併設型のバイオバンク（クリニカルバイオバンク）を構築している北海道大学，岡山大学，

第 1 編　データベース構築と解析・分析手法の開発

千葉大学，京都大学を中心に，生体試料の品質管理の共通化，バイオバンク情報の共有化，同意説明文書の共通化，ゲノム医療の推進，医療分野におけるバイオインフォマティシャン育成などを目指した取組みを，「クリニカルバイオバンク研究会」として 2014 年より開始した（http://www.clinicalbiobank.org）。その後，佐賀大学や東京医科歯科大学，慶應大学なども加わり 2018 年 2 月から，クリニカルバイオバンク学会（理事長，西原広史，慶應大学特任教授）として活動をしている。

4.　生体試料の品質管理

　生体試料の品質は，多くの場合，pre-analytical な部分での品質が結果に大きく影響することが知られている[1]。すなわち，どのような状態で，バイオバンクまで搬送され保存されたのかの記録（虚血時間，採取後の留置温度と留置時間，運送時間など）が，その生体試料の品質を左右し，その後の解析に使用できるかどうかのトリアージに役立つことになる。これは品質の優劣をつけるというよりも，品質ごとに可能な解析を明らかにすることで生体試料を無駄にすることなく有効な利用に貢献できる。

　ヨーロッパでは，すでに SPREC（Sample PRE-analytical Code）と呼ばれる評価システムでバイオバンク検体の管理がされている[2]。わが国においては，生体試料の品質管理に関して，ガイドラインもなく，実務的な議論があまりなされていないのが現状である。冒頭に述べたクリニカルバイオバンク研究会において，岡山大学を中心に，北海道大学，千葉大学，本学の 4 大学で，この SPREC の評価を実施している。

　また，生体試料の品質を保証するため，京都大学においては，米国を中心とした世界最大のバイオバンクに関する組織（International Society for Biological and Environmental repositories；ISBAR）から，生体試料の品質に関して外部認証を受けている。今後，このような認証は，利用者の視点から見れば安心して利活用する上で，必要不可欠なものになると考えている。

5.　がんクリニカルシークエンス

　がん細胞におけるドライバー変異を標的にした薬剤開発の進歩とともに，ゲノム解析技術の急速な進歩により，がん医療は網羅的な遺伝子検査結果に基づいて個々の症例における最適な治療を提供する個別化医療（Precision Oncology）の時代に突入している。特に，シークエンス技術の進歩は，一度に多くのがん関連遺伝子変異を網羅的に解析することを可能にし，情報解析技術の進歩は，個々の症例に起きている体細胞遺伝子変異に対し効果が期待できる候補薬剤を速やかにリストアップすることを可能にした。これらの技術革新は，近年，米国を中心にクリニカルシークエンスとして，日常臨床に導入され急速に普及している。一方，わが国におけるクリニカルシークエンスは，制度面や臨床面で大きく立ち後れているのが現状である。

　次世代シークエンサーの登場により，多数の遺伝子の網羅的解析が可能になったが，臨床で実施する場合，解析結果が診断および治療に直結するため，その品質管理，精度管理が求められ

る。米国の臨床検査室では，Clinical Laboratory Improvement Amendment（CLIA）法に従って，臨床検査全体のプロセス（検体採取，輸送，保存，前処理，実際の測定，検査結果の解釈と報告，検査後の検体の管理や取扱いなど）を適正化し，品質と精度を保証することが求められている。そのため，クリニカルシーケンスも CLIA 基準で実施されているのが一般的であり，研究ではなく臨床検査として実施するためには必要な基準である。

　一方，わが国では，これに該当する基準がないばかりか，臨床検査室ではなく大学などの研究室が所有する次世代シークエンサーで解析を行う場合が多いのが現状であるため，シークエンスの品質保証，精度管理には課題が残る。また，米国で実施されている自家調整試薬（LDT；Laboratory Developed Test）という概念もないため，クリニカルシーケンスの品質や精度を客観的に保証することができない。

　当時，国内に CLIA 基準でシークエンスを実施できる施設がないことから，筆者らは，三井情報㈱と共同で，米国の CLIA ラボ（クインタイルズ社）と提携し，精度管理されたクリニカルシークエンスを実施する体制を構築した。そして，実際の臨床で実施するために，検査のオーダーと検体の搬送から，解析結果と最終レポートまでの検証を綿密に行い，2015 年 4 月より自由診療としてわが国で初めてクリニカルシークエンス（OncoPrime）のサービスを開始した[3]。これまで（2018 年 7 月時点）に，250 例以上のがん患者のクリニカルシークエンスを実施している。先述のクリニカルバイオバンク学会における北海道大学，千葉大学，東京医科歯科大学，岡山大学，佐賀大学にも OncoPrime は導入され臨床実装されている。

6. 生体試料と臨床情報の収集とデータベース構築

　京都大学病院では，2013 年 9 月より，がん治療を受ける患者の生体試料と臨床情報を治療前，治療後に収集し，時系列データとして新しい医療開発に貢献することを目的とした BIC（Biobank and Informatics for Cancer）プロジェクトを開始した（図 1）。特に，品質管理された生体試料とリアルワールドデータを収集することを最大の特徴とする新しいバイオバンクの取組みである。

　BIC プロジェクトにおける生体試料の収集は，クリニカルバイオバンクの利点を生かし，電子カルテからバイオバンクのオーダーが可能である。担当医からバイオバンクに関する説明を行った後に，バイオバンクスタッフ（当院では看護師資格を有する専任スタッフ 2 名）が補助説明をした上で，同意取得を行っている。同意のステータスも電子カルテ上で容易に確認できるよう電子カルテの個々の症例のトップページにタグをつけて表記している。これは，複数の診療科や複数の担当医が同じ説明をすることを回避することを目的としており，特に拒否例において，被験者やその家族が同じ説明を受け不愉快な思いをすることを避ける狙いもある。

　BIC プロジェクトにおける同意説明文書には以下の特徴がある。

① Front-door consent：時系列の生体試料，臨床情報を収集することを事前に説明し，1 回の同意で運用が可能

② Opt-in：追加の生体試料の収集を可能にする（血液，組織など）

③ すべてのゲノム解析，タンパク質の解析，臨床情報との関連を調べる研究などに利用可能

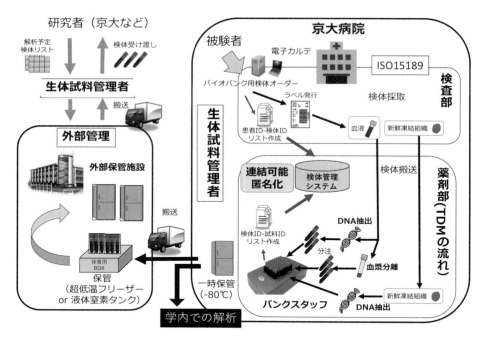

図1　BIC プロジェクトによる生体試料収集の流れ

④　国内外のアカデミアや民間企業との共同研究でも使用可能
⑤　ただし，倫理委員会で承認された研究のみに限定されるため，利用者はバイオバンクにおける生体試料を使用することを明記した研究計画書を作成し，倫理委員会での承認を得た上で，利用申請を提出することになる。

BIC プロジェクトで収集する生体試料は，血液（全血，血漿，血漿 DNA，白血球由来の生殖細胞 DNA），生検組織（内視鏡下生検組織，Needle biopsy 組織など），手術検体である。

バイオバンク同意者における血液検体の収集のタイミングは，ルーチンの採血時にバイオバンク用採血も行うことになる。採血室で採血された検体は，採血後，氷冷下で速やかにバイオバンク室に搬送される。通常，15～30 分以内に搬送が完了する。バイオバンク室に搬送された検体は，バイオバンクにおける生体試料管理専任スタッフ（当院では，臨床検査技師2名が担当）がバイオバンク ID を発行し匿名化作業を行っている。バイオバンクにおける Laboratory Information Management System（LIMS）は，専用のシステムで運用している。電子カルテデータとの連結は，生体試料管理専任スタッフにのみ限定され，バイオバンク ID による対応表で管理している。

生検組織や手術検体においては，バイオバンク ID を付与した専用の2次元バーコード付きチューブをあらかじめ用意し，採取後，速やかに液体窒素に入れてバイオバンク室に搬送し，番地管理が可能な専用ラックでマイナス 80℃の冷凍庫で保存している。

時系列の生体試料（血液）収集においては，抗がん薬治療症例においては，治療前，治療後1,3,5,12カ月後に採取している。手術例や内視鏡治療例においては，治療前，治療後1～3カ月，12カ月後に行っている。時系列の収集タイミングは，通常がん患者は，治療や経過観察のために

病院に受診することから，その受診日（採血日）に合わせて，バイオバンク用採血も行っている。このバイオバンク用採血は，バイオバンクスタッフがルーチンの採血に合わせて，オーダーを追加しているため，逸脱が少なく，時系列収集を可能としている。

BIC プロジェクトにおける臨床情報収集は，京都大学とサイバーラボ社が開発した電子カルテの情報を構造化データベースにできるアプリケーション（CyberOncology Sytem）を用いて収集している。特に，バイオバンクに登録した症例においては，CyberOncologySytem にも登録し管理することにより，既往歴・家族歴・併存疾患・併用薬・嗜好などの基本情報，手術か抗がん薬治療かなどの治療法情報，また，抗がん薬治療においてはレジメン，投与量，投与日，有害事象情報（CTCAE），有効性などの情報をリアルワールドデータとして収集することが可能である。さらに，がん患者においては，院内がん登録が法律で定められているため，国立がん研究センターがん登録情報センターが定める HosCanR とも連動し，進行度，組織型，重複がんなどのより正確な情報を収集できるシステムになっている。

7. 臨床情報とゲノム情報の収集と統合データベース構築

AMED の臨床ゲノム情報統合データベース事業の中で，先述した臨床情報を構造化データベースにする CyberOncologySystem を，京都大学以外の北海道大学，千葉大学，慶應大学，東京医科歯科大学，岡山大学，佐賀大学の合計 7 施設に導入した。各大学の電子カルテベンダーは異なるが，電子カルテベンダー（日本IBM㈱，富士通㈱，日本電気㈱，キヤノンメディカルシステムズ㈱）の協力を得て実装できるようにした。さらに，CyberOncologySystem で収集した構造化データは，京大病院内のセキュリティーエリアに設置された統合データベースに専用回線でアップロードされる。一方，これらの大学で実施されるがんクリニカルシークエンスデータも，この統合データベースにアップロードされ，専門のキュレーターが臨床情報とゲノム情報を突合し統合データベースに格納するインフラが整備された（図2）。これらの情報は，患者の同意を得た上で行われる。この統合データベースは，今後，クリニカルシークエンスが普及してきた場合，類似症例の検索や治療や有害事象などの情報の共有に役立つポータルサイトになると期待される。

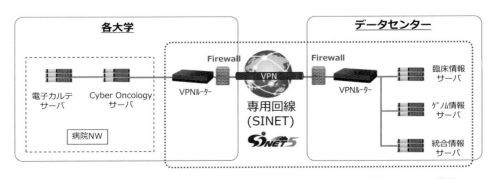

図2　大学間ネットワークにおける臨床情報とゲノム情報の統合データベース構築

第1編　データベース構築と解析・分析手法の開発

8. おわりに

　クリニカルバイオバンクは，病院併設である利点を活かし，生体試料の品質管理，臨床情報の付与ができるため，利用者である製薬企業や診断薬企業からの注目度は高い。がんのクリニカルシークエンスも今後の Precision Medicine の流れから，大きく発展すると期待できる。これらで得られる情報のネットワーク化は，今後のわが国おける研究基盤という意味で非常に重要であると考える。

文　　献

1）P. Carraro and M. Plebani: *Clin Chem*, **53**, 1338–1342（2007）.

2）F. Betsou, S. Lehmann, G. Ashton et al.: *Cancer Epidemiol Biomarkers Prev*, **19**(4), 1004–1011（2010）.

3）T. Kou et al.: The possibility of clinical sequencing in the management of cancer, *Jpn J Clin Oncol*, **46**, 399–406（2016）.

| 第1編 | データベース構築と解析・分析手法の開発 |

第2章　データ解析・分析手法の開発

第1節　バイオインフォマティクスによる 全ゲノムデータ分析手法の紹介
―HLA 遺伝子型の推定とタイピング解析手法―

国立研究開発法人国立がん研究センター　**白石　航也**

1.　はじめに

　HLA（Human Leukocyte Antigen；ヒト白血球抗原）は自己と非自己を認識することで，外来抗原に対してのみ免疫反応を惹起させるための重要な役割を担っている。また HLA 遺伝子は染色体第 6 番短腕部 6p21.31 に位置し，ほぼすべての細胞で発現している。HLA 遺伝子型の違いが疾患リスクに強く関連し，アレルギー疾患や自己免疫疾患，薬剤摂取による肝障害，骨髄移植に際しての移植片対宿主病（Graft Versus Host Disease；GVHD）やがん免疫療法など，幅広い疾患リスクと関連する。また HLA 遺伝子型の頻度には著しい人種差が存在するため，日本人集団における疾患リスク評価を行う上で HLA の役割を明らかにすることは極めて重要な研究テーマである。本稿では，今までに報告がある次世代シークエンスデータなどを用いた HLA アリル（対立遺伝子）の推定アルゴリズムやそれに付随する解析技術を紹介する。

2.　HLA 遺伝子の役割

　HLA 遺伝子の大きな特徴として，その高度な多様性が挙げられる。HLA は HLA クラス I（*HLA-A*，*HLA-B*，*HLA-C* など）と HLA クラス II（*HLA-DR*，*HLA-DQ*，*HLA-DP* など）に分けられ，その HLA アリル数は近年増加傾向にあり，1 万 8 千を超えるアリルが報告されている。MHC（Major Histocompatibility Complex）クラス I が，感染細胞から細胞障害性 T 細胞への抗原提示に用いられる一方で，MHC クラス II は抗原提示細胞からヘルパー T 細胞への抗原提示に用いられる。抗原には，主にウイルス由来タンパク質などから産生される内在性抗原とウイルス感染細胞や腫瘍細胞などから産生される外来性抗原があり，免疫細胞に抗原提示されることで，免疫が活性化され異物の排除がはじまる。MHC クラス I 分子に結合するアミノ酸断片の長さには特徴があり，その長さは 8〜10 残基である。一方 MHC クラス II 分子上に提示される抗原ペプチドの長さは MHC クラス I とは異なり，少なくとも 13 個以上の長さのアミノ酸断片からなる。近年のがんゲノム解析により，成人 T 細胞白血病・リンパ腫[1] や非小細胞肺がん[2] において，HLA 遺伝子に変異や欠失などが他の遺伝子よりも蓄積されており，がん免疫からの回避に重要な役割を果たしていることが示されている。また筆者らはアジア人肺腺がんで頻発する *EGFR* 体細胞変異を伴う肺腺がんを対象とした全ゲノム関連解析を行い，HLA クラス II 領域に強い関

第1編　データベース構築と解析・分析手法の開発

連を認めた。さらに本稿でも紹介している HLA imputation 法を用いて HLA–DPB1 タンパク質の 57 番目のアミノ酸の置換を起こす多型が，*EGFR* 変異陽性の肺腺がん発症リスクに関わることを見出している[3]。

　HLA 遺伝子領域は複数の機能的遺伝子を含むゲノム領域からなり，そもそも強い連鎖不平衡を形成することから近接して存在する複数の HLA 遺伝子を同時に解析する必要があった。さらに HLA 遺伝子領域には多数の一塩基多型（SNP：Single Nucleotide Polymorphism）が存在し，HLA アリルの同定は非常に煩雑であったが，近年のゲノム解析の進歩により状況は変化しつつある。近年着目されているがん免疫機構を解明するための 1 つの手法として，がんゲノム情報を用いた解析は有用であり，また宿主細胞ならびにがん細胞における免疫活性化状況を検討することができるようになっている。今後は既取得大規模ゲノム情報を用いた解析が，プレシジョン・メディシンを推進する上で有益なツールとなりうる。

3. HLA タイピング手法

　今までに報告されている HLA タイピング手法ならびに HLA 遺伝子型推定アルゴリズムについて，**表 1** にまとめた。

3.1　臨床現場でもっとも使われている PCR–SSOP 法

　蛍光ビーズ法による PCR–SSO（PCR–Sequence–Specific Oligonucleotide Probes）は，臨床現場でよく使われている HLA タイピング法である。しかし，主に HLA クラス I 遺伝子のエクソン 2 と 3，HLA クラス II 遺伝子のエクソン 2 に位置する SNP で決める場合がほとんどのため，新規アリルへの対応が難しい[4]。また一部の SNP のみを検出しているため，同一染色体上（ハプロタイプの構成の有無）が分からないため，phase ambiguity による正確なタイピングができない。したがって，日本人における HLA 遺伝子型頻度を参照しつつ，頻度の高いアリルをもっとも可能性の高いアリルとして推定しているのが現状である。

3.2　PCR–SBT 法と次世代シークエンスを用いた SS–SBT 法

　数 kbp の HLA 領域を PCR にて増幅後，これらをテンプレートにしてダイレクトシークエンスにて HLA 遺伝子型を決定する PCR–Sequencing Based Typing（PCR–SBT）は，ゴールドスタンダードとして，昔からよく使われている方法である。その技術をもとに近年次世代シークエンスを用いた解析 SS–SBT（Super high resolution Single molecule–Sequence Based Typing method）が開発され，複数のキットがすでに発売されている[5]。ただし解析に用いる機器により，それぞれ問題がある。例えば Ion Torrent PGM ではホモポリマーのエラー（繰り返し配列周辺の変異や欠失）が認められやすいが，解析時間は短くて済む。一方で Illumina Miseq では paired–end sequencing のため正確に解析を行うことができるが，解析時間が長い。ただし，PCR–SSOP 法で同定できなかった新規アリルの同定や phase ambiguity の問題も解消されており，今後医療現場での推進が期待される。

第2章　データ解析・分析手法の開発

表1　HLA 遺伝子型ジェノタイピングもしくは推定手法

手法/アルゴリズム	解析手法や対象	長所・欠点
PCR-SSOP		
R&D Systems Luminex	Multi-plex PCR を用いた Probe によるアリルの推定	新規アリルの同定は困難
PCR-SBT	Long PCR & direct sanger sequencing	新規アレルの同定は可能だが，労力が甚大
SS-SBT		
Ion Torrent PGM	Long PCR & Amplicon sequencing（Short read: 400bp）	ホモポリマーのエラー
Illumina MiSeq	Long PCR & Amplicon sequencing（Short read: 2×300bp）	Paired end sequence のため，正確
SMRT		
Pacific Bioscience RS II/Sequel	Long single reads（<90kb）	精度が低い（80-90%），大型解析機器が必要
Oxford Nanopore MinION	Ultra-long reads（<200kb）	精度が低い（80-90%），解析が簡便
HLA imputation		
SNP2HLA	日本人健常者 908 名を参照データを用いた HLA 遺伝子型推定	HLA class I（HLA-A, -B, -C），HLA class II（HLA-DRB1, -DQA1, -DPA1, -DPB1）：4-digit 推定可能
HIBAG	European, Asian, Japanese, Hispanic, African に対する参照データを用いた HLA 遺伝子型推定	HLA class I & HLA class II: 4-digit 推定可能
次世代シークエンスによる HLA 推定プログラム		
HLAminer	WGS/WES/RNA-seq/amplicon data が解析対象	HLA class I & HLA class II: 4-digit 推定可能
PHLAT	WGS/WES/RNA-seq data が解析可能	HLA class I & HLA class II: 6-digit 推定可能
OptiType	WGS/WES/RNA-seq data が解析可能	HLA class I : 4-digit 推定可能
Polysolver	WGS/WES が解析可能	HLA class I & HLA class II: 4-digit 推定可能
HLA-VBSeq	WGS data が解析可能	HLA class I & HLA class II: 8-digit 推定可能
HLA-HD	WGS/WES が解析可能	HLA class I & HLA class II: 6-digit 推定可能

3.3　第三世代シークエンサーを用いた SMRT 法

　一分子レベルでリアルタイムに塩基を読み取ることができるシークエンサー（SMRT：Single Molecule Real Time sequencing）が開発されており，数十 kb から理論上は DNA が断片化されていない領域まで超ロングリード（DNA の質によっては百 kb 以上の DNA 長）を得ることができる。ショートリードのシークエンサーでは検出困難な HLA 遺伝子領域のような多様性・相同性の高い遺伝子群が多い領域における SNP や塩基配列決定には，極めて有用である[6]。ただし解析技術としては，1 塩基当たりの精度が平均して8～9 割程度のため，エラー率は他のシークエンスに比べて高く，さらなる技術的な向上が期待される。

第1編 データベース構築と解析・分析手法の開発

4. 全ゲノム SNP ジェノタイピングデータをもとにした HLA 遺伝子型の推定（imputation）方法

　前述のとおり HLA 遺伝子型には多数のアリルが存在しており，アリル別での症例対照研究を行った場合，高額なアッセイ費用を必要とする。そこで開発されたのが，SNP チップデータを用いた HLA 遺伝子型の推定方法である。まず解析を行う前に，解析対象となる同一人種の集団を対象に MHC 領域内の高密度な SNP 情報と HLA 遺伝子型を取得し，それをもとに参照データを作成する。

　HLA imputation 法とは，その参照データを用いて機械学習にて，全ゲノム SNP ジェノタイピングデータが得られているサンプルの HLA 遺伝子型を統計学的に推定する手法である。HLA imputation 法には，主に SNP2HLA[7] と HIBAG[8] の2つのプログラムが知られている。SNP2HLA に対する欧米人由来の参照データは 2012 年に一般公開されていたが，2015 年に 908 名の日本人を対象とした参照データが構築され，NBDC（バイオサイエンスデータベースセンター）に登録されている。また HIBAG についても 3,000 名以上からなる日本人パネルを作成している。日本人参照データをもとにプログラムを実行すれば，おおむね 90％以上の精度で HLA 遺伝子型を推定することが可能である。

　この2つのプログラムを用いた解析結果の大きな違いは，SNP2HLA はアミノ酸変化を伴う SNP の推定も可能である点が挙げられる。なお Karnes らにより2つのプログラムの精度評価がなされており，これらのプログラムの精度には大きな差はないと報告されている[9]。したがって研究者の目的に合わせてプログラムを選ぶ必要があり，また人種特異的な HLA アリルやハプロタイプが存在するため，解析対象となる人種と同じ参照データを用いた解析が望ましい。

5. 次世代シークエンスデータをもとにした HLA 遺伝子型推定アルゴリズム

　次世代シークエンスを用いた HLA 遺伝子型推定アルゴリズムはすでに多数報告されているが，主に現在も稼働しているアルゴリズムや Review され精度が高いと報告されているアルゴリズム（HLAminer[10]，PHLAT[11]，OptiType[12]，Polysolver[13]，HLA−VBSeq[14]，HLA−HD[15]）を中心に述べる。これらアルゴリズムは主に3つのコンセプトからなる。1つめが，HLA アリルに最適化されたリードをアセンブリして HLA 遺伝子型を推定する方法，2つめが参考配列をもとにアライメントし，スコアー化することでスコアーの高いものを HLA 遺伝子型として推定する方法，最後に HLA 遺伝子型の頻度情報をもとに事前情報を利用する方法である。

　既存で報告されているアルゴリズムの精度評価については，3つの論文で行われている。Larjo らは HLA 全領域のターゲットシークエンスがなされた 94 例と 1,000 人ゲノムプロジェクトから取得した 63 例の全ゲノムシークエンスデータをもとに複数のアルゴリズムを評価した結果，HLA クラスⅠに限り OptiType が 99％以上の精度を示し，また複数のアルゴリズムを用いることで 99％以上の精度で HLA クラスⅡ遺伝子型を推定することができたと報告している[16]。次に，Kiyotani らは 1,000 人ゲノムプロジェクトから取得した 961 例の全エクソンシークエンスデータ

第2章　データ解析・分析手法の開発

をもとにアルゴリズムを評価したところ，OptiType がもっとも精度が高く，次いで Polysolver と PHLAT であったと報告している[17]。最後に Bauer らによる 1,000 例以上のゲノムデータをもとに検討したところ，HLA クラス I に限れば PHLAT もしくは OptiType がもっとも精度が高いと報告している[18]。以上の報告より，全エクソンシークエンスデータを用いた HLA 遺伝子型の推定にはまだ改善の余地があるが，OptiTye が精度良く HLA クラス I 遺伝子型を推定できる可能性が示唆されている。また HLA クラス II 遺伝子型の推定については，HLA クラス I 遺伝子型の推定に比べてまだ精度が低いことから，さらなるミドルからロングリードシークエンスの技術革新が期待される。

6. ネオアンチゲン解析

　腫瘍特異的に発現した体細胞変異を伴うペプチド（ネオアンチゲン）が MHC に提示されると，腫瘍特異的な免疫を誘導される。特にネオアンチゲンが抗原提示細胞による抗原提示を介して特異的な細胞傷害性 T 細胞とヘルパー T 細胞による免疫応答を誘導されると腫瘍細胞が死滅し，さらに放出されたネオアンチゲンが樹状細胞などに貪食され，さらなる免疫応答が誘導されると考えられる。したがって，ネオアンチゲンの多様性を評価することは，個々人の免疫活性化能を明らかにするために重要な解析である。MHC クラス I へのペプチドの結合能の推定には主に 4 つの方法があり，ネオアンチゲンや MHC クラス I の構造と機能を明確に意識して行う方法（Structure-based methods），機械学習を用いた方法（Machine learning-based methods），重み付き行列や位置特異的スコアマトリックスを用いた方法（PSSM（Position-Specific Scoring Matrix）-based methods），それらを組み合わせた方法（Combined methods）が知られている。具体的なネオアンチゲン解析に用いられるアルゴリズムは，NetMHCPan[19]，NetCTLPan[20]，PSSMHCpan[21] などが知られている（**表 2**）。NetMHCPan や NetCTLPan は，全エクソンシークエンスなどで認められたアミノ酸変化を伴うバリアント情報をもとにエピトープを推定し，さらに Immune Epitope Database（IEDB）によるニューラルネットワークなどのデータ解析技術を組み合わせることで[22]，MHC クラス I とネオアンチゲンとの結合親和性について推定する。一方 pVAC-seq[23] と Neopepsee[24] は，腫瘍と非がん組織検体由来 DNA を用いた全エクソンシークエンスデータなどをもとに変異ペプチドを推定するとともに，RNA-seq による発現量を考慮してネオアンチゲンの妥当性を評価する方法である。CloudNeo[25]，INTEGRATE-neo[26] と TSNAD[27] は，HLAminer などのアルゴリズムを用いて HLA 遺伝子型を推定し，NetMHCpan，NetCTLpan や IEDB などを用いて，ネオアンチゲンの推定や結合能の評価を行うことができる。また MHC クラス II へのペプチドの結合能の推定には NetMHCII[28]，TEPITOPE[29]，PROPRED[30]，RANKPEP[31]，SVRMHC[32] が知られており，アルゴリズムの精度評価を行ったところ NetMHCII がもっとも精度が高いことが報告されている[33]。しかし，MHC クラス II に結合する変異ペプチドの長さは，MHC クラス I に比べて厳格に規定されていないためアルゴリズムの推定が難しく，MHC クラス I と II ともに培養実験などの検証が必要である。またこれらのアルゴリズムは HLA 遺伝子型すべてを網羅しているわけではないため，目的としている HLA アリルがあるかどうか

第 1 編　データベース構築と解析・分析手法の開発

表 2　MHC へのネオアンチゲン結合能の推定アルゴリズム

アルゴリズム	MHC クラス
MHC へのネオアンチゲン結合能の推定	
NetMHC-4.0	I（*HLA-A*, *-B*, *-C*, *-E*）
NetMHCpan-3.0	I（*HLA-A*, *-B*, *-C*, *-E*）
NetCTLPan	I（*HLA-A*, *-B*, *-C*）
PSSMHCpan	I（*HLA-A*, *-B*, *-C*）
NetMHCII	II（*HLA-DR*, *-DQ*, *-DP*）
TEPITOPE	II（*HLA-DR*）
PROPRED	II（*HLA-DR*）
RANKPEP	I（HLA-A, *-B*, *-C*）
	II（HLA-DR, *-DQ*, *-DP*）
SVRMHC	I（*HLA-A*, *-B*），II（*HLA-DR*）
ネオアンチゲン量を考慮した MHC への結合能の推定	
pVAC-seq	I
Neopepsee	I
HLA 遺伝子型推定と MHC へのネオアンチゲン結合能の推定	
CloudNeo	I, II
INTEGRATE-neo	I, II
TSNAD	I（*HLA-A*, *-B*, *-C*）

も確認する必要がある。

7.　TCR/BCR レパトア解析

　免疫システムはネオアンチゲンの多様性に対応するため，$\alpha\beta$T 細胞受容体（T cell receptor；TCR）・B 細胞受容体（B cell receptor；BCR）遺伝子や免疫グロブリン遺伝子を再構成することで，抗原多様性に対処している。MHC が提示した抗原と結合する相補性決定領域（CDR；Complementarity Determining Region）では無作為に塩基の欠失や挿入が発生することで，抗原認識に対して多様性を持たせている。TCR/BCR 遺伝子配列を網羅的に調べることで，疾患に関連する T 細胞や B 細胞の同定につながるとともに，TCR を通してどのような抗原を認識し腫瘍細胞に対して免疫を誘導しているか免疫系の多様性を評価するためにも有用である。レパトア解析は，相補性決定領域をロングリードでシークエンスする必要があり，それに対応可能な次世代シークエンサー（Illumina 製 Miseq など）を用いて行われる。一方で，RNA シークエンスといった次世代シークエンスなどを用いた推定アルゴリズムが開発されており，ImmunoSEQ[34]，IMSEQ[35]，MiTCR[36]，MiXCR[37]，MIGEC[38] や VDJtools[39] が知られている。しかしまだ精度が低いために，実際に免疫応答が惹起されるかについてはさらなる検証実験が必要である。

8.　おわりに

　最近免疫チェックポイント阻害剤の登場により，がん免疫療法が再び脚光を浴びている。一部の症例に対して劇的な効果が得られているものの，必ずしも全員のがん患者に有効な治療手段で

はまだないため，さらなるがん免疫の生物学的な意義を解明する必要がある。そのためにはおそらく個々人のHLA遺伝子型の差異やがん組織におけるHLA遺伝子の失活による腫瘍内の免疫微小環境への影響，がん組織中でのPD-L1高発現による免疫回避機構，がん自身の悪性度など複合的な要因によりがん免疫が構成されているため，今後がんゲノム解析を含むオッミクス解析の重要性が増している。

文　献

1）K. Kataoka et al.: *Nat Genet.*, **47**, 1304（2015）.
2）N. McGranahan et al.: *Ceil*, **171**, 1259（2017）.
3）K. Shiraishi et al.: *Nat Commun.*, **7**, 12451（2016）.
4）T. Shiina et al.: *Tissue Antigens.*, **80**, 305（2012）.
5）T. Shiina et al.: *Methods Mol Biol.*, **1802**, 115（2018）.
6）K. Lang et al.: *Methods Moi Biol.*, **1802**, 155（2018）.
7）Y. Okada et al.: *Nat Genet.*, **47**, 798（2015）.
8）S. S. Khor et al.: *Pharmacogenomics J.*, **15**, 530（2015）.
9）J. H. Karnes et al.: *PLoS One*, **12**, e0172444（2017）.
10）R. L. Warren et al.: *Genome Med.*, **4**, 95.（2012）.
11）Y. Bai et al.: *BMC Genomics*, **15**, 325（2014）.
12）A. Szolek et al.: *Bioinformatics*, **30**, 3310（2014）.
13）S. A. Shukla et al.: *Nat Biotechnol*, **33**, 1152（2015）.
14）N. Nariai et al.: *BMC Genomics*, **16**, Suppl 2（2015）.
15）S. Kawaguchi et al.: *Hum Mutat.*, **38**, 788（2017）.
16）A. Larjo et al.: *Front Immunol.*, **8**, 1815（2017）.
17）K. Kiyotani et al.: *J Hum Genet.*, **62**, 397（2017）.
18）D. C. Bauer et al.: *Brief Bioinform*, **19**, 179（2018）.
19）I. Hoof et al.: *Immunogenetics*, **6**, 1（2009）.
20）T. Stranzl et al.: *Immunogenetics*, **62**, 357（2010）.
21）G. Liu et al.: *Gigascience*, **6**, 1（2017）.

22）R. Vita et al.: *Nucleic Acids Res.*, **43**, D405（2015）.
23）J. Hundal et al.: *Genome Med.*, **8**, 11（2016）.
24）S. Kim et al.: *Ann Oncol*, **29**, 1030（2018）.
25）P. Bais et al.: *Bioinformatics*, **33**, 3110（2017）.
26）J. Zhang et al.: *Bioinformatics*, **33**, 555（2017）.
27）Z. Zhou et al.: *R Soc Open Sci.*, **4**, 170050（2017）.
28）K. K. Jensen et al.: *Immunology*, **154**, 394（2018）.
29）T. Sturniolo et al.: *Nat Biotechnol*, **17**, 555（1999）.
30）H. Singh et al.: *Bioinformatics*, **17**, 1236（2002）.
31）P. A. Reche et al.: *Immunogenetics*, **56**, 405（2004）.
32）J. Wan et al.: *BMC Bioinformatics*, **7**: 463（2006）.
33）A. Sette et al.: *PLoS Comput Biol.*, **4**, e1000048（2008）.
34）J. W. Sidhom et al.: *Cancer Immunol Res.*, **6**, 151（2018）.
35）L. Kuchenbecker et al.: *Bioinformatics*, **31**, 2963（2015）.
36）I. Z. Mamedov et al.: *Front Immunol.*, **4**, 456（2013）.
37）D. A. Bolotin et al.: *Nat Methods*, **12**, 380（2015）.
38）M. A. Turchaninova et al.: *Nat Protoc*, **11**, 1599（2016）.
39）M. Shugay et al.: *PLoS Comput Biol.*, **11**, e1004503（2015）.

第1編　データベース構築と解析・分析手法の開発

第2章　データ解析・分析手法の開発

第2節　東北メディカル・メガバンク計画における ゲノム・オミックス統合解析

東北大学東北メディカル・メガバンク機構　**木下　賢吾**

1. はじめに

改めて言うまでもないことだが，少子高齢化の進行とともに医療費増大が進んでおり，世界的にもユニークな日本の皆保険制度の維持のためには，医療費抑制に向けた方策が急務となっている。これに対して内閣府では，第5期科学技術基本計画の中でSociety5.0という，わが国が目指すべき未来社会の姿を提案している。この提言を受けて経団連（日本経済団体連合会）では，Society5.0時代のヘルスケアとして，健康寿命の増進のための個別化医療・予防に向けた取組みと，その結果としての医療費削減に向けた提言を行っている。この中で，個別化予防の実現には「個別化」のための最先端ゲノム解析とエビデンスの蓄積のための前向きコホートの重要性に触れられている。本稿では，大規模ゲノム解析を実施している前向きコホートである東北メディカル・メガバンク計画における，個別化医療を含めた未来型医療の実現に向けた取組みおよびゲノム・オミックス統合解析のこれまでの取組みと今後の方向性について簡単に解説する。特に，プレシジョン・メディシンの実現に不可欠な「前向きゲノムコホート」と，その基盤としての「複合バイオバンク」について述べたい。なお，限られた紙面であるため，この解説は主に情報解析を行っている著者の観点で行われている点はあらかじめお断りしておく。

2. 東北メディカル・メガバンク計画

2.1　計画概要

2011年3月11日の東日本大震災からの復興を目指して，東北メディカル・メガバンク計画（以下，TMM計画と呼ぶ）が開始された。この計画では，復旧のための循環型医師支援，被災地での健康調査に加えて，復興のための最先端研究拠点の形成を目指した大規模ゲノムコホート研究が行われている。一見するとそれぞれが別の取組みに見えるかもしれないが，「最先端研究の推進に若手の医師が加わることによる循環型医師支援の人材確保」「健康調査に相乗りする形でのコホートの形成」「コホートを活用したゲノム解析研究による最先端研究の推進」という，それぞれの取組みが互いに支え合う形で全体として1つの計画となっている（**図1**）。本書はプレシジョン・メディシン研究の最前線が主眼であるので，コホート研究そのものについては簡単に触れるにとどめるが，ゲノム・オミックス統合解析の基盤（インフラ）としての前向きコホート研究の重要性について最初に簡単に述べたい。

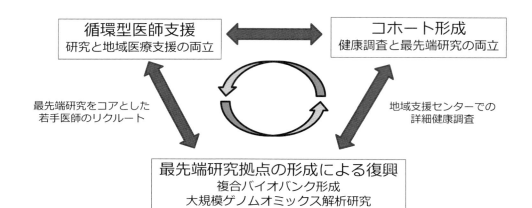

図1 TMM計画3つの柱

　個別化予防の実現には，疾患の発症の原因を突き止め，疾患になることを予防する取組みをする必要がある。つまり，一般住民を対象として長期間の健康調査を行い，疾患の発症者の有無を追跡調査する必要がある。このため一般的には，糖尿病や循環器系疾患など発症率の高い疾患が対象となる。これらの疾患は多因子疾患であり，遺伝的要因と環境要因の複合要因で発症へと至ると考えられており，発症メカニズムの解明には遺伝的要因を決めるゲノムのみの解析では十分ではなく，同時に詳細な健康調査情報やオミックスのデータの収集も重要である。ここで注意したいのは，前向きコホートだとコホート内で発症したケースを解析することが前提とはなるが，他の疾患コホートと連携することで疾患に関する知見を深めることが可能な点である。この際，前向きゲノムコホートでは一般住民集団を対象としたゲノムコホートを構築し，基礎的な解析情報をつけ，他の疾患系のゲノムコホートに一般住民集団のリファレンスを提供することで，日本のゲノム医療の下支えを目指す。つまりインフラとしてのゲノムコホートである。

2.2 複合バイオバンク
　インフラとしてのゲノムコホートの構築のためには，コホートの試料・情報を蓄えるだけでなく，試料情報を共有するバイオバンクとしての役割が必須である。そこでTMM計画[1]では，複合バイオバンクという考え方でバンク構築を行っている。通常のバイオバンクでは，生体試料をバンキングし分譲に供する。これに対して複合バイオバンクでは，一部の生体試料を自ら解析を行いデータ化しデータ分譲も行っている。複合バイオバンクの利点は，枯渇する可能性がある生体試料に変わって枯渇しないデータを分譲することで，持続可能なインフラとなりうる点と，疾患系のサンプルを持っていて解析した結果を一般住民のデータである当計画のデータと比較することで，疾患に関係する変異や環境要因を絞り込むことが可能となりうる点である。前向きコホートでは長期間に渡ってコホート集団を追跡調査することが非常に重要であり，持続可能なデザインである複合バイオバンクを伴う形でのコホート形成は重要である。このためTMM計画では，計画の当初より解析の基盤であると同時にデータバンクとしてのスーパーコンピュータシステムを構築，運用している（詳細は後述）。なお分譲とは，共同研究とは異なり知的財産や論文の

オーサーシップなどの権利を一切主張せずに試料や情報を提供することであり，バイオバンクでの試料提供の基本的な考え方である。

　複合バイオバンクを構築する上で重要なのは，利用する情報が比較可能になっている点である。調査票情報では調査内容を注意深く共通化する必要があるし，ゲノムやオミックス解析では，ウェットの解析および情報解析の手法の標準化が重要である。生体試料の標準化として，ゲノムは比較的安定であるためあまり問題にならない。一方，オミックス解析を実施するための生体試料取得は議論も多いが，バイオバンクにおけるオミックス解析に関しては，2017 年にわが国のいわゆる三大バイオバンク（東北メディカル・メガバンク，バイオバンク・ジャパン，ナショナルセンター・バイオバンク）を中心にまとめられた「オミックス研究用生体試料の取扱いに関する報告書」[2] での検討が参考になる。この報告書では，血漿・血清などのメタボローム解析に関して，6 名のボランティア採血による実データも示しながら，保管時間・温度条件の測定結果に与える影響の検討結果を定量的に示しつつ，バイオバンクにおけるベストプラクティスの提案も行っている。その結果，一部の化合物は保存条件に敏感であるものの，保存条件を揃えることが難しいコホート検体においてもオミックス解析が有効であることを示す結果となっている。また，SOP（Service of Operation）の統一も重要である。この観点で，TMM 計画では，一部の工程において ISO を複数取得しながら標準化に注力しつつ複合バイオバンクの構築・運営を行っている。

　以上のように標準化に十分な配慮を行えば，TMM 計画のような一般住民集団のゲノム・オミックスデータは，有用な参照データとなりうる。その結果，通常のケースコントロールスタディでは，疾患ごとに参加者を集めるだけでなくコントロール群の参加者を集める必要があるが，TMM 計画のデータを利用することを前提とすれば，疾患系コホートでは参加者の解析に集中すればよく，コントロール群の参加者を集める手間と費用を抑えることができ，結果としてケースの参加者の数を増やすことができる。例えばゲノムを含めたケースコントロールスタディ，特に GWAS（Genome Wide Association Study）を用いた解析では年々規模が大きくなっており，新規の関連変異を見いだすためには 10 万人，20 万人といった規模の集団サイズが必要なことも多く，解析のコストが増大している点が問題となっている。また，オミックス解析でも，一般住民集団のサンプルを集めることは通常容易ではなく，ゲノム同様に大規模な研究を行う際の参照として期待される。このように，一般住民集団のゲノム・オミックス情報や健康調査情報は，ゲノム医療による個別化医療・個別化予防に関する研究ではなくてはならないインフラとなりつつある。

3. ゲノム/オミックス解析基盤の構築

3.1　基盤解析の戦略

　先に述べたとおり，TMM 計画では，大規模なゲノムコホートと複合バイオバンクによる一般住民集団の参照データを生産し提供している。ここでは，解析戦略の前提としてのゲノムコホートの構成概要とゲノム・オミックス解析の解析ロードマップを紹介したい。

第 1 編　データベース構築と解析・分析手法の開発

　本計画で構築しているコホートには 2 種類ある。1 つが地域住民コホート（宮城県登録者 52,212 名，岩手県登録者 31,861 名）であり，もう 1 つが宮城県でのみ実施されている妊婦を中心とした三世代コホート（宮城県登録者 73,395 名）である（登録者数はいずれも 2018 年 1 月現在）。地域住民コホートは，ランダムサンプル性に優れていると考えられ，ケース・コントロール研究に適した集団である。一方の三世代コホートは，家系情報を利用できるため正確なハプロタイプ推定に有利である。それぞれターゲットとなる疾患が異なり，前者は環境要因が比較的大きな疾患（例えば，循環器疾患，アレルギーなど）で，後者は遺伝的な要因が比較的強い疾患（例えば，自閉症スペクトラムなど）が主たる対象となる。これら 2 つのコホートは独立なコホートではあるが，それぞれの利点を合わせることでシナジー効果の高いデザインになっている。例えば，ゲノムでは一般住民コホートの参加者から近親者を排除してゲノムリファレンスパネルを構築し，三世代データの解析に供する。一方，三世代のゲノム解析からハプロタイプを正確に決めることで，インピュテーションの精度を上げることができ，GWAS などの関連解析の有効性を高めることができる。

　このような考えのもとで，TMM 計画では 2 つのコホートを形成（第 1 段階）し，地域住民コホートから約 1,000 人を選んで全ゲノム解析[3][4]（第 2 段階），500 人を選んで複数のオミックス解析を実施して参照パネルを構築[5][6]，次にゲノム参照パネルを用いてゲノム解析を安価に大量に行うための日本人独自の SNP アレイ（ジャポニカアレイ）を開発[7]（第 3 段階），大規模なゲノム解析を実施する。続いて三世代の遺伝型収集を加速し，ハプロタイプの高精度化を行い，15 万人のゲノム情報の収集を行いつつ，並行してオミックス解析を展開する（第 4 段階）。オミックス解析としては，トランスクリプトーム（メチル化解析含む），プロテオーム解析，メタボローム解析とメタゲノム解析などを検討し，これらを環境要因として利用することで，これらのゲノム情報・オミックス情報を合わせて遺伝子・環境相互作用を日本人一般住民集団で明らかにすることで，未来型医療の実現に向けた日本人でのエビデンス蓄積を行う（第 5 段階）。

　これら基本的な戦略は，アイスランドの deCODE 社で行われている研究デザインに習う部分が大きいが，UK バイオバンクをはじめ，フィンランドバイオバンクなどでも同様の試みによるゲノム・オミックス研究が推進されている。ただし，三世代コホートはアメリカやイギリスで構築が試みられたが，どちらの国においても参加者がうまく集まらず計画は途中で中止されており[8]，TMM 計画での三世代コホートは世界で唯一の大規模出生コホートとなっている点は重要である。TMM 計画は 2012 年からスタートしているが，上記のような戦略に基づいて着々と解析を実施してきており，時系列で解析の進捗をまとめると**図 2**のようになる。第 1 から第 3 段階までは順調に進み，現在は第 4 段階にあると考えている。オミックス解析に関しては，岩手医科大学と分担することでさまざまなオミックス情報について一通り検討を行った。具体的には，メチル化解析とトランスクリプトーム解析を岩手医科大学が実施し，東北大学でプロテオーム，メタボローム解析およびメタゲノム解析を実施している。

3.2　複合バイオバンクにおける情報基盤の構築

　複合バイオバンク構築のためには，生体試料を納める保冷庫を備えたバイオバンクと同時に，

第２章　データ解析・分析手法の開発

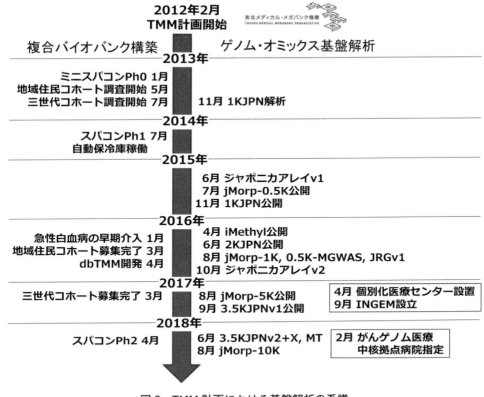

図２　TMM計画における基盤解析の系譜

　ゲノム・オミックス解析を自前で行い，その結果を収納するデータバンクの機能を持った計算機環境が必須である．これに対して，TMM計画では発足の当初より計画的に情報インフラの整備を進めてきた．具体的には，2013年に最初の1,000人規模のゲノム解析を実施する基盤としてHiseq2500と同時に最初の解析基盤として100ノードの計算ノードと1PB程度のハードディスクを備えた計算機（ミニスパコンPh0）を導入した．並行して，2012年度中に全国の有識者も交えながらコホートのデザインを検討し，コホート調査そのものは2013年5月に開始した．コホート調査が開始されてサンプル量が十分集まってから，まず1,000サンプルを超えるサンプルをランダムに選定し，SNPアレイによるアレイ解析を行い，続いてこのゲノムデータを利用して近親者を排除し，全ゲノム解析を実施した．このアプローチには2つの狙いがある．1つは，高価な全ゲノム解析を無駄に行わないように安価なアレイ解析を先行させ，近親者や異なる民族集団の全ゲノム解析を回避すること，もう1つは，サンプルの取り違えを防ぐために，全ゲノム解析の結果とアレイ解析の結果を突き合わせて整合性確認を行うためである．これらの解析の結果として，同年の11月には1,070人の全ゲノム解析を完了し，最初の日本人全ゲノムリファレンスパネル（1KJPN）を構築することができた．

　この解析と並行して，大規模なゲノム・オミックス統合解析の基盤となるスーパーコンピュータシステム（スパコンPh1）の設計・構築を進め，2014年7月から本格的な解析を実施できる体

制を整備した。このスパコン Ph1 では，800 ノードの計算ノードと 15PB のディスクを備えており，生命科学系解析に特化したスパコンとして当時は国内で最大のシステムであった。この項の目的からずれるので計算機の詳細は割愛するが，計算環境の整備に掛かるコストもゲノム解析に必要なコストである。1,000 ドルゲノムを達成したと言われるようになって久しいが，1,000 ドルの中には情報解析のコストは含まれていない点には注意が必要である。ゲノムに基づいた個別化医療を社会実装として実現するためには，ゲノム解析のコストだけでなく，情報解析のコストも含めたシステムを考える必要がある。

　複合バイオバンク基盤として重要な課題はシステムの継続性である。保冷庫は比較的寿命の長いインフラであるが，計算機は寿命の短いインフラである。実際，Ph1 スパコンの導入から年次で障害は増える傾向が見られた。そこで TMM 計画では，4 年運用した時点で次のシステム（スパコン Ph2）へと移行を開始した。具体的には図 2 にあるように，2014 年に Ph1 を導入し，2018 年 4 月に Ph2 として，Ph1 の機器の一部を更新する形で新しいシステムを構築した。この時点では，後ほど述べるように大規模なゲノム解析が一段落していたことと，GPGPU の性能向上もあったので，計算ノードは大幅に減らして 300 ノードに抑えることでコストカットを行いながらも CPU の進化，GPGPU の導入により，全体としては Ph1 とほぼ同等の理論演算性能を達成した。

　このように理論演算性能自体は徐々に速くなっているので，継続性の観点からシステム規模を縮小していくことは可能であるが，データに関しては増える一方である。スパコン Ph1 も途中でディスクの追加を行い，最終年度には 18PB まで増えていったが，Ph2 では最初から 21PB を導入するとともに Ph1 のディスクの再利用も含めて 27PB が利用可能なシステムをデザインすることになった。また，大きな課題となったのは，Ph1 のデータを Ph2 に移行することである。これに対して，今回は Ph2 の構築スケジュールを最適化することで，4 月のシステム稼働時に大部分のデータは移行した状態でシステム運用を開始できるようにした。

　なお，このスパコンは TMM 計画に限定されたものではなく，日本のゲノム医療推進の基盤として構築されたシステムであり，［4.1］で述べるように，機微性の高いデータも含めて全国各地の拠点から利用可能なシステムとなっている。ここでは一番データ容量の多いゲノムデータを中心に述べたが，多様なオミックス情報，健康調査情報，MRI 画像情報など，複合バイオバンク基盤としての計算機システムの構築は不可欠な要素である。特に，増え続けるデータをどのように保持するかは大きな課題であり，将来的にはクラウド環境の活用でのコスト削減も可能ではあるが，データ容量の大きさとデータの機微性の高さから，即時全面的にクラウド環境へ移行することは現実的ではなく，当面は情報基盤を独自に持つ必要があると考えている。一方，継続性の観点から，国レベルでの戦略が必要な課題でもあると考えている。近く始まるがんゲノム医療では，ゲノム情報の集約によるデータの利活用が検討されているようであり，重要な動きだと考えている。

3.3　ゲノム・オミックス基盤解析

　繰り返しになるが，複合バイオバンクでは自ら生体試料を解析し情報化することで枯渇しないバンクとなることを目指している。そのため，系統的なゲノム・オミックス解析を実施する必要

第2章　データ解析・分析手法の開発

がある。先に生体試料の保管条件やオミックス解析の標準化の必要性について簡単に触れたが，ここでは基盤解析として必要な要素について検討しつつ，筆者らの開発している日本人マルチオミックス参照パネル（Japanese Multi-Omics Reference Panel；jMorp）について紹介する。

　まず最初に検討すべき点は，基盤として解析すべきデータの種類である。個別化医療というと，ゲノム解析が中心的に議論されることが多いが，ゲノム解析だけでは精密医療には十分ではないことはいうまでもない。ゲノム以外にもメチル化，トランスクリプトーム，プロテオーム，メタボローム，メタゲノムなど幅広い情報が解析対象になると考えられる。ゲノムは比較的安定した情報（解析のバイアスが少ない情報）であると同時に解析コストが大きな情報であるため，基盤としての解析がもっとも必要とされるデータである。一方，他のオミックス情報は，すでに述べたようにサンプル取得のプロトコルや解析手法による結果の変化についても注意する必要がある。そのためTMM計画では，メチル化，トランスクリプトーム，プロテオーム，メタボロームを妥当性研究として最初の1年間行い，いずれの生命科学的な有効性も確認しながらも，現状では解析の大規模化に耐えるものとしてメタボローム解析を大規模に行っている。それぞれさまざまな課題を含んでいるが，例えばプロテオームに関しては，解析のスループットが大きなボトルネックであった。また，メチル化に関しても発現量への影響や環境に応じたメチル化の変化[9]など，生命科学的な観点では極めて重要な解析事項であったが，細胞分画が必要なため，大規模化にはさらなる工夫が必要であった。このように，通常の生命科学的な観点での重要性と大規模な基盤としての解析という観点が必ずしも一致しない点は，基盤としてのゲノムコホート研究の特徴であると考えている。

　次に重要な点は，複合バイオバンクの構築のところでも述べたが，解析結果が他の解析と比較可能である点である。この点は，試料の取扱い，実験の手法，情報解析の手法のすべての段階でまだ課題があるものの，解析する内容によってはかなり問題はなくなりつつあると考えている。分かりやすい例としては，ゲノムに関しては試料の取扱いはあまり差を生まないし，実験手法による差も小さくなってきている。情報解析に関しても，米国の大規模再解析プロジェクトとその成果としてのgnomaAD（genome aggregation database, http://gnomad.broadinstitute.org/）での手法が実質的な全ゲノム解析のデファクトスタンダードになっていることを考えると，数年前とは状況は大きく変わっている。これを受けて，TMM計画においても全ゲノム情報の再解析を実施し，2018年6月に国際的な標準パイプラインに準拠する形での約3,500人の全ゲノム再解析結果（3.5KJPNv2）を公表した。

　一方，オミックス解析に関しては課題も多いと考えられている。例えば，試料の保存条件においても結果は変化しうるし，実験手法・情報解析手法においても標準的な手法があるとはまだ言えない状況である。しかしながら，オミックス情報はそもそも動的な情報であると同時に解析コストがゲノムに比べて低いことにも注意する必要がある。そのため，基盤解析としての観点でオミックス解析に求められるのは，将来の個別化医療に資する生化学検査に展開可能な新しいマーカーとなりうる解析を探すことである。つまり探索的手法である。

　これに対してTMM計画では，さまざまなオミックス情報を検討しつつ，メタボロームの大規模な解析を実施していることはすでに述べたとおりであるが，メタボローム解析の有利な点とし

第1編　データベース構築と解析・分析手法の開発

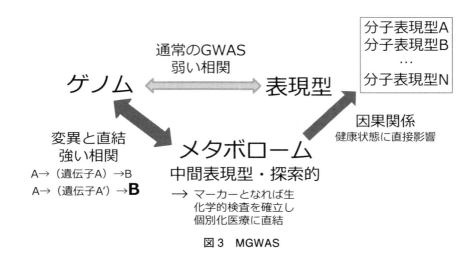

図3　MGWAS

て，解析コストがゲノムに比べて圧倒的に低いことに加えてゲノム情報と強い相関を示すため個別化医療に資するマーカーとなり得ること，および将来的に生化学検査への展開の可能性が高い点である。つまり，ゲノムとの強い相関を利用した個人の体調の「分子表現型」であり，なおかつ，その変化が健康状態に大きな影響を与える原因となるという観点で優れた「中間表現型」でもあり，大規模なゲノムコホートでの優れた基盤解析対象となる（**図3**）。ゲノムとの強い相関とは，ゲノムの変異が遺伝子を変化させその影響が直接代謝反応を変えて代謝物の血中濃度が変わるような場合を想定すると理解しやすいだろう。実際に，通常のGWASでは考えられないぐらい少ない数で，代謝物とゲノム変異の相関も報告[10]されている。この点は近年注目されており，諸外国の大規模ゲノムコホートでもメタボローム解析が大規模に実施されつつある。例えば，脂質を主に解析する標的メタボローム解析での約25,000検体の解析例[11]や，フィンランドなどのコホート連携でNMRによる20,000検体以上の解析報告がアルツハイマー病や認知症に係わる研究で報告されている[12)13]。

以上のような考えをもとにTMM計画では，ゲノム・メタボロームを大規模に解析し，その他のオミックス解析は小規模な解析を積み重ねている状況である。具体的には，ゲノムに関しては，4,000人弱の全ゲノム解析，4万人程度のSNPアレイ解析を実施済みであり，今年度末にはそれぞれ5,000人，10万人を超える規模に拡大させる予定である。メタボロームに関しては，NMRによる解析が1万サンプルを超え，質量分析装置での解析が2千サンプルを超えつつあり，着実に規模を拡大している状況である。

これらのデータは，個別のデータに関しては分譲により提供を開始しているが，統計データや化合物間の相関データに関しては，jMorpにより公開している（**図4**）。jMorpでは，ゲノムに関しては変異の頻度情報とその国際比較，メタボロームに関しては化合物ごとの分布，性別，年齢による変化を提供している。プロテオームに関しても予備的検討で行った500サンプルのデータを公開し，メチル化に関しては，岩手医科大で100人の参加者から3種類の細胞を分画し解析したデータの公開へのリンクを提供している。

第 2 章 データ解析・分析手法の開発

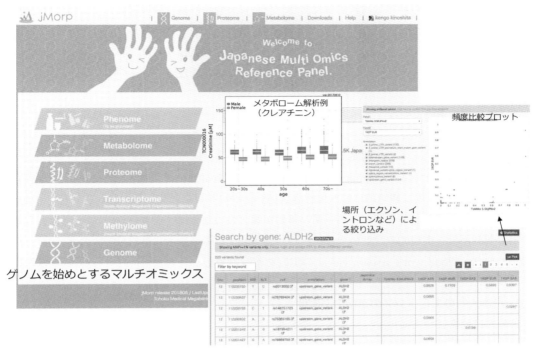

図4　JMorp

4. 未来型医療実装に向けた課題

　以上，駆け足ではあるが，TMM計画におけるゲノム・オミックス統合解析とその基盤としての役割およびインフラとしての複合バイオバンクを概観した。次に，個別化医療・個別化予防および精密医療を含む広い意味での未来型医療創成に向けた課題について簡単に述べつつ，本稿をまとめたい。

4.1 機微性の高いデータでのデータ共有の課題

　生命科学は今やビッグサイエンスになりつつある。そのためデータは秘匿するよりうまく共有することで，大きな成果に結びつける必要が出てくる。その際，純粋な生命科学ならデータ共有は研究者の希望に応じて簡単に実施できるが，ヒトを対象とした研究になると，ゲノム情報が個人識別符号になるなど，個人情報の観点からも取扱いに注意をすべきデータであり簡単にコピーして共有することができなくなっている。また，ゲノム情報が顕著であるが，データサイズも大きくなり，データを物理的にコピーすることも困難になっている。つまり，機微性が高く容量の大きなデータの共有という大きな問題に直面している。これに対して，TMM計画では大規模なデータを収納できるスパコンを整備し，データをスパコン内で一元管理することでセキュリティを保ちつつ，シンクライアントを利用した遠隔セキュリティエリアからのアクセスという形でデータの利用促進を進めるモデルを構築し，実際に展開している。2018年夏現在で，全国に11

第１編　データベース構築と解析・分析手法の開発

の遠隔セキュリティエリアを設置済みであり，さらに９つが設置準備中である。このスパコンは利用者負担ではあるが，AMED のゲノム医療推進プラットフォーム事業のサポートを受けてゲノム医療研究の目的で広く公開されており，全国の研究者の利用が可能である。なお，TMM 計画におけるデータセキュリティに関しては，高井らの論文に詳述しているのでご覧いただきたい[14]。

　TMM 計画の遠隔セキュリティエリアは，機微性の高いデータの利用促進では１つのモデルとして有効に機能していると考えているが，すでに述べたような課題のすべてを解決しているわけではない。世界的にも大きな問題としてとらえられており，医療データに係わるデータ共有を先導している GA4GH（Global Alliance for Genomics and Health）でも多くの議論がなされている状態であり，５年以内に戦略的に解決すべき課題の１つに挙げられている。GA4GH では，Cloud work stream vision という形で，データの移動が難しいのならばプログラムのほうが移動し，その上で統合解析を実現する，という枠組みが議論されている。筆者らも GA4GH の考え方には賛同しており，Cloud work stream vision の実装を検討中である。

4.2　日本人でのエビデンスの蓄積の必要性

　未来型医療を実現する上でのもう１つの課題は，日本人に関するエビデンスの不足である。オミックスに関しては世界的にもまだ開発途上であるが，先行しているゲノムに関しては日本人に関するデータの不足は甚だしい。例えば，NHGRI で GWAS の結果を系統的に集めた GWAS カタログを見ると，2018 年 7 月の時点で 5,784 の表現型が登録されているが，日本人での研究結果は 261 に過ぎず，日本人に関するエビデンスは十分ではない。

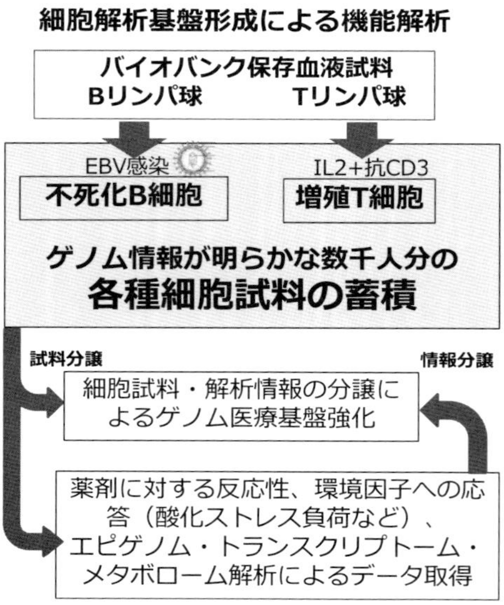

これに対して TMM 計画では，疾患系コホートとの連携による日本人でのエビデンスの積み重ねを進めるとともに，細胞レベルでの機能解析を進めることを計画している。具体的には，全ゲノムの解析が終わっているサンプルに関して，不死化 B 細胞と増殖 T 細胞の作成を行っている（**図 5**）。これらの細胞は，枯渇しないサンプルとして分譲に供すると同時に，内部でも薬剤に対する反応性や環境因子への応答と変異の関係を解析する基盤として活用し，まずは細胞レベルでのエビデンスではあるが，日本人における変異の意味づけを一歩ずつ進めつつ，未来型医療に残された課題を解決し，震災からの復興として，全国のゲノム医療推進の基盤としての役割を果たせればと考えている。

図 5　細胞基盤

謝　辞

　本稿の執筆にあたっては，東北メディカル・メガバンク機構の中で，共に計画推進にあたって頑張っている仲間との日々のディスカッションの成果です．本来ならばすべての方（http://www.megabank.tohoku.ac.jp/english/a180601）の名前で共著とすべき文章であり，すべての機構関係者に深く感謝いたします．

文　献

1）S. Kuriyama et al.: The Tohoku Medical Megabank Project: Design and Mission, *J Epidemiol*, **26**(9), 493–511（2016）.

2）http://www.biobank.amed.go.jp/2017/08/08/content/pdf/medical/omicsreport0810.pdf

3）M. Nagasaki, J. Yasuda, F. Katsuoka et al.: ToMMo Japanese Reference Panel Project and Yamamoto M. Rare variant discovery by deep whole–genome sequencing of 1,070 Japanese individuals, *Nat Commun*, **6**, 8018（2015）.

4）Y. Yamaguchi–Kabata et al.: Evaluation of reported pathogenic variants and their frequencies in a Japanese population based on a whole–genome reference panel of 2,049 individuals, *J Hum Genet*, **63**(2), 213–230（2018）.

5）S. Koshiba et al.: Omics research project on prospective cohort studies from the Tohoku Medical Megabank Project, *Genes Cells*, **23**(6), 406–417（2018）.

6）S. Tadaka et al.: jMorp, Japanese Multi Omics Reference Panel, *Nuc Acid Res*, **46**（D1）, D551–557（2018）.

7）Kawai et al.: Japonica array, improved genotype imputation by designing a population–specific SNP array with 1070 Japanese individuals, *J Hum Genet*, **60**, 581–587（2015）.

8）H. Pearson: Massive UK baby study cancelled, *Nature*, **526**, 620–621（2015）.

9）T. Hachiya et al. Genome–wide identification of inter–individually variable DNA methylation sites improves the efficacy of epigenetic association studies, *npj Genomic Medicine*, **2**(11)（2017）.

10）S. Koshiba et al.: The structural origin of metabolic quantitative diversity, *Sci Rep.*, **6**, 31463（2016）.

11）J. Kettunen et al.: Genome–wide study for circulating metabolites identifies 62 loci and reveals novel systematic effects of LPA, *Nature Comm*, **7**, 11122（2016）.

12）van der Lee et al.: Circulating metabolites and general cognitive ability and dementia: Evidence from 11 cohort studies, *Alzheimer's & Dementia*, 1–16（2017）.

13）Tynkkynen et al.: Association of branched–chain amino acids and other circulating metabolites with eisk of incident dementia and Alzheimer's disease: A prospective study in eight cohorts, *Alzheimer's & Dementia*, 1–11（2018）.

14）T. Takai–Igarashi et al.: Security Controls in an Integrated Biobank to Protect Privacy in Data Sharing: Rationale and Study Design, *BMC Med Inform Decis Mak*, **17**, 100（2017）.

第1編 データベース構築と解析・分析手法の開発

第2章 データ解析・分析手法の開発

第3節　がん遺伝子パネル検査における
バイオインフォマティクス分析手法の開発

国立研究開発法人国立がん研究センター　**加藤　護**

1.　がんの遺伝子パネル検査

　がんの個別化医療は以前からも行われてきたが，それは，例えば肺腺がんのコンパニオン診断薬と共役した EGFR 阻害薬適用のように，一遺伝子（または一変異）に対するものであった。がんゲノム医療，またはがんのプレシジョン・メディシン（より専門的には，臨床シークエンス）と呼ばれる最新の個別化医療では，次世代シークエンサーを用いることによって，たった１回の検査で数百遺伝子にわたる変異を調べあげ，それら遺伝子一つひとつに対応する分子標的薬の適応を検査することができる。

　このような多遺伝子検査では，理論的には全エキソンさらに全ゲノムも可能ではあるが，実用的には現時点，100〜数百程度の遺伝子を対象とすることが多い。この遺伝子のリストは遺伝子パネルと呼ばれ，これに基づくがんプレシジョン・メディシンの検査は，がん遺伝子パネル検査と呼ばれる。がん遺伝子パネル検査では次世代シークエンサーが実験技術の基軸であり，次世代シークエンサーは膨大な配列データを産出するため，バイオインフォマティクスによる情報処理が必須となる。

　本稿では，がん遺伝子パネル検査で使用される情報処理を紹介し，さらにその技術開発について述べる。本稿を補完する文献としては，文献１）〜３）を参照されたい。

2.　がん遺伝子パネル検査の実験設定

　ここではまず，情報処理の枠組みを規定するがん遺伝子パネル検査の実験設定について述べる[4)-6)]。血液腫瘍も対象となるが，主な対象は固形腫瘍である。患者から採取された固形腫瘍組織は通常ホルマリン固定パラフィン包埋（formalin-fixed paraffin-embedded；FFPE）され，組織診断のため病理検査に供される。がん遺伝子パネル検査では，この残余 FFPE 試料を用いて腫瘍の DNA を抽出することが多い。研究で用いられる"きれいな"凍結試料とは異なり，FFPE 試料の DNA はその化学処理過程で変性する。そのためシークエンスの精度に影響を与え，後の変異コールの際に特別の配慮が必要となる。採取された腫瘍組織はその 100％が腫瘍ではなく，正常組織が混入していることが普通である。研究では低腫瘍率の組織は場合によっては除外できるが，検査ではできる限り多くの組織をシークエンスしなければならない。そのため，シークエンス効率が悪い低腫瘍率の組織も，腫瘍率が大体 10〜20％まででであれば使用する。

がんは正常組織のDNAに変異が蓄積して生じる病気である。ゆえに，腫瘍組織由来のDNAは生殖細胞系列の多型（変異）も含む。腫瘍にのみ存在する変異と明確に区別するためには，正常組織由来のDNAもシークエンスして，生殖細胞系列の多型を差し引く必要がある。このために，正常組織として血液も採取する場合がある。血液が採取できない場合は，口腔粘膜細胞を取る。しかしプロトコルによっては，正常組織を採取しない場合もある。その場合には，生殖細胞系列多型データベースを利用する。もちろんこの場合差し引けるのは，ある程度集団頻度がある多型だけであり，その個人だけが持つような多型が差し引ける保証はない。いずれにせよ，こうして腫瘍および正常組織からDNAが抽出され，シークエンスされる。FFPE試料の場合，RNAの抽出はDNAに比べ現時点では難しいと考えられており，DNAだけを検査対象とすることが多い。大体100～300遺伝子が対象である。そのエキソン上のSNV/indel，CNA（Copy Number Alteration；コピー数変化），および10～数十遺伝子のgene fusion（遺伝子融合）が変異としての検出対象となる。1サンプル当たりの平均depthは，500～700程度。ターンアラウンド・タイムは，通常2～3週間程度を想定する。

3. 情報システムと情報の流れ

がん遺伝子パネル検査で使われる情報システムの概要例を**図1**に示す。検査オーダー（または病理オーダー）がトリガーとなり，オーダーがゲノム検査を行う部門に伝達される。組織から

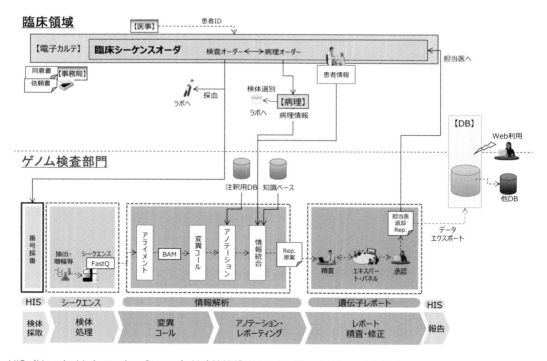

HIS（Hospital Information System）は病院情報システム，Rep.はReportを表す。

図1　情報フロー全体の例

DNAが抽出・シークエンスされ，FastQファイルがコンピュータに送られる。アダプター除去などの前処理が実行され，BWAなどによるアライメントが実行されてBAMファイルが生成され，それを元に変異を検出するプログラムが実行される。出力はVCFフォーマットであることが多い。検出変異には，アミノ酸変化や同義・非同義変異などの注釈が付けられる。

レポート生成のために，電子カルテから，がん種や腫瘍率などの病理情報や患者基本情報を，エクセルやtsvファイルにあらかじめ転記しておく。また，特定の遺伝子変異がドライバー変異かどうかや，適用する薬剤などの情報が記載されている知識ベースを，エクセルやtsvファイルで用意しておく。情報統合プログラムによってこれらの情報が統合され，情報を一括して閲覧できるレポートがXMLやtsvをベースにして生成される。検査が外注されている場合は，トリガー発生の後，この段階で検査会社からレポートを受け取る。レポートはいったん人によって精査され，適宜修正される。修正されたレポートを元にエキスパートパネル（またはTumor Board；専門家会議）が開催され，必要に応じてさらに修正され，最後に承認される。こうして承認されたレポートは，変更不可能なPDFに変換され，URLキックなどの方法によって電子カルテから閲覧できる。XMLやtsvのレポートがデータベース・システムにアップロードされ，情報が蓄積される。

4. がん遺伝子パネル検査に必要なプログラムの開発

国立がん研究センターでは2012年より臨床シークエンス・プロジェクトTOP-GEAR[6]を開始し，独自の情報システムを構築してきた。TOP-GEARプロジェクトでは，FFPE試料に対し，NCCオンコパネルという約100遺伝子のパネルを用いて，SNV/indel，CNA，fusionを検出する。平均的なdepthは500程度である。情報システム構築にはインフラストラクチャー構築や病院情報システムとの結合も含まれるが，臨床シークエンス特有の観点から挙げられる開発は，変異検出プログラム，レポーティング・プログラム，データベース，オンライン・エキスパートパネル・システムの開発である。

このようなシステム要素自体の開発以外にも，既存要素を組合せる解析パイプラインも開発対象として挙げられよう。ここで解析パイプラインとは，あるプログラムの出力が別のプログラムの入力となるようにして組合されたプログラム群の総体を意味する。パイプライン化しておくと，既存のプログラムの再利用性が高まり，かつ，要素プログラムに変更があったとしても，その影響範囲を最小限に抑えることができる。以下でこれらの開発について述べる。

4.1 変異検出のためのプログラム開発

TOP-GEARプロジェクトでは，cisCall（clinical sequencing Caller）[7]という変異検出プログラムが開発された。開発の動機は，TOP-GEARが始まった2012年当時，既存の公開プログラムは研究用の凍結試料由来データに対して開発されていたため，FFPE試料由来のデータに対して実際試したところ精度良く検出ができなかったからである。このためFFPE試料用にプログラムを開発する必要があった。

開発されたプログラム，cisCall は，SNV/indel を検出する cisMuton，CNA を検出する cisCton，fusion を検出する cisFusion というモジュールからなる。さらに最新版では，長い indel など，通常では検出しにくいが既知の変異を検出できる cisKnown というモジュールもある。FFPE 試料は研究で使用される凍結試料と異なり，保存期間によって試料の質が悪くなったり，ミスアライメントなどの複数の位置間で相関するエラーが多くなったりする。cisCall の特徴は，これら FFPE 試料特有の性質に対応するフィルターやアルゴリズムが使用されていることである。さらに cisCall の開発時点では，臨床シークエンスに Illumina シークエンサー，Ion シークエンサーのいずれを用いるのか決まっていなかった。そのため両方に対応できるよう柔軟な設計がなされている。例えば cisCall では，mapping quality や base quality によるフィルターを重視しておらず，せいぜい足切りに使っている程度である。Illumina シークエンサーと Ion シークエンサーでは，それら quality 値の calibration が異なる可能性があることを考慮したためである。

当時のコーラー開発では，フィルターよりも尤度やベイズ法に基づく変異候補箇所抽出のアルゴリズム開発が盛んであった。尤度やベイズ法に基づいて変異検出を行う場合，シークエンスのエラー率が候補抽出の重要なパラメータとなる。しかしこれも Illumina シークエンサーや Ion シークエンサーではその性質が異なる可能性があり，そのため cisCall では候補抽出にノンパラメトリックな方法を用いている。また一般に，FFPE 試料ではエラーの性質がよくない場合があり，その理由もあってフィルターに関しても，できる限りノンパラメトリックな方法を採用している。cisCall の他の特徴としては，エラーを取り除くフィルターを入念に作成してあることである。例えば他のコーラーでは，SNV/indel コールにストランドバイアスがある場合，偏り率が何％以上あったらフィルターする，というような"ハード"なカットオフを行うが，cisCall では一度ランダム・サンプリングを行って偏り率の帰無分布を作成し，それを元にベータ二項検定の枠組みで統計学的にフィルターする。このように，フィルターの元となる"率"などをできる限りデータから得る。これも，Illumina/Ion シークエンサーではその性質が異なる可能性があることを考慮してのことであり，前もっての決め打ちではなく，データからできる限り情報を得る必要があったためである。

cisMuton では，base/mapping quality による簡単なフィルターを行った後，Fisher の正確確率検定で候補抽出を行う。その後，（Ion シークエンサー用も含めると最大）10 個のフィルターを用いて，SNV/indel を検出する。上で述べたように，10 個のフィルターそれぞれが，できる限りノンパラメトリックな方法で実装され，また，その元となる"率"はできる限りデータから得るように（内部コントロールの利用）設計されている。cisCton では depth の GC 補正を行った後，circular binary segmentation（CBS）法[8] によって segmentation をする。segmentation では CBS や隠れマルコフモデルがよく用いられるが，ノンパラメトリック法と相性の良い CBS が採用された。その統計量にはマン・ホイットニー・ウィルコクソン検定の統計量が用いられている。CBS そのままでは速度が遅いので，高速化を図るために染色体上で分割を行い，分割区画間をつなぐ際には，CBS で使われるエッジ効果補正アルゴリズム[8] を転用している。それでもなお，FFPE 試料の場合は，segmentation がうまく機能しないことがある。そのため，特に誤ってつなぎ合わされた segmentation を廃棄するフィルターを導入している。最後に gain/loss の判定が必

要であるが，これもデータを利用したブート・ストラッピング検定によって行っている。

　融合遺伝子検出は当時，ほぼすべてのコーラーがDNAではなく，RNAシークエンスからの検出用であった。また，当時のほぼすべてのアルゴリズムは，BWA[9]に基づいたグローバル・アライメントの結果をうまく利用して融合を検出するものであった。しかしbreakpointをまたぐリードの検出は本来ローカル・アライメントの仕事であり，グローバル・アライメントの結果を利用してローカル・アライメントと同様のことを行うとなるとアルゴリズムが複雑化せざるを得ない。このためcisFusionでは，ローカル・アライメントを行うBWA–SW[10]を積極的に利用した。具体的には，BWAでマップされなかったリードをBWA–SWでマップし，さらにローカル・アライメントがリードを十分に被覆しているかや，リードの左端・右端がきちんとアライメントの対象になっているかのチェックをする。次に，ローカル・アライメントではマッチ箇所が少なすぎてアライメントできなかったリードをすくい上げる。そのためにcisFusion version 5ではサポート・リードから仮想的な融合遺伝子配列を作成し，初めにマップしなかったリードを再マップするアルゴリズムを使っていたが，質の良くないFFPE試料の場合はうまくいかないケースがあったため，version 7ではextendというアルゴリズムに取って代わられている。Extendでは，ローカル・アライメントでマップされなかった部分配列（ソフトクリップ配列）と，先のステップで推定されたbreakpoint以降のリファレンス配列との一致を見て，一致が良ければサポート・リードとしてカウントする。

　cisFusionはIon/Illuminaの両方に対応できるよう，breakpointをまたぐシングルエンド・リードによるfusion検出を基礎にしている。しかしペアエンド・リードにも対応されており，その場合にはシングルエンド・リードによる検出を元にして，それを補強する方策をとっている。より具体的には，ペアエンドのR1，R2それぞれをシングルエンドと見なして上のようにシングルエンドベースの検出を行い，次に，ペアエンド特有のステップに入る。そこではペアエンド・リードとしてR1とR2が異なる遺伝子にマップしているかを検出する。そして念のため，R1とR2間のインサート配列が，少なくともシングルエンドベースの検出の際に推定されたbreakpoint位置を含むかのチェックをする。コール判定には複数の指標を使っている。基本的にはサポート・リードの平均depthに対する割合や，融合遺伝子のアレル頻度で判定する。ただしサンプルの質が悪いと，ローカル・アライメントしたリードに比べてextend（または仮想配列）に関するサポート・リードやペアエンド・サポート・リードが異常に増えたり，サポート・リードのマッチの具合が悪くなったりするので，それらを指標にしてフィルターも行っている。cisCall（version 5）のアルゴリズムの詳細については，文献7）を参照されたい。cisCallは，https://www.ciscall.org/にて公開されている。

4.2　意思決定のためのプログラム開発

　変異検出だけでは臨床シークエンスは実施できない。検出された変異に何らかの解釈を与える必要がある。その補助として，TOP–GEARプロジェクトにおいては，cisInter（clinical sequencing Information integration reporter）というJavaの情報統合レポート生成プログラムが開発された。cisInterは，SNPや遺伝子の染色体位置情報などの注釈用データベースのファイル，変異

第 1 編　データベース構築と解析・分析手法の開発

検出の VCF ファイル，臨床情報が記されたエクセル・ファイル，そして知識ベースのエクセル・ファイルを元にし，それらの情報を統合してレポートを出力する。臨床情報は，年齢・性別などの患者基本情報，がん種・腫瘍率などの簡単な病理情報，実験日付・シークエンサーの種類などのシークエンス実験情報をまとめたものである（**表 1**）。知識ベースは EPDB（Expert Panel

表 1　cisInter の入力となる臨床情報の概要

種別	項目名	備考
患者情報	患者 ID	
	生年月日	
	性別	
	文書同意日	
	同意取得時年齢	
	臨床診断	がん種
病理情報	患者 ID	
	病理 ID	
	検体組織	臓器名など
	組織区分	原発巣，転移巣
	採取法	生検，手術
	採取日	
	組織型	
	切片の大きさ	
	腫瘍細胞率（%）	
	前検査情報	ALK 融合，HER2 増幅など
正常組織情報	患者 ID	
	区分	血液，口腔粘膜など
	採取日	
シークエンス情報	患者 ID	
	検体 ID	
	シークエンス ID	
	切り出しの有無	
	DNA 品質（qPCR/Qubit 比）	
	パネル	
	試薬	
	使用 DNA 量（ug）	
	シークエンサー	
	シークエンサーラン日	

全入力項目から抜粋。

表2　知識ベース EPDB の概要

遺伝子名	記載対象変異						変異種別	薬剤	既報	遺伝外来
	増幅	融合	短縮型	スプライシング	COSMIC登録	非同義置換				
BRCA1	×	×	○	○	○	×	機能欠失	PARP 阻害剤		○
CDKN2A	×	×	○	○	○	×	機能欠失	CDK4/6 阻害剤	D84Y	×
ERBB4	○	○	×	×	○	×	活性化	HER 阻害剤 抗 HER 抗体		×
IDH1	×	×	×	×	○	×	機能獲得	IDH1 阻害剤	R132C ・・・	×
NT5C2	○	×	×	×	○	×	耐性獲得		R367Q	×
NOTCH1	○	×	○	○	○	×	機能不明			×

概要として，6 つの遺伝子のみ挙げた。表中の○は該当，×は非該当を表す。変異種別の値は，当該遺伝子の変異からの推測。

DataBase）と呼ばれ，遺伝子変異が既報かどうかや，対応する分子標的薬を，国立がん研究センターのゲノム研究者および腫瘍内科医がまとめたものである（**表 2**）。cisInter では，これらの入力情報から当該患者に対応した箇所を選び出し，出力する。レポートで重要なのは，当該患者で検出された変異の actionability と，適応する分子標的薬である。cisInter では，EPDB を利用して，例えば「BRCA1 変異：短縮型変異であり，機能欠失変異と考えられる。PARP 阻害薬が候補に挙がる」のような自然言語が自動的に生成される。もちろん機械的に出された文章（や検出変異）はのちに，人によって点検，適宜修正される。

　このような検査結果は蓄積されてデータベースとなると，有用な情報となる。例えば，欧米人を主体としてまとめられた COSMIC[11] のようなデータベースと比べて，日本人に特有の変異集積が見られる染色体上位置を突き止めることができる。そのような箇所は日本人特有のがん原因変異である可能性が高いため，分子標的薬の新しいターゲット候補となる。TOP-GEAR においては，この目的のため cisVids（clinical sequencing Visual data-summarization）という可視化を兼ねたデータベースが開発された。実際のデータベース本体は MySQL と SQLite（新版では MariaDB）であり，可視化フレームワークを Rails（新版では Flask）が担っている。このデータベースでは，cisInter からの出力をアップロードすることで，各遺伝子の染色体上変異分布以外にも，各遺伝子の変異頻度や，遺伝子×患者マトリックス上で変異の種類がプロットされたいわゆるオンコ・プロット，さらに各患者別の情報を可視化できる。

　最後に開発されたのは，機械的に出されたレポートをオンラインで編集でき，さらに簡略化されたエキスパートパネル（Tumor Boad）をオンラインで行える cisMedi（clinical sequencing Medical information）というウェブ・ツールである。レポート編集は，ゲノム研究者などの一次編集，医師による二次編集，エキスパートパネル後の三次編集からなる。現実の運用では，電子的なユーザー管理なしに，cisInter が出力したエクセル・ファイルを直接編集しており，このため編集がどの段階で，どう行われたかの履歴が自動的に残らない。cisMedi では，各段階で回送・差戻しの操作を経て，編集の履歴が自動的に残る。また，エキスパートパネルは，複数人が

第1編　データベース構築と解析・分析手法の開発

物理的に会議室に集まったり，オンライン会議システムを使ったりして実施されている。このような形態は，年間数百患者，週に1〜2回程度であれば可能であるが，将来保険承認がなされ，対象患者数が1桁2桁増えた場合，このような形態ですべてのケースを処理するのは不可能である。簡略化されたエキスパートパネルが必要で，cisMedi は，これをオンライン上で，ユーザー管理された承認の操作によって実行できる。難しいケースのみ，従来の会議型エキスパートパネルで行う。cisMedi はプロトタイプが作成され，現在試験的な導入を試みている。

4.3　解析パイプラインの開発

　解析パイプラインでは，パイプラインの要素プログラムを組み合わせて，1つまたは複数の出力を得る。ある程度のベスト・プラクティスはあるにせよ，目的に応じて何をどう組合せるのか，また，組み合わせ方に応じて要素プログラムのパラメータやサブコマンドをどう設定するのかに自由性がある。うまく工夫して組合せられれば，新規にプログラムを作ることなく，労力を抑えて目的を達成することができる。

　TOP–GEAR においては，**図2**（p.79）のようなパイプラインが構成された。基本的な流れとしては，まず cutadapt によって，FastQ のアダプター配列を除去する。BWA[9] でアライメントして BAM を生成し，samtools[12] によって PCR 重複リードの除去を行う。データ QC（Quality Check；品質チェック）情報を得るため，BAM から FastQC/Picard によって on–target mapping 率などの情報を得，さらに ContEst[13] を実行して，コンタミネーション率を算出する。

　一方，BAM から cisCall に入る流れもあり，cisCall 内で重複除去を行って，重複率や depth などのデータ QC 情報を得る。さらに，cisMuton を実行し，SNV/indel をコールする。ここからさらに，免疫チェックポイント阻害薬のマーカーとなりうる TMB（Tumor Mutation Burden）を計算する。また，同じ BAM に対して cisCton と cisKnown を実行し，それぞれ CNA と既知変異をコールする。BWA でマップされなかったリードに対し BWA–SW[10] によるローカル・アライメントを行い，それらの BAM から cisFusion を実行し fusion をコールする。正常組織由来の BAM に関しては，GATK[14] の Haplotype Caller で germline SNP/indel をコールする。解析パイプラインの主目的は，レポート作成へとつなぐ変異コールであるが，シークエンス QC 情報，コンタミネーション率のような副次物もあることに注意。また TOP–GEAR において，生殖細胞系列変異の検出は主目的ではないが，GATK によって二次目的としてコールしている。TOP–GEAR では現時点においては組み込まれていないが，MSK–IMPACT プロジェクト[4] では，MSIsensor[15] によるマイクロサテライト不安定性検出プログラムも，パイプラインに組み込まれている。

5.　先進医療，保険診療

　上記プログラムは，TOP–GEAR という臨床研究の枠組みの中で開発され，実施されたものである。その中で，cisCall と cisInter は技術移転され，多少形を変えて 2018 年 4 月より先進医療で使用されることとなった。先進医療で使用されるバイオインフォマティクス・プログラムは，

第2章 データ解析・分析手法の開発

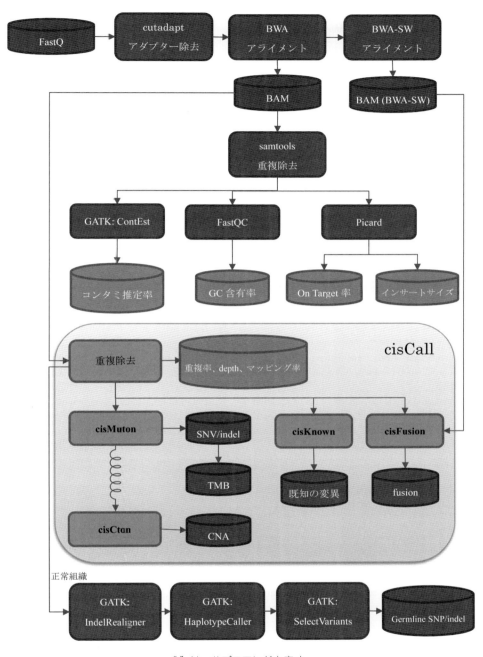

":"は，サブコマンドを表す。
図2 TOP-GEARにおける変異検出までのパイプライン

これが本邦初であろう．先進医療では民間保険の先進医療特約で補償を得ることができるが，実施される検査はまだ研究としての位置づけである．次の段階としては，プログラムが医療機器としての認定を受け，がん遺伝子パネル検査が保険適用されることである．筆者らは現在このための準備を進めているが，医療機器として認定されるためには，規制基準をクリアしなければなら

第1編　データベース構築と解析・分析手法の開発

ない。このため技術移転の際，規制基準をクリアするための改変がプログラムに施されている。例えば cisInter では，分子標的薬候補は出していない。パイプラインについても上で説明したとおりではなく，規制を遵守するための改変がなされている。

謝　辞

本稿の技術支援を行った古川栄作氏，永井桃子氏に感謝する。

文　献

1）加藤護：最新がん個別化医療—臨床シークエンスのバイオインフォマティクス—．癌と化学療法，**43**（4），391–397（2016）．

2）加藤護：がんのプレシジョン・メディシン．アンチ・エイジング医学，**13**（5），67–73（2017）．

3）加藤護：ゲノム医療のバイオインフォマティクス・パイプライン．実験医学，**36**（15），in press（2018）．

4）A. Zehir et al.: Mutational landscape of metastatic cancer revealed from prospective clinical sequencing of 10,000 patients, *Nat Med*, **23**（6），703–713（2017）．

5）G.M. Frampton et al.: Development and validation of a clinical cancer genomic profiling test based on massively parallel DNA sequencing, *Nat Biotechnol*, **31**（11），1023–1031（2013）．

6）Y. Tanabe et al.: Comprehensive screening of target molecules by next–generation sequencing in patients with malignant solid tumors: guiding entry into phase I clinical trials, *Mol Cancer*, **15**（1），73（2016）．

7）M. Kato et al.: A computational tool to detect DNA alterations tailored to formalin–fixed paraffin–embedded samples in cancer clinical sequencing, *Genome Medicine*, **10**（1），44（2018）．

8）A.B. Olshen et al.: Circular binary segmentation for the analysis of array–based DNA copy number data, *Biostatistics*, **5**（4），557–572（2004）．

9）H. Li and R. Durbin: Fast and accurate short read alignment with Burrows–Wheeler transform, *Bioinformatics*, **25**（14），1754–1760（2009）．

10）H. Li and R. Durbin: Fast and accurate long–read alignment with Burrows–Wheeler transform, *Bioinformatics*, **26**（5），589–595（2010）．

11）S.A. Forbes et al.: COSMIC; mining complete cancer genomes in the Catalogue of Somatic Mutations in Cancer, *Nucleic Acids Res*, **39**（Database issue），D945–950（2011）．

12）H. Li et al.: The Sequence Alignment／Map format and SAMtools, *Bioinformatics*, **25**（16），2078–2079（2009）．

13）K. Cibulskis et al.: ContEst; estimating cross–contamination of human samples in next–generation sequencing data, *Bioinformatics*, **27**（18），2601–2602（2011）．

14）A. McKenna et al.: The Genome Analysis Toolkit; a MapReduce framework for analyzing next–generation DNA sequencing data, *Genome Res*, **20**（9），1297–1303（2010）．

15）B. Niu et al.: MSIsensor: microsatellite instability detection using paired tumor–normal sequence data, *Bioinformatics*, **30**（7），1015–1016（2018）．

| 第1編 | データベース構築と解析・分析手法の開発 |

| 第2章 | データ解析・分析手法の開発 |

第4節　大規模ゲノム・オミックスデータ解析と効率的なバイオマーカーの探索

大学共同利用機関法人 情報・システム研究機構統計数理研究所　**野間　久史**

1. はじめに

　近年の著しい分子生物学の技術の進展によって，ヒトの生体由来の組織や細胞の分子レベルでの分析が可能となり，DNA 配列，転写（遺伝子発現），DNA のメチル化，タンパク質の発現，代謝物質など，さまざまな要因の分析が可能となっている。加えて，シークエンスやアレイ技術の低コスト化も進んでおり，ゲノム，転写生成物，タンパク質などの大規模な網羅的な分析も可能となった。これらの大規模なデータをもとに，治療の有効性や副作用の発現リスク，疾患の発症リスクの個人差を明らかにし，個人の特性に応じた最適な治療法・予防法を確立することを目指した研究が，現在，多くの疾患領域で精力的に進められている。

　これらの精密医療の実現を目指した研究の成否を握る 1 つの鍵が，そうして得られる大規模データをどのように統計解析すればよいかという問題である。これらのゲノム・オミックスデータは，しばしば数万から数百万以上の次元の大規模データとなるが，我々がターゲットとしている治療の有効性や疾患の発症リスクに強く関わる要因は，一般的にはその中で相対的に少数の要因であることが予想される。すなわち，大部分の要因は，無関係のノイズと見なせる要因となる[1]。これらの大規模なノイズとなる要因をいかに排除して，関心のある要因を正確に同定するかが重要な問題となる。

　しかしながら，従来の臨床研究・疫学研究などで用いられてきた古典的な統計解析の方法論の枠組みは，そのような数万以上の次元に及ぶ大規模データを扱うことを想定しておらず，安直に適用するだけでは誤った結論を導いてしまう可能性が大きい。これらの問題を解決するための有効な方法論は，2000 年代以後のデータサイエンスの研究において飛躍的に発展したものの[1,2]，いまもなお，分子疫学における未解明の遺伝率（missing heritability）の問題をはじめとして，未解決の問題は多く，その解決に資する有効な大規模データの分析手法の開発が望まれる。本稿では，これらのデータ解析の方法論の最新の研究について，特にもっとも広く用いられている手法の 1 つである大規模多重検定の方法論について解説する。

2. 大規模オミックスデータにおける多重検定の問題

　図1は，1990 年代後半から米国で行われた，サリドマイドの多発性骨髄腫への有効性を評価した臨床試験[3]の結果である。この試験は，自家造血幹細胞移植併用高用量メルファラン療法に対

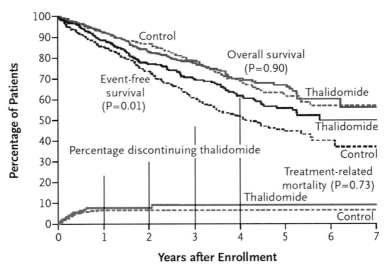

図1　多発性骨髄腫の臨床試験 UARK 98-026 TT II 試験の結果[3]

するサリドマイドの上乗せが，多発性骨髄腫患者の生存予後を改善するかということを評価したランダム化比較試験であり，668人の参加者をサリドマイド投与群（N=323），非投与群（N=345）にランダムに割り付けている。プライマリエンドポイントであった無イベント生存時間が，図の中ほどの濃色の Kaplan-Meier 曲線であり，ログランク検定によって有意な群間差が認められている（P=0.01）。一方で，全生存を表す，図の上部の薄色の Kaplan-Meier 曲線には，ほとんど差が認められなかった（P=0.90）。つまり，サリドマイドは，疾患の進行や再発を含めた無イベント生存時間は延長させる効果があるが，トータルとしての生存時間は延長させない可能性があるということを示唆した結果であった。

しかしながら，このような従来の臨床試験の定型的な統計解析手法は，試験の参加者集団全体における「平均的な治療効果」を評価したものである。仮に，試験の参加者集団全体において，サリドマイドの効果が均一ではなく，例えば，特定のサブグループにおいて，全生存においても有効性が認められるような場合には，そのような治療効果の異質性を無視した解析では，上記の結果のように，その差は検出されない。このような大きな治療効果が期待できるサブグループが存在する場合，それらを規定する治療効果予測因子を同定することが，精密医療の実現に向けての重要な課題となる。

この試験でも，Affymetrix U133Plus2.0 microarray（Affymetrix, Santa Clara, CA）を用いて，大規模な遺伝子発現情報の解析を行っており，全生存に対しての有効性を規定する要因についての分析が行われている。総数 54,675 プローブでの遺伝子発現量のデータが測定されており，これらの大規模な候補遺伝子の中から，サリドマイドの治療効果を規定する要因を検出することを目的とした分析が行われているが，ここで，いくつかの大きな問題が生じる。

問題を明確にするために，まずは単純に遺伝子発現レベルと生存予後の関連を評価する分析について考えることにしよう。いま，T_i を i 番目の患者における全生存時間として，x_{ij} を i 番目の患者の j 番目の遺伝子の遺伝子発現レベルを表す連続量のスコアであるとする。このような一般

的な生存時間解析の設定では，以下の Cox 比例ハザード回帰モデルで，2つの要因間の周辺的な関連を評価する解析がもっとも多く行われる。

$$\lambda(t) = \lambda_{0j}(t)\exp(\beta_j x_{ij}) \tag{1}$$

いま，式（1）中の β_j が，対応する対数ハザード比を表す回帰パラメータであり，「$\beta_j = 0$」の検定によって，生存時間と遺伝子発現レベルの関連を評価することができる。しかしながら，一般的な有意水準5％の検定で，この検定を 54,675 のプローブすべてに行うとどうなるであろうか？54,675 のプローブのうち，おそらく多くのものが生存時間とは関連のないものであることが想定されるため，仮にこのうち5万のプローブが，実際には生存時間とは関連がない（$\beta_j = 0$）こととしよう。このとき，有意水準5％の検定は「5％の確率で，実際には関連がないものを有意としてしまう（第1種の過誤）」基準による方法であるため，平均的に $50{,}000 \times 0.05 = 2{,}500$ は，偽陽性で有意なものとして検出されることになる。これでは，有意になったプローブのうち，いずれが真に生存時間と関連するものであるかは分からない。いわゆる検定の多重性（multiplicity）の問題が生じることになる。

このようなとき，これらの偽陽性の問題を解決するための方法として，有意水準を適当なレベルに調整する多重性調整の方法が用いられる。臨床試験などにおける検証的な解析で長らく用いられてきた基準としては，Family-wise error rate（FWER）という基準がある。FWER とは，複数回の検定を行うときに「少なくとも1つの偽陽性が起こってしまう確率」である。表1に，m 回の多重検定を行うときの潜在的なアウトカムをまとめている。この表中の記号を用いると，FWER は

$$\mathrm{FWER} = \mathrm{Pr}(V \geq 1) \tag{2}$$

と定義される。古典的な多重性調整の方法とは，この FWER を適当な水準（例えば，5％以下）に制御するための方法となっている。FWER は，臨床試験における意思決定（医薬品の承認審査，中間解析など）の問題などで，偽陽性による誤った決定が起こるリスクを制御するためには，目的に適った合理的な基準であり，そのような解析では広く用いられてきた。代表的な手法は，Bonferroni の方法であり，同時に行う検定の数だけ有意水準を割るという方式となる（例えば，100万回の検定を同時に行うのであれば，$0.05/10^6 = 5.0 \times 10^{-8}$ となる）。

しかしながら，先述のようなゲノム・オミックスデータの解析では，そもそももとになる関連のない遺伝子の数 m_0 が数万以上のオーダーで存在する可能性があり，一般的に FWER は過度に保守的な基準となる。また，これらの研究の主たる目的は「関連のある遺伝子の候補を，網羅的

表1　m 回の多重検定の潜在的なアウトカム

	Significant	Not significant	計
帰無仮説が正しいもの	V	U	m_0
対立仮説が正しいもの	S	T	m_1
	R	W	m

な解析からスクリーニングすること」という探索的なものであり，検証ではない。

　そこで，このような大規模な探索的な多重検定問題において，目的に適った基準として，False Discovery Rate（FDR）という基準[4]が，広く用いられるようになった。FDRは「有意になった遺伝子のうち，偽陽性の割合の期待値」という指標になっており，

$$\text{FDR} = \text{E}\left[\frac{V}{S}\right] \tag{3}$$

と定義される。FDRに基づく多重性の調整は，大規模なデータセットの解析においてスクリーニングされた遺伝子セットのうち，「偽陽性の割合」を直接的に制御する方式と解釈することができ，検証的な設定のために考案されたFWERよりも，目的に適った基準となる。具体的なFDR制御の多重性調整のアルゴリズムには，Benjamini and Hochberg[4]による方法，Storey[5][6]による方法などがあるが，すでにこれらは多くの統計ソフトウェアに実装されている。それぞれの手法のアルゴリズムの仔細や理論については，例えば，Noma and Matsui[7]などをご参照いただきたい。ただし，遺伝疫学におけるゲノムワイド関連解析などでは，FDRよりもFWERのほうが一般的に用いられており，研究領域ごとに解析のストラテジーの違いもある[8]。

3. 大規模多重検定における最適発見手法

3.1　Storeyによる最適発見手法

　大規模なゲノム・オミックスデータの解析におけるバイオマーカー探索のための多重検定問題において，偽陽性の制御については，前節に紹介したFWER，FDRによっておおむね解決されることが分かった。しかしながら，一方で，もう1つの重要な論点に「検出力」の問題がある。すなわち，実際に，患者個人ごとのアウトカムを予測する予後マーカーや，治療効果予測マーカーが存在したとして，これらの大規模データの分析を行って，これらをより正確に，効率良く検出するためには，どのような手法を用いれば良いかということである。従来の臨床試験の統計解析などで広く用いられてきたt検定やχ^2検定，ログランク検定などは，実は理論上最大の検出力を達成することが保証されている最強力検定（most powerful test）といわれる検定方式となっている。一般的なゲノム・オミックスデータの解析でも，これらの検定によるP値を基準に用いて，P値の大きさによる遺伝子のランキングなどが行われる[9]。しかしながら，今回のような大規模な多重検定問題において，これらの古典的な検定手法は，やはり最大の検出力を達成する検定になることが保証されるのであろうか？　実は，その答えは一般的に「No」である。これを明確に示したのが，Storey[10]による「ODP」の理論である。

　Storey[10]は，まず従来の最強力検定の概念を多重検定に一般化し，多重検定において「全体としての検出力」を最大化する最良の検定方式を具体的に定義した。すなわち，古典的な最強力検定の定義が「第1種の過誤確率が一定の水準に定められたときに，検出力が最大になる検定」であったのに対応させて，多重検定において，「m回の同時検定の結果として，期待偽陽性数（＝$\text{E}[V]$）が一定の水準に定められたときに，期待真陽性数（＝$\text{E}[S]$）もしくは平均検出力（＝

$\mathrm{E}[S]/m_1)$）が最大となる検定」を最良の検定方式と定めた。この基準を達成する検定方式は，従来の単一の検定に対する最強力検定（t 検定やログランク検定など）とは，一般的には一致しないのである。

　いま，一般性を失うことなく，m 回の検定のうち，はじめの m_0 の検定が帰無仮説が正しいものであるとして，それぞれの個人に観測されるデータセット（マイクロアレイによる遺伝子発現レベルのスコアなど）を，$\boldsymbol{x}_i = (x_{i1}, x_{i2}, \cdots, x_{in})^T$ とする。そして，この確率ベクトルが従う分布の確率密度関数を $f_1(\boldsymbol{x}), \cdots f_{m_0}(\boldsymbol{x})$ とする。同様に，対立仮説が正しい m_0+1 以降のデータの分布の確率密度関数を $g_{m_0+1}(\boldsymbol{x}), \cdots g_m(\boldsymbol{x})$ とする。このとき，Storey[10] は，以下の検定統計量による検定が，上記の最適性の基準を達成することを示した。

$$S_{ODP}(\boldsymbol{x}) = \frac{g_{m_0+1}(\boldsymbol{x}) + g_{m_0+2}(\boldsymbol{x}) + \cdots g_m(\boldsymbol{x})}{f_1(\boldsymbol{x}) + f_2(\boldsymbol{x}) + \cdots + f_{m_0}(\boldsymbol{x})} \tag{4}$$

　この検定統計量を有意性の指標に用いることによって，従来の t 検定やログランク検定の P 値を用いた検定よりも，より高い平均検出力を達成することができる。Storey[10] は，この統計量を用いた最良の検定方式を，最適発見手法（optimal discovery procedure；ODP）と名づけた。

　しかしながら，この Storey による ODP は，実際の解析に用いる際には，m 個の確率密度関数 $f_1(\boldsymbol{x}), \cdots, f_{m_0}(\boldsymbol{x}), g_{m_0+1}(\boldsymbol{x}), \cdots, g_m(\boldsymbol{x})$ すべてをデータから推定する必要があり，m のオーダーが数万から数百万ともなると，$S_{ODP}(\boldsymbol{x})$ の全体としての統計的なばらつきはかなり大きなものとなる。加えて，$S_{ODP}(\boldsymbol{x})$ は，分母・分子に帰無仮説・対立仮説が正しい検定の確率密度関数をそれぞれ分類される型をとっているが，この分類自体が検定を行うことによって知りたい結果そのものであり，それらをあらかじめ分けて統計量を構成しなくてはいけないというのは，いかにも悩ましい。実際には，何らかの方法でこれらを適当に分類して検定統計量を構成せざるを得ない。

3.2　経験ベイズ法による最適発見手法

　これらの問題を解決するために Noma and Matsui[11] は，経験ベイズ（empirical Bayes）法の枠組みのもとでの ODP を開発した。Storey[10] による $S_{ODP}(\boldsymbol{x})$ の型を改めて見直してみると，同時検定を行う m 回の検定におけるデータの分布の確率密度関数がすべて含まれており，「多重検定における全体としての検出力は，個々の検定におけるデータの情報を適切に共有することによって向上する」と解釈することができるものになっている。これは，ODP が推定論における James–Stein 推定量と似た原理によって検出力を改良する方法であると解釈することができる。James–Stein 推定量は，その後，Efron and Morris[12][13] によって，経験ベイズ法としての定式化が行われ，理論的に明快な枠組みが与えられたが，ODP も，同様に経験ベイズ法の枠組みで定式化することで，明快な理論的枠組みを与えることができるのではないか？　また，上記のような実践的な問題を解決することができるのではないか？　そのようなモチベーションから，Noma and Matsui[11] は，経験ベイズ法による ODP の開発を試みている。

　Noma and Matsui[11] では，データセットを表す確率ベクトル $\boldsymbol{x}_i = (x_{i1}, x_{i2}, \cdots, x_{in})^T$ が共通のパラメトリックな分布族の分布に従うものと仮定して，その確率密度関数を $f(\boldsymbol{x}|\boldsymbol{\theta}_i)$（$i = 1, 2, \cdots, m$）

とし，ベイズモデルとして，パラメータ $\boldsymbol{\theta}_i$ の事前分布に，以下のような事前分布を仮定している。

$$\begin{cases} \boldsymbol{\theta}_i \sim G_0(\boldsymbol{\theta}|\boldsymbol{\xi}_0) & (\text{帰無仮説が正しい検定}) \\ \boldsymbol{\theta}_i \sim G_1(\boldsymbol{\theta}|\boldsymbol{\xi}_1) & (\text{対立仮説が正しい検定}) \end{cases} \tag{5}$$

すなわち，帰無仮説が正しい検定，対立仮説が正しい検定で，それぞれ交換可能な事前分布を仮定するというモデルである。この仮定のもとで，Noma and Matsui[11] は，Storey の最適性の基準を達成する検定統計量が，以下の統計量で与えられることを示した。

$$R_{ODP}(\boldsymbol{x}) = \frac{\int f(\boldsymbol{x}|\boldsymbol{\theta})dG_1(\boldsymbol{\theta}|\boldsymbol{\xi}_1)}{\int f(\boldsymbol{x}|\boldsymbol{\theta})dG_0(\boldsymbol{\theta}|\boldsymbol{\xi}_0)} \tag{6}$$

すなわち，上記の経験ベイズ法の定式下のもとでは「周辺尤度の比」による検定が，平均検出力を最大にする検定方式になるということである（あるいは，G_0, G_1 の分布で平均をとっていると解釈すれば，「平均尤度の比」とも解釈することができる）。この方法では，Storey[10] の方法の難点であった，個々の確率密度関数の推定（数万以上もの数に及ぶ）の問題は起こらず，2 つの事前分布の超パラメータ $\boldsymbol{\xi}_0$, $\boldsymbol{\xi}_1$ のみを推定すればよい。また，分子・分母に検定の分類を行う必要もなく，代わりに，事前分布 $G_0(\boldsymbol{\theta}|\boldsymbol{\xi}_0)$, $G_1(\boldsymbol{\theta}|\boldsymbol{\xi}_1)$ さえ正確に推定することができればよいというものになっている。また，この事前分布の混合分布としてのモデル化，および FDR の推定・制御は，Efron[1]，Storey[5,6] などの FDR に基づく多重検定手法の一連の研究で行われてきた方法論と同じ枠組みによるものであり，この ODP による多重検定では，それらの理論的結果をそのまま用いることができる[11,14]。

3.3 乳がん臨床研究のデータ解析への応用

1 つの応用事例として，ここでは Desmedt et al.[15] による乳がんの臨床研究の解析結果を示すことにする。Desmedt et al.[15] は，198 人のリンパ節転移陰性の乳がん患者に対して，Affymetrix HG-U133A（Affymetrix, Santa Clara, CA）によって腫瘍組織の遺伝子発現解析を行っている。このうち，ここでは 5 年以内に再発を起こした予後不良群（66 名）と，5 年以内に再発を起こさなかった予後良好群（138 名）における遺伝子発現データを比較し，2 つのグループ間で遺伝子発現パターンが異なる遺伝子を検出するための解析を行うこととする。

もっともシンプルな方法は，Student の t 検定によって，2 群間の平均に差があるかどうかを検定するというものである。同時に行われる検定の数は 22,283 である。今回は，Storey et al.[16] による $S_{ODP}(\boldsymbol{x})$ による ODP と，Noma and Matsui[11] による $R_{ODP}(\boldsymbol{x})$ による ODP による解析を行い，FDR を 5%，10% に制御したときに，それぞれ有意差が認められる遺伝子数が，どの程度異なるかを比較するものとした。結果は，**表 2** に示したとおりである。比較対照として，これらのほかに，大規模多重検定のための手法として広く使われている，SAM（significant analysis of microarrays）[17]，Shrunken t-test[18]，Efron らの local fdr[1,19] による検定の結果も示している。結果としては，Storey et al.[16] による ODP を含めて，ほとんどすべての手法において，FDR 5% の検定で有意になった遺伝子数は 20 未満であった。

第 2 章　データ解析・分析手法の開発

表 2　Desmedt et al.[15] の乳がん臨床研究における多重検定の結果

	FDR 5%	FDR 10%
Noma and Matsui[11] による ODP	66	168
Storey et al.[16] による ODP	16	142
SAM[17]	18	124
Student の t 検定	13	148
Shrunker t-test[18]	13	133
local fdr[1][19]	12	158

　これに対して，Noma and Matsui[11] による $R_{ODP}(\boldsymbol{x})$ を用いた ODP では，3 倍以上の 66 の遺伝子が有意になっている。FDR 10% では，それほど差は大きく開いていないが，Noma and Matsui[11] による $R_{ODP}(\boldsymbol{x})$ がやはりもっとも多くの遺伝子を有意なものとして検出した。この乳がんの予後マーカーの探索解析においても，こうして検出された遺伝子が，個人ごとのがんの再発リスクを正確に予測し，術後補助療法を行うべきか否かの精確なリスク予測のために，有用な予後マーカーとなる可能性があるため，それを効率的にスクリーニングすることが重要な問題となる。これらの検定の効率・検出力は，その研究の成否に大きく影響し得るものとなる。

4.　治療効果予測因子の探索

　さて，[2.] におけるサリドマイドの臨床試験の事例に話題を戻すことにしよう。大規模多重検定から，効率的に臨床アウトカムと関連する遺伝子をスクリーニングするという目的は同じであるが，ランダム化臨床試験における治療効果予測因子の検出の問題は，[3.3] の予後解析とは，実は本質的に問題が異なる。[2.] で示した Cox 回帰は，生存時間と遺伝子発現データの関連を単変量モデルで評価するモデルであったが，実際に「サリドマイドの治療効果を予測するマーカー」は，単純に両群で共通に生存予後と関連する遺伝子ではなく，例えば「サリドマイド群で予後の良い患者には発現レベルが高いが，コントロール群では低い」などのように，割り付けられた治療との交互作用がある要因となる（効果修飾因子ともいう）。

　[2.] の Cox 回帰モデルを月いて表すと，いま，z_i を i 番目の患者における治療を表す変数（例えば，サリドマイド群では 1，コントロール群では 0）として，x_{ij} を [2.] と同様，遺伝子発現レベルを表すスコアであるとすると，この交互作用は，以下のようなモデルで表される。

$$\lambda(t) = \lambda_{0j}(t)\exp\left(\beta_j x_{ij} + \gamma_j z_i + \delta_j x_{ij} z_i\right) \tag{7}$$

　β_j, γ_j は，遺伝子発現レベルと治療に対応する主効果の対数ハザード比を表すパラメータであり，δ_j が二者の交互作用を表すパラメータである。すなわち，「$\delta_j = 0$」の検定によって，治療と遺伝子発現レベルの交互作用の有無を評価することができ，仮に有意な結果が得られれば，効果予測マーカーの候補となる。しかしながら，この交互作用の検定は，従来から検出力がかなり低いことが知られている。しかもここまで議論をしてきた大規模多重検定の問題においては，数万以上のオーダーの数の検定の多重性調整を行わなくてはならない。今回のサリドマイドの臨床試験でも，FDR 5% での多重性調整を行い，上記のモデルによって交互作用検定を行うと，1 つも

有意な遺伝子は上がってこない。

　Matsui et al.[20] では，これらの問題を解決するために，ランダム化臨床試験において，特定の要因によるサブグループ間の治療効果の異質性を効率的に探索するための ODP を用いた多重検定手法を提案している。この手法では，治療群ごとに，それぞれ個別に Cox 回帰モデルをあてはめ，遺伝子発現レベルと生存予後との関連を評価する。具体的に，今回の事例であれば，まず，サリドマイド群には，

$$h(t) = h_{0j}(t)\exp(\beta_j^{(1)}x_{ij}) \tag{8}$$

コントロール群には，

$$h(t) = h_{0j}(t)\exp(\beta_j^{(0)}x_{ij}) \tag{9}$$

という Cox 回帰モデルをあてはめる。このとき，我々が，関心がある治療との交互作用がある要因においては，「$\beta_j^{(0)} \neq \beta_j^{(1)}$」が成り立つはずである。いま，これらの Cox 回帰モデルの回帰パラメータのベクトルを $\boldsymbol{\beta}_j = (\beta_j^{(0)}, \beta_j^{(1)})^T$ とし，部分尤度法から得られる推定量を $\boldsymbol{b}_j = (b_j^{(0)}, b_j^{(1)})^T$ として，以下の2変量のベイズモデルを考える。

$$\begin{aligned} \boldsymbol{b}_j &\sim N(\boldsymbol{\beta}_j, \boldsymbol{\Sigma}_j) \\ \boldsymbol{\beta}_j &\sim \pi_0\delta(\boldsymbol{\beta}) + \pi_1 g_1(\boldsymbol{\beta}) \end{aligned} \tag{10}$$

　$\boldsymbol{\Sigma}_j$ は，先述の Cox 回帰モデルから推定される，推定量の分散共分散行列である（$j = 1, 2, \cdots, m$）。$\boldsymbol{\beta}_j$ の事前分布には，［3.2］の Noma and Matsui[11] の ODP と同様，帰無仮説・対立仮説が正しい検定間での交換可能なモデルを考えており，$\delta(\boldsymbol{\beta})$ は二次元平面上の零点に値をとる一点分布である（帰無仮説に対応する事前分布）。また，$g_1(\boldsymbol{\beta})$ はそれ以外の領域に値をとる二次元平面上の確率分布である（対立仮説に対応する事前分布）。周辺的には，これらの2つの分布の混合分布と見なすことができる。Matsui et al.[20] では，特に，$g_1(\boldsymbol{\beta})$ に特定の分布形を仮定しないノンパラメトリックなモデルとして，Shen and Louis[21] の smoothing-by-roughing 法を採用している。この方法では，EM アルゴリズムによって，$g_1(\boldsymbol{\beta})$ のノンパラメトリックな最尤推定値を求めることができる。得られる $g_1(\boldsymbol{\beta})$ の推定値は，統計的な誤差を除いた効果サイズの分布の推定値として解釈することができる。今回のサリドマイドの臨床試験において，個々のハザード比の推定値の分布と，EM アルゴリズムによって推定された $g_1(\boldsymbol{\beta})$ の推定値を，**図2** に示している。縦軸をサリドマイド群，横軸をコントロール群として，図2(a)には，それぞれの回帰パラメータの推定値をプロットしている。二次元平面の零点は，両群ともに生存予後と関連がなかった遺伝子が値をとることになる（前述の帰無仮説に対応）。

　一方，この平面の左下から右上にかけての対角線上には，両群において，同程度，生存予後と関連が認められた遺伝子が位置することになる（いわゆる予後因子に対応）。そして，非対角線上に，2群において異なるハザード比を持つ遺伝子が位置することになる（効果予測因子に対応する）。しかしながら，単純な Cox 回帰による推定値は，統計的な誤差を伴って得られるため，いずれが，このそれぞれに対応するかは判別することができない。そこで，図2(b)の smoothing-

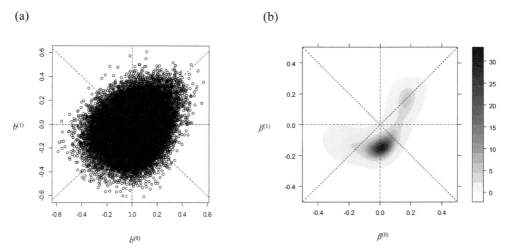

図2 (a)サリドマイド群,コントロール群におけるCox回帰の回帰パラメータの推定値の分布,
(b) Smoothing-by-roughing法による$g_1(\boldsymbol{\beta})$の推定結果[20]

by-roughing法を用いて推定した,全体の効果サイズの分布の推定結果を見てみよう。この分布は,統計的な誤差によるノイズが取り除かれた,効果サイズの分布の最尤推定値と解釈することができる。この分布の推定結果によって,どの程度の効果サイズを持つ遺伝子が,どの程度の頻度で存在するのかについての情報を得ることができる。混合割合の推定値は,$\pi_0 = 0.59$,$\pi_1 = 0.41$であり,おおむね41%程度,予後因子もしくは効果予測因子が存在することとなる。全体の分布を見てみると,対角線上に一定数の遺伝子のクラスタが存在することが示唆され,これらが予後マーカーに対応することになる。一方,零点の下の領域に,一群の遺伝子のクラスタが存在することが示唆されている。これらが,サリドマイド群で生存予後の良かった患者を規定する効果予測因子である可能性がある。

Matsui et al.[20] では,この経験ベイズモデルをもとに,Noma and Matsui[11] の $R_{ODP}(\boldsymbol{x})$ を用いた検定を行うことを提案している。事前分布 $g_1(\boldsymbol{\beta})$ の推定値をもとにした,$\boldsymbol{b}_j$ の帰無仮説・対立仮説のもとでの周辺尤度を,$\hat{f}_0(\boldsymbol{b})$,$\hat{f}_1(\boldsymbol{b})$ とすると,平均検出力を最大化する検定は,

$$R_{ODP}(\boldsymbol{b}) = \frac{\hat{f}_1(\boldsymbol{b})}{\hat{f}_0(\boldsymbol{b})} \tag{11}$$

から構成されることになる。この検定を用いることによって,理論上,平均的に最大数の予後因子・効果予測因子の検出を行うことができる。また,$R_{ODP}(\boldsymbol{b})$ は,平均検出力を最大化する有意性の指標なので,予後因子・予測因子であることが確からしい遺伝子についての最適なランキングを与える指標にもなる[9]。**図3**に,FDR 5%の検定で有意になった遺伝子を,二次元平面上にプロットした結果を示している。従来の交互作用検定では,同じくFDR 5%の検定で,1つも有意な遺伝子は上がってこなかったと述べたが,このODPに基づく多重検定法を用いることで,対角線上の2つのクラスタからそれぞれ478,456の遺伝子が有意になり,また,非対角線上の下部のクラスタからは,681の遺伝子が有意になっている。大規模データ解析のための有効なデータ

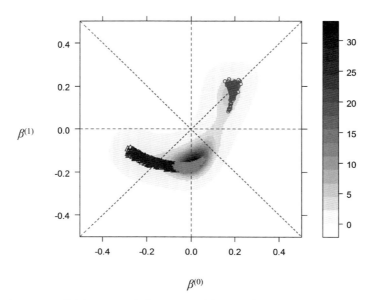

図3 ODP解析によって有意になった遺伝子のプロット[20]（総数 1,615）
それぞれ 478（○のクラスタ），456（△のクラスタ），681（＋のクラスタ）の遺伝子が有意になった。

解析の方法論の開発が，このように，これまでに得られなかったような新たな知見を与えてくれる可能性がある。

5. おわりに

本稿では，特に，著者らの研究グループによる大規模多重検定の方法論に関する研究成果を中心として，最新の精密医療研究におけるデータサイエンスの研究について概説した．米国におけるPrecision Medicine Initiativeは，それに関わるデータサイエンス技術の研究開発の大きな契機ともなっており，近年，医学統計のトップジャーナルでは，精密医療の実現を目指したデータサイエンスの方法論に関する研究論文が大幅に増加している．本稿で述べたように，データサイエンスの手法の深化によって，大規模データの解析から得られる知見は大きく変わる可能性もあり，データサイエンスは，今後の精密医療研究の1つの「要」となることが考えられる．精密医療研究における，データサイエンスの革新的な技術・方法論の開発と基盤整備，そしてそれらの応用は，今後，ますます重要な課題となってくるであろう．

文　献

1) B. Efron: Large-Scale Inference: Empirical Bayes Methods for Estimation, Testing, and Prediction. Cambridge University Press, New York (2010).
2) S. Matsui, M. Buyse and R. Simon: Design and Analysis of Clinical Trials for Predictive Medicine. Chapman Hall/CRC, New York (2015).
3) B. Barlogie, G. Tricot, E. Anaissie et al.: N. Engl. J. Med. **354**, 1021-1030 (2006).
4) Y. Benjamini and Y. Hochberg: J. R. Stat. Soc. Ser. B. **57**, 289-300 (1995).

5) J. D. Storey: *J. R. Stat. Soc. Ser. B.,* **64**, 479–498 (2002).

6) J. D. Storey: *Ann. Stat.* **31**, 2013-2035 (2003).

7) H. Noma and S. Matsui: In *Design and Analysis of Clinical Trials for Predictive Medicine*, S. Matsui, M. Buyse and R. Simon (eds), 227–251, Chapman and Hall/CRC, New York (2015).

8) T. Otani, H. Noma, J. Nishino and S. Matsui: *Eur. J. Hum. Genet.*, **26**, 1038-1048 (2018).

9) H. Noma and S. Matsui: In *Statistical Diagnostics for Cancer*, F. Emmert-Streib and M. Dehmer (eds), 57–74, Wiley-VCH, Weinheim (2013).

10) J. D. Storey: *J. R. Stat. Soc. Ser. B.*, **69**, 347-368 (2007).

11) H. Noma and S. Matsui: *Stat. Med.*, **31**, 165-176 (2012).

12) B. Efron and C. Morris: *J. Am. Stat. Assoc.*, **67**, 130-139 (1972).

13) B. Efron and C. Morris: *J. Am. Stat. Assoc.*, **70**, 311-319 (1975).

14) H. Noma and S. Matsui: *Comput. Math. Methods Med.*, 2013, 568480 (2013).

15) C. Desmedt, F. Piette, S. Loi et al.: *Clin. Cancer Res.*, **13**, 3207-3214 (2007).

16) J. D. Storey, J. Y. Dai and J. T. Leek: *Biostatistics*, **8**, 414-432 (2007).

17) V. G. Tusher, R. Tibshirani and G. Chu: *Proc. Natl. Acad. Sci., USA.*, **98**, 5116-5121 (2001).

18) X. G. Cui, J. T. G. Hwang, J. Qiu et al.: *Biostatistics*, **6**, 59-75 (2005).

19) B. Efron, R. Tibshirani, J. D. Storey and V. Tusher: *J. Am. Stat. Assoc.*, **96**, 1151-1160 (2001).

20) S. Matsui, H. Noma, P. Qu et al.: *Biometrics*, **74**, 313-320 (2018).

21) W. Shen and T. A. Louis: *J. Comput. Graph. Stat.*, **8**, 800-823 (1999).

第1編 データベース構築と解析・分析手法の開発
第2章 データ解析・分析手法の開発

第5節　診療情報ビッグデータの解析による医療の質向上と安全確保

札幌医科大学　廣田　健一

1. 診療支援につながるデータ解析の必要性

　札幌医科大学附属病院は，北海道唯一の高度救命救急センターを有し，また，がん診療連携拠点病院として高度先進医療に取り組みながら，地域医療支援病院として北海道全域を支える基幹病院である。災害拠点病院にも指定されており，事業継続計画（BCP）も大いに重視している。2010年には医療情報システムの中心に電子カルテシステム「HOPE EGMAIN-GX」（富士通社製）を導入し，日々最先端の診療を行っており，それとともに診療情報が日々蓄積されている。現在，約60万人の診療データを有しており，保存性，事業継続性をより万全にするために，診療DWHとは別に院内診療データの保存システムを構築している（**図1**）。このシステムでは，リストアのためのバックアップデータを一元管理することに加え，SQL Serverにて可視データを管理することで，データの利活用を可能とする。診療情報を利活用する最大の目的は，より良い医療サービスを提供するために，医療の質の向上，医療安全の確保を目指すことであり[1]，例えば，疾患ごとの診療オーダに関する情報を俯瞰的に見ることが可能になれば，医師に限らずクリティカルパスのたたき台を作成し，医師や看護師に確認・修正してもらうことで，日常診療で忙しい医師らの支援ができると考えている。

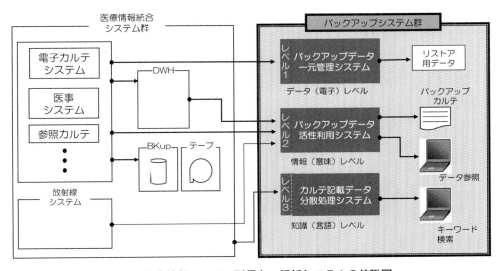

図1　診療情報のレベル別保存・解析システムの俯瞰図

第1編　データベース構築と解析・分析手法の開発

　医療の質の向上につながるような有益な情報を膨大な診療データの中から見つけ出していくことは，これからの医療現場において重要かつ必須であることは間違いなく[2]，これらを実現可能としている当附属病院の診療情報ビッグデータ解析システムについて説明する。

● **バックアップデータを活用したデータ分析・解析の実践**

　システム俯瞰図（図1）におけるレベル1のバックアップデータ一元管理システムへバックアップされた診療データは，人間が参照しても内容を把握することはできないバイナリデータ群である。あくまでも非常時のリストア用バックアップデータである。それと異なりレベル2のバックアップデータ活性利用システムは，可視化ができるテキストデータであるため，SQL Serverを利用した「データ分析」の要素を取り入れることを可能としている。レベル3のカルテ記載データ分散処理システムでは，医療者によるカルテ記載の文字データを患者横串でキーワード検索を可能とするために，Hadoop分散処理を用いた「データ解析」の要素を取り入れ，医療情報システムにおける新しい情報活用を実現している。本システムの根幹は，マイクロソフト社のSQL Serverを活用しており，診療データの管理，分析，定型的なWeb形式のレポート作成を可能としている。レベル2のバックアップデータ活性利用システムは，患者の基本情報，病歴，処方歴，アレルギー情報などを閲覧する簡易カルテを作成できることに加えて，作成したテーブルをもとに診察待ち時間や病床稼働率，術式Kコード別のDPC包括と出来高比較，病名，術式によるオーダ項目の検索など，多様な分析とレポート作成を可能としている。例えば，病名，術式にてテーブル検索を行えば，その疾患で受診した患者の各オーダ情報，術後経過などを見ることが可能であり，疾患別に俯瞰的な診療データを見ることができる。これらの俯瞰的な診療データが参照可能になることは，診療の質の平準化に貢献する際の重要なファクターであると考えている。クリティカルパスは，診療ガイドラインに沿った標準的な医療行為を実践することが可能なツールである。安全かつ効果的な医療を提供するためには，医療の質の向上を図る必要があり，診療現場においてはさまざまな試みが行われているが，バックアップ活性利用システムを用いた，クリティカルパスの作成を支援するための仕組みが忙しい医療者への効果的な支援と考えた。

　これらクリティカルパスを作成する際に，参考となるあらゆる情報を1つのテーブルに集めて「オーダ情報統合テーブル」を作成した。レポートとしては「病名検索」「術式検索」の2つのレポートを用意している。病名検索では，病名単位でどのようなオーダが発行されているのかを入院日から確認することが可能である。術式一覧では，同一の手術を行った患者が手術の前後でどのようなオーダ情報が発行されているかを確認することが可能である[2]。実際に，前立腺がんの患者数人におけるオーダ情報を参照し，同類項として考えられるオーダ情報の抽出を行った。これらから，ロボット支援腹腔鏡下前立腺全摘除術におけるクリティカルパスを作成し，実際に医師が作成したクリティカルパスと比較検証を実施したが，前立腺がんの進行度によって術前の注射，処方に大きな差異が発生することが判明した。被験者数を増加させ，さらにオーダ情報の分析を行う必要があり，鋭意進めている[3]。

2. 診療録記載における全文検索の必要性

　本システムには，診療に関する重要な情報が含まれた診療録の記載情報もすべて保存している。医療の質向上につながるような情報を玉石混淆の膨大な診療データの中から見つけ出していくことは，医療現場において今後取り組むべき重要な仕事であると考えている。図1のレベル3には当附属病院におけるカルテ記載データをすべて保存しており，これらの情報をさまざまなシーンにおいて活用することを期待したが，当附属病院が持つ約60万人分の膨大な記載データを横断的に検索することはコンピュータシステムとして容易ではなく，例えば，XML形式で記載された文書であれば全文検索に数日を要することが判明した。そこで，当附属病院ではビッグデータを効率的に分散処理が行えるオープンソースのソフトウェア基盤であるHadoopを採用し，これをベースに全文検索システムを構築した[3]。Hadoopによる分散処理を利用することにより，非常に複雑なプログラミングが必要となるデータ分散処理システムを開発しなくとも，所有する1億3,000万以上のカルテ記載データや各文書を秒単位に全文検索することを可能とするカルテ記載データ分散処理システムの実現を可能とした（図2）。

2.1　Hadoopを活用した分散処理システム構成

　Hadoopを活用した分散処理システムを採用した大きな理由は，コスト的なメリットである。データ処理速度の大幅な向上のためには，サーバのスケールアップを行うことが必要であり，メインフレーム単位のサーバを用意する必要がある。すなわち億単位の費用が必要となり実装するのは難しい。そこで，ソフトウェアとしてオープンソースであるHadoopを中心としたシステム

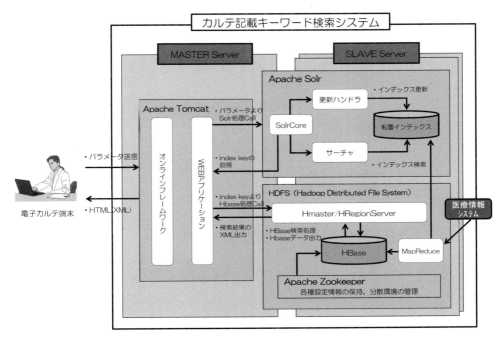

図2　カルテ記載データ分散処理システムの俯瞰図

方式の検討を進めた。分散処理システムの主な構成としては，Hadoop-core である HDFS（Hadoop Distributed File System）と MapReduce に加えて，検索エンジンに Apache Solr，各種設定情報の保持，分散環境の同期に Apache ZooKeeper，データベースに Apache HBase を採用した。各種オープンソースを組み合わせることによって，非常に安価に分散処理検索システムを実現することを可能とした。

　この分散処理システムを電子カルテシステムのネットワーク環境に配置しているため，既存の電子カルテ端末上から Web アプリケーションとして起動することを可能としている。よって，患者単位ではなく，患者横串で電子カルテに記載されている内容をフリーテキストにて検索することが可能である。

2.2　カルテ記載情報への新しいアプローチ

　当附属病院では，全文検索を使ったデータの利用を徐々に始めているが，その中で検索するキーワードの選び方が運用のポイントとなることが分かってきている。医師のカルテへの記載内容によっては，医師ごとにニュアンスの違う言葉が使われていることも少なくないため，漏れなく拾い上げるためには，結果が重複してもいくつかの言葉で検索するか，ある程度の用語の統一が必要になる。さらに，患者の訴えを拾い上げられるようになることで，診断にも活用できる可能性があると考える。例えば，医師の診断においては患者の"胸がぎゅっとする"という表現を"前胸部絞扼感"と医療用語に置き換えて診断推論しているが，カルテ記載を検索できれば，患者の擬音表現と病気の相関が見出せるだろうし，これは記載からの新しいアプローチ方法であると考える。また，患者の訴え状況をさらに細かく記載した看護記録も検索範囲としている。詳細な診療情報の母集団が大きくなれば，診断や治療に有用な情報をより高い確度で掘り出すことができ，将来的に他大学病院も含めて全国規模でデータを集めた解析が可能となれば，地域特性がない診療データとなり，全国の医療全体へさらなる貢献が期待できる。

2.3　薬剤の副作用検索への利用

　さらに薬剤単位の副作用など，カルテ記載の全文検索を用いたデータの活用法は多岐にわたる。薬剤の副作用については，新たな取り組みとして，ドラッグ・インフォメーション室との連携を進めており，各医薬品の添付文書に記載されている副作用以外の"副作用らしき記載"がないかを当システムを用いて検索を行っている。例えば，薬剤熱，血管外漏出などのキーワード検索により，カルテ記載から検索キーワードが存在する対象患者を絞り出し，これら患者の投薬状況を調査することによって製薬会社からの副作用情報とは違う副作用の兆しを検出している。さらに，厚生労働省および医薬品医療機器総合機構（PMDA）の指導のもと，医薬品リスク管理計画（Risk Management Plan）を製薬会社が１枚にまとめた文書があるが，そこには医薬品添付文書に記載されていない「潜在的なリスク」「不足情報」「患者への注意喚起用資材の有無」が記載されている。これらの内容をキーワード検索することによって，対象患者を絞り込むことが可能となり，他病院よりさらに精緻に副作用を調べることを可能としており，副作用に注意した診療を実施している。カルテの記載内容から，新たな薬剤の副作用を見出すことで，当附属病院では

より質の高い安全な医療を目指すとともに，発見した副作用情報については製薬会社にフィードバックして全国的な医療安全にも貢献している。

2.4　臨床研究への期待効果

　臨床研究への応用も実施している。臨床研究において，保険病名では検索できない特定疾患の患者を治療内容，治療時期などをもとにリストアップしたいが，これらを実現するためには，医師が診療科ごとに独自のデータベースを構築し，管理・運用する必要があった。しかし，当システムを利用することによって，カルテにキーワードを記載していれば，インターネットでキーワード検索するように，簡単に必要な診療データ，つまり医師が知りたい対象患者をリストアップすることが可能となっている。さらに，ある治療が奏功しなかった場合に，次にどの治療を選ぶと良いかという情報の取得や，薬剤の無効例や難治例を抽出し，それに対して有効だった治療の解析を行うといったことが可能である。医師が多忙な日常診療の合間に，過去の症例を振り返ることができるようになり，治療内容の向上や臨床研究に効果があると考えている。

　診療情報ビッグデータの有効活用による臨床，研究へのデータアプローチにより，多忙な医療者に簡易で，かつ質の高い情報の提供形態を考え，さらにはそこから「新しい知見」を得ることの実現が，次世代精密医療には必要不可欠な技術であり，当附属病院ではそれらを先進的に進めている。

3.　医療の質向上を見据えた診療プロセス支援システム

　診療のプロセスを考える上で，クリティカルパスは重要なツールである。オーバービューパスを患者へ利用するためには，医療従事者（主に医師を中心とした医療チーム）がクリティカルパスの作成・検索・適用という手順に沿って進める必要があるが，これらは忙しい医療現場において，じっくりと時間をかけて取り組む余裕がないこと，医療従事者間の手技や診断基準などの暗黙知を形式知として伝達，共有できていないことが電子的クリティカルパスの適用率を低下させている大きな要素であることは間違いない。これらを少しでも解消するため，各手順の電子的支援にはどのようなシステムが必要で，それは効果的であるのか，そのシステムを導入することによって，医療品の質がより向上することが可能であるのか，という点について考えた。

3.1　クリティカルパスの作成・検索・適用への支援

　まずは各疾患に合致したクリティカルパスを作成することが必要であるが，このクリティカルパスの作成は，まさに医療従事者の暗黙知を形式知にしなければならず，その疾患に対する実際に治療した経験値，医療知識，それらの具現化が必要であり，もっとも難易度が高く，しかも最重要なステップである。前述のとおり作成されたクリティカルパスが医療情報システムに保存されていた場合，他医療従事者が探し当てることがクリティカルパスの検索である。ここでは，いかに担当患者の疾患に合致したクリティカルパスを効率良く検索することが可能であるのか，手順に工夫が必要である。検索されたクリティカルパスを患者へ実際に活用する行為がクリティカ

ルパスを適用することである。このクリティカルパスの適用時にこそ，疾患単位に必要である医学的要素などを見つけることが可能となる瞬間であると考えている。本診療プロセス支援システム開発においては，クリティカルパスの作成を支援する「クリティカルパス作成補助システム」，患者に適合したクリティカルパスの検索条件の設定，検索支援を行う「クリティカルパス条件検索システム」，クリティカルパスを適用した理由，適用した患者情報を蓄積し，その結果を解析することを可能とした「クリティカルパス情報蓄積システム」が存在する（**図3**）。これら3つのシステムにより，クリティカルパスを利用した診療への支援が可能となり，さらには患者の「状況」を鑑みたクリティカルパスの適用が可能になると考えている。

3.2 クリティカルパス作成補助システム

医療従事者がクリティカルパスを作成する場合，電子カルテに記載された過去の医療行為を1つずつ確認しながら新規作成する必要がある。その際，クリティカルパスに必要となる要素，例えば「処方」「注射」「処置」「手術」などの各オーダ，必要となるタイミングなどを見つけ出すことは，紙カルテはもちろんのこと，電子カルテにおいても非常に時間がかかり，医療従事者にとって大きな負担となっている。そこで前述したとおり，当附属病院における医療情報システムを構成する電子カルテシステム，各部門システムなどから，SQLServer2012をデータベースとして利用し，すべてのオーダ情報，医事会計情報をETL（Extract/Transform/Load）経由にて整理統合した「オーダ情報統合テーブル」を作成した。

このオーダ情報統合テーブルは，テーブル構成が明確に提示されているため，開発ベンダーが保存形態を把握しているだけではなく，当附属病院においてもデータベース構成を把握しており，そこからレポートやテーブルを作成可能であることがポイントとなっている。これらから，病名単位，術式単位に必要となる医療行為を抽出するわけだが，まずは共通項，すなわち複数人に実施されている医療行為，期間，タイミングなどを抽出することが重要と考えている。それらの医療行為こそが，医療の標準化，または医療の過程・結果の評価につながると考えた。

今回参照可能なレポートとしては，「病名一覧」「術式一覧」の2つのレポートを用意して作成し

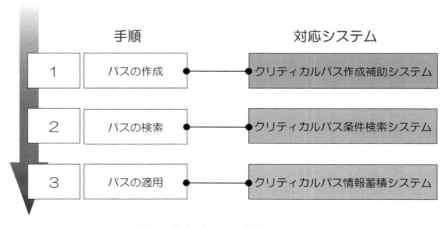

図3　診療プロセス支援システム

第 2 章　データ解析・分析手法の開発

た（図 4，図 5）。病名一覧では，病名を検索キーとして，前方一致により同一の病名の患者を一覧として表示させることが可能であり，発行された各オーダを入院日から 20 日分表示することを可能としている。また，術式一覧では，術式を検索キーとして，前方一致により同一の手術を行った患者に対して手術 3 日前から 20 日分の各オーダを表示することを可能としている。さらに患者 ID をクリックすることにより情報をドリルダウンできるようにし，該当患者に対するオーダの詳細内容の確認，解析を可能にした。病名・術式単位に「処方」「注射」「処置」「手術」などの各オーダ，手術の術式，検査項目などを表示することにより，過去に診断した同じ症例の診療情報を俯瞰的に参考にすることを可能とする。

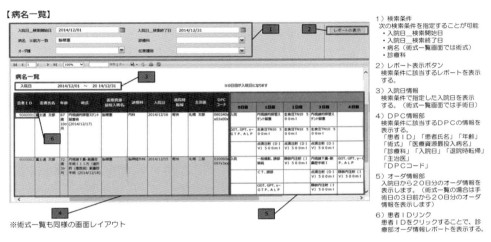

図 4　クリティカルパス作成補助システム（病名一覧）

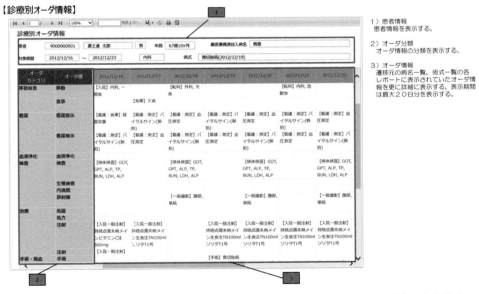

図 5　クリティカルパス作成補助システム（病名一覧）患者単位へドリルダウンした場合

3.3 クリティカルパス条件検索システム

　作成されたクリティカルパスは，病院単位，診療科単位，個人単位にて保存・管理されるが，これらは同じような疾患の患者へ適用されることも少なくない。医師はこれら作成済みの病院，診療科単位に保存されているクリティカルパスから活用できるものを探すことになる。他医療従事者が作成したクリティカルパスから自身が担当している患者に適したクリティカルパスを見つけるためには病名，術式などをキーワードとして探すことになるが，本システムでは患者の状況に応じたクリティカルパスを見つけ出すための方法として，パス単位に検索条件の設定画面を作成した。この設定画面から各クリティカルパスに対して，「年齢」「性別」「術式」「病名」をマスタに設定することにより，検索する際の絞り込み条件の設定を可能としている。本機能は，担当している患者の状況（年齢，性別，術式，病名）から，適用すべきクリティカルパスを検索する際に利用する便利機能である。例えば，冠動脈を術式に，病名を狭心症，年齢を60歳としてキーワード検索を行うことが可能であり，条件に合致したクリティカルパスを検索することが可能となる。これらによって，闇雲にクリティカルパスのファイル名をもとに探すのではなく，絞り込み条件により最適なクリティカルパスが検索可能となるシステムを構築している（図6）。

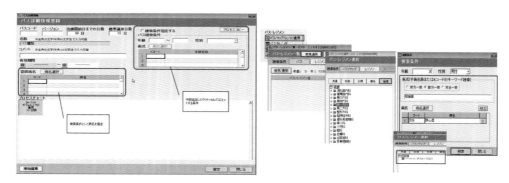

図6　クリティカルパス条件検索システム

3.4 クリティカルパス情報蓄積システム

　検索されたクリティカルパスを患者へ適用した際に，その適用した理由，効果，改善点などを記載するための「適用理由入力画面」を構築した（図7）。この画面からの入力項目として，「年齢」「性別」「臨床病名」「術式」「フリーコメント」を適用理由として入力可能としている。この機能により，適用したクリティカルパスの採用理由を形式知として明確にすることによって，クリティカルパス適用における暗黙知の形式知化へ使える情報が医療情報システムへ蓄積されている。入力された情報はロールブラウザへカルテ記載として記録され，システム内部的には XML 形式としてデータベースに格納される。これらは実際の医療現場における貴重な情報であり，適用事例の蓄積を継続的に行うことで，クリティカルパスを構成する知識のデータベースとすることを可能とする。

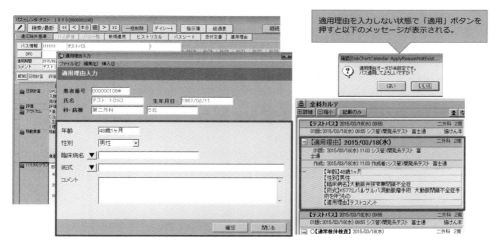

図7　クリティカルパス情報蓄積システム

4. 診療情報ビッグデータの解析による医療の質向上と安全確保の実現

　診療情報ビッグデータを解析することにより，暗黙知であることが多い医療行為をできる限り形式知とすることが必要であり，これらを実現するためには膨大なデータ解析が必要である。患者の各種情報をより精緻に，俯瞰的に見ることにより，帰納法的な推論が可能となる。さらに複雑化，高度化している医療の現場では，患者の状況変化への的確な対応が求められており，当附属病院では，医療の質向上，医療安全確保のために，さまざまなチェックロジックを構築している。例えば，B型肝炎再活性化のようなウイルス性肝炎劇症化防止におけるスクリーニング検査の実施をさらに推進するために，全国的にも先進的なシステムとして，患者の状況に応じてメッセージが可変する自動チェックシステムを実装させているが，実際に大きな効果を得ており，新しい形の医療情報システムへ少しずつ変化させている。また，これら自動チェックシステムは，電子カルテシステム「HOPE EGMAIN-GX」(富士通社製)のパッケージを改修して搭載しているため，一部機能については，次期最新パッケージへ搭載し全国のユーザ病院において無償にて利用可能なように進めており，当附属病院は全国的な疾病対策に貢献できる医療情報システムの構築を考えている[4]。

　これらルールベースが確立しているケースにおいては，そのルールを医療情報システムへ埋め込み，そのルールや患者の状況に応じて，システムが動作すること(処方オーダをしている最中に，その薬効や患者プロファイル情報により必要とする検査オーダが起動するなど)が最新システム技術と考えるが，今後求められる機能としては，診療情報ビッグデータを利用した機械学習によってルール(モデル)自体を構築し，そのモデルに従い患者に合致した最適な医療を提供することである。すでにその動きは始まっており，さまざまな疾患に関するモデル作成に取り組んでいる。診療情報ビッグデータからモデルを構築し，そのモデルによって，常に変化する患者の状況によって医療サービスの内容をリアルタイムに変更し，医療の質を向上し続けることは精密医療，個別化医療において必要な技術であり，当附属病院はこれらの実現に向けて日々挑戦し続けている。

文　献

1) 冨田健司：医療の質とサービスの質，同志社商学
63(1)(2).
https://doors.doshisha.ac.jp/duar/repository/
ir/15477/017063010205.pdf

2) 廣田健一：BI ツールと Hadoop の導入により埋も
れたデータを"使えるデータ"にして治療の最適
化や医療の質の向上をめざす，*HOPE Vision*, **22**,
4-5（これからの医療につなぐデータ活用術）
(2015).

3) 廣田健一：診療情報ビッグデータの有効活用によ
る臨床・研究へのデータ指向アプローチ，月間
「新医療」2 月号, 57-60（DWH を真に活用する病
院からの証言論文）(2016).

4) 廣田健一，大西浩文，射場浩介，千葉弘文：医療
情報システムによる先進的な B 型肝炎再活性化防
止対策に関する取り組み，医療の質・安全学会誌,
13, 130-134（2018）.

| 第1編 | データベース構築と解析・分析手法の開発 |

| 第2章 | データ解析・分析手法の開発 |

第6節　NGS をがんのプレシジョン・メディシンで利用するためのバイオインフォマティクスの動向

東邦大学　**日紫喜　光良**　　ライン株式会社　**田村　卓郎**

1. はじめに

　意思決定を客観的指標に基づいてシステマティックに行うことを目指すプレシジョン・メディシンの考え方が広まっている。がんのプレシジョン・メディシンでは，組織ならびに血液などのDNA や RNA からがんに特有な変異を発見するための手段として NGS（Next Generation Sequencing，次世代シーケシング）がますます利用されている。インフォマティクスの適切な理解が NGS の実行に不可欠であるが，このように NGS が臨床でさらに重要になってきていることを考えると，NGS のインフォマティクスには臨床との親和性という視点がますます重要になっている。

　ここでは，まず，体細胞変異（somatic mutation）と生殖細胞変異（germ line mutation）のバリアントを区別する問題について論じる。特に，がん患者の検体を多数扱う検査室がその特性を生かしてより正確な診断を行うためのアプローチについての例を紹介する。

　次に，情報処理の結果をシーケンシングプロセスにフィードバックすることの利点を考えると，今後インフォマティクスの主体は臨床検査室に移るであろう。このことを考慮して，臨床検査室において多段階にわたる NGS の情報処理プロセスを構築し，また再現性を確保するための情報処理パイプラインについて議論する。さらに，臨床との親和性で非常に重要な NGS の結果を臨床にどのようにレポートすべきかについて論じる。

　がんの NGS が行われる環境について，現状と将来像を**図1**にまとめた。図の A は現在の体制，B は NGS をより効果的に利用するための将来像である。より多くの患者が，地域のがん診療センターを受診するが，サンプルと情報は共通のプラットフォームのもとで解析され，どこでも同じ診療の質を担保する。また，情報は共通のデータベースに収納され，多様な研究者からのアクセスが可能になる。このような体制のもとで NGS を効果的に利用するためにも，臨床との親和性という視点ならびに，その視点から導き出される上のような問題点は重要であると考える。

2. がんパネル NGS の特色を生かした somatic mutation の検出

　一般的には，germ line mutation では 50％か 100％かのどちらかの変異アレル頻度（Variant Allele Frequency；VAF）を仮定してデータを説明でき，また，アーティファクトの多くは低頻

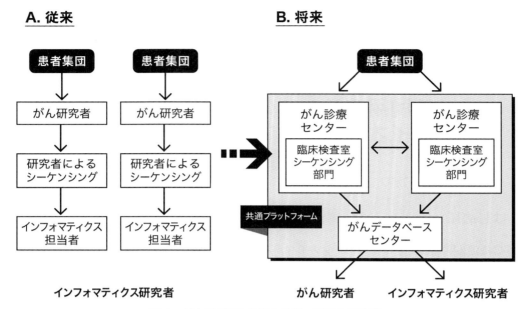

図1 がんのNGSを行う体制：現状と将来像

度でしかもホモ接合である。一方，somatic mutationの変異アレル頻度はまちまちである。その原因として例えば，サンプルに占めるがん細胞の割合は一定ではないことが挙げられる。また，注目するバリアントが，がん細胞群の中の稀なサブクローンであったり，あるいは循環血中の細胞由来であったりする場合は，変異アレル頻度がかなり低くても意味のある変異であることが多い。

　また，NGSの結果から体細胞変異を発見するためのツールが多く発表されている[1]が，現状では，感度ならびに陽性適中率（Positive Predictive Value；PPV）ともに安心して単独利用できるツールは存在しない[2]。したがって，数百程度の遺伝子を対象とする場合，最終的には下に述べるようなある指標を満たしたすべてのバリアントの精査をすることが多いので，そのようなツールを使用しないことも多い。しかし，エクソームあるいは全ゲノムを対象とするようになった場合，これらのツールはバリアントの評価指標の1つとして有用だろうと予想される。

　ここでは，Thomasら[3]の骨髄性疾患を対象としたNGSの活用例を中心として，がんのプレシジョン・メディシンでの特殊性がsomatic mutationの判定にどのように利用できるか検討する。

　第一に，現在のところ，「パネル」と呼ばれる数十〜数百の遺伝子領域だけを対象とすることが多い。そうすることによって，対象領域のある配列を何回も繰り返し読む測定の深さ（デプス，depth）の目標を，少なくとも500倍以上と設定できる。パネル遺伝子セットを対象としたNGSでは，一定以上のリードクオリティ（read quality，例えばQ30以上），一定以上のデプス（例えば500x以上），ならびにサンプルでの一定以上の変異アレル頻度（例えば15％）といった指標を，バリアントの信頼性の指標として用いることができる。

　これらの情報は，測定プロセスへのフィードバックに用いることができる。例えば，アンプリコン配列のGC割合が高い場合，デプスが出にくい場合がある。そのような場合，サンガー法な

どの他の方法でシーケンシングを行う必要がある。また，アーティファクトではない真の変異の候補を選ぶ方法の1つとして利用することができる。

　第二に，類似背景を持った患者集団（コホート）から同じ方法で採取したサンプルが多数あれば，サンプル間におけるバリアントの頻度分布が重要な情報を与える場合がある。例えば，ASXL1 *c. 1934dupG*（*p. Gly646fs*）のように，同じバリアント配列でも，報告によってアーティファクトなのか意味のある配列なのか評価が分かれている場合がある。このバリアントの場合，変異アレル頻度の分布は8〜10%程度のところの大きなピークと，30〜40%程度のところの小さなピークとの2峰性になり，小さなピークのほうは真のバリアントであると考えられる。それに対して，アーティファクトの場合は，頻度の幅はあっても，ピークが1つだけであるような分布を示した。

3. 検査室のためのバイオインフォマティクスパイプライン

　従来のNGSが研究機関の中で研究を目的として行われることがほとんどだったのに対し，今後はNGSの測定，情報処理，報告書の作成が医療機関で行われることがますます多くなる。したがって，測定のみならずインフォマティクスが臨床検査室で行われることを想定する必要がある。NGSにおいてインフォマティクスの役割は，単なる情報処理だけでなく，測定における意思決定（例えば，NGS以外の方法でシーケンスを行うべきかどうか）にも関わるので，NGSから得られる情報の処理においては，さまざまな種類のフィルターを利用する。それぞれのフィルターを使うことはどのような意味があるか，また，どのような順番でフィルターを使うべきかについて，検査室で誤解や実行時の間違いが生じないことが重要である。

　そのため，インフォマティクス担当者が一連の操作を自動化したり，一連の操作の全体像や処理がどこまで進んだかを確認したりできるようなパイプライン構築ツールが必要になると考える。パイプラインを構築し，また，複数のセンター間で共有することによって，全国レベルでのNGSを用いたがんのプレシジョン・メディシンの展開が可能になると考えられる[4]。

4. 臨床医へのレポートのありかた

　がんのプレシジョン・メディシンにおけるNGSの特殊性は，結果の利用方法においては，研究目的のNGSと違って，臨床的に意味のある順に優先順位をつけて，臨床医に対して報告される必要があることである。臨床的に意味があるとは，診断，治療法の選択，治療効果判定，治験への参加，予後推定などの「行動」に影響を与えることをいい，そのようなバリアントをactionableであるという[5]。

　バリアントのactionabilityについて，症例と一致するエビデンス（文献）が存在するかどうか，バリアントの特徴（変異遺伝子，タンパク質構造への影響，病原性など）ならびに症例の特徴（疾患，サンプルを採取した組織など）とエビデンスとがどの程度一致するかによってクラス分けされる。一致するエビデンスがない場合，機能予測ツール（SIFTなど）を用いて，バリアン

トが遺伝子機能に与える影響を考慮する。Sukhai ら[6] は，バリアントを次の4つの特徴とバリアントが報告された臓器 site ならびに組織型 histology とを考慮することを提案している。

（a）　すでにバリアントが報告されている（さらに，病原性 pathogenic かどうか）。

（b）　そのバリアントが actionable である（さらに，同じ site または histology かどうか）。

（c）　同じ遺伝子の他のバリアントが actionable である（さらに，同じ site または histology かどうか）。

（d）　予測ツールによるバリアントの効果（病原性，不明，良性）。

彼らによれば，これらのバリアントの特徴と，組織との一致によってバリアントは5つのクラスに分類される。

クラス1：(a)，pathogenic；(b)，同じ site ならびに histology

クラス2：(a)，pathogenic；(b)，異なる site または histology

クラス3：(c)，同じ site ならびに histology

クラス3はさらに A，B，C に分類する。

　クラス3A：(d)，病原性

　クラス3B：(d)，不明

　クラス3C：(d)，良性

クラス4：(c)，異なる site または histology

クラス4はさらに A，B，C に分類する。

　クラス4A：(d)，病原性

　クラス4B：(d)，不明

　クラス4C：(d)，良性

クラス5：いずれの特徴も該当なし

Actionability によって分類されたバリアントの報告書のフォーマットも，臨床医にとって理解しやすいものになるように工夫の余地がある。Dienstmann ら[7] の提案する書式では，レポートの冒頭には認可薬に関係するかどうかのサマリーとともに，actionability についての情報を記述する。これは，actions の種類―治療，診断，予後―ごとに表形式で記述する。続いて，生物学的に意味のあるバリアントをパスウェイごとに記述し，さらに，がんの種類にもかかわらず陰性であったバリアントを報告する。

5.　多型データベースとがん変異データベース

Somatic mutation と germ line mutation とを識別する重要な指標は，一般集団における遺伝子多型頻度である。これがある水準（例えば1%）を超える場合，そのバリアントは somatic よりもむしろ germ line mutation である可能性が高い。したがって，これらの識別のために，遺伝子多型データベースが重要である。**表1**に，主な遺伝子多型データベースを列挙する。個々の遺伝子多型データベースは，サイズそのもの，あるいは地域的な偏りなどの理由で，すべての有意な遺伝子多型をカバーできないことが多い。したがって，あるバリアントの遺伝子多型頻度を調べ

表1　主な遺伝子多型データベース[9]

データベース	URL
1000 Genomes Project	http://browser.1000genomes.org
Exome Variant Server	http://evs.gs.washington.edu/EVS
dbSNP	http://www.ncbi.nlm.nih.gov/snp
dbVar	http://www.ncbi.nlm.nih.gov/dbvar
ExAc	http://exac.broadinstitute.org

表2　主ながん遺伝子データベース[9]

データベース	URL
Catalog of Somatic Mutations in Cancer	http://cancer.sanger.ac.uk/cosmic
My Cancer Genome	http://www.mycancergenome.org
Personalized cancer therapy, MD Anderson Cancer Center	http://pct.mdanderson.org
cBioPortal, Memorial Sloan Kettering Cancer Center	http://www.cbioportal.org
Intogegn	https://www.intogen.org/search
ClinicalTrials.gov	https://clinicaltrials.gov
IARC（WHO）TP53 mutation database	https://p53.iarc.fr
Pediatric Cancer Genome Project（St. Jude Children's Research Hospital – Washington University）	http://explorepcgp.org
International Cancer Genome Consortium	http://dcc.icgc.org

るためには，複数の遺伝子多型データベースを参照する必要がある。

　また，多くの遺伝子多型データベースはアジア系のカバー率が低いと言われている[8]。そのため，日本でのがんを有さない人々の遺伝子多型データベースをさらに拡充することが重要である。

　すでに報告のあるバリアントか，また，その病原性はどの程度か，さらには，がんにおけるバリアントの頻度はどの程度か，などはバリアントの評価のために重要である。そのためのがん変異データベースの整備をさらに進める必要がある。これは，上で述べたNGSの全国的展開においてますます重要になる。**表2**に主ながん変異データベースを列挙する。

文　献

1）C. Xu: A review of somatic single nucleotide variant calling algorithms for next-generation sequencing data, *Computational and structural biotechnology journal*（2018）.

2）S. Sandmann, A. O. De Graaf, M. Karimi, B. A. Van Der Reijden, E. Hellström-Lindberg, J. H. Jansen and M. Dugas: Evaluating variant calling tools for non-matched next-generation sequencing data,

Scientific reports, **7**, 43169（2017）.

3）M. Thomas, M. A. Sukhai, T. Zhang, R. Dolatshahi, D. Harbi, S. Garg, M. Misyura, T. Pugh, T. L. Stockley and S. Kamel-Reid: Integration of technical, bioinformatic, and variant assessment approaches in the validation of a targeted next-generation sequencing panel for myeloid malignancies, *Archives of Pathology and*

Laboratory Medicine, **141**(6), 759-75（2017）.

4）S. O. Hynes, B. Pang, J. A. James, P. Maxwell and M. Salto-Tellez: Tissue-based next generation sequencing: application in a universal healthcare system, *British journal of cancer*, **116**(5), 553-560（2017）.

5）M. Allegretti, A. Fabi, S. Buglioni, A. Martayan, L. Conti, E. Pescarmona, G. Ciliberto and P. Giacomini: Tearing down the walls: FDA approves next generation sequencing（NGS）assays for actionable cancer genomic aberrations, *Journal of Experimental & Clinical Cancer Research*, **37**(1), 47（2018）.

6）M. A. Sukhai, K. J. Craddock, M. Thomas, A. R. Hansen, T. Zhang, L. Siu, P. Bedard and T. L. Stockley, S. Kamel-Reid: A classification system for clinical relevance of somatic variants identified in molecular profiling of cancer, *Genetics in Medicine*, **18**(2), 128（2016）.

7）R. Dienstmann, F. Dong, D. Borger, D. Dias-

Santagata, L. W. Ellisen, L. P. Le and A. J. Iafrate: Standardized decision support in next generation sequencing reports of somatic cancer variants, *Molecular oncology*, **8**(5), 859-873（2014）.

8）R. F. Halperin, J. D. Carpten, Z. Manojlovic, J. Aldrich, J. Keats, S. Byron, W. S. Liang, M. Russell, D. Enriquez, A. Claasen and I. Cherni: A method to reduce ancestry related germline false positives in tumor only somatic variant calling, *BMC medical genomics*, **10**(1), 61（2017）.

9）M. M. Li, M. Datto, E. J. Duncavage, S. Kulkarni, N. I. Lindeman, S. Roy, A. M. Tsimberidou, C. L. Vnencak-Jones, D. J. Wolff, A. Younes and M. N. Nikiforova: Standards and guidelines for the interpretation and reporting of sequence variants in cancer, a joint consensus recommendation of the Association for Molecular Pathology, American Society of Clinical Oncology, and College of American Pathologists, *The Journal of molecular diagnostics*, **19**(1), 4-23（2017）.

| 第1編 | データベース構築と解析・分析手法の開発 |

| 第2章 | データ解析・分析手法の開発 |

第7節 ゲノム IT クラウド構築の国内外動向

株式会社インターネットイニシアティブ 喜多 剛志

1. ゲノム解析における IT 環境の位置づけ

　ヒトゲノムの解読が 2003 年に成果を上げた後，ゲノム解析は IT 分野におけるコード化として理解され，コンピュータ性能の進化とともに発展を遂げてきた。当初 30 億ドルを超える解読コストは，次世代シーケンサー（NGS）の発展とともに 1,000 ドルを目指すまでに低コスト化している。一方で解析されるデータサイズは拡大を続け，小規模の SND を読み取る限定的な解析だけでなく，Exome，全ゲノム解析へとその対象は拡大している。

　NGS での世界最大手 Illumina 社が全ゲノム解析の低コスト化，高速化を狙った NovaSeq6000 を発表したことにより，さらに全ゲノム解析を前提とした研究，および臨床展開が発展すると予想される。これによって解析後の分析，研究におけるデータサイズが飛躍的に拡大していく。1人当たりの全ゲノム解析は 2 フローセルで，約 1TB 以上（CBCL 生成）となり，ICT 環境への投資要求はさらに大規模化する傾向にある。

2. 解析対象の変化と海外の動き

　この状況においてゲノム解析と変異に関する研究，探索が進められているが，大きなテーマの1つはより多くの解析データを集約する点にある。Exome 解析だけでなく，全ゲノム解析を主体とした研究が今後拡大を進めていき，英国 Genomics England や米国 Precision Medicine Initiative を代表とするバイオバンク，ゲノムバンクと称される国家戦略推進を行う国も現れている。

　一方で民間主導による解析事業社も現れ，米国を中心にゲノム解析のデータを蓄積，事業化を行う動きも見られるようになっている。本稿では，これらの大規模データの収集と蓄積がどのように行われているかを整理し，国内の状況と照らしながら，今後の動向について示唆していきたい。

3. 分散された国内環境の状況

　2005 年ころの国内では次世代シーケンサーの導入が全国で進み，バイオバンクの活動を目標に多くの学術部門（研究室・研究機関）がこれに参画した。しかし，シーケンサーは集中管理されることで効率の良い運営がなされるが，全国に分散配置されてしまったシーケンサーでは継続的

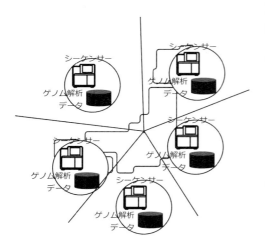

図1　国内シーケンサーの導入と問題

な運営が難しい状況となっている（図1）。この原因の1つとして，ICT設備のコストや効率的な運営およびデータ連携が難しい環境であったことが考えられる。

4. ICT業界の大きな変化

　一方でICT業界でも大きな変化が起こっている。1つは大規模コンピュータネットワークであるインターネットの登場。2000年ごろから普及し始めたインターネットは全世界をつなぎ，小規模データのやり取りにとどまらず，動画配信をはじめとした大規模データのやり取りにも採用され，普及している。学術分野では早くからインターネットによるコミュニティ形成やデータ公開，共有が進んでおり，その活用シーンは現在も拡大を続けている。

　もう1つはクラウドコンピューティングの台頭である。2006年，Google社のエリック・シュミットが発言したこの概念が発展を続け，社会基盤として多くのモデルが登場している。クラウドコンピューティングは主にインターネット上を中心に大規模なコンピュータ資源の集積場所を作り，要望に応じた利用を可能にする概念である。利用者は自ら大規模なICT環境を独自構築することなく，利用に応じたICT資源の活用ができる。また，ネットワーク上でシステム設計，構築することが前提となっており，複数の拠点から情報資源を集める，参照するという点でも優れた運用性を持っている。

5. 海外でのICT環境の構築状況

　ICT環境の変化を受け，ゲノム解析におけるICT設備の考え方も変化しており，米国に関して

はそのトッププレイヤーとしてさまざまな検証や，事業化が行われている。特にICT環境の大規模化，データセンターの集約化，クラウド技術の採用という点でいくつかモデルケースが登場している。ここでは主に2つの方向性についてまとめておきたい。

モデル1：集中運営型モデル

①Icahn School of Medicine at Mount Sinai や New York Genome Center にサイトビジットを実施し，環境の確認を行った。2つに共通雨する構成をもとに図2に示すようなモデルとしてまとめる。

②主に大型病院，解析センターの概念で設計されるケースが多く，大規模になっても解析処理のボトルネックが発生しない設計を目指している。

③安全性，スケールメリット，処理速度という面が重視されている半面，初期投資が必要となり，国内でこのタイプのモデルは少なく，全ゲノムのデータを数万検体で蓄積できるプラットフォームは確認できていない（2018年6月現在）。

モデル2：分散運営型モデル（図3）

①学術研究においてもデータシェアリングを行い，解析・分析処理を行う場合に採用されているモデル。

②小規模な数十検体（多くて100検体程度）を保有する施設がデータシェアリングを行い同一環境上で解析をすることなどができ，大規模センターを持てない場合でも特定テーマの解析が可能となる。

③一方で，インターネット経由（VPN・SSLを採用）の利用となった場合，国内で採用する際には一定のセキュリティ対策を求められる可能性もあり，パブリッククラウドサービスを活

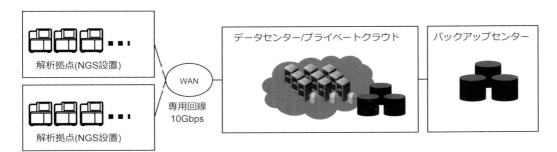

図2　モデル1参考図

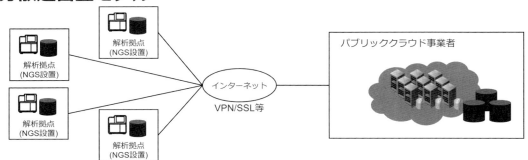

図3　モデル2参考図

用する際は，専用線型の接続を考慮する必要もある。

どのモデルもICT設備をNGSの設置場所からICT専用設備であるデータセンターに切り出し，クラウド型の運営設計を行っている。それぞれにメリット・デメリットがあるが，日本国内ではまだどれも大きな実績が確認できていない状況であり，米国の上記モデルは今後のICT環境構築の参考になると考えられる。

6. クラウド事業社のゲノム解析専門サービスの登場

これまで紹介してきたICT環境は，クラウド型と呼ばれるICTの活用のプリミティブな活用といえる。さらに簡易な処理，定型的な処理に関しては専用のクラウドサービスが登場しており，ケースバイケースでの利用が進むと思われる。主なクラウド事業者が提供するゲノム解析専用サービスを表1に一覧として上げておく。

国内にはまだゲノム解析に関する市場が立ち上がっていない状況もあり，国内クラウド事業者で対応可能な企業は確認できていない。一方で，海外とのデータシェアリング，共同研究などを考慮し，国内サービスではインターネットイニシアティブ（IIJ）のクラウドサービス「IIJ GIO インフラストラクチャーP2」がHIPAA対応可能であることを発表している。今後国内ゲノム解析ニーズによって国内サービスの立ち上がりの可能性も十分ある。

表1　ゲノム解析専用サービス一覧

サービス名	ゲノム解析向けサービスの動向	法規対応
Amazon Web Services（AWS）	特化型のサービスはないが，クラウドサービスとしては世界最大であり，活用事例も豊富。 Docker環境を利用したパイプライン設計の環境なども用意されている。	HIPAA準拠他
Microsoft Azure Microsoft Genomics	ゲノム解析に特化した「Microsoft Genomics」を提供（日本リージョンでの提供は未定）。 1ゲノム，データサイズ単位の課金で利用が開始できる。 BWAやGATKといった定型処理が可能。	HIPAA準拠他
Google Cloud Platform Google Genomics	AWS同様特定のサービスメニューはないがDocker環境や独自の大規模データ処理環境（BigQuery）の提供を行っている。	HIPAA準拠他
Illumina BaseSpace Sequence Hub	NGS大手Illumina社が提供する解析環境。AWS上で構築されており，特定解析用途として提供。 少ない検体数や単純なパイプライン処理に対応。	HIPAA準拠（AWS基準）

7. 今後のゲノム解析のICT環境の変化

　前述のとおり，ゲノム解析に関わる環境はハードウェアを購入し，研究施設内に設置するという考えから大きく変わろうとしている。その背景には以下のような状況が考えられる。
　① ICT環境のコスト増加
・20検体で1TBを超えるデータ量を想定した場合，PB（ペタバイト）クラスのストレージが必要となり，この環境準備と運用に大きな負担がかかる。
・データ保管と処理を設計し，効率的な処理が可能な専用環境の構築が必須となる。
　②解析環境の集中
・旧来のシーケンサー散在の環境下では効率的なデータ集約が難しいため，大規模シーケンサーを採用した集中型の解析環境の提供が求められる。
・一方で集中した解析環境へのアクセスを効率化するためのネットワークづくりも必要となる。

8. 将来のICT環境

　すでに，米国を中心にNGSによる解析，データの保管，解析，解析業務支援など，役割に応じた水平分業が進み始めている。クラウドサービスの活用はそのインフラストラクチャーの分離と考えられる。今後はデータの持ち主である個人の権限・権利を意識した情報管理（本人同意）をベースに匿名加工やパイプライン環境の提供がより柔軟にできるようになることが求められる。
　米国に大きく遅れをとっている国内のICT環境だが，国内の環境を集中的に整えていくことで周辺の活用シーンが広がりを見せるのではないかと考えている。
　参考までに将来のICT環境モデルを示す（**図4**）。

第1編　データベース構築と解析・分析手法の開発

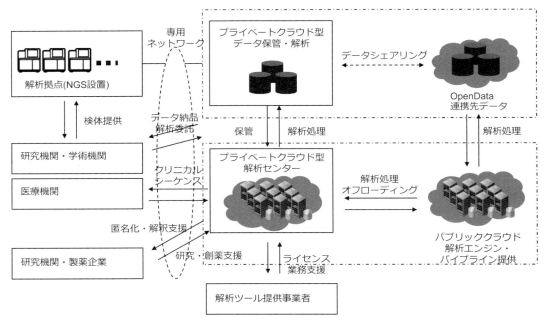

図4　将来のICT環境モデル

　役割ごとに利用するICT環境が変わることによって水平分業が進み，各機能要素，事業役割に応じた投資効果やアウトカムを得られるようになるのではないかと考えられる。

第1編	データベース構築と解析・分析手法の開発

第3章　網羅的な遺伝子変異検査法の開発

第1節　がんゲノム医療に向けた　　　　プレシジョン・メディシンに関わる　　　　遺伝子関連検査の現状と課題

株式会社エスアールエル　**中條　聖子**　　　株式会社エスアールエル　**佐野　栄治**

1. はじめに

　2006年にヒトの遺伝子関連検査で初めて Major *BCR-ABL1* mRNA 検出試薬が体外診断用医薬品と承認され，保険適用となった。その後，*EGFR*，*KRAS* 遺伝子変異を検出するがん関連遺伝子検出試薬が同様に体外診断用医薬品として承認され，保険適用となった。以降さまざまな分野の遺伝子関連検査が順次保険適用となり，遺伝子関連検査は研究検査から臨床検査として広く用いられることとなった。日本衛生検査所登録施設においても年々検査の要望，依頼が増加してきている。現在，「プレシジョン・メディシン」につながる遺伝子関連検査の分野において，診断薬の開発，コンパニオン診断薬の承認，保険申請・承認が進められている。このような背景にあるがんゲノム医療に向けたプレシジョン・メディシンに関わる遺伝子関連検査における現状と品質保証の課題について紹介する。

2. 遺伝子関連検査の背景

2.1　本邦で承認されたコンパニオン診断薬など

　PMDA（独立行政法人医薬品医療機器総合機構）から公表されているコンパニオン診断薬 WG の活動内容が PMDA のホームページに掲載されている[1]。

　ここではコンパニオン診断薬は，「特定の医薬品の有効性や安全性を一層高めるために，その使用対象患者に該当するかどうかなどをあらかじめ検査する目的で使用される診断薬。例えば，『*ALK* 融合遺伝子陽性の切除不能な進行・再発の非小細胞肺がん』という効能効果を有する抗がん剤の使用前に，その患者さんが *ALK* 融合遺伝子陽性かどうかを検査するために用いる診断薬が該当します」と定義されている。

　「本邦で承認されたコンパニオン診断薬など」として平成30年5月21日現在，13種類のコンパニオン診断薬などが承認されている[2]。

　ターゲットとなっているのは以下のタンパク，遺伝子変異である。

・CCR4 タンパク・ALK 融合タンパク・PD-L1 発現率
・*EGFR* 遺伝子変異（T790M）・*BRAF* 遺伝子変異（V600）（V600E）・*ROS1* 融合遺伝子・*RAS*（*KRAS* および *NRAS*）遺伝子変異・*BRCA1* および *BRCA2* 遺伝子変異

第 1 編　データベース構築と解析・分析手法の開発

2.2　ヒト遺伝子関連検査　保険適用検査

　ヒト遺伝子関連検査の保険適用の状況（平成 30 年 4 月改定）を**表 1** にまとめた。悪性腫瘍組織検査，造血器腫瘍遺伝子検査，遺伝学的検査，染色体検査，免疫関連遺伝子検査，薬物関連遺伝子検査の分野からそれぞれの遺伝子関連検査が保険適用となっている。

3．遺伝子関連検査の現状

●　日本衛生検査所協会　遺伝子・染色体検査アンケート調査

　日本衛生検査所協会では，2 年に 1 回登録衛生検査所で実施している染色体検査，遺伝子関連検査の受託数を集計し，報告している[3]。

　2016 年度の集計結果，過去の分野別受託数の推移は，グラフ（**図 1**，**図 2**）に示した。染色体検査分野において，遺伝性疾患（FISH・G 分染法）は合計 37,363 件で前回から約 11％減少し，白血病，リンパ腫・固形腫瘍など（FISH・G 分染法）は合計 286,495 件であり，前回から約 3％増加した。

　感染症診断に関わる病原体核酸検査は，前回調査から 12％増で 6,445,342 件であった。この内訳は，ウイルス検査は 4,089,674 件，細菌微生物検査は 2,355,668 件であった（今回から感染症診断に関わる遺伝子検査は，ウイルス・細菌に分類され調査されたため前回比較情報はない）。

　ヒト生殖細胞系列遺伝子検査のうち，単一遺伝子疾患は 10,299 件（前回調査から約 70％増），薬剤応答性診断に関わる遺伝子検査は 28,247 件（約 5％増）であった。このうち保険適用となっている *UGT1A1* 遺伝子多型解析は 22,776 件（約 12％増）であった。

　臓器移植に関わる遺伝子検査は 37,675 件（約 20％減）であった。

　ヒト体細胞遺伝子検査では，白血病・悪性リンパ腫関連遺伝子検査は 289,931 件（約 3％減）であった。このうち白血病関連遺伝子検査は 261,989 件，悪性リンパ腫関連遺伝子検査は 27,942 件であった。（白血病・悪性リンパ腫関連遺伝子検査を分けて集計したのは今回からで，前回比較情報はない）。

　固形腫瘍関連遺伝子検査は 119,594 件（約 8％増）であった。分子標的治療薬の適用対象者であるか否かを確認するためのコンパニオン診断薬である *EGFR* 遺伝子変異検査（肺がん対象），*RAS* 遺伝子変異検査（大腸がん対象），*BRAF* 遺伝子変異検査（悪性黒色腫対象）が保険適用となり利用が進んだことが要因である。*EGFR* 遺伝子変異検査は 62,698 件（約 6％増），*RAS* 遺伝子変異検査は 454,440 件（約 8％増），*BRAF* 遺伝子変異検査は 1,847 件であった，

　2017 年 6 月に *ROS1* 融合遺伝子検査（肺がん対象）が，2017 年 7 月には *EGFR* 遺伝子変異検査の適用材料組織に加えて，リキッドバイオプシー（血漿）についても保険適用拡大となった。今後も体外診断薬の承認，保険適用により，これらの遺伝子関連検査の臨床での活用が広がり，継続受託数の増加が見込まれている。

第 3 章　網羅的な遺伝子変異検査法の開発

表 -　ヒト遺伝子関連検査　保険適用検査（2018 年 4 月度）

区分			実施料
D004-2	悪性腫瘍組織検査		
	1　悪性腫瘍遺伝子検査		
		イ　EGFR 遺伝子検査（リアルタイム PCR 法）	2,500
		ロ　EGFR 遺伝子検査（リアルタイム PCR 法以外）	2,100
		ハ　K-ras 遺伝子検査	2,100
		ニ　EWS-Fli1 遺伝子検査	2,100
		ホ　TLS-CHOP 遺伝子検査	2,100
		ヘ　SYT-SSX 遺伝子検査	2,100
		ト　c-kit 遺伝子検査	2,500
		チ　マイクロサテライト不安定性検査	2,100
		リ　センチネルリンパ節生検に係る遺伝子検査	2,100
		ヌ　BRAF 遺伝子検査	6,520
		ル　RAS 遺伝子検査	2,500
		ヲ　ROS1 融合遺伝子検査	2,500
	注　患者から 1 回に採取した組織などを用いて同一がん種に対して悪性腫瘍遺伝子検査を実施した場合は，所定点数にかかわらず，検査の項目数に応じて次に掲げる点数により算定する。 　　イ　2 項目　　　4,000 点 　　ロ　3 項目以上　6,000 点		
	2 抗悪性腫瘍剤感受性検査		2,500
D006-2	造血器腫瘍遺伝子検査		2,100
D006-3	MajorBCR-ABL1		
	1　mRNA 定量（国際標準値）		
		イ　診断の補助に用いるもの	2,520
		ロ　モニタリングに用いるもの	2,520
	2　mRNA 定量（1 以外のもの）		1,200
D006-4	遺伝学的検査		
	1　処理が容易なもの		3,880
	2　処理が複雑なもの		5,000
	3　処理が極めて複雑なもの		8,000
D006-5	染色体検査（すべての費用を含む）		2,631
D006-6	免疫関連遺伝子再構成		2,504
D006-7	UDP グルクロン酸転移酵素遺伝子多型		2,100
D006-8	サイトケラチン 19（KRT19）mRNA 検出		2,400
D006-9	WT1mRN A		2,520
D006-10	CCR4 タンパク（フローサイトメトリー法）		10,000
D006-11	FIP1L1-PDGFRα 融合遺伝子検査		3,300
D006-12	EGFR 遺伝子検査（血漿）		2,100
D006-13	骨髄微小残存病変量測定		
	1　遺伝子再構成の同定に用いるもの		3,500
	2　モニタリングに用いるもの		2,100
N005	HER2 遺伝子標本作製		
	1 単独の場合		2,700
	2　区分番号 N002 に掲げる免疫染色（免疫抗体法） 病理組織標本作製の 3 による病理標本作製を併せて行った場合		3,050
N005-2	ALK 融合遺伝子標本作製		6,520
N005-3	PD-L1 タンパク免疫染色（免疫抗体法） 病理組織標本作製		2,700

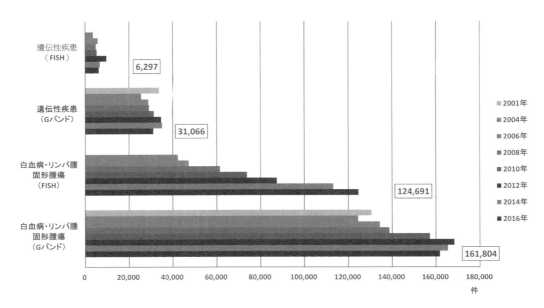

図1 染色体検査受託数推移

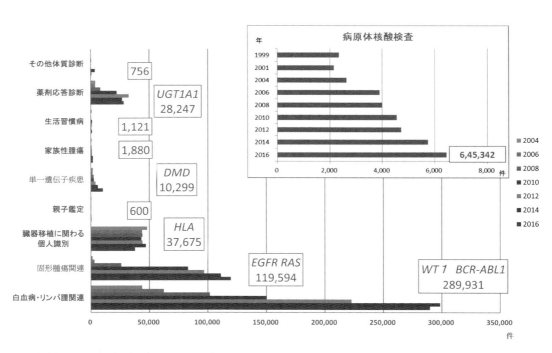

図2 遺伝子関連検査受託数推移

4. 遺伝子関連検査ガイドライン・学会情報

　遺伝子関連検査を検証し，導入，実施するにあたっては，検体の採取から保存・運搬，核酸の抽出，目的の遺伝子変異の測定，解析，結果の報告，結果解釈，お問い合わせに回答できる技術と知識が必要である．以下の文書に関する事項について，認識し，活用することも重要である（図3）．

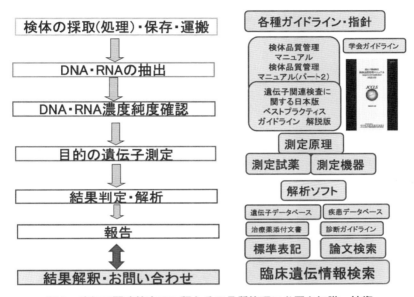

図3　遺伝子関連検査の工程とその品質管理に必要な知識・技術

4.1　日本臨床検査標準協議会（JCCLS）発行文書[4]

①遺伝子関連検査　検体品質管理マニュアル（承認文書）

　遺伝子関連検査における検体の採取，保管，運搬などの取扱いを定めた文書である．

②遺伝子関連検査　検体品質管理マニュアル（パート2）

　新規測定技術・解析試料の品質管理

　ゲノム医療の実現推進と検体品質マニュアル，遺伝子関連検査の国際標準，多種測定技術・解析試料の検体品質管理，遺伝子関連検査の品質保証上の課題，ゲノム医療を支える遺伝子関連検査の品質保証と法整備など，新しい測定技術に関する検体品質に関わる事象に関してとりまとめ，掲載されている（図4）．

③遺伝子関連検査に関する日本版ベストプラクティス・ガイドライン　解説版

　本編，遺伝子関連検査の質保証に関する原則とベストプラクティスと合わせて，本ガイドラインに基づく検査実施に向けてわが国の取組みの現状を解説し，具体的な方法を説明する解説版を追記した構成となっている（図5）．

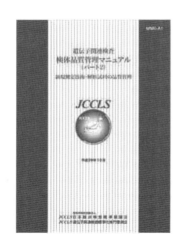

目次

第1章 遺伝子関連検査の品質保証と標準化の活動
1. ゲノム医療の実現推進と検体品質マニュアル
2. 遺伝子関連検査の国際標準化

第2章 多種測定技術・解析試料の検体品質管理
1. 染色体検査とFISH
2. 液状化細胞診
3. アレイCGH
4. 次世代シークエンサー（NGS）
5. 血中循環腫瘍細胞
6. miRNA・エクソソーム
7. 血中循環遊離核酸
8. ミトコンドリアDNA

第3章 現状の課題と今後の展望
1. 遺伝子関連検査の品質保証上の課題
2. ゲノム医療を支える遺伝子関連検査の品質保証と法整備

新規測定技術・解析試料の品質管理承認文書　2017年10月発行
日本臨床検査標準協議会 HP より抜粋

図4　遺伝子関連検査 検体品質管理マニュアル（パート2）

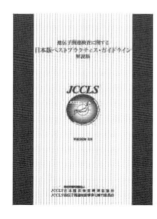

目次
第一部　本編
「遺伝子関連検査に関する
日本版ベストプラクティス・ガイドライン」
3 遺伝子関連検査の質保証に関する原則と
　ベストプラクティス

3.1 遺伝子関連検査のための一般原則
3.2 遺伝子関連検査における質保証システム
3.3 施設技能試験；検査室の質のモニタリング
3.4 結果の報告の質
3.5 検査施設要員の教育と訓練の基準

第二部　解説編
本ガイドラインに基づく検査実施に向けて我が国の取り組み
の現状を解説し、具体的な方法を説明する解説版を追記した
構成

日本臨床検査標準協議会 HP より抜粋　2016年3月発行

図5　遺伝子関連検査に関する日本版ベストプラクティス・ガイドライン 解説版

4.2　関連学会　発行文書

　日本病理学会から発行された「ゲノム診療用病理組織検体取扱い規定」[5]など，関連学会から発行されている遺伝子関連検査に関わる規定・手引き・ガイドラインを参照し，検体の採取，取扱いから報告結果の解釈まで，各検査の特性，臨床における検査の意義を確認することも重要である（**表2**）。

表 2　遺伝子関連検査　関連学会など　発行文書

遺伝子関連検査	
遺伝子関連検査の質保証に関する要件	日本衛生検査所協会
遺伝子関連検査　検体品質管理マニュアル（承認文書）	日本臨床検査標準協議会
遺伝子関連検査　検体品質管理マニュアル（パート 2）新規測定技術・解析試料の品質管理承認文書	
遺伝子関連検査に関する日本版ベストプラクティス・ガイドライン　解説版	
染色体遺伝子検査の品質保証のための指針	日本染色体遺伝子検査学会
遺伝性疾患遺伝子検査（遺伝学的検査）	
遺伝学的検査受託に関するガイドライン	日本衛生検査所協会
医療における遺伝学的検査・診断に関するガイドライン	日本医学会
遺伝学的検査に関するガイドライン	遺伝医学関連 10 学会
遺伝学的検査としての染色体検査のガイドライン	日本人類遺伝学会
希少遺伝性疾患の分子遺伝学的検査を実施する際のベストプラクティス・ガイドライン	
家族性腫瘍における遺伝子診断の研究とこれを応用した診療に関するガイドライン	日本家族性腫瘍学会
薬剤関連遺伝子検査（遺伝学的検査）	
ファーマコゲノミクスの運用指針	日本臨床検査医学会 日本人類遺伝学会 日本臨床検査標準協議会
血液疾患関連遺伝子検査（体細胞遺伝子検査）	
造血器腫瘍診療ガイドライン	日本血液学会
造血器腫瘍診療ゲノム検査ガイドライン	
悪性腫瘍組織検査（体細胞遺伝子検査）	
ゲノム診療用病理組織検体取扱い規定	日本病理学会
ゲノム研究用病理組織検体取扱い規定	
肺癌患者における ROS1 融合遺伝子検査の手引き	日本肺癌学会
肺癌患者における PD-L1 検査の手引き	
肺癌患者における ALK 免疫染色プラクティカルガイド	
肺癌患者における EGFR 遺伝子変異検査の手引き	
肺癌患者における ALK 融合遺伝子検査の手引き	
肺癌患者における BRAF 遺伝子変異検査の手引き	
悪性黒色腫（メラノーマ）薬物療法の手引	日本皮膚悪性腫瘍学会
大腸がん診療における遺伝子関連検査のガイダンス	日本臨床腫瘍学会
次世代シークエンサーを用いた遺伝子パネル検査に基づくがん診療ガイダンス	日本臨床腫瘍学会 日本癌治療学会 日本癌学会

第 1 編　データベース構築と解析・分析手法の開発

4.3　日本衛生検査所協会　発行文書[6]

遺伝子検査受託倫理審査委員会が公表している「遺伝子関連検査の質保証体制についての見解」において，日衛協加盟の衛生検査所では「自ら提供する遺伝子関連検査の受託から報告まで，一連の検査工程について，高い品質保証体制を維持・向上させながら，遺伝子関連検査を実施する必要がある」と記載されている。

別表「遺伝子関連検査の質保証に関する要件」は，以下の5つの要件についてまとめられている。

1. 施設認証・認定；登録衛生検査所の第三者による施設認証・認定
2. 検査の質保証；提供する検査の質保証に関する要件
（1）分析的妥当性の担保
　　　 1）検査開発時の検証項目，2）検査導入時の検証項目，3）検査実施時の精度管理方法，
　　 4）外部精度管理への参加　5）検体の品質管理・保証
（2）臨床的妥当性の担保
　　　 1）検査導入時の検証項目，2）顧問医との連携，3）ガイドラインの遵守
3. 検査従事者の水準・資格
（1）検査従業員の水準
　　　 1）実務担当者に求められる要件
（2）検査従業員の資格（学会などによる資格）
　　　 1）資格制度を提供する学会など
4. 職員に対する教育
（1）具体的教育内容
　　　 1）外部（学会・セミナーなど），2）社内教育内容
（2）教育の計画と記録
5. リスクマネジメント；検体の受領から結果の報告まで検査工程全般の PDCA サイクル稼働

4.4　日本遺伝子診療学会　ジェネティックエキスパート認定制度[7]

日本遺伝子診療学会では，認定制度委員会が開催する「臨床遺伝情報検索講習会」[8] を活用したゲノム情報のアドバイザー，ジェネティックエキスパートを認定している。

認定制度，人材育成の目的は「遺伝学的検査，体細胞遺伝子検査などヒトを対象とした遺伝子関連検査や遺伝情報を取り扱うにあたり，情報を適確に選択して検査・解析結果を正確に解釈し，その意義を迅速かつ分かりやすく医療者に報告・説明でき，検査・解析の精度管理に携わるとともに，データベースなどに基づいて検査法の開発を主導できる遺伝子診療の専門家を養成・認定し医療に貢献すること」とされている。認定制度試験は，筆記試験と合わせて各種オンラインデータベースを使用した臨床遺伝情報の検索実技試験で行われる。日本染色体遺伝子検査学会の学術集会，染色体遺伝子基礎技術セミナーなどへの参加も受験申請資格の単位として認められている。ヒト遺伝病における遺伝学的検査のみならず，がんを中心とした体細胞遺伝子検査も本認定制度の範疇となっており，エキスパートパネルに必要な人材としてがんゲノム医療に貢献す

第 3 章　網羅的な遺伝子変異検査法の開発

る認定制度である。

　到達目標など詳細については，日本遺伝子診療学会の HP より臨床遺伝情報検索講習会，ジェネティックエキスパート認定制度サイトに掲載されている。また，講習会概要を掲載した「医療に役立つ遺伝子関連 Web 情報検索」も参考図書として活用いただきたい[9]。

4.5　e-learning

　がんゲノム医療に関連する e-learning を以下に記載する。これらのツールを使用した基礎的な教育，最新情報についての人材育成は有用である。
　①日本病理学会
　ゲノム診療実践に必要な，病理検体取扱いに関する基礎的知識の習得[10]
　②産学連携全国ゲノムスクリーニング事業 SCRUM-Japan
　e Precision medicine Japan　最新のがん遺伝子治療についての学習[11]
　③日本家族性腫瘍学会[12]
　遺伝性腫瘍，がんと遺伝，遺伝性腫瘍に対する基本的な知識を習得

5.　次世代シークエンサーを用いた遺伝子解析の精度管理

5.1　次世代シークエンサーを用いた Cancer Panel の品質管理

　ゲノム医療，がんゲノム医療の推進とともに次世代シークエンサーを用いたさまざまな臨床研究などが，各施設で行われている。今後は，次世代シークエンサーを用いたがんの遺伝子 Panel を用いた診断システムの体外診断薬の承認がなされ，保険適用検査として活用されることが計画されている。

　ここでは，株式会社エスアールエルで受託している「がん関連遺伝子スクリーニング」に用いられている市販の Cancer Panel の精度管理について紹介する。2013 年に次世代シークエンサー Ion PGM を用いた Cancer Panel の測定，解析を開始した。用いる核酸は，DNA のみで，解析対象は SNV，insertion，deletion であった。約 1 年半後，DNA，RNA を用いてより多くの遺伝子を対象とした Cancer Panel が発売され，SNV，insertion，deletion に加え，CNV，Fusion を同時に測定，解析することが可能となった。さらに 2 年後，この Panel がより多くの遺伝子を対象とした Cancer Panel に Version UP された。同時に測定用の機種も上位機種 IonS5 に変更となった。この時期に，煩雑な前処理マニュアル工程を自動化する目的で，前処理装置 Ion Chef を同時に導入した。このため，測定，解析のスループットが大きく向上した。次世代シークエンサーによる測定を導入してから，約 3 年半で，3 種類の Panel，測定機器 2 機種，自動化装置の導入時の検討，また稼働後，解析ソフトなどの Version Up に対する検証を実施してきた。測定系の導入時，試薬の Lot 変更，解析ソフト Version UP 時などには，限られた遺伝子の変異ではあるが，ダイレクトシークエンス（サンガーシークエンス），RT-PCR 法など他法との比較検証，再現性，感度などの検証を実施している。

　測定系の検討，検証時には，報告書を作成し，品質管理部門の承認を得て，検査受託を開始す

第1編　データベース構築と解析・分析手法の開発

る。検査導入にあたっては，測定標準作業書，機器保守管理作業書，検査・機器作業日誌を作成する。検査開始後は，検査・機器作業日誌の記録を取る。アッセイごとの精度管理，使用機器，器具，試薬の検定，技能評価，精度管理物質を用いた精度管理についても定期的に実施している。

　今後も新しい測定・解析用の機種が開発され，さまざまな分野のさまざまな遺伝子変異をターゲットとした新しいパネルが開発されていくことが予想される。このような環境にある次世代シークエンサーを用いた測定系をタイムリーに導入し，継続安定稼働させるための精度管理，品質保証は今後も大きな課題となる。

5.2　精度管理物質を用いた評価

　遺伝子関連検査の品質・精度確保の方法などについては，厚生労働省の「検体検査の精度管理棟に関する検討会」などにおいても検討されている。これには，精度の確保を目的に内部精度管理の実施・外部精度管理調査の受験，適切な研修の実施が必要と記載されている。

　多数の遺伝子，多数の変異を同時に測定するため，次世代シークエンサーを用いた測定系の精度管理は，今後の大きな課題である。

　次世代シークエンスの測定における精度管理を目的に，マルチプレックスの遺伝子解析の評価が可能な精度管理物質が関連メーカーより発売されている。FFPE 材料の精度管理物質を用いることで，脱パラフィンから DNA/RNA 抽出，次世代シークエンスの測定・解析までの一連の工程の精度管理に活用することが可能となる。cfDNA をターゲットとした精度管理物質も発売された。これらのマルチプレックス精度管理物質は，次世代シークエンス用に開発され，100 を超える遺伝子，数百の遺伝子変異を同時に測定，解析することが可能である。ターゲットとなる各遺伝子変異に関して dPCR の変異率データが添付されている。このような精度管理物質を用いて測定した次世代シークエンスから得られた遺伝子変異の Frequency と精度管理物質に添付されている dPCR の変異率を比較し，評価の指標とする。新規 Panel の導入，新規機種の導入，試薬の Lot 変更，機器，解析ソフトの Version UP 時の検証，内部精度管理に活用できる[13]。また現時点では，外部精度管理，他施設とのクロスチェックは，参加できる機会が少ないため，このような精度管理物質を活用した外部精度管理などの実施も望まれる。

6.　おわりに

　がんゲノム医療に向けたプレシジョン・メディシンに関わる遺伝子関連検査の背景，現状，課題について，関連学会などから発行されている資料，文書などの情報を記載した。

　がんゲノム医療に向けたプレシジョン・メディシンに関わる遺伝子関連検査の質保証，担当者の人材育成は今後の大きな課題である。現在，発行されている資料，文書を検索し，情報を得ること，学会・講習会に参加する，e-learning などの教育ツールを活用していくことも有用である。

　今後も日々更新されていく情報をタイムリーに収集し，活用していくことで，プレシジョン・メディシンに貢献できる遺伝子関連検査を継続提供できる体制を構築することが重要であると考える。

文　　献

1）PMDA（独立行政法人　医薬品医療機器総合機構）から公表されているコンパニオン診断薬 WG
https://www.pmda.go.jp/rs-std-jp/cross-sectional-project/0013.html

2）本邦で承認されたコンパニオン診断薬など（平成30 年 5 月 21 日現在）
https://www.pmda.go.jp/files/000224140.pdf

3）日本衛生検査所協会　第 9 回遺伝子・染色体検査アンケート調査報告書の公表について
http://www.jrcla.or.jp/ir.fo/info/info_124.html
http://www.jrcla.or.jp/info/300703.pdf

4）日本臨床検査標準協議会（JCCLS）発行文書
http://jccls.org/active/public2.html#04
遺伝子関連検査　検体品質管理マニュアル（承認文書）
遺伝子関連検査　検体品質管理マニュアル（パート 2）新規測定技術・解析試料の品質管理承認文書（MM6-A1）
遺伝子関連検査に関する日本版ベストプラクティス・ガイドライン　解説版

5）日本病理学会『ゲノム診療用病理組織検体取扱い』
http://pathology.or.jp/news/whats/genome-kitei-170915.html

6）日本衛生検査所協会　遺伝子検査受託倫理審査委員会　遺伝子関連検査の質保証体制についての見解『遺伝子関連検査の質保証に関する要件』
http://www.jrcla.or.jp/info/info/info_96.html
http://www.jrcla.or.jp/info/info/250726.pdf

7）日本遺伝子診療学会　ジェネティックエキスパート認定制度
http://www.congre.co.jp/gene/frame/f_GE.html

8）日本遺伝子診療学会　臨床遺伝情報検索講習会
http://www.congre.co.jp/gene/frame/f_workshop.html

9）中山智祥：医療に役立つ遺伝子関連 Web 情報検索　手とり足とり教えます，メディカルサイエンス・インターナショナル（2016）．

10）日本病理学会　e-learning
https://www.e-precisionmedicine.com/pathology

11）産学連携全国ゲノムスクリーニング事業 SCRUM-Japan　e Precision medicine Japan
https://www.e-precisionmedicine.com/medicine

12）日本家族性腫瘍学会　e-learning
https://www.e-precisionmedicine.com/familial-tumors

13）中條聖子：イオントレント（次世代シークエンサー）―精度管理物質を用いた評価，日本臨床検査自動化学会会誌『いまどきの遺伝子・プロテオミクス技術と自動分析機器 2017』42（Suppl.2），225–231（2017）．

第1編　データベース構築と解析・分析手法の開発

第3章　網羅的な遺伝子変異検査法の開発

第2節　OncoPrime による網羅的がん遺伝子検査

三井情報株式会社　**望月　洋明**　　三井情報株式会社　**佐久間　朋寛**

1. はじめに

　三井情報㈱は，その前身である三井情報開発㈱にて，1975年「人工酵素による化学合成システムの研究開発」への取組みを開始し，以来，40余年にわたり，先進的な情報技術をバイオサイエンス分野に応用することに力を注いでいる。

　次世代シークエンサー（NGS）の開発・導入により，断片化された核酸を利用したゲノミクス解析技術が飛躍的に発展した。これにより近年，特にがん領域において NGS を使用して分子発現・遺伝子変異プロファイリングを明らかにするクリニカルシーケンスによる分子標的治療薬の選択が急速に広がっている。

　当社は，このがんクリニカルシーケンスにより患者に最適な治療薬候補などを提供し，医師の診断決定をサポートする「OncoPrime（オンコプライム）」を日常臨床として国内で初めて2015年4月より開始した。本稿では，当社が提供する OncoPrime についてその取組みを報告する。

2. OncoPrime とは

　OncoPrime は，患者の腫瘍組織で生じているがん関連遺伝子の変異を，NGS を使用して解析するマルチプレックス遺伝子パネル検査である。223遺伝子の遺伝子変異を測定し（**図1**），その結果から患者のその後の治療に役立つ情報として，遺伝子変異の機能や臨床的知見，治療候補となる薬剤や治験情報をレポートにまとめて医療機関に返却している。医師は，治療方針検討の参考情報としてレポートを使用している。2015年4月に京都大学医学部附属病院でサービスを開始し，2018年5月末までに11施設に拡大している。OncoPrime の検査受診対象者は，医療機関ごとによって異なるが，主に標準治療が効かなくなった患者や，原発不明がんもしくは希少がんの患者を対象としている。OncoPrime は，現時点では保険診療対象外の自費診療として医療機関より提供されている。

　OncoPrime を開始する当初，国内ではクリニカルシーケンスを行える体制は整っていなかった。そのため，米国 Q2 Solutions 社の CLIA（Clinical Laboratory Improvement Amendments）認証を受けたラボと提携し，品質精度が担保された高品質なクリニカルシーケンスを提供できる体制を構築した。

ABL	BLM	CRLF2	ETV4	GNAS	MAP2K4	NFE2L2	PIK3R5	SF3B1	TP63
ABL2	BRAF	CTNNA1	ETV5	GRIN2A	MAP3K1	NOTCH1	PMS1	SMAD2	TP73
ACVR1B	BRCA1	CTNNB1	ETV6	H3F3A	MAPK1	NOTCH2	PMS2	SMAD3	TPMT
AKT1	BRCA2	CYP1A2	EWSR1	HNF1A	MDM2	NOTCH3	PPP2R1A	SMAD4	TRAF7
AKT2	BTK	CYP2C19	EZH2	HRAS	MDM4	NOTCH4	PRDM1	SMARCA4	TSC1
AKT3	CARD11	CYP2C9	FAM123B	IDH1	MED12	NPM1	PTCH1	SMARCB1	TSC2
ALK	CASP8	CYP2D6	FANCA	IDH2	MEN1	NRAS	PTCH2	SMO	TSHR
APC	CBL	DAXX	FBXW7	IGF1R	MET	NTRK1	PTEN	SOCS1	TYMS
AR	CCND1	DDR2	FGFR1	IGF2R	MITF	NTRK2	PTPN11	SRC	U2AF1
ARAF	CCND2	DNMT3A	FGFR2	IKZF1	MLH1	NTRK3	RAD50	SRSF2	UGT1A1
ARID1A	CCND3	DPYD	FGFR3	IL7R	MLL	PALB2	RAD51	STAG2	VHL
ARID1B	CCNE1	EGFR	FGFR4	INSR	MPL	PARP1	RAF1	STAT1	VKORC1
ASXL1	CDC73	EP300	FLT1	JAK1	MRE11A	PAX5	RARA	STAT3	WRN
ATM	CDH1	ERBB2	FLT3	JAK2	MSH2	PBRM1	RB1	STK11	WT1
ATR	CDK4	ERBB3	FLT4	JAK3	MSH6	PDGFRA	RET	SUFU	XPC
ATRX	CDK6	ERBB4	FOXL2	KDM6A	MTHFR	PDGFRB	RICTOR	TERT	XRCC1
AURKA	CDKN2A	ERCC1	G6PD	KDR	MTOR	PDK1	RNF43	TET2	
AURKB	CDKN2B	ERCC2	GATA1	KIT	MYC	PGR	ROS1	TGFBR2	
AXIN1	CEBPA	ERCC3	GATA2	KLF4	MYCN	PHF6	RPTOR	TMPRSS2	
BAP1	CHEK1	ERG	GATA3	KRAS	MYD88	PIK3CA	RSPO2	TNFAIP3	
BCL2	CHEK2	ERRFI1	GLI1	MAML1	NBN	PIK3CG	RSPO3	TOP1	
BCOR	CREBBP	ESR1	GNA11	MAP2K1	NF1	PIK3R1	RUNX1	TOP2A	
BCR	CSF1R	ETV1	GNAQ	MAP2K2	NF2	PIK3R2	SETD2	TP53	

図 1　OncoPrime 解析対象遺伝子

OncoPrime では 223 遺伝子を解析対象としており，215 遺伝子の全エキソン領域での SNV，InDel と 17 遺伝子の融合遺伝子を検出可能。
■：SNV，InDel，転座を測定（9 遺伝子）　■：転座のみを測定（8 遺伝子）

3.　サービスの流れ

　OncoPrime の検査は，医師からの検査内容の説明に始まり，検体の準備，NGS 測定，変異検出，レポーティング，その後医療機関でのエキスパートパネルにて治療方針の検討が行われた後，医師から患者へ治療方針の検討結果が返される（**図 2**）。当社では，日常診療として医療機関で OncoPrime 検査が円滑に運用されるよう，OncoPrime のファーストユーザーである京都大学の協力のもと，標準となる院内の事務手順書や会計カードといった書類雛型を整えて，導入を予定している医療機関に事前に提供している。これにより各施設にて一から手順を検討する必要はなく，標準資料をもとに各施設の運用を合わせていくことで，検査開始までの準備期間の短縮につなげている。

3.1　検体の準備

　検査を開始する前には，医療機関の担当医より検査の事前説明を行い，検査を希望するすべての患者からインフォームドコンセントを取得している。OncoPrime では検査に使用する検体は，患者の手術検体もしくは新たに採取した腫瘍組織のみを用いる。検体は FFPE 切片もしくは抽出済みの DNA を送付する。FFPE を送付する場合は，5〜10 μm 厚の未染色 FFPE 切片をスライドガラス 10 枚分用意する。DNA を送付する場合は，1 回の検査に必要な 150 ng 以上を専用のチューブに分注する。

第3章　網羅的な遺伝子変異検査法の開発

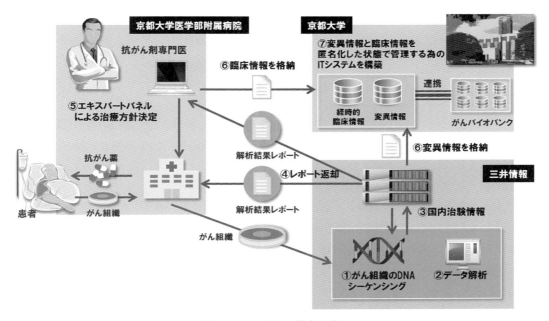

図2　OncoPrime検査の流れ

がん組織からDNAを抽出し，NGSによる測定およびデータ解析を行い，その結果をレポートとして医師にフィードバックする。医師はフィードバックされたレポートに含まれる治療薬候補や国内治験情報などを，診断決定に至るまでの参考資料としてとして活用し患者の治療方針を決定する。また，検査を通して得られた遺伝子情報と患者のその後の治療経過である電子カルテに記録された臨床情報は，統合してデータベースに蓄積する。

検体の輸送には，当社が指定する臨床検体の輸送を行う専門業者を使用する。医療機関より業者に集荷依頼を予約すると，最短で当日中での集荷が可能である。輸送は常温で行い，検体回収後空輸にて米国のラボに送られる。

3.2　NGS測定

Q2 Solutions社のラボに到着した検体は，DNAを抽出し，ライブラリを構築したのち，NGSによる測定が行われる。検査を行うラボは，24時間365日の温度管理が行われ，検査すべての工程はGLP基準，CLIA基準に基づき検証された手順のもと実施される。

FFPE切片の検体の場合には，Qiagen社のQIAamp DNA FFPE Tissue Kitを使用してDNA抽出を行う。検査に必要な最低DNA量は150 ngである。OncoPrimeでは，アジレント社のSureSelect試薬を用いてライブラリ調製を行う。SureSelectで用いられるターゲットキャプチャー（Target Capture）法は，プローブのハイブリダイゼーションによって特定ゲノム領域を選択的に濃縮する手法である。アンプリコン法に比べ，PCRによるDNA増幅のアレルバイアスがほとんどなく，またより広範囲な領域を対象とすることが可能である。解析にはイルミナ社製のHiseq2500装置を使用している。ターゲット領域で500 X以上の十分な読み取り深度を確保するため，平均カバレッジ2,400で測定する。また，バッチサイズに応じて，V4試薬またはRapid Run Modeを使用する。これにより，SNV，InDelの測定感度96.4%，転座に関しては99%以上，測定の特異度99%以上を実現している。

第１編　データベース構築と解析・分析手法の開発

3.3　変異検出

　変異検出には Q2 Solutions 社が独自開発した VarPROWL ソフトウェアを使用する[1]。VarPROWL ソフトウェアは，腫瘍含有率の低いサンプルでも変異検出が行えるよう低頻度のSNV を検出できるよう調整されている。本検査では，SNV の検出限界を 4%，InDel の検出限界を 10% と定めている。融合遺伝子検出には STAR-SEQR アルゴリズムを使用している。

　OncoPrime では腫瘍組織のみを用いて変異検出を行うため，検出された変異の中には腫瘍組織由来の体細胞変異と生殖細胞系列由来の変異の両方が含まれる。そのため，治療に有効となる腫瘍組織由来の変異を特定するためにフィルタリングと優先順位づけによって絞り込みを行っている。

　はじめに，最終的なアミノ酸配列に関与しないサイレント突然変異を除去する。第 2 に，生殖細胞系列の変異の可能性を排除するために，集団内で 1% 以上に見られる一塩基多型を除去する。第 3 に，変異頻度 4% 以下は検出限界以下のため，変異頻度 95% 以上のものは生殖細胞系列変異と判断し除去する。残った遺伝子変異は，その重要性を以下の複数の公共データベースへの登録状況で独自のスコアリングをして優先順位づけをする。

・OMIM（https://www.omim.org/）
・ClinVar（https://www.ncbi.nlm.nih.gov/clinvar/）
・Clinical Trial.gov（https://clinicaltrials.gov/）
・Drug Bank（https://www.drugbank.ca/）
・COSMIC（http://cancer.sanger.ac.uk/cosmic）
・Cancer Genome Atlas（https://cancergenome.nih.gov/）

　遺伝子変異以外にも，近年では TMB（Tumor Mutational Burden）と呼ばれる腫瘍組織中の遺伝子変異量を示す指標が重要になっている。NGS によって網羅的に体細胞変異の検出が可能となり，体細胞変異の頻度や数が多いがん種・症例では，免疫チェックポイント阻害薬の効果が高いことが示されている。そのため，TMB は免疫チェックポイント阻害薬のバイオマーカーの候補として注目されている。OncoPrime においても TMB を計算し，数値を報告している。ただし，品質の悪い検体を用いて NGS 測定をした場合，DNA の断片化などの原因により，多くの擬陽性が検出されてしまうため，免疫チェックポイント阻害薬使用の判断には TMB と検体品質を考慮する必要がある。

3.4　レポーティング

　フィルタリングされて残った遺伝子変異は，優先度順に外部の商用データベースを参照してその変異の臨床的意義のアノテーションを行う。アノテーションは，レポートの品質を決める上で非常に重要である。アノテーションに使用する知識データベースは大きく 3 つに分類できる。1つは CIViC（Clinical Interpretation of Variants in Cancers，https://civicdb.org/home）のようなクラウドソーシングによって作成されているものである。無償で活用できるものも多い一方で，データのキュレーターによって内容の精度にバラツキが存在する可能性がある。2 つ目は，AI を活用したソリューションである。過去の科学文献などから網羅的に情報を収集しアノテーションできる一方で，機械学習を可能にするための大きなデータセットが必要であり，また得ら

130

れたアウトプットの検証が課題である。3つ目は専門家が監修する知識データベースである。腫瘍専門医や研究者がすべてのデータを確認，キュレーションすることで高品質のデータを維持することができる。OncoPrime は，臨床で参考とされるための品質の高いレポートを提供するため，公共データベースのみを用いるのではなく，専門家がレビューした高品質の商用データベースを組合せて変異のアノテーションを行っている。

OncoPrime のレポートは，2部で構成される。1つは，Q2 Solutions 社により CLIA 基準に従って出力されるレポートである。これには，解析対象のがん関連遺伝子上で生じている変異の一覧，その変異に関する薬剤および米国内での許認可状況ならびに米国内での臨床試験の情報が記載されている。

もう1つは，前述の結果に関して日本国内での薬剤の許認可，臨床試験の実施状況をまとめたレポートを当社で作成している。

3.5 検査結果の共有

OncoPrime によって見つかる遺伝子変異は患者によってさまざまである。現時点では臨床的意義が不明の遺伝子変異（Variant of Unknown Significance；VUS）である場合も多い。また，分子標的薬の効果を証明するための臨床試験はこれまで欧米を中心として行われてきており，日本人においても同じ遺伝子変異に対して同じ薬効があるかどうかは不明である。そのため，OncoPrime を実施している医療機関の間で，遺伝子検査結果とその後の治療結果をデータベースとして蓄積して活用する取組みが進んでいる。医療機関の電子カルテに日々蓄積される患者の経時的な臨床情報と遺伝子検査結果を統合し，さらには他施設のデータとも共有することで，大規模なリアルワールドデータが構築される。このデータベースには，遺伝子変異に対する治療の効果が日々記録されていき，日常診療にて新たな検査結果の解釈において医師の参考となる知識データベースとなることが期待される。

4. 検査実績

2015 年 4 月からのサービス開始から 2018 年 7 月現在までに，合計 300 件以上の検査を行っている。京都大学では 2015 年 4 月から 2016 年 7 月までの期間に 85 名の患者が OncoPrime を受診している[2]。検査受診者の平均年齢は 58 歳（8 歳〜82 歳が受診）であった。がん種別で見ると，すい臓がんが 22.4% ともっとも多く，胆道がん（16.5%），原発不明がん（15.3%）と標準治療が少ないがん種の患者が何らかの治療法を求めて検査を受診していることが示唆された（**図 3**）。

OncoPrime の検査性能としては，85 人の受診者のうち，NGS の測定に成功した患者が 73 名（85.9%）であった。NGS を用いた遺伝子検査は一般の血液検査のような臨床検査とは異なり，使用する検体の品質などにより結果が得られないことがある。そのため OncoPrime では，NGS での 1 回の測定失敗に限り無償で再解析を行っている。その結果，最終的に 80 名（94.1%）が NGS 測定に成功した。NGS 測定に成功した 80 名の患者のうち，actionable mutation（その後の治療候補となりうる遺伝子変異）が検出された患者が 69 名（86.2%，検査受診者 85 名の 81.2%）

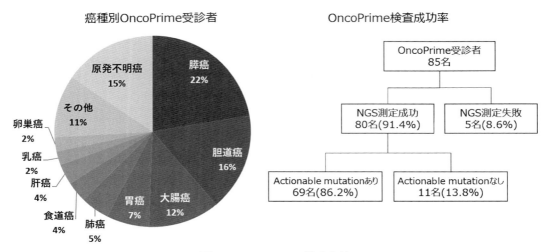

図3　OncoPrime の検査実績
京都大学で2015年4月から2016年7月までの期間に受診した患者の癌種別分布および検査の成功率を示す。

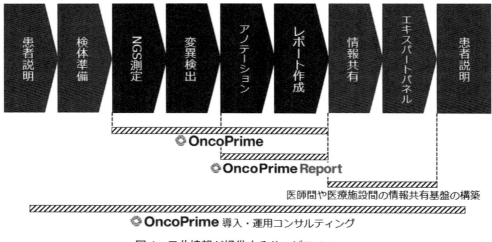

図4　三井情報が提供するサービスメニュー
NGS測定からレポート測定まで一貫して行うOncoPrimeに加え，医療機関でNGS測定した結果を使用してレポート作成のみ行うOncoPrimeReportも提供。さらにはクリニカルシーケンスを施設で導入・運用するためのコンサルティングも行う。

で，検査を受診した患者の8割以上には何らかの治療候補となる遺伝子変異が検出された（図3）。

治療候補となる遺伝子変異が見つかった69名のうち，国内で認可されている（適応外使用含む）薬剤が見つかった患者は60.9％，FDAでのみ認可されている薬剤が見つかった患者が27.5％，開発中の薬剤のみであった患者が11.6％であった。

5. 今後の課題

NGS測定によって検出される遺伝子変異の数は数百から数千存在する。その中から治療に有効

な遺伝子変異を見つけ出す手法については改良を進めていくことが必要である。前述した臨床ゲノム情報を統合したリアルワールドデータベースが整備されることにより，日本人特有のアノテーションをつけることができ，より正確な治療効果予測が可能となる。また AI の活用などによりデータ解析手法を改良することで，より精度の高い変異検出も実現できると考えている。当社は，アカデミアとの共同で変異検出プログラムの開発に取り組んでおり，今後のサービス改善につなげていきたい。

　検査後に治療へ進める割合を増やすことも課題である。治験情報のさらなる拡充により治療へのアクセスの確立を高めることに取り組んでいる。当社では医師のレビューを受けた上で，毎月治験情報のアップデートを行い最新の情報をレポートに掲載している。

　また，医療機関においては，保険適用外治療に対する高額な自費診療が患者の治療の妨げとなる場合もある。これに対して，各医療機関では患者の治療費負担を軽減するため，自費診療保険との提携が進んでいる。具体的には，自費診療保険の加入者が提携医療機関にて OncoPrime を受診した場合，OncoPrime の検査費用とその後の治療が自費診療保険でカバーされる。

6. おわりに

　現在当社では NGS 測定，変異検出，アノテーション，レポート作成までの一連の工程を一括で提供する通常の「OncoPrime」サービスに加え，NGS を保有する医療施設が増えていることなどから，変異の解析結果を受け取り，アノテーションとレポート作成のみを請け負うというように，医療施設の要望に応じて必要な工程を切り出して提供する「OncoPrime Report」サービスも開始した。また医療施設内業務フロー作成や導入後の運用課題に対するコンサルティングを実施し，検査にかかる医療施設内の体制づくりを支援している。

　当社では「OncoPrime」関連サービスの提供だけでなく，医師間・医療施設間で検査結果などの情報を安全かつ簡易に共有するためのクラウドサービスを利用した情報共有基盤の構築や，エキスパートパネルにおけるコミュニケーションツールの活用を提案するなど，がんゲノム医療に取り組む医療従事者が患者の治療に専念できるよう，IT を使った支援・提案も進めている。

　NGS の登場により，がんゲノム医療は急激に進展している。当社は 40 年以上に渡り IT 技術をバイオサイエンスの研究に応用する取組みを進めてきたが，かかる知見を活かし，今後もがんゲノム医療の発展に貢献していくことを目指している。

文　献

1) C. Brown et al.: "Detecting low frequency SNVs with NGS sequencing-Introducing VarPROWL." 22nd Annual International Conference on Intelligent Systems for Molecular Biology (2014).

2) T. Kou et al.: *Cancer Science*, **108**(7), 1440–1446 (2017).

第1編	データベース構築と解析・分析手法の開発

第3章　網羅的な遺伝子変異検査法の開発

第3節　がん関連遺伝子パネル検査システムの開発

シスメックス株式会社　鈴木　誓吾

1. はじめに

　がん治療においては，がんの確定診断に加え，薬剤の効果予測や，再発モニタリングなど，遺伝子やタンパク質を対象とした多くの検査が行われている。ゲノム医療は，個々人のゲノム情報を調べ，その結果をもとに，より効率的・効果的にがんなどの病気の診断と治療，予防などを行うものである。なかでも，がんクリニカルシーケンス検査は，がん組織の多数の遺伝子を一度に測定することで，その患者さんのがん固有の遺伝子変化を分析し，がんの診断や治療，抗がん薬の選定に役立つ有用な情報を抽出するものであり，社会実装されつつある。

　シスメックスは国立がん研究センターとの共同研究で，国立がん研究センターが開発してきたNCCオンコパネルを臨床現場で実運用し，その臨床有用性を検証してきた。そして，2018年4月から，この検査の先進医療が開始されるのと並行して，先駆け審査申請制度を活用した薬事承認申請の準備を進めている（2018年6月現在）。

　本稿ではこれまで当社が関わってきたNCCオンコパネル検査システムの開発に向けた取り組みとして，

・NCCオンコパネル検査の臨床研究—TOP-GEARプロジェクト（第二期）

・がん関連遺伝子パネル検査システムの社会実装—先進医療と体外診断薬の承認申請

について記載する。

2. NCCオンコパネル検査の臨床研究—TOP-GEARプロジェクト（第二期）

2.1　品質保証ラボの設置

　国立がん研究センターは2013年7月より「TOP-GEAR（Trial of Onco-Panel for Gene-profiling to Estimate both Adverse events and Response by cancer treatment）プロジェクト」を中央病院で実施してきた。これは網羅的遺伝子解析を日常診療の場に活用していくプロジェクトであり，「TOP-GEARプコジェクト　第一期」では，乳がん，胃がん，卵巣がんなど，計131人の患者に対し，網羅的遺伝子検査を実施した。その結果，アクショナブル変異という治療に有益な遺伝子変異を見つけることができたとともに，これに基づき11名の患者を遺伝子異常とマッチした治験（第I相試験）にリクルートしており，さらにその中で評価可能な9症例中3症例で奏功を得た。また，遺伝子異常を考慮せず第I相試験にエントリーした患者の無増悪生存期間が

第1編　データベース構築と解析・分析手法の開発

1.9カ月であったのに対し，本検査による遺伝子異常の結果に基づいて第Ⅰ相試験にエントリーした患者の無増悪生存期間は5.5カ月だった[1]。このように母集団は少ないものの網羅的遺伝子検査の有用性を示唆するデータが得られていた。しかし，この臨床研究における検査は一般的な研究室で実施されたものであり，検査の品質が十分担保されている保証がなかった。今後，実臨床で検査として広めていくためには，その品質を保証できることが極めて重要なポイントになることが指摘されていた。

　これを受け，当社は臨床検査の国際基準に準拠した品質管理に対応できる遺伝子検査室「SCI-Lab（Sysmex Cancer Innovation Laboratory）」を中央病院の病理・臨床検査科に設置した。ラボの運営はCAPを取得している㈱理研ジェネシスに委託した。そして，国立がん研究センターとの共同研究として，この品質保証下でNCCオンコパネルおよびこれを測定する次世代シーケンサーを用いて患者のがん組織検体の網羅的な遺伝子解析を行い，治療方針の決定や投薬の判断などへ活用する「TOP–GEARプロジェクト 第二期」を2016年より開始し，NCCオンコパネルの臨床実装を目指した共同開発を進めてきた。

　NCCオンコパネルはこれまでの研究でがんの治療選択に有用と思われる主要な遺伝子を搭載しており，現在は114遺伝子の変異ならびに増幅・欠失，12遺伝子の融合を検査できる遺伝子パネルである（**表1**）。診療上重要な複数の遺伝子の変異，増幅や融合を同時に解析することができるアッセイキットである。

表1　国立がん研究センターが開発した遺伝子パネル

114 変異・増幅遺伝子（全エクソン）								12 融合遺伝子
ABL1	CRKL	ENOI	GNAS	MAP2K2/MEK2	NOTCH2	POLD1	SMAD4	AKT2
ACTN4	BCL2L11/BIM	EP300	HRAS	MAP2K4	NOTCH3	POLE	SMARCA4/BRG1	ALK
AKT1	BRAF	ERBB2/HER2	IDH1	MAP3K1	NRAS	PRKCI	SMARCB1	BRAF
AKT2	BRCA1	ERBB3	IDH2	MAP3K4	NRG1	PTCH1	SMO	ERBB4
AKT3	BRCA2	ERBB4	IGF1R	MDM2	NTRK1	PTEN	STAT3	FGFR2
ALK	CCND1	ESR1/ER	IGF2	MDM4	NTRK2	RAC1	STK11/LKB1	FGFR3
APC	CD274/PD-L1	EZH2	IL7R	MET	NTRK3	RAC2	TP53	NRG1
ARAF	CDK4	FBXW7	JAK1	MLH1	NT5C2	RAD51C	TSC1	NTRK1
ARIDIA	CDKN2A	FGFR1	JAK2	MTOR	PALB2	RAF1/CRAF	VHL	NTRK2
ARID2	CHEK2	FGFR2	JAK3	MSH2	PBRM1	RB1		PDGFRA
ATM	CREBBP	FGFR3	KDM6A/UTX	MYC	PDGFRA	RET		RET
AXIN1	CTNNB1/b-catenin	FGFR4	KEAP1	MYCN	PDGFRB	RHOA		ROS1
AXL	CUL3	FLT3	KIT	NF1	PIK3CA	ROS1		
BAP1	DDR2	GNA11	KRAS	NFE2L2/Nrf2	PIK3R1	SETBP1		
BARD1	EGFR	GNAQ	MAP2K1/MEK1	NOTCH1	PIK3R2	SETD2		

114遺伝子の変異，増幅・欠失，ならびに12遺伝子の融合を検査できる。

2.2 クリニカルシーケンスの流れ

図1にTOP-GEAR第二期のがんクリニカルシーケンス検査の流れを示す。NCCオンコパネルを用いたがんクリニカルシーケンス検査では各症例について腫瘍組織と正常組織（血液）のペアで解析し，その結果の差から腫瘍組織特有の遺伝子変異を特異的に検出する方法を採用している。腫瘍組織のみで測定するよりもより正確な結果を返すことができることが報告されているためである[2]。まず，担当医は，本研究参加について患者に説明を行い，文書で同意を得た上で，院内の検査依頼システムを利用してクリニカルシーケンスの登録をする。次に担当医は病理医に腫瘍組織検体を送付し，そこで切片が作製される。病理医からの連絡を受けてSCIラボは腫瘍組織検体を受領する。また，臨床検査部門から患者から採取した正常組織検体（血液）も受領する。SCIラボにおいて，遺伝子解析担当者は，検体（腫瘍組織，正常組織）からDNAを抽出し，ライブラリを調製する。ターゲットキャプチャー法により精製した遺伝子の配列を次世代シークエンサーにより解析することで，それぞれの検体の遺伝子配列情報を取得する。体細胞遺伝子異常（塩基置換・挿入・欠失変異，増幅・欠失，融合など）の同定と遺伝子異常に対する意義づけは国立がん研究センターと三井情報㈱が共同開発した解析プログラム「cisCall」によりなされ，その結果はエキスパートパネルへ提出される。エキスパートパネルは，担当医を含む各臨床医，臨床試験に関わる臨床医，遺伝子診断医，病理医，ゲノム研究者，バイオインフォマティシャン，遺伝相談外来医師，認定遺伝カウンセラーなど，さまざまな専門家から構成される会議体である。ここでは患者の臨床情報の確認，遺伝子異常に対する意義づけの確認，候補となる薬剤（治験薬を含む）の検討，遺伝性腫瘍の原因となる遺伝子（生殖細胞系列）に病気につながる変異などの2次的所見などが検出された場合はその対応検討などを行う。エキスパートパネルで作成されたレポートをもとに，担当医は患者に結果の説明を行う流れとなっている。

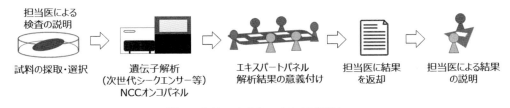

図1 クリニカルシーケンスの流れ

このように，遺伝子パネル検査は多くの工程から成り立っている。厳密な品質保証を実現するために，SCIラボでは使用する装置や器具の較正，記録をとるなどの基本的な管理体制はもちろんのこと，各工程で品質基準を設けて，検査を進めている。例えば，検体の質，検体から抽出したDNAの量と質の評価，調製したライブラリの品質チェック，シーケンス後にそれが適切に読めていることを評価する基準が設けられている（図2）。

詳細には図3のような基準値を設定している。これらの値は，今後の解析結果を鑑みて変更がなされる可能性がある。

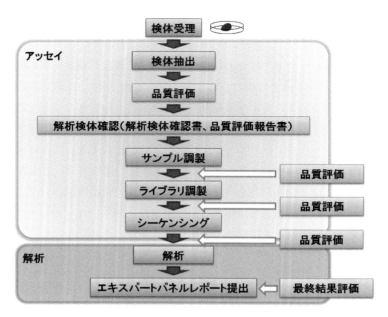

図2　クリニカルシーケンスにおける品質評価

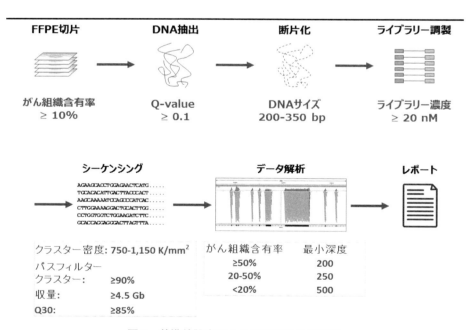

図3　基準値設定による各工程の品質管理

2.3　クリニカルシーケンスの結果

このような品質管理下で2015年から臨床研究としてクリニカルシーケンス検査を実施してきた。対象としたのは，国立がん研究センターで治療中もしくはその予定で，悪性腫瘍（固形がん）であることの病理学的診断がついており，標準治療が終了し，早期臨床試験に登録を予定してい

る患者である。解析対象となったがん種は，肺がん，乳がん，大腸がんなどの一般的ながん種に加えて，肉腫などの希少がんも多く含んでいる。これまでのところ遺伝子解析を施行した209例に対して，約90％の症例で遺伝子プロファイルを取得することができている。10％程度の非取得例は読み取り深度の不足などに起因していた。

遺伝子プロファイルが得られた症例の遺伝子解析の結果を図4に示す。がん関連三学会（日本癌学会，日本癌治療学会，日本臨床腫瘍学会）が作成した「次世代シークエンサーなどを用いた遺伝子パネル検査に基づくがん診療ガイダンス」の別表1「エビデンスレベル分類」を参考に，治療効果基準3A以上をアクショナブル変異としている[3]。こ

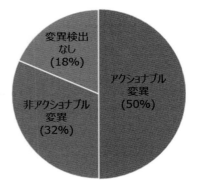

図4 TOP-GEARプロジェクト第二期の治療効果基準分類の結果（解析途中経過）

の基準に基づくと，約半数がアクショナブル変異を有していた（図4）。なお，個々の遺伝子のエビデンスレベルは日々の臨床試験結果などの情報で変わるため，アクショナブル変異割合は変わる可能性があることに留意したい。

また，遺伝子プロファイルが得られた症例のうち，実際に投薬に至った患者の比率は約10％程度であり，この比率はクリニカルシーケンスで先行している欧米諸国と同程度といえる。先に記載した国立がん研究センター主体で実施したTOP-GEARプロジェクト第一期試験においても，解析131症例のうち，11名（8％）が遺伝子異常とマッチした治験（第Ⅰ相試験）に参加していることからも妥当な現状であると考えられる[1]。投薬した薬の分類として承認薬以外に適応外の薬や治験薬も含んでいた。また，投薬判断がなされた患者のほとんどは肺がん，大腸がんなど一般的ながんであるが，これまで対処が困難であった肉腫も含まれている。このように，標準治療が終了した患者や，最適な治療法が確立しておらず判断が困難ながん種に対してもクリニカルシーケンスが治療方針決定の一助になりうることを示唆している。

TOP-GEARプロジェクト第二期を通じてその臨床有用性が示唆されるとともに，いくつかの問題も抽出されている。その中でももっともシーケンス結果に影響を与える要素としてがん組織検体の質が挙げられる。現在，SCIラボでの検体の受入れ基準として腫瘍細胞率が10％未満の検体は不受理としている。これは次世代シーケンサーの変異検出感度を鑑みて，この値を設定している。しかし，例えば，膵臓がんではがんの周囲に繊維が絡まっていることが多く，また肝臓がん，胆のうがんでは，がんが臓器の他の部位にめり込んでいることがあり，がん種によっては腫瘍率が10％未満となる検体が高頻度に発生していた。これに対応すべく，マクロダイセクションによりがん部を削り出して腫瘍部比率を上げたところ，元の腫瘍率が10％未満であっても解析が可能になるケースが見られるようになった。よって，途中からは必要に応じてマクロダイセクション法を導入することとした。今後，マクロダイセクションの対象となるがん組織切片の要件，例えばがん種，検体組織情報，がんの面積，必要DNA量を確保するための必要枚数などを定義し，これをもとに病理医が判断できるような品質評価基準を設定する必要がある。

また，組織量を確保しにくい検体も存在する。これまでの解析不可例のうち肺がんの占める比

率は高い。現在，肺がんの生検は経気管支肺生検が行われることが多く，この場合，1つの組織の大きさは極めて小さい。そのため，繰り返して取ってきても一般的な病理切片に加えてクリニカルシーケンスに必要な検体量を確保することは困難である。今後，これまでの解析不能例について切片面積の情報，DNA量を明確にし，これをもとに最低限必要な切片の要件を決定するための指針を立てる必要がある。

3. がん関連遺伝子パネル検査システムの社会実装―先進医療と体外診断薬の承認申請

3.1 がん遺伝子パネル検査の先進医療の実施

　TOP-GEAR プロジェクト第二期の臨床研究の成果を受けて，国立がん研究センターのNCCオンコパネル"がん関連遺伝子パネル検査システム"を用いて行う"個別化医療に向けたマルチプレックス遺伝子パネル検査"について先進医療の申請を行い，2018年4月1日に承認された。対象患者は，16歳以上で全身状態良好（ECOG performance status 0〜1）の治癒切除不能または再発の病変を有する原発不明がん，または標準治療がない，標準治療が終了している，もしくは終了が見込まれる固形がん（原発不明がんを除く）患者である。予定試験期間は18カ月（登録期間：12カ月，追跡期間：6カ月），対象とする患者数は最大350を予定している。主要評価項目は，アクショナブルな遺伝子異常を有する患者の割合とその95%信頼区間を求めること，副次評価項目は全適格例，全適格検査例，全登録例をそれぞれ分母とした場合のアクショナブルな遺伝子異常を有する患者の割合とその95%信頼区間，シークエンス成功割合，遺伝子異常に対応する治療薬が投与された割合，承認体外診断薬との結果の一致割合，全生存期間を検討することである。

　2018年4月より先進医療は国立がん研究センター中央病院にて開始されている。基本的な検査の流れは先に述べたTOP-GEAR第二期と同様であるが，測定・解析・レポート原案作成について SCI ラボで実施する代わりに，病院外の理研ジェネシスに委託される点が異なる。本検査は患者の受診機会拡大を目的に，今後，国立がん研究センター以外の先進医療協力施設でも開始される予定である。日本におけるゲノム医療の実装に向けた第一歩が踏み出されたといえる。

3.2 さきがけ審査申請制度を活用した医療機器の承認申請

　本検査システムが保険適用されることで，品質の担保されたがん遺伝子パネル検査をすべての国民が平等に受けられるようになる。そして，検査結果に基づいた適切な治療がなされるようになることが期待される。当社は，NCCオンコパネルを用いたがん関連遺伝子パネル検査システムについて，「先駆け審査指定制度」を活用し，保険適用に向けた承認申請の準備を進めている。

　先駆け審査指定制度とは，国内の患者に世界で最先端の治療薬をもっとも早く提供することを目指し，4つの指定要件すべてを満たす画期的な新薬などについて，開発の比較的早期の段階から先駆け審査指定制度の対象品目に指定する。指定対象は薬事承認に係る相談・審査における優先的な取り扱いの対象とするとともに，承認審査のスケジュールに沿って申請者における製造体制の整備や承認後円滑に医療現場に提供するための対応が十分になされることで，さらなる迅速な実用化を図る制度である。指定要件は①新作用機序の画期性，②対象疾患の重篤性，③極めて

高い有効性，④世界に先駆けて日本で早期開発・申請する意思の4点が挙げられる。本システムは，これらの要件に合致することから，"がん関連遺伝子パネル検査システム"に関する体外診断用医薬品・医療機器の先駆け審査指定制度対象品目（指定番号：先駆審査（28診）第1号，指定日：2017年2月28日）として指定を受けている。

がん関連遺伝子パネル検査システムの申請の範囲は，組織検体の受領からエキスパートパネルに提出するレポート原案の作成に至るまでを予定している。レポート原案では，「X遺伝子の活性化変異である」「増幅である」「Cosmicデータベースに複数登録のある変異である」など，科学的に一定の位置づけのある遺伝子異常の種類や特徴が報告される。それ以降の臨床的な有用性など，医学的な意義づけについてはエキスパートパネルで議論され，付加されることとなる。

実用化に向けて厚労省が提示している工程表によると，2018年度中にパネル検査の薬事承認を予定していることから，当社はこれに間に合うように準備を進めている[4]。

3.3 社会実装に向けた体制について

これまで述べてきたようにがん遺伝子パネル検査は臨床有用性が示唆されているが，品質管理下での検査が極めて重要であり，がんゲノム医療が適切に提供される体制を作る必要がある。そこで，第3期がん対策推進基本計画に基づいて国民が全国どこにいてもがんゲノム医療を受けられる体制を構築するため，「がんゲノム医療中核拠点病院（「中核拠点病院」という）」11カ所が設定された[5]。これらは，がんゲノム医療を牽引する高度な医療を有する医療機関として以下の必要な機能を有することを求められている。

1. パネル検査を実施できる体制がある（外部機関との委託を含む）
2. パネル検査の結果を医学的に解釈可能な専門家集団を有している
3. （一部の診療領域について他機関との連携により対応することを含む）
4. 遺伝性腫瘍などの患者に対して専門的な遺伝カウンセリングが可能である
5. パネル検査などの対象者について一定数以上の症例を有している
6. パネル検査結果や臨床情報などについて，セキュリティが担保された適切な方法で収集・管理することができ，必要な情報については「がんゲノム情報管理センター」に登録する
7. 手術検体など生体試料を新鮮凍結保存可能な体制を有している先進医療，医師主導治験，国際共同治験も含めた臨床試験・治験などの実施について適切な体制を備えており，一定の実績を有している
8. 医療情報の利活用や治験情報の提供などについて患者などにとって分かりやすくアクセスしやすい窓口を有している

中核拠点に選ばれたのは，国立がん研究センターの中央病院（東京・中央区）と東病院（千葉県柏市）のほか，北海道大，東北大，慶応義塾大，東京大，名古屋大，京都大，大阪大，岡山大，九州大の各大学病院である。また，中核拠点病院と連携してがんゲノム医療を行うがんゲノム医療連携病院も100施設程度設定された[6]。連携病院は患者のがん組織を中核病院に送って遺伝子の検査を依頼し，その結果をもとに治療する。中核拠点病院は連携病院に対して協力しながら，がんゲノム医療が適切に提供されるよう努め，情報共有や人材育成も行う予定となっている。本

第 1 編　データベース構築と解析・分析手法の開発

検査が保険収載された場合，連携病院の検体も含め，検査は中核拠点病院もしくは中核拠点病院から委託を受けた外部試験機関で行われることになる。

4.　おわりに

　国は第 3 期がん対策推進基本計画に推進の方針を盛り込み具体的に動き出している。日本は，海外と比較して確かにスタートは遅れたが，国民皆保険制度のおかげで，これまで研究や自由診療としての実施に限られていたものが保険適用されることで，誰でも同様の検査を受けることができるようになる。国内でがんゲノム医療を受けられる病院は，中核病院から連携病院まで増えていくことも合せて考えると，国内のがんゲノム医療の市場は間違いなく拡大すると考えられる。一方で，現状では先の TOP-GEAR の結果でも述べたように，がん遺伝子パネル検査によって治療が可能である患者は 10〜20% 程度と考えられる。多くの患者には有益な情報が得られない可能性があること，また，治療に結びつかないことがあることを事前に説明する必要がある。

　遺伝子パネル検査の対象となる患者は年間 4 万人程度にのぼると推測されている。中核拠点病院が 11 施設あり，それに 100 施設ほどの連携病院が提携し，エキスパートパネルを中核拠点病院に依頼する形で保険診療は開始される。そうすると，各中核拠点病院は年間 3,500 症例程度，すなわち TOP-GEAR で実施していた件数の 10 倍程度の数をエキスパートパネルで判断しなければいけなくなる試算となる。エキスパートパネルの負担は大きくなることが想定され，対応できる人材の育成は急務である。

文　　献

1）Y. Tanabe et al.: *Mol. Cancer*, **15**, 73（2016）.
2）J. Sian et al.: *Sci. Transl. Med.*, **7**, 283ra53（2015）.
3）https://www.jca.gr.jp/researcher/topics/2017/files/20171013_guidance_1.pdf
4）厚生労働省：がんゲノム医療推進コンソーシアム懇談会概要.
5）厚生労働省：第 1 回がんゲノム医療中核拠点病院などの指定に関する検討会　「がんゲノム医療中核拠点病院」選定結果.
6）厚生労働省健康局がん・疾病対策課：がんゲノム医療中核拠点病院などの指定について.

第1編　データベース構築と解析・分析手法の開発
第3章　網羅的な遺伝子変異検査法の開発

第4節　高精度変異検出システムによるがん関連遺伝子の低頻度変異解析

株式会社DNAチップ研究所　的場　亮

1. はじめに

　次世代シークエンスの登場によって，非常に高精度で迅速かつ安価に塩基配列決定が可能になってきている。個人ゲノム，遺伝子発現，マイクロバイオームなど，さまざまな解析に応用されているが，特にがん関連遺伝子解析について多くのデータが蓄積されており，Precision medicineのための重要な情報を提供している。個々のがん組織はそれぞれ異なった遺伝子変異を持つことが多く，正確に変異を調べ，その特徴を捉えることによって，適切な薬剤・治療法の選択が可能となる。本稿では，次世代シークエンスを用いた低頻度変異解析に焦点をあて，バーコード技術を用いた高精度化についてご紹介したい。

2. 次世代シークエンスによる遺伝子変異検出

2.1　遺伝子変異検出工程

　遺伝子変異検出工程は，測定前プロセス（プレアナリシス）と測定プロセスに分けられる。測定前プロセスは検体保存と核酸抽出であり，測定プロセスは増幅，精製と検出である。一般に検出感度，精度は測定プロセスの最適化が重要であると思われているが，実際は測定前プロセスの検体管理によって，精度が大きく変わる。例えば血液検体の場合，採血後，どのような管理をするか，あるいは，核酸抽出の方法の違いによって精度が異なる場合がある（図1）。

2.2　測定前プロセス（プレアナリシス）

　例えば，血漿からcfDNA（Cell-free DNA；血中遊離DNA）を抽出する場合，通常EDTA採血管を用いて，採血後すぐ遠心を行い，血漿と血球成分を分離する必要がある。採血後，遠心せずに室温で24時間放置した場合，血球成分からのDNAが血漿中に混入し，変異測定の際の感度

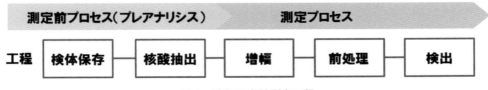

図1　遺伝子変異測定工程

第1編　データベース構築と解析・分析手法の開発

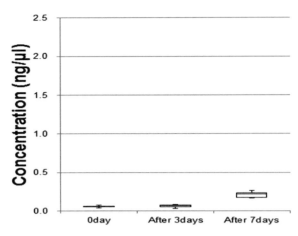

図2　Streckチューブを用いた血漿由来 DNA の安定性
室温で0日間，3日間，7日間保存した後，血漿を分離し cfDNA を抽出。その後，リアルタイム PCR により Human RnaseP 遺伝子を検出することによって，血球成分からのゲノム DNA の混入量を測定した。

が低くなる。また，4℃保存であっても，48時間以上放置すると，同様に血球成分からの DNA が混入する。このことは，実臨床における検査において，注意が必要なステップである。この問題を解決するために，血漿からの cfDNA を安定的に抽出するための採血管（Streck チューブ）が開発されている[1]。我々の検討では，この採血管を使用すれば，採血後3日間室温で放置した後，遠心により血漿を分離した場合でも，血球成分からの DNA の混入がほとんどないことを確認している（図2）。

2.3　測定プロセス

　次世代シークエンサーを用いた変異測定の場合，理論的には，大量のシークエンスデータを取得すればするほど，変異測定の精度が上がっていく。しかし，実際には，実験の過程，つまりライブラリー調製の際の PCR やシークエンス反応においてエラーが入るので，理論どおりにはいかない。特に，リキッドバイオプシーにおけるがん細胞由来 ctDNA（Circulating tumor DNA；血中腫瘍 DNA）の変異検出を行う場合，非常にレアな変異を検出する必要があるので，その精度が求められる。また，血漿中の cfDNA 抽出の際に，血球細胞のゲノム DNA が混入すると normal DNA の比率が高くなることにより，ctDNA の変異検出感度が低下する。

　実際のシークエンスにおいて，どれほどのエラーと感度が得られるかを調べるために，人工的に作成した EGFR 遺伝子を用いて検討を行った。まず，野生型 EGFR 遺伝子を用意し，そこに人工的に変異を挿入した変異型 EGFR 遺伝子をスパイクインすることによって，検出感度を調べた。変異型 EGFR 遺伝子を10%～0.01%比率でスパイクインしたサンプルを鋳型に PCR を行い，次世代シークエンサー（イルミナ社 MiSeq）を用いて解析を行った。その結果，ほぼすべての濃度でスパイクインの量に比例したシークエンスリード数を得ることができた（図3）。

　一方で，塩基配列決定エラーについては，0.01%程度検出された。野生型が T（チミン），変異型が G（グアニン）であるが，C（シトシン）へのエラーがより多く検出された（表1）。

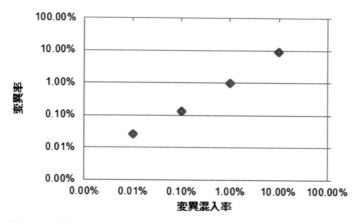

図3 スパイクイン実験におけるインプット変異率（横軸）とアウトプット変異率（縦軸）

表1 コントロールEGFRフラグメントを用いた検討—リード数と各塩基の変異数—

染色体	位置	リファレンス塩基	Aの数	Tの数	Gの数	Cの数	リファレンス以外の塩基の数	リード数	変異混入率	変異率
7	55,259,515	T	52	2,128,087	217,051	194	217,297	2,345,384	10.00%	9.25%
7	55,259,515	T	18	2,475,099	25,062	216	25,296	2,500,395	1.00%	1.00%
7	55,259,515	T	22	2,380,690	3,206	222	3,450	2,384,140	0.10%	0.13%
7	55,259,515	T	40	2,571,601	666	222	928	2,572,529	0.01%	0.03%

さらに，前後の配列を調べると，エラーの確率に偏りが確認された。このことは，シークエンス配列によってエラーの出方に違いがあることを示唆している。一方，異なる次世代シークエンサーを使って同じ配列を解析すると，同じ塩基配列でもエラーの出方が異なっていた。このエラーは，シークエンス反応におけるケミストリーの違いによって現れるものであると考えられる。したがって，遺伝子変異測定を正確に行うためには，あらかじめ使用するマシン，配列などを詳細に解析し，エラーの出方を確認してから感度を同定し，測定を行う必要があると考えられる。

2.4 肺がんにおけるリキッドバイオプシー

次に，EGFR遺伝子をターゲットとして，実際の肺腺がん生検材料と血液を同時採取したサンプルを用いて，遺伝子変異の有無について比較検討を行った。肺がんにおいて，EGFR遺伝子は薬剤効果を調べるための重要な遺伝子であり，活性化変異と呼ばれるExon19の欠損，およびExon21のL858R変異があると，EGFR-TKI（チロシンキナーゼ）薬剤が適応される[2]。

肺がんの場合，生検は難しく危険を伴う検査であり，血液を用いたがん細胞由来ctDNAの検出，いわゆるリキッドバイオプシーの有用性が非常に高い[3]。今回の測定では，生検検体のEGFR変異解析にはPNA-LNA PCR Clamp法を用い，血漿の解析には次世代シークエンサーを用いて行った。血漿中には正常細胞から放出されたcfDNAの中に，わずかな量のがん細胞由来

の ctDNA が混入しており，変異検出をするためには大量のシークエンス情報を取得する必要がある。少なくとも1検体当たり10万リード以上のデータを取得し，がん細胞由来のDNA変異検出を行った。血漿検体における感度と特異度は，生検検体の結果を絶対標準として算出した。その結果，感度が50％以上，特異度が94％以上であった[4)5)]。このとき，感度＝血漿検体陽性症例/生検検体陽性症例，特異度＝血漿検体陰性症例/生検検体陰性症例，として計算している。Exon19の欠損，およびExon21のL858R変異の両方とも，次世代シークエンサーを用いることによって，高い特異度を得ることができた。

3. 分子バーコードを用いた精度向上

3.1 NOIR-Seq（non-overlapping integrated reads sequencing）

次世代シークエンシングをがん遺伝子変異検出に用いる場合の技術的課題の1つは実験工程におけるエラーである。前述のEGFR遺伝子の場合，少なくとも0.01％程度のエラーが起こる。非常にレアな変異を検出するためには，さらなる精度の向上が求められる。

間違った変異が検出される原因として考えられるのは，①PCR，②シークエンス反応，③DNAの損傷，④正常組織における変異——などである。

このうち，DNAの損傷については，DNA抽出の前処理において，エラーを低減させる試薬などの開発が進んでいる。また正常組織における変異については，正常組織のみの解析やデータベースの充実によって，がん組織における変異との区別が可能であると考えられる。残りのPCR，シークエンス反応におけるエラーを低減させるために，分子バーコードシークエンスを利用した精度向上を試みた。

分子バーコードとして，12個の任意の塩基配列（N12）を持つオリゴヌクレオチドを準備し，PCR，シークエンス反応の前に，各分子とライゲーション反応を行うことにより，各分子を別々に標識する。分子バーコードは理論上，約 1.7×10^7 種類が存在するので，1つの分子に対して1つのユニークなバーコード配列を持つことになる。次世代シークエンス反応後にデータ解析を行

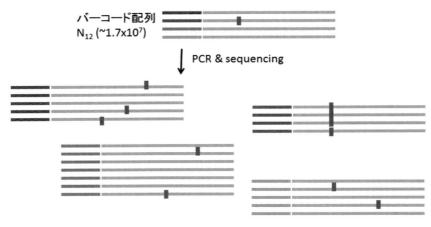

図4 バーコード配列標識によるグループ化

第3章 網羅的な遺伝子変異検査法の開発

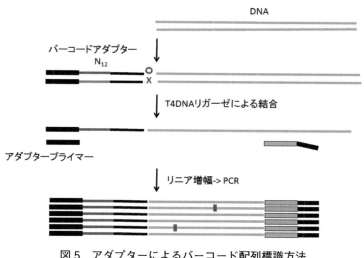

図5 アダプターによるバーコード配列標識方法

い，ユニークなバーコード配列を1つにまとめ，その中に見られる塩基配列変異を解析し，同じ場所に同じ変異が見られた場合は変異と判定し，異なる場所に異なる変異が見られた場合はエラーと判定する。このようにして，PCR，シークエンス反応によるエラーを除去し，正確な分子数計測を行う（**図4**）。

実際の方法として，目的の分子DNAに対してバーコードを持ったオリゴヌクレオチドDNAをアダプタープライマーとしてライゲーション反応を行い，遺伝子特異的プライマーを用いて，リニアアンプリフィケーション反応後，アダプタープライマーを使ってPCRを行い，次世代シークエンスを用いて解析を行う（**図5**）。この技術をNOIR-Seq（non-overlapping integrated reads sequencing）と名づけた。

一般にバーコードシークエンスにおける問題点は，バーコード上にエラーが入ることによって，分子数計測を間違ってカウントすることである。このため，実際には同じ分子であるが，異なる分子として多数のシングルコピーが検出されることがある。このエラーを排除するために，NOIR-Seqでは，あらかじめバーコード配列上にエラーが入る確率を測定し，スレッシュフォールドを設定することによって，精度を向上させている[6]。

NOIR-Seqを用いて，実際の血漿サンプルからTP53遺伝子の変異（c.747G＞C（Substitution, position 747, G→C））検出を行い，従来の手法と比較して，どの程度エラーが低減するか調べた。その結果，約10倍以上の精度で正確に変異を検出することに成功した[6]。

3.2 NOIR-Seqを利用したパネルの作成

次にNOIR-Seqを用いてより多くの遺伝子を対象に遺伝子パネルの開発を行った。がん関連遺伝子のうち，主に膵がんなどにおいて変異が知られている，8遺伝子（*CDKN2A*, *CTNNB1*, *GNAS*, *HRAS*, *KRAS*, *NRAS*, *SMAD4*, *TP53*）の中の合計25カ所をターゲットとして，分子バーコードによる高精度変異検出システムを構築した。この遺伝子パネルを用いて，健常人12名，膵がん患者25名の血液から，NOIR-Seqでがん細胞由来変異が検出できるかどうかを検討し

た。その結果，健常人はすべて変異が検出されず，膵がん患者の60%から遺伝子変異を検出することができた[7]。まだ感度に問題はあるが，今後より多くの検体の解析を行い，検証実験を行う予定である。

4. おわりに

クリニカルシークエンスに代表されるように，次世代シークエンスを用いたがん遺伝子診断が実用化されつつある。我々は独自の分子バーコード技術を用いて，エラーの入ったバーコード配列のモニタリングと除去を行い，高精度な変異検出システムを構築した。現在，さまざまながんの遺伝子診断に応用させるべく，マルチプレックス化の開発を進めている。

文　献

1) D. Wong, S Moturi, V. Angkachatchai, R. Mueller, G. DeSantis, D. Boom and M. Ehrich: *Clin. Biochem.*, **46**, 1099(2013).

2) S.V. Sharma, D.W. Bell, J. Settleman and D.A. Haber: *Nat. Rev. Cancer*, **7**, 169(2007).

3) F. Imamura, J. Uchida, Y. Kukita, T. Kumagai, K. Nishino, T. Inoue, M. Kimura, S. Oba and K. Kato: *Lung Cancer*, **94**, 68(2016).

4) Y. Kukita, J. Uchida, S. Oba, K. Nishino, T. Kumagai, K. Taniguchi, T. Okuyama, F. Imamura and K. Kato: *PLoS One*, **8**, e81468(2013).

5) J. Uchida, K. Kato, Y. Kukita, T. Kumagai, K. Nishino, H. Daga, I. Nagatomo, T. Inoue, M. Kimura, S. Oba, Y. Ito, K. Takeda and F. Imamura: *Clin Chem*, **61**, 1191(2015).

6) Y. Kukita, R. Matoba, J. Uchida, T. Hamakawa, Y. Doki, F. Imamura and K. Kato: *DNA Res.*, **22**, 269(2015).

7) Y. Kukita, K. Ohkawa, R. Takeda, H. Uehara, K. Katayama and K. Kato: *PLoS One*, **13**, e0192611(2018).

第1編 データベース構築と解析・分析手法の開発

第3章 網羅的な遺伝子変異検査法の開発

第5節 PleSSision検査による がん関連遺伝子変異の網羅的解析

三菱スペース・ソフトウエア株式会社　毛利　涼　　三菱スペース・ソフトウエア株式会社　谷嶋　成樹

1. はじめに

　がんの治療薬はがんの発生機序によりさまざまな種類がある（**図1**）。がんにおけるプレシジョン・メディシンの目的は，これらの薬から患者のゲノム情報に合った治療を提供することである。

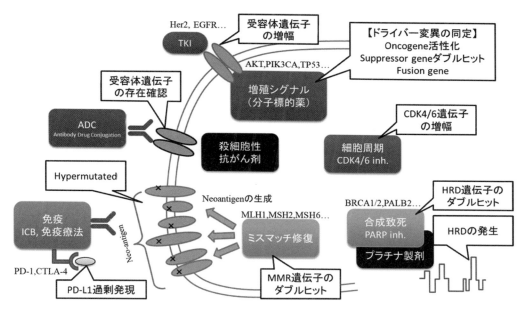

図1　がん関連遺伝子と推奨治療薬

　本稿ではプレシジョン・メディシンを実現する検査の1つである『PleSSision検査[※1]』について説明する。

　PleSSision検査とは病理医の監修のもと精度管理され，バイオインフォマティシャンが検査の各段階に深く関わる検査であり，検査対象はがんの発症に深く関わる160種類のドライバ遺伝子である。本検査はそれまで当社が実施していた遺伝子検査に基づき，2017年7月より開始し，

※1　Pathologists edited, Mitsubishi Space Software supervised clinical sequence system for personalized medicine の略。

2018年6月19日現在175症例の報告が完了している。

以下に検査概要を示す（図2）。本検査は患者の受診から結果説明までがおよそ3週間で完了する。短期間で結果を返却することで，患者に適切な治療をいち早く提供することができる。

本稿では図2の概要図のうち，当社の「社内システム・社内知識データベース」や「社内キュレーション」「がんゲノムエキスパートパネル」を中心に記載する。

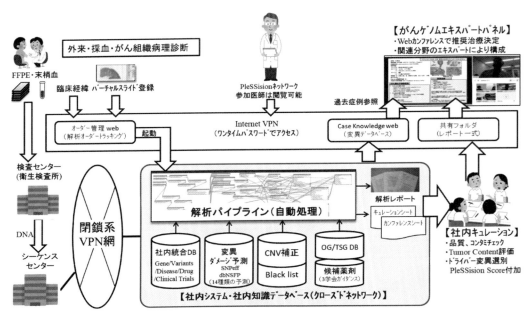

図2　検査概要

2．PleSSision 検査の流れ・特徴

本項では PleSSision 検査の流れ・特徴について説明する。

2.1　本検査の流れ

本検査は患者の正常検体として血液，患者のがん検体として手術や生検で得られた FFPE 検体を使用し，検査結果としてパネル遺伝子変異のレポートと推奨治療の情報が返される（図3）。段階としては，まず解析レポートに眼下に影響を与えうる somatic mutation[※2]，germline variant[※3]，MSI[※4]，Tumor mutation burden[※5] などの情報が記載され，次にそのレポートを参照したエキスパートパネルにて actionable 変異[※6]，druggable 変異[※7]，推奨治療が決定される。

※2　患者が後天的に獲得した遺伝子変異。
※3　患者が先天的に持っている，リファレンスゲノム配列と異なる遺伝子配列。
※4　MicroSatellite Instability の略で，ゲノム不安定性。
※5　TMB とも。がんが獲得した遺伝子異常の量を示す値。

第3章 網羅的な遺伝子変異検査法の開発

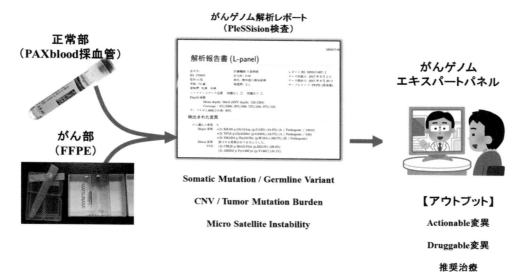

図3　PleSSision検査のインプットとアウトプット

　患者の検体取得からエキスパートパネルまでの検査の流れを示す（**図4**）。図で示した手順の中で病理医は病理画像の作成／登録や病理情報の入力などを行う。また検体を確認し，検体内に含まれるがん細胞含有率の評価も病理医の担当範囲である。この含有率は検出された変異のクローン判定やCN値の推定に役立つ。このように本検査には病理医が深くかかわっていることが分かる。

　サンプルシートに記載された情報は，サンプルの進行状況などと合わせて一括してデータ管理システムにより管理を行っている（**表1**）。このデータ管理システムはセキュリティ確保のため閉鎖系ネットワークで管理されており，また個人情報保護の観点から患者の管理には氏名ではなく匿名化IDを使用している。さらにデータ処理に必要な操作を極力自動化することでヒューマンエラーの発生を防止している。

2.2　検体情報の管理における本検査の特徴

　本検査は患者の正常検体と腫瘍検体の両方を使用するため，腫瘍検体単独で解析する場合に比べいくつかの利点があるが，最たるものはTumor mutation burdenやMSIが正確に測定できることである。これは検出された変異ががん由来か患者が生来持っていたSNP[※8]であるかを判断できるからである。

※6　患者のがんの特徴を示す遺伝子異常。
※7　患者のがんの特徴を示す遺伝子異常のうち，薬剤による治療対象となるもの。
※8　Single Nucleotide Polymorphismの略で一塩基多型。ヒトが生まれついて持っているもので，がんとの関わりが低いものも多い。

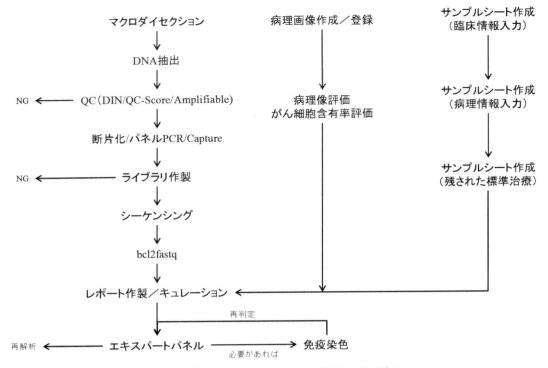

図4 検体取得からエキスパートパネルまでの流れ

2.3 データ QC における本検査の特徴

　検査で扱う手術検体の多くは臨床検査を想定していないため，必ずしも良質な DNA を抽出できるわけではない。そのため，ホルマリン固定時によるアーチファクトの発生や DNA の断片化などによるエラーが検出されることがある。こうした事態に備えデータの検出精度を上げるため，ウェット・ドライの両面からデータの QC チェックを行っている。

　ウェットでの品質管理は，DNA の断片化を示す指標およびシーケンス後のリードのベースクオリティバリューで行われる。

　ドライでの品質管理は，厳しいクオリティフィルタによる処理を行い，クオリティの悪い検体であってもある程度の信頼性のあるデータが検出できるようにしている。また，検出された SNP の頻度からコンタミネーションの検出も行う。

表1 管理される検体情報（一部）

	管理項目
1	がん種
2	年齢
3	性別
4	喫煙歴
…	

2.4 解析における本検査の特徴

　変異の検出や各種データベース情報付与は，NGS 解析用ワークフロー管理システムである GenomeJack[*9] を用いて NGS リードデータの処理からレポートの作成までを自動化している（図5）。

第3章　網羅的な遺伝子変異検査法の開発

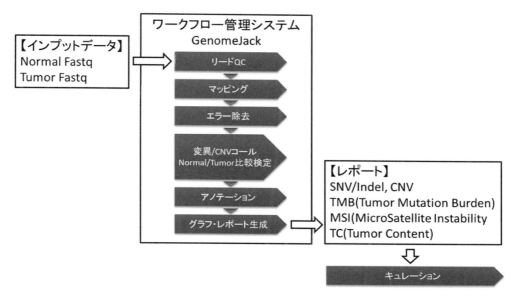

図5　解析のワークフロー管理

2.5　キュレーションにおける本検査の特徴

　自動的にレポートが作成されたのち，バイオインフォマティシャンがデータを確認しキュレーションを行う。以下の項目ではバイオインフォマティシャンが行うキュレーション部位を大きく3つに分けて紹介する。

　① がん細胞含有率の自動推定

　腫瘍検体中のがん細胞の割合は検出された変異の評価に必要な重要なデータである。がん細胞含有率から変異がメインクローン由来かどうかの評価ができ，また検出されたCNVのがんクローン内でのCN値を推定できるためである。

　② エラーコール判定

　本検査ではがん細胞の含有率について，検出された変異のアレル頻度とCNVから自動推定計算を行っている。この自動推定についてデータによっては機械的な推定が整合しない場合があるため，バイオインフォマティシャンが確認し評価している。

　自動計算の終了後，ウェットのパラメータやシークエンスのクオリティなど各種情報から検出された変異がエラーかどうかの判定を行っている。これにより検出された変異が低がん細胞含有率に由来する低頻度の変異なのか，エラー検出なのか判断できる。

　③ ドライバ変異の重みづけ

　さらなるPleSSision検査の特徴として，検出した変異について重みづけを行っていることが挙げられる。

　がん細胞で検出される変異はがんの発生の原因となったドライバ変異と，原因ではないパッセ

※9　三菱スペース・ソフトウエア株式会社が開発したゲノム解析ソフトウェアであり，ブラウザ機能のみの無償版は http://genomejack.net よりダウンロード可能。

第1編　データベース構築と解析・分析手法の開発

ンジャ変異の2つに分けられる。検出された変異に重みづけを施すことで，検出されたドライバ変異の中から治療優先順序の高いドライバ変異を選択できるようにする。

　本検査では検出された変異ががんの主要なクローン由来の変異であるか，がんを引き起こす機能増幅・機能欠失変異であるかなど，複数の評価項目から変異のがんに対する影響度を評価し，治療対象とするべきドライバ変異を探索する。

2.6　カンファレンスにおける本検査の特徴

　PleSSision 検査は定期的に開催される web ベースのカンファレンスにて結果の検討を行う。このカンファレンスでは検体を評価した病理医をはじめとして薬物療法専門医やドライ解析担当者も参加する。参加者の属性が多岐に渡ることから，カンファレンスの内容も病理医の知見，ドライ解析の知見，薬物療法専門医の知見が深く議論され高度なものとなる。

　カンファレンスを web ベースで行うことにより得られるメリットは参加者のスケジュールの負担を軽減できるだけでなく，さまざまな属性を持つ関係者が参加することから若手人材の育成・教育や，医師が知りうる治験情報へのアクセスなどが挙げられる。

　またバイオインフォマティシャンは，これらのカンファレンスの中で改善点などを洗い出し，次の検査の向上のための開発につなげている。

2.7　データベース管理

　本検査では過去の検体の変異に対する評価結果や検出結果はデータベース化しており，どのサンプルで変異が検出されたかなどの情報を確認することができる。そのため同じ変異が検出された過去の患者のデータについて，最新の治療方針や治療効果などの情報と照合することが可能である。

　また変異評価時に使用しているデータベースや重みづけの基準について，定期的に更新や見直しを行っており，バージョン変更時には過去のデータの再評価を行うことでその妥当性や評価の影響を確認している。

3.　解析実績

　本項では解析実績を示す。

　本検査における変異の検出率の参考値として，PleSSision 検査の結果のうち，2018 年 6 月 19 日までに結果報告が完了した 175 名のデータについて遺伝子変異の検出結果を示す（**図 6**）。なお，結果が出なかった 4 名の原因は検体不良などによる中止である。

　本検査にて何らかのがん由来遺伝子異常の特定ができた比率は 91% である。この検出率はSNV[10]/InDel[11] のみでは 89%，CNV[12] のみでは 36% となる。

　検出された変異は nonsynonymous[13] SNV/InDel と CNV を合わせると，*TP53* の遺伝子異常

※ 10　Single Nucleotide Variant の略で一塩基変異。遺伝子配列の変化のうち，一塩基が他の塩基に変化したもの。

結果報告完了件数171名
（175名中結果判明分）

	N=171
がん由来遺伝子変異検出（人）	156/171（検出率91%）
SNV/InDel の検出（人）	152/171（検出率89%）
CNV の検出（人）	61/171（検出率36%）

上位4 somatic 変異検出	N=171
TP53	91（53%）
KRAS	52（30%）
PIK3CA	31（18%）
BRCA1/2	28（16%）

※ 2018年6月19日カンファレンス対象データまで計上
SNV/InDelは nonsynonymous変異を計上
CNVは OGの AMPまたは TSGの LOSSを計上

図6　PleSSision 検査の実績

が最も多く，全検体の53%を占める。*KRAS* の遺伝子異常は32%でもっぱら G12 変異となっている。

4. おわりに

　がんゲノム中核拠点の整備をはじめとして国の政策として個別化医療が意識される中，今後ますますプレシジョン・メディシンは発展していくと考えられる。その中で PleSSision 検査は，検出結果のみならずウェブカンファレンスなどのシステムまで含めた全体を提供する特色のある検査として，がんプレシジョン・メディシン実現のための検査の第一選択肢としての地位を築いていきたい。

謝　辞
本検査に携わっている以下の方々に感謝の意を表する（所属は2018年6月現在）。
慶應義塾大学医学部　西原広史先生
慶應義塾大学医学部　林秀幸先生
国際医療福祉大学三田病院　松岡亮介先生
慶應義塾大学医学部　柳田絵美衣先生
慶應義塾大学医学部　加藤容崇先生
鹿児島大学医歯学総合研究科　赤羽俊章先生

※11　INsertion/DELetion の略で複数塩基の挿入欠失。遺伝子配列の変化のうち，複数塩基が挿入／欠失したもの。
※12　Copy Number Variant の略でコピー数変異。通常ヒトは遺伝子を2コピー持つが，そのコピー数が増幅／減少したもの。
※13　タンパク質を構成するアミノ酸配列を変化させる変異のこと。

| 第1編 | データベース構築と解析・分析手法の開発 |

| 第3章 | 網羅的な遺伝子変異検査法の開発 |

第6節　体外診断用 DNA チップキットの開発と プレシジョン・メディシンへの貢献

東洋鋼鈑株式会社　**岡村　浩**

1. はじめに

　1953 年に DNA の二重らせん構造が発見され，2003 年にはヒトゲノム解析が完了した。その後の 10 年間でゲノム解析の分野では技術革新が起こり，医療分野に大きな影響を与えた。2015 年に米国オバマ大統領が「ゲノム情報を活用した"プレシジョン・メディシン"を実現する」と発表したことに象徴されるが，医療を根本から変えるパラダイムシフトをもたらしたともいえる。

　従来の医療は，統計的に多くの患者に適した治療法を提供することを目指したものであるが，プレシジョン・メディシンは，ゲノム情報や臨床情報をもとに，個人に適した医療を提供するものである。例えば，がん治療を行うにあたり，ゲノム情報をもとに治療方針を決定することで，化学療法に使用される抗がん剤の副作用の程度や，薬効をあらかじめ予測することが可能になる。近年では特定の遺伝子型を有する患者に対して有効な分子標的薬の開発も進んでおり，ゲノム情報をもとに治療方針を決定し，個人に最適な治療を提供するプレシジョン・メディシンの流れが着実に広がりつつある。

　さらに，創薬の世界においてもゲノム情報をベースとする開発の流れが広がっている。従来は化合物ライブラリーをスクリーニングして効果のある化合物候補を絞り込むというプロセスであったが，ゲノム情報をベースにすることで，より効果的で成功確率の高い開発が可能になると期待されている。

　現在，プレシジョン・メディシンの実現に向けて，ゲノム研究が活発に行われているが，研究成果を広く一般の患者に還元するには，高精度であることはもちろんであるが，現実的な価格や高い品質で検査を提供するシステムが必須となる。DNA チップシステムは，1990 年代に基本原理が開発された比較的古い技術ではあるが，それだけに信頼性も高く，複数の遺伝子を測定する現実的な方法論である。

　当社は従来の事業で培ったコア技術を用いて DNA チップの研究を開始し[1)-3)]，マイクロアレイ用基板を研究用途として販売していたが，2005 年から山口大学医学部との共同研究により，体外診断用医薬品の開発に取り組んでいる。臨床用途として使用できる当社独自の DNA チップシステムは，2016 年に薬事承認を得て，2017 年には保険適用を受けるに至った。研究成果を臨床現場に活かせる日本発のシステムが社会実装されたといえる。

　本稿では，当社が開発した DNA チップシステムを紹介し，プレシジョン・メディシンへの貢献に向けた展望を示す。

157

2. DNA チップについて

　DNA チップは 1990 年代に米国で開発された技術であり，遺伝子発現や遺伝子多型を網羅的に解析する手法として，広く研究に使用されている。

　代表的なシステムとしてはアフィメトリクス社の「Gene Chip」やアジレント社の「CGH＋SNP マイクロアレイ」が挙げられるが，いずれも網羅解析用のシステムである。網羅的な DNA チップは，基板上に数千～数百万種類の DNA 断片が固定化されており，そこに解析対象の DNA を反応させることで，ゲノム由来 DNA やメッセンジャー RNA 由来の cDNA を高感度で検出することができる。

　DNA チップ基板上に DNA 断片（オリゴ DNA）を固定化する手法としては，基板上に直接 *in situ* 合成する場合と，あらかじめ合成したオリゴ DNA を固定化する場合がある。特に，あらかじめ合成したオリゴ DNA を固定化する場合には，DNA を固定化するチップ基板の性能が最終的な判別性能に大きく影響する。また，DNA を選択的に捕捉するプローブ DNA の配列や，解析対象の配列を事前に PCR 法により増幅する場合においては，増幅用のプライマー DNA の配列の選択が，判別性能を決定づける大きな要因となる。

　DNA チップの検出原理を図 1 に示す。DNA チップは相補的ハイブリダイゼーションという，基板上にあらかじめ固定化された DNA 断片と解析対象の目的遺伝子が二本鎖を形成する原理を用いるが，その検出方法は蛍光色素によるものや電気的信号によるものなどがある。蛍光物質を使用する場合においては，ハイブリダイゼーション後の DNA チップの蛍光画像を検出装置で読み取り，その蛍光パターンおよび蛍光強度によって，解析対象の遺伝子発現や遺伝子型に関する情報を得る。

　例えば，ある個人の遺伝子型を分類する場合，DNA チップ基板上にあらかじめ野生型と変異型の DNA プローブを固定化しておく。そこに解析対象の DNA を反応させると，もし解析対象の DNA が野生型であれば野生型に対応するスポットから蛍光が観察され，変異型であれば変異型，ヘテロ型であれば両方のスポットから蛍光が検出されることになる。

　わが国においては，DNA チップ技術を臨床現場に適用するために，平成 18 年度から経済産業省の委託事業である「医療機器開発ガイドライン策定事業」が，独立行政法人産業技術総合研究所で開始された。学会や企業，大学・公的研究機関を代表する委員による検討の成果として開発

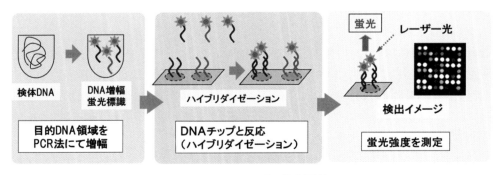

図 1　DNA チップの検出原理

ガイドライン案が策定され，2007年（平成19）5月には「DNAチップ開発ガイドライン2007—遺伝子型（ジェノタイピング）検定用DNAチップに関して」が公表された[4]。

前述したように，DNAチップは比較的古い技術であり，その信頼性については多くのノウハウも蓄積され，体外診断用医薬品として使用するためのガイドラインも策定されている。最新のゲノム研究の成果を臨床現場に適用するためのシステムとしては，歴史があり，信頼性も高いDNAチップシステムが有力な候補となる。

3. 体外診断用医薬品「ジーンシリコンDNAチップキットUGT1A1」

3.1 東洋鋼鈑のビジョンとコア技術

当社は，国内で民間企業として初めて「ぶりき」を製造した会社であり，鉄鋼業をベースとする会社であるが，"Beyond Steel"というスローガンを掲げて，保有するコア技術を活かし，さまざまな産業分野に展開するというビジョンを有している。鉄鋼材料にとどまらず，合成樹脂などを含めた素材を扱う技術と，新たな機能を材料に付与する表面処理技術をコア技術として事業展開を行っている。

コア技術を新規分野に展開した例としては，ハードディスクドライブに使用される磁気ディスク用アルミ基板が挙げられる。磁気ディスク用アルミ基板は，アルミ原板を平滑に研削し，その後Ni-Pメッキを施したのちに，ナノレベルに平滑な表面に仕上げる研磨工程を経て完成する。これらの製造は高度に制御されたクリーンな環境で行われている。磁気ディスク用アルミ基板はコア技術を電子材料分野に展開した例であるが，DNAチップ基板は，同様に当社のコア技術を医療分野に展開した例である。

3.2 DNAチップの基礎技術

前述したように，DNAチップ基板では，DNAを固定化するための表面処理が，最終的な判別性能に大きく影響する。当社が開発した体外診断用医薬品に使用しているDNAチップ「ジーンシリコン」は，シリコン基板を原板としている。このシリコン基板に，カーボン材料であるダイヤモンドライクカーボンをイオン化蒸着法により成膜する。ダイヤモンドライクカーボンは，その後の化学的な処理のベース層として適しており，かつ自家蛍光が低いという特徴がある。DNAチップは最終的に蛍光検出するが，ダイヤモンドライクカーボンの特性により，バックグラウンドが低い蛍光画像が得られる。その結果，微弱な蛍光まで検出できるため，最終的に高い検出感度が得られる。

その後，試薬による化学処理により，基板表面に高密度なカルボキシル基を導入し，活性化試薬を用いて活性エステル化する。この活性基は，DNAが有するアミノ基と反応して，共有結合であるアミド結合を形成する。このようにして当社の技術を用いると，DNAが高密度かつ強固に結合した，ダイナミックレンジが広く，再現性の高いDNAチップを実現することができる。

「ジーンシリコン」は3mm角の小さなチップであるが，その表面に64種類のDNA断片を固定化することができる。遺伝子型を検出する場合，野生型と変異型のDNA断片が必要になるこ

第1編　データベース構築と解析・分析手法の開発

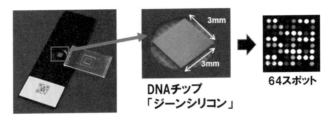

図2　DNAチップ「ジーンシリコン」の外観

とから，最大で30種類程度の遺伝子型を1枚で測定することができる。「ジーンシリコン」の外観を図2に示す。

　当社の表面処理はDNAのみではなく，タンパク質やペプチドの固定化にも適しているため，プロテインチップやペプチドチップにも適用可能である。

3.3　開発経緯

　当初は，スライドガラスに数千から数万種類のDNA断片を固定化して網羅解析に使用するマイクロアレイ用基板を開発し，DNA断片を固定化するアレイ製造会社に提供していた。しかし，網羅解析用途としてのDNAチップは，研究目的には適しているものの，臨床用途としては使用しにくいという難点があった。その主な理由は，臨床現場で簡便に操作できる「操作性」と，臨床現場に適した価格で提供する「コスト面」にあった。

　そこで当社は，臨床に適したDNAチップシステムの開発に着手し，解析対象を絞りながら複数の遺伝子を短時間で簡便に検出することができるシステムの完成に至った。解析対象を絞るという観点から，このようなDNAチップを「フォーカスアレイ」と称するが，当社は早い段階でフォーカスアレイを用いた体外診断用医薬品の開発を志向し，2005年から山口大学医学部との共同研究を開始した。

　山口大学では，網羅解析で得た遺伝子データを独自アルゴリズムで解析し，がんの予後予測が可能となるバイオマーカーの特定を行っていた。当社のDNAチップ技術を活用することで，臨床現場に有用な体外診断用医薬品キットを共同で開発することとした。

　この共同研究の結果，2016年には薬事承認を取得し，2017年には保険適用を受けるに至っ

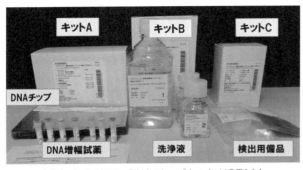
(a)ジーンシリコンDNAチップキットUGT1A1

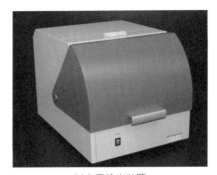
(b)専用検出装置

図3　「ジーンシリコンDNAチップキットUGT1A1」および専用検出装置

表1 「ジーンシリコン DNA チップキット UGT1A1」の概要

製品名	ジーンシリコン DNA チップキット UGT1A1
承認番号	22800AMX00718000
保険点数	D006-7 UDP グルクロン酸転移酵素遺伝子多型 2,100 点
主な対象	塩酸イリノテカンの投与対象となる患者
主な測定目的	全血より抽出したゲノム DNA 中の UDP グルクロン酸転移酵素遺伝子多型 UGT1A1*28, UGT1A1*6 の判定
測定方法	PCR 法と核酸ハイブリダイゼーション法を組み合わせた方法
検体	EDTA 加全血検体から抽出した DNA

た[5)6)]。「ジーンシリコン DNA チップキット UGT1A1」と専用検出装置の外観を図3に，チップキットの概要を表1に示す。

薬事承認を取得したキットには，DNA チップ基板と試薬類，反応操作に使用する備品が含まれる。また，検出に使用する蛍光検出装置も，独自開発して医療機器登録したものである。

3.4 解析方法

解析方法を図4に示す。まずは血液などの検体から DNA を抽出し，DNA チップキットに含まれる試薬類を使用して，PCR 法により解析対象となる遺伝子領域をマルチプレックスで増幅する。増幅に使用する DNA プライマーには蛍光標識が施されており，蛍光標識された増幅物を得ることができる。

蛍光標識された増幅物は反応液と混合して DNA チップに滴下する。定温で一定時間反応させた後，洗浄液で未反応の増幅物を DNA チップ上から除去し，専用装置で蛍光画像を測定する。

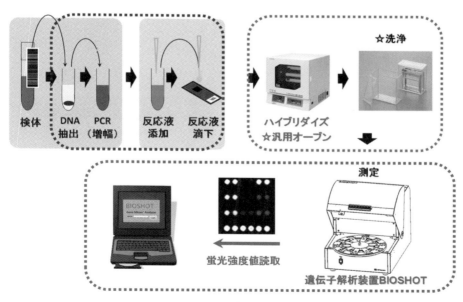

図4 解析方法

専用装置にDNAチップを設置すると，半導体レーザーにより励起光が照射され，蛍光画像を得ることができる。専用装置には解析用ソフトウェアが組み込まれており，得られた蛍光画像から遺伝子型を判別し，解析結果を画面に表示する。

3.5 臨床的な意義

開発したDNAチップキットは，塩酸イリノテカン投与対象となる患者の，UDPグルクロン酸転移酵素遺伝子多型 *UGT1A1*28* および *UGT1A1*6* を測定するものである。これらを事前に測定することにより，塩酸イリノテカン投与後の副作用発現の危険性を予測することができる。

塩酸イリノテカンはプロドラッグであり，生体内で発現するカルボキシエステラーゼによって加水分解され，強い抗がん作用を有する活性化物質SN-38となる。SN-38は肝臓で発現するUDPグルクロン酸転移酵素（UGT1A1）でグルクロン酸抱合を受け，抗がん作用のない非活性代謝物SN-38Gとなり，体外に排出される。

SN-38の抗がん作用には，副作用として白血球減少，好中球減少や下痢などを引き起こすことが知られている。*UGT1A1*28* および *UGT1A1*6* の2カ所のいずれかがホモ変異型，もしくはいずれもヘテロ変異型である場合，UGT1A1の酵素量や酵素活性が低減され，SN-38を不活性化できなくなる。このため，前述した副作用の発現率が高くなることが知られている。

3.6 既存法との比較

既存法としては，インベーダー法によるUDPグルクロン酸転移酵素遺伝子多型検査が2008年に保険適用されているが，当社は図5に示すように，目的塩基配列をPCR法で増幅し，さらにDNAチップ上に固定化されたDNAプローブとの特異的なハイブリダイゼーション反応を組み合わせた方法を採用しており，既存法よりも微量なDNA量（1/140〜1/40）で検出可能である。また，DNAチップの優位な特徴として，複数箇所を1枚のチップで同時測定できるため，対象となる接合型を同時に測定することができる。

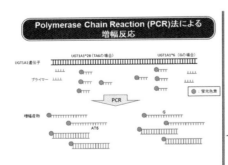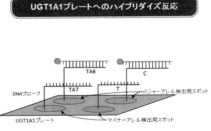

図5　PCR法およびDNAチップハイブリダイゼーション法

第3章　網羅的な遺伝子変異検査法の開発

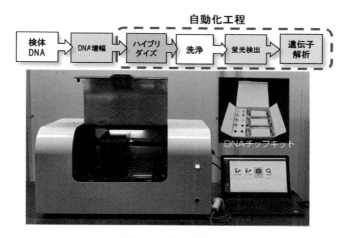

図6　自動解析装置

3.7　今後の開発

　山口大学では，さらに塩酸イリノテカンの代謝に関わる遺伝子領域の研究を進めており，これまでに搭載している遺伝子領域以外の部分も同時に測定することにより，判別性能がさらに向上する可能性がある。その場合，DNA チップ法では簡単にその他の領域の DNA プローブを搭載することができるので，カスタマイズという観点からは非常に有利である。

　遺伝子解析の領域は新規知見が得られるスピードも速く，いち早く最新の研究成果を治療現場に応用するというニーズが高い。フレキシブルかつ拡張性の高い DNA チップは，このようなニーズにマッチしている。

　また，臨床現場においては自動装置のニーズが高い。当社においても，**図6**に示すようなハイブリダイゼーション以降の工程を自動化した装置を開発した。本装置は 32 検体を同時に解析することができるハイスループットを実現している。作業時間の短時間化を図れることから，トータルでの検査コストを大幅に低減することが可能である。

4.　プレシジョン・メディシンへの貢献

4.1　DNA チップシステムによる研究成果の社会実装

　これまで述べたように，DNA チップシステムの利点は，絞られた複数の遺伝子を簡便に測定できるという点にあり，ゲノム研究で得られた成果を「診療現場」で活用することができるツールであるという点にある。ゲノム研究においては，次世代シーケンサーを用いた全ゲノム解析によるバイオマーカー探索などが活発に行われているが，その研究成果を実際に臨床現場で活用するためには，DNA チップシステムが有用である。実際に，当社では大学や研究機関との共同研究を行っており，その研究成果をいち早く検査キットとして社会実装する試みを続けている。

　現状の遺伝子検査においては，海外技術や海外製品を使用するケースも多く，カスタマイズ性とタイミングの良い製品開発においては不利な場合も多い。当社システムは独自技術であることと，開発やサポートの拠点も国内にあるため，柔軟かつ迅速な対応が可能である。

第1編　データベース構築と解析・分析手法の開発

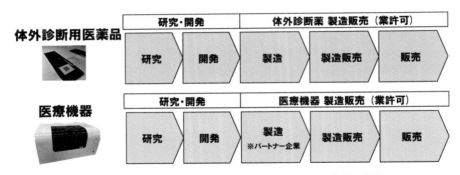

図7　研究開発から社会実装までを一貫して行う体制の構築

　当社は体外診断用医薬品および医療機器の製造や販売に関する業許可を取得しており，図7に示すような研究開発から社会実装までを一貫して行う体制をすでに構築している。開発した遺伝子検査システムは，検査センターなどによって使用され，治療方針の決定や，手術後のモニタリングに使用されることになるが，同一のシステムで種々の測定が可能であることも，社会実装する上での利点の1つである。

4.2　予防医療への展開

　ゲノム研究が進展することにより，病気になった後の治療に対して，遺伝子検査を行いながら治療方針を決定するという方向性は当然であるが，今後は予防医療の方向性が大きくクローズアップされると考えられる。すなわち，病気になる前に予防策を講じることにより，発症を未然に防ぐことが可能になると予想される。

　この流れは，あらゆるものがデータ化され蓄積される，現在のIT技術の進展と並行して発展すると考えられる。実際に，すでにスマートフォンやウェアラブル端末を通じて，個人の健康状態や活動に関する大量のデータが取得されている。このような一般情報に加えて，ゲノム情報と臨床情報を解析することによって，個人にリアルタイムで疾患リスクなどの予防的な情報を発信することが可能になると考えられる。

　また，コンピューターの性能はこの10年間で100万倍になり，さらに2045年にはコンピューターが人間の頭脳を超えるシンギュラリティを迎えるといわれているように，ITCやAI技術の進展は著しい。予防医療には，マスデータを用いたマスカスタマイゼーションが必要になるが，遠くない将来に実現することは間違いないと想像できる。

　このような予防医療が実現した場合には，病気になる前，いわゆる「未病」も対象となるため，これまで以上に多くの人を対象とした遺伝子検査が行われるようになる。健康診断の現場にも適用できるようなシステムが必須になると予想され，リキッドバイオプシーの技術と組み合わせることで，より効率的な検査が可能になると考えている。DNAチップシステムは，予防医療の領域でも貢献することができる。

4.3　ゲノム医療実現の課題

　ゲノム医療を実現するための課題としては，まずゲノムや遺伝子に関する正確な知識が社会全

体に根付く必要がある。現在では，遺伝子に対する知識は広がってきたものの，いまだに十分とはいえず，啓蒙活動が必要な状況にある。

わが国においては，本年度より「がんゲノム医療コンソーシアム」構想が本格的に稼働し，ゲノム医療の構築に舵が切られたとともに，マスコミに取り上げられる機会も多くなり，社会的な理解は着実に広まっている。

また，ゲノムに対する知識が広まるとともに，ゲノム医療の実現のために必要なゲノムデータベースの構築に参加意思を示す市民も増えていくと考えられ，積極的な社会参加が活発になると予想される。ゲノム医療に対する理解と社会参加が広まり，ゲノム情報の蓄積が進めば，画期的な検査試薬や創薬の開発につながることが期待できる。このような状況を一刻も早く実現することが，ゲノム医療を実現するために解決すべき課題であると考える。

5. おわりに

本稿では，薬事承認を取得した DNA チップシステムについて紹介し，ゲノム研究の成果を柔軟かつ迅速に社会実装できるという利点と，プレシジョン・メディシンへの貢献に向けた展望について述べた。

ゲノム解析技術と IT 技術の進展に伴い，ゲノム医療は現実のものとなっている。当社は DNAチップシステムを通じて，研究成果をいち早く医療現場に還元することで，国民へより有効な治療を提供するとともに，健康寿命の延伸に貢献したいと強く願っている。

文　献

1) 高橋浩二郎，丹花通文，高井修，岡村浩，榊佳之：*BIO INDUSTRY*，**17**，44（2000）．

2) K. Takahashi, M. Tanga, O. Takai and H. Okamura: *Diamond and related materials*, **12**, 572 (2003).

3) 岡村浩，山野博文：*New Diamond*, **29**(2)，17（2013）．

4) 医療機器ガイドライン活用セミナー＃6 診断用 DNA チップガイドライン解説（2014）．

5) R. Tsunedomi, S. Hazama, N. Okayama, M. Oka and H. Nagano: *Cancer Science*, **108**, 1504 (2017).

6) 岡村浩：*Medical Technology*, **45**(13)，1456（2018）．

がんを中心とした治療分野における
プレシジョン・メディシンの進展

第2編　がんを中心とした治療分野におけるプレシジョン・メディシンの進展

第1章　クリニカルシークエンス技術

第1節　ゲノムワイド関連解析による がん発症予測システムの開発

東京大学　松田　浩一

1. はじめに

　がんは罹患者，死亡者ともに増加傾向にあり，2015年には世界全体で1,750万人が罹患，870万人が死亡するなど全死因の第2位16％を占めている[1]。死因の上位は，男性では肺がん，肝がん，胃がん，女性では乳がん，肺がん，大腸がんとなっている。がんによる死亡率を下げるには，新規治療薬や効果予測マーカーの開発とともに，予防や早期発見が重要であり，そのためには発症リスクが高い集団の特定が有用である。WHOでは発がんに関連する100以上の環境因子を報告しており，これらの因子への暴露がさまざまながんの原因となっている。一方多くのがんにおいて家族集積性が報告されており，一等親の親族にがんがある場合，2～8倍程度発がんリスクが増加する[2,3]。実際に筆者らの研究グループで約20万人の集団を対象として実施した解析では，特に前立腺がんおよび卵巣がんで家族歴の関与が顕著であり，それぞれ6～7倍の相対リスクであった[4]（図1）。このような家族集積性には環境因子と遺伝因子がともに関与することが示されており，がんは複数の因子の相互作用によって発症に至る多因子疾患である[5]。大規模な双生児研究の結果，がんにおける遺伝因子の寄与率（遺伝率）は20～40％程度と推定されているが[5]，がん患者における遺伝性腫瘍の割合は5％程度以下であり，残りの15～35％はCommon variationによると考えられる。

　近年，さまざまな疾患の感受性遺伝子や薬剤の効果・副作用の予測因子を同定する目的で，一塩基多型（SNP/スニップ：Single Nucleotide Polymorphism）を指標として全ゲノムを網羅的に解析する「ゲノムワイド関連解析（GWAS；Genome Wide Association Study）」が幅広く行われている。現在世界中では3,500以上のゲノムワイド関連解析が報告されており（http://www.genome.gov/gwastudies/），特に前立腺がん，乳

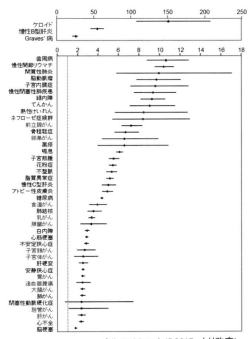

(Hirata M et al. JE 2017 より改変)

図1　家族歴の有無による相対リスク

169

表1 これまで報告されている発がん関連704SNP（412領域，201論文）

遺伝子数（領域）	疾患		
147（76）	前立腺がん	23（11）	口腔咽頭がん
113（59）	乳がん	20（18）	悪性黒色腫
60（41）	大腸がん	20（16）	皮膚がん
52（31）	白血病	18（15）	膀胱がん
35（17）	リンパ腫	14（11）	腎がん
35（20）	卵巣がん	13（6）	脳腫瘍
31（21）	食道がん	14（5）	胃がん
29（20）	精巣腫瘍	9（4）	甲状腺がん
29（13）	肺がん	10（4）	子宮がん
24（15）	膵臓がん	7（4）	肝がん
		5（5）	悪性骨腫瘍

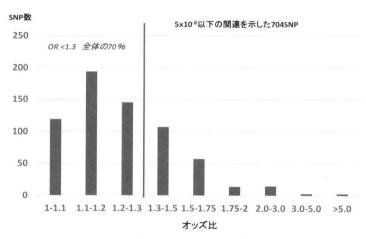

図2 がん領域におけるGWAS（オッズ比）

がんなど比較的予後がよく，また患者が多い疾患に対して多くの研究が実施されている（表1，図2）。

　一方で，日本人の死因上位となる胃がんや肝がんでは報告数および関連SNP数も少なく，十分な解析が実施されていないというのが現状である。またGWASにより同定されたSNPの約70%のオッズ比（OR）が1.3以下であり，単SNPでは十分なリスク予測が困難となっている（図2）。そのため，現在では複数のSNPを重みづけに応じて組み合わせ，個人ごとのリスクを評価する方法が主流となっている[6)7)]。本稿では，主ながんに対して海外・日本人における発がん関連遺伝子の解析結果および個別化医療に向けた取組みについて紹介する。

第1章　クリニカルシークエンス技術

2.　疾患別解析

2.1　前立腺がん

　前立腺がんは男性でもっとも頻度が高いがんで，2005年以降の10年で60%以上発症数が上昇するなど，急速な増加が見られている[8)9)]。高脂肪食，男性ホルモン，炎症，肥満などと発症リスクとの関連が報告されている一方で，家族歴陽性例では相対リスクが2〜7倍増加し，また双生児研究により遺伝率が42%と推定されるなど，他のがんに比較して遺伝因子の寄与が高いがんである。これまでの連鎖解析などで*HOXB13*や*BRCA1/2*の変異と疾患リスクとの関連が示されている[10)-12)]が，2007年以降のGWASによりさまざまな感受性遺伝子が同定されている。8q24の領域の報告以降[13)]，海外および日本における解析で100以上のSNPが明らかとなっている[14)15)]。またこれらのSNPを用いた個別化医療の試みも実施されており，実際に複数SNPを組み合わせたリスクスコアによる層別化を行うことで，Low riskとHigh riskグループで前立腺生検の陽性率が各々10.7%，42.4%となることが日本人集団で示された[16)]。今後SNPとPSA検診とを組み合わせた新たなスクリーニング法の実用化が期待される。

2.2　乳がん

　乳がんは女性の生涯罹患率は10%以上とされており[17)]，女性において罹患数，死亡原因ともに第1位である。世界全体の患者240万人のほとんどが女性であるが，男性患者も4.4万人（1.8%）存在する[18)]。日本人における家族歴の相対リスクは3.3倍で[19)]，遺伝率は27%と推定されている[20)21)]。家系などの解析により，*BRCA1*，*BRCA2*，*PTEN*，*TP53*，*PALB2*，*STK11*，*ATM*や*CHEK2*の変異と疾患リスクとの関連がこれまで報告されている。実際に筆者らが実施した乳がん患者約7,000人のtarget sequence解析でも，患者の約6%にこれらの遺伝子の病的と考えられる変異が同定された（未報告データ）。一方で，残りの大部分の乳がん患者にはcommon variationが寄与していると考えられ[22)]，多くのGWAS解析が欧米人を中心に実施され，これまでに100近くの遺伝子領域が報告されている[23)-26)]。これらの多型によって乳がんの遺伝率の16%が説明可能となっている。乳がんのリスク予測においては，Rare variationとcommon variationを組み合わせた評価が必要と考えられる。

2.3　大腸がん

　大腸がんは世界全体においてがんによる死亡の第4位を占めており，年間170万の新規患者，83.2万人の死亡原因となっている。日本においても罹患数で2位，死亡者数で3位となっている。大腸がんの発がんのリスクを高める環境因子としては，動物性脂肪の摂取・肥満・アルコールが，予防効果を示すものとしては食物繊維・カルシウムの摂取・定期的な運動が知られている。一方，大腸がんに関わる遺伝因子については，家系解析によって，家族性大腸腺腫症は*APC*[27)28)]または*MUTYH*[29)]の変異で，遺伝性非ポリポーシス大腸がんは*MLH1*，*MSH2*，*MSH6*，*PMS2*の変異との関係が明らかとなっている[30)31)]。その他*SMAD4*（若年性ポリポーシス），*STK11*（Peutz-Jeghers症候群）変異が大腸がんのリスクを高めることが知られているが，これらすべてを合わ

第２編　がんを中心とした治療分野におけるプレシジョン・メディシンの進展

せても遺伝性腫瘍が全大腸がんに占める割合は5%以下[32]，日本ではさらに低く1%程度とされている。2007年以降，欧米を中心としたGWASによって8q24[33][34]を始めとして大腸がんの発症と有意な関連を示す約50領域が同定されている。日本人においては，筆者らのグループが2018年に大腸がん10,405名，コントロール34,511名を用いた日本人としては最大規模の解析を実施し，新規大腸がん感受性遺伝子として16q24.1と20q13.12を同定し，さらに既報の24領域の再現性を確認した[35]。これらのデータを組み合わせることで，日本人における大腸がんリスク予測が可能になると期待される。

2.4　食道がん

　食道がんは男性におけるがんによる死因の第6位であり[18]，年間48.3万例の新規患者と43.9万人の死亡が生じている。アジアで多く，その発症には飲酒，喫煙などの環境因子の関連が示されている。多くは進行例が発見され，それら進行例では周囲の大血管などに浸潤するなど手術が不能となり予後が不良であるものの，早期症例では長期生存が期待できる。そこで，病気の予防や早期発見が重要となってくる。筆者らのグループは2009年に食道がんに対するGWASを世界に先駆けて行い，ALDH2およびADH1Bの2領域が非常に強い関連を示すことを明らかとした[36]。各SNPのORは約4倍と非常に高く，さらに環境因子と相加的に発がんリスクを高めることを明らかとした。2つの遺伝子と飲酒・喫煙の4つの危険因子を持つ人では，いずれも持たない人に比べ189倍リスクが高かったことから，遺伝情報に基づき禁煙，禁酒の指導を行うことで個別化予防や疾患の早期発見につながると期待される。

2.5　胃がん/十二指腸潰瘍

　胃がんの発症者，死亡者数は各々130万人，81.9万人で第3位の死亡原因となっている[37][38]。ヘリコバクター・ピロリ菌は胃がんや胃潰瘍・十二指腸潰瘍の原因となり，除菌によって胃がんの発症リスクが1/3程度に低下することが示されている[39]。胃がんにおける遺伝率は28%程度と推定されており，遺伝性Diffuse胃がんの原因としてCDH1変異が同定されているが，胃がん全体に締める割合は3%以下であり，その大部分はCommon variationの寄与と考えられる。これまでアジア人を中心にGWASが報告されており[40]-[45]，特にMUC1とPSCAは，日本人においてその効果が高いことが明らかとなっている。各々びまん性胃がんに対してORが1.6程度を示し，2つのSNPを組み合わせることで，リスクが8.4倍となることが示された[46]。

　一方筆者らのグループは，十二指腸潰瘍患者のGWASを実施し，PSCAとABOを同定した[47]。O型の人ではA型に比べ1.43倍リスクが高くなること，PSCA遺伝子の多型によって，胃がんタイプと十二指腸潰瘍タイプに分かれることを明らかとした。これまで十二指腸潰瘍患者は胃がんのリスクが低いことが示されていたが，筆者らの研究によりその分子メカニズムの一部が明らかとなった。また人種間の比較の結果，胃がんのリスクタイプが日本人に多いことから，日本人に胃がんの頻度が高い原因も説明可能である。近年除菌後胃がんが増加していることから，今後は遺伝子多型に基づきハイリスク群には内視鏡による定期的な経過観察が必要になると考えられる。

第2編　がんを中心とした治療分野におけるプレシジョン・メディシンの進展

の要因と考えられる[21)60)61)]。

　近年は SNP 解析から全エクソンシークエンス解析に移行する傾向にあり，*BRCA1*，*BRCA2*変異陰性の若年発症乳がん患者を対象とした解析によって，*RECQL* 変異が同定された[62)]。大腸ポリポーシスを対象とした同様の解析により *NTHL1* の変異も同定されている。一方機能的に明確なエクソン・スプライスサイト上の多型を対象にした Exome SNP based の解析が実施され，さまざまな量的形質や疾患との関連が同定されている[63)-65)]。アメリカ，中国では 50～100 万人規模のゲノム解析も進んでおり，今後も Common および Rare variation を対象とした疾患関連遺伝子探索，医療応用へ向けた取組みが盛んになると考えられる。一方で，人種や環境因子の違いもあり，海外で同定された遺伝子多型の多くは日本人においては関連を示していない。遺伝子多型の情報を日本人集団に応用するには，日本人特有のゲノム解析もさらに進めていく必要がある。

文　　献

1) G.B.D. Mortality and Causes of Death, C.: Global, regional and national life expectancy, all-cause mortality and cause-specific mortality for 249 causes of death, 1980-2015: a systematic analysis for the Global Burden of Disease Study 2015. *Lancet*, **388**, 1459-1544（2016）.

2) M.L. Slattery and R.A. Kerber: Family history of cancer and colon cancer risk: the Utah Population Database. *J Natl Cancer Inst*, **86**, 1618-1626（1994）.

3) D.E. Goldgar, D.F. Easton, L.A. Cannon-Albright and M.H. Skolnick: Systematic population-based assessment of cancer risk in first-degree relatives of cancer probands, *J Natl Cancer Inst*, **86**, 1600-1608（1994）.

4) M. Hirata et al.: Cross-sectional analysis of BioBank Japan clinical data, A large cohort of 200,000 patients with 47 common diseases. *J Epidemiol*, **27**, 9-21（2017）.

5) P. Lichtenstein et al.: Environmental and heritable factors in the causation of cancer—analyses of cohorts of twins from Sweden, Denmark and Finland, *N Engl J Med*, **343**, 78-85（2000）.

6) L. Jostins and J.C. Barrett: Genetic risk prediction in complex disease, *Hum Mol Genet*, **20**, R182-188（2011）.

7) G. Abraham and M. Inouye: Genomic risk prediction of complex human disease and its clinical application, *Curr Opin Genet Dev*, **33**, 10-16（2015）.

8) H. Gronberg: Prostate cancer epidemiology, *Lancet*, **361**, 859-864（2003）.

9) T. Matsuda and K. Saika: Comparison of time trends in prostate cancer incidence（1973-2002）in Asia, from cancer incidence in five continents,

Vols IV-IX, *Jpn J Clin Oncol*, **39**, 468-46?（2009）.

10) D. Leongamornlert et al.: Germline BRCA1 mutations increase prostate cancer risk, *Br J Cancer*, **106**, 1697-1701（2012）.

11) D. Thompson, D. Easton and Breast Cancer Linkage, C. Variation in cancer risks, by mutation position, in BRCA2 mutation carriers. *Am J Hum Genet*, **68**, 410-419（2001）.

12) C.M. Ewing et al.: Germline mutations in HOXB13 and prostate-cancer risk, *N Engl J Med*, **366**, 141-149（2012）.

13) J. Gudmundsson et al.: Genome-wide association study identifies a second prostate cancer susceptibility variant at 8q24, *Nat Genet*, **39**, 631-637（2007）.

14) R. Takata et al.: Genome-wide association study identifies five new susceptibility loci for prostate cancer in the Japanese population, *Nat Genet*, **42**, 751-754（2010）.

15) A.A. Al Olama et al.: A meta-analysis of 87,040 individuals identifies 23 new susceptibility loci for prostate cancer, *Nat Genet*, **46**, 1103-1109（2014）.

16) S. Akamatsu et al.: Reproducibility, performance and clinical utility of a genetic risk prediction model for prostate cancer in Japanese, *PLoS One*, **7**, e46454（2012）.

17) F. Kamangar, G.M. Dores and W.F. Anderson: Patterns of cancer incidence, mortality and prevalence across five continents: defining priorities to reduce cancer disparities in different geographic regions of the world. *J Clin Oncol*, **24**, 2137-2150（2006）.

18) Global Burden of Disease Cancer, C. et al.: Global, Regional and National Cancer Incidence,

Mortality, Years of Life Lost, Years Lived With Disability and Disability-Adjusted Life-years for 32 Cancer Groups, 1990 to 2015, A Systematic Analysis for the Global Burden of Disease Study, *JAMA Oncol* (2016).

19) M. Hirata and K. Matsuda: Cross-sectional analysis of BioBank Japan Clinical Data, A Large Cohort of 200,000 Patients with 47 Common Diseases, *J Epidemiol* (2017).

20) P.D. Pharoah, N.E. Day, S. Duffy, D.F. Easton and B.A. Ponder: Family history and the risk of breast cancer, a systematic review and meta-analysis, *International Journal of cancer*, **71**, 800-809 (1997).

21) A.D. Skol, M.M. Sasaki and K. Onel: The genetics of breast cancer risk in the post-genome era, thoughts on study design to move past BRCA and towards clinical relevance, *Breast Cancer Res*, **18**, 99 (2016).

22) D.F. Easton: How many more breast cancer predisposition genes are there? *Breast Cancer Res.*, **1**, 14-17 (1999).

23) D.J. Hunter et al.: A genome-wide association study identifies alleles in FGFR2 associated with risk of sporadic postmenopausal breast cancer, *Nat Genet*, **39**, 870-874 (2007).

24) S.N. Stacey et al.: Common variants on chromosomes 2q35 and 16q12 confer susceptibility to estrogen receptor-positive breast cancer, *Nat Genet*, **39**, 865-869 (2007).

25) D.F. Easton et al.: Genome-wide association study identifies novel breast cancer susceptibility loci, *Nature*, **447**, 1087-1093 (2007).

26) K. Michailidou et al.: Genome-wide association analysis of more than 120,000 individuals identifies 15 new susceptibility loci for breast cancer, *Nat Genet*, **47**, 373-380 (2015).

27) I. Nishisho et al.: Mutations of chromosome 5q21 genes in FAP and colorectal cancer patients, *Science*, **253**, 665-669 (1991).

28) K.W. Kinzler et al.: Identification of FAP locus genes from chromosome 5q21, *Science*, **253**, 661-665 (1991).

29) N. Al-Tassan et al.: Inherited variants of MYH associated with somatic G:C—>T:A mutations in colorectal tumors, *Nat Genet*, **30**, 227-232 (2002).

30) F.S. Leach et al.: Mutations of a mutS homolog in hereditary nonpolyposis colorectal cancer, *Cell*, **75**, 1215-1225 (1993).

31) N. Papadopoulos et al.: Mutation of a mutL homolog in hereditary colon cancer, *Science*, **263**, 1625-1629 (1994).

32) L. Aaltonen, L. Johns, H. Jarvinen, J.P. Mecklin and R. Houlston: Explaining the familial colorectal cancer risk associated with mismatch repair (MMR)-deficient and MMR-stable tumors, *Clin Cancer Res*, **13**, 356-361 (2007).

33) B.W. Zanke et al.: Genome-wide association scan identifies a colorectal cancer susceptibility locus on chromosome 8q24, *Nat Genet*, **39**, 989-994 (2007).

34) I. Tomlinson et al.: A genome-wide association scan of tag SNPs identifies a susceptibility variant for colorectal cancer at 8q24.21, *Nat Genet*, **39**, 984-988 (2007).

35) C. Tanikawa et al.: GWAS identifies two novel colorectal cancer loci at 16q24.1 and 20q13.12, *Carcinogenesis*, **39**, 652-660 (2018).

36) R. Cui et al.: Functional variants in ADH1B and ALDH2 coupled with alcohol and smoking synergistically enhance esophageal cancer risk, *Gastroenterology*, **137**, 1768-1775 (2009).

37) R. Herrero, J.Y. Park and D. Forman: The fight against gastric cancer – the IARC Working Group report, *Best Pract Res Clin Gastroenterol*, **28**, 1107-1114 (2014).

38) Global Burden of Disease Cancer, C. et al.: The Global Burden of Cancer 2013, *JAMA Oncol*, **1**, 505-527 (2015).

39) K. Fukase et al.: Effect of eradication of Helicobacter pylori on incidence of metachronous gastric carcinoma after endoscopic resection of early gastric cancer, an open-label, randomised controlled trial, *Lancet*, **372**, 392-397 (2008).

40) H. Sakamoto et al.: Genetic variation in PSCA is associated with susceptibility to diffuse-type gastric cancer, *Nat Genet*, **40**, 730-740 (2008).

41) C.C. Abnet et al.: A shared susceptibility locus in PLCE1 at 10q23 for gastric adenocarcinoma and esophageal squamous cell carcinoma, *Nat Genet*, **42**, 764-767 (2010).

42) Y. Shi et al.: A genome-wide association study identifies new susceptibility loci for non-cardia gastric cancer at 3q13.31 and 5p13.1, *Nat Genet*, **43**, 1215-1218 (2011).

43) G. Jin et al.: Genetic variants at 6p21.1 and 7p15.3 are associated with risk of multiple cancers in Han Chinese, *Am J Hum Genet*, **91**, 928-934 (2012).

44) N. Hu et al.: Genome-wide association study of gastric adenocarcinoma in Asia: a comparison of associations between cardia and non-cardia tumours. *Gut*, **65**, 1611-1618 (2016).

45) H. Helgason et al.: Loss-of-function variants in

ATM confer risk of gastric cancer, *Nat Genet*, **47**, 906-910（2015）.

46） N. Saeki, H. Ono, H. Sakamoto and T. Yoshida: Genetic factors related to gastric cancer susceptibility identified using a genome-wide association study, *Cancer Sci*, **104**, 1-8（2013）.

47） C. Tanikawa et al.: A genome-wide association study identifies two susceptibility loci for duodenal ulcer in the Japanese population, *Nat Genet* **In press**（2012）.

48） H. Zhang et al.: Genome-wide association study identifies 1p36.22 as a new susceptibility locus for hepatocellular carcinoma in chronic hepatitis B virus carriers. *Nat Genet*, **42**, 755-758（2010）.

49） S. Li et al.: GWAS identifies novel susceptibility loci on 6p21.32 and 21q21.3 for hepatocellular carcinoma in chronic hepatitis B virus carriers, *PLoS Genet*, **8**, e1002791（2012）.

50） D.K. Jiang et al.: Genetic variants in STAT4 and HLA-DQ genes confer risk of hepatitis B virus-related hepatocellular carcinoma, *Nat Genet*, **45**, 72-75（2013）.

51） V. Kumar et al.: Genome-wide association study identifies a susceptibility locus for HCV-induced hepatocellular carcinoma, *Nat Genet*, **43**, 455-458（2011）.

52） W. Zheng et al.: Burden of total and cause-specific mortality related to tobacco smoking among adults aged >/= 45 years in Asia: a pooled analysis of 21 cohorts, *PLoS Med*, **11**, e1001631（2014）.

53） R.S. Herbst, J.V. Heymach and S.M. Lippman: Lung cancer, *N Engl J Med*, **359**, 1367-1380（2008）.

54） T. Sobue et al.: Case-control study for lung cancer and cigarette smoking in Osaka, Japan, comparison with the results from Western Europe, *Jpn J Cancer Res*, **85**, 464-473（1994）.

55） A. Matakidou, T. Eisen and R.S. Houlston: Systematic review of the relationship between family history and lung cancer risk, *Br J Cancer*, **93**, 825-833（2005）.

56） R.J. Hung et al.: A susceptibility locus for lung cancer maps to nicotinic acetylcholine receptor subunit genes on 15q25, *Nature*, **452**, 633-637（2008）.

57） K. Shiraishi et al.: Association of variations in HLA class II and other loci with susceptibility to EGFR-mutated lung adenocarcinoma *Nat Commun*, **7**, 12451（2016）.

58） D. Miki et al.: Variation in TP63 is associated with lung adenocarcinoma susceptibility in Japanese and Korean populations, *Nat Genet*, **42**, 893-896（2010）.

59） E. Marouli et al.: Rare and low-frequency coding variants alter human adult height, *Nature*, **542**, 186-190（2017）.

60） O. Zuk et al.: Searching for missing heritability, designing rare variant association studies, *Proc Natl Acad Sci U S A*, **111**, E455-464（2014）.

61） T.A. Manolio et al.: Finding the missing heritability of complex diseases, *Nature*, **461**, 747-753（2009）.

62） C. Cybulski et al.: Germline RECQL mutations are associated with breast cancer susceptibility, *Nat Genet*, **47**, 643-646（2015）.

63） Meta-analysis of rare and common exome chip variants identifies S1PR4 and other loci influencing blood cell traits, *Nat Genet*, **48**, 867-876（2016）.

64） M. Li et al.: SOS2 and ACP1 Loci Identified through Large-Scale Exome Chip Analysis Regulate Kidney Development and Function, *J Am Soc Nephrol*, **28**, 981-994（2017）.

65） X. Lu et al.: Exome chip meta-analysis identifies novel loci and East Asian-specific coding variants that contribute to lipid levels and coronary artery disease, *Nat Genet*, **49**, 1722-1730（2017）.

| 第2編 | がんを中心とした治療分野におけるプレシジョン・メディシンの進展 |

第1章　クリニカルシークエンス技術

第2節　アジア発アジア人に最適化された実践的クリニカルシークエンスと創薬への挑戦

アクトメッド株式会社　岡野　和広

1. クリニカルシークエンスの日本での展開

　オバマ前アメリカ大統領が 2015 年に Precision Medicine Initiative を提唱し，患者ごとの個別診断の提言を行った。すでに技術的あるいは臨床的な必要性の下地は確立され，日本も含めた各国でも進められてはいたが，この時から大きく議論が表面化したといえる。技術的背景としては，次世代シークエンサー（NGS）を使用して，広範囲のゲノム領域の変異解析を行うことが可能となったこと，変異情報の解釈を行うデータベースの充実と解釈の一部に AI を取り込み自動化が進むようなさまざまな進歩がみられたことが挙げられる。日本では今年，がんゲノム医療中核拠点病院（以下がんゲノム拠点）と連携病院の設定がされ，がんゲノム医療元年といえる。**表1**に現在国内で提供されているクリニカルシークエンスのパネル，あるいはサービスを示す。それぞれのパネルの詳細については省略するが，遺伝子数だけではなく，国内で独自開発，メーカーの既存製品を利用，あるいは海外のサービスを導入するなどさまざまなビジネス形態があるのと同時に，薬事申請の状況もさまざまである。

　本稿では，アジア発で，アジア人に最適化された実践的クリニカルシークエンスを日本でビジネス展開を行うアクトメッド㈱の目指す方向性について述べることを通じて，日本人に向けた実践的なクリニカルシークエンスの問題点と，個別化医療を目指した創薬へどう挑戦していくか私

表1　日本国内で提供されているクリニカルシークエンスパネルならびにサービス

テストあるいはサービス名	遺伝子数	国内薬事申請状況
NCC oncopanel	114	薬事申請中
MSK-IMPACT	468	不明
Oncoprime	215	不明
FoundationOne CDx	324	薬事申請中
PleSSision 検査	160	不明
オンコマイン Dx Target Test CDx システム	46	薬事承認済み
P5（Oncomine Focus Assay）	52	不明
CANCERPLEX	400	不明
Todai OncoPanel	465（DNA）+467（RNA）	不明

見を交えて考察したい。

　当社は，バイオ・アクセラレーター社と台湾 ACT Genomics 社とのジョイントベンチャーとして2017年の春に，個別化がん診断とバイオ創薬の実現への加速化を目指し，臨床および創薬市場における遺伝子解析技術およびバイオインフォーマティックスの研究を加速化できるテクノロジープラットホーム企業を目指すことを目的として設立された。2018年7月には，キヤノンメディカルシステムズ㈱がヘルスケア事業の強化・拡大を図り，当社の株式の過半数を取得して子会社化とした。さらに 2018 年秋からは ACT Genomics と連携して本格的なクリニカルシークエンスサービスの提供を開始し，今後国内での事業展開を行うべく準備をしている。

　もう1つの事業として，ゲノミクス，高精度の Proteogenomics 解析研究までを中心に置いた創薬支援を想定しており，その場合には日本人臨床検体の利活用できる環境整備を行うことで，日本人により最適化された個別化医療に貢献することを目指している。

2. 台湾で最新のプレシジョン・メディシンを提供する ACT Genomics 社

　提携先の ACT Genomics 社（http://www.actgenomics.com/en）は，2014 年 8 月に Hua Chien Chen 博士と Shu Jen Chen 博士たちによって設立された，現在社員約 100 人の若い会社である。台北にラボを有し，CAP（The College of American Pathologists）の認証を受けている高度に管理されたクリニカルシークエンスラボで，台湾を中心に香港，シンガポールにも拠点を持ち，東南アジア地区でサービスを提供している（図1）。

　大きな特徴としては，約 100 人の社員のうち，20 人がバイオインフォマティクス関係に従事しており，会社の規模に比べてインフォマティクス部門の充実が特筆され，クリニカルシークエンスの一番重要な部分に十分な人材のサポートを行っていることが挙げられる。また使用する NGS

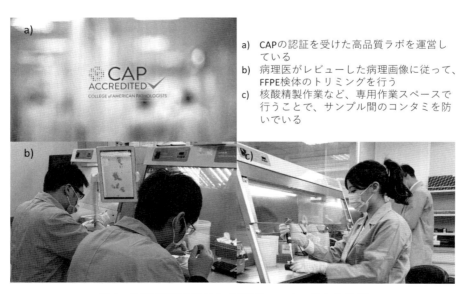

図1　CAP 認証を受けた ACT Genomics の台北ラボ

プラットフォームは，サーモフィッシャーサイエンティフィック社のIonシリーズだが，使用するパネルはほとんどが自社でデザイン，検証を行ったカスタムパネルである。また新規技術の導入も計画に入れた自社内に開発機能も持っている。

同社のサービスの特徴は，高品質でアジア人に最適化された実践的なクリニカルシークエンスサービスを提供しているということである。その高品質なサービスを提供できる要因として2つのことが挙げられる。1つは病理検体段階での品質チェックステップの導入と，もう1つはこれまで培ってきたクリニカルシークエンスの経験に基づいたアジア人に最適化されたゲノムデータベースを使った実践的な臨床向けレポートの提供である。

一般的にクリニカルシークエンスの結果の質を高める要因として，影響が大きいのが検体そのものの質である。固形がん組織の場合，FFPE切片に占める腫瘍部の割合や面積は，がん種，ステージによってさまざまある。同社ではNGSでの解析前に，契約病理医と連携して，デジタル化された病理画像から，がんあるいは非がん部の判断を行い，必要に応じて非がん部のトリミング，がん細胞の割合の濃縮を行うことで，高品質，高精度の変異解析結果を得ることを可能としている。

現在，日本国内で提供されているクリニカルシークエンスサービスのワークフローの最初の段階は，FFPE検体での病理医によるがん部の確認であり，その作業は診断目的でFFPE検体を作成した病院施設で行われる。シークエンス作業を行う受託サービス企業では，シークエンスの前段階としての病理的な品質チェックを行わずに，提供されたFFPE検体から一律でDNA精製を行うケースが多い。この場合には，FFPE検体でがん細胞の比率が低い場合には，精製されたDNAに含まれるがん細胞由来DNAの割合も低くなり，SNV（single nucleotide variants）や，CNV（copy number variations）などの検出感度，精度も悪くなる可能性が高く，導き出される臨床レポートへの記載内容も変わってくる可能性も考えられる。

同社は精製された核酸，NGSでの各ステップでのQC工程チェックだけではなく，核酸精製前の病理検体の部分でのQCを入れることで，NGS解析のより高精度の結果を提供している。

解析に使用するデータベースは，ClinVarやCOSMICなどの一般的なデータベースだけではなく，台湾のバイオバンクTaiwan Biobank（TWB）で蓄積されているデータベースや，東北大学東北メディカル・メガバンク機構（ToMMo）のIntegrative Japanese Genome Variation Database（iJGVD），あるいは独自でこれまで行っていた解析からのフィードバックを踏まえたポピュレーションデータを取り入れた解析パイプラインを構築している。またクリニカルシークエンスの結果レポートを現場の臨床医が参考しやすいように，薬剤に関する情報も，台湾，日本，香港，シンガポール，タイなどのアジア各国の情報も組み込んでいる。これらの情報だけではなく，今後はAMEDのサポートのもと，構築されているMedical Genomics Japan Variant Database（MGeND）に蓄積されているがんのゲノム変異情報も取り込んでデータベースの充実を図っていく予定である。

この2つの要素で，独自の高品質のクリニカルシークエンスを提供している同社だが，サービスが台湾の臨床医に受け入れられている要因として，技術的な側面だけではなく，ソフトの点でのサービスが充実している点も挙げられる。臨床レポートは，変異に関するデータとそれに付随

する抗がん剤などの治療方針，遺伝子の変異と該当する変異が，がんのシグナルトランスダクションに影響するパスウェイの情報も提供する。日本国内で展開しているクリニカルシークエンスサービスも臨床レポートを提供するが，クリニカルシークエンスの経験の少ない臨床医がクリニカルシークエンスの臨床レポートを最初から読み解くことは困難な場合が多い。同社では実臨床への実施として，提供する臨床レポートの解説を行う Medical Informatician が複数存在している。彼らの役割は，直接，あるいはビデオ会議などで，臨床医に対して該当する臨床レポートを読み解くことで，より良く臨床医が理解し，治療方針を立てるための付随情報として利用できるようにしている。

3. ACT Genomics 社のサービス内容

　現在，同社は5種類のクリニカルシークエンス用パネルのサービスを提供している（**表2**）。NGS ハードウェアメーカーや試薬メーカーではなく，独自開発したパネルを複数種類提供している受託サービスはほとんど存在しない。またこれらのパネルもがん腫によっては，DNA の変異解析だけではなく，RNA も同時精製を行い融合遺伝子も同時検出を行うなど，がんと実際の臨床方針に求められる解析が行えるように準備されている。

　ACTOnco⁺は，440種のがん関連遺伝子の網羅的パネルで各遺伝子エキソンのシークエンスを行う。対象となるのは固形がん全般であり，分子標的薬，免疫チェックポイント阻害剤，ファーマコゲノミクスなどに関する解析情報を提供する。解析対象が肺がんである場合には，融合遺伝子も合わせて解析する。FFPE が主要な検体ではあるが，バイオプシーや凍結組織などの検体に

表2　ACTmed/ACT Genomics で提供する多様なクリニカルシークエンスパネル

Panel	ACTOnco+	ACTDrug®+	ACTMonitor™	ACTBRCA™	ACTRisk™
Gene numbers	440 Cancer-related genes, Exon Sequencing	35 druggable genes, Exon Sequencing	8〜50 genes based on panels, hotspots	BRCA1/2 Whole Exons Sequencing	32 Hereditary Cancer-Related Genes
Target cancer type	All Solid Tumors	Breast，Lung and Colorectal cancer	Lung, Breast, Colon, Gastric, general	Breast, Ovarian, Prostate, Pancreatic	Risk of Hereditary Cancers
Sample Types	FFPE Core needle biopsy Frozen tissue Pleural effusion Ascites samples Purified DNA Cerebrospinal fluid (CSF)	FFPE Core needle biopsy Frozen tissue Pleural effusion Ascites samples Purified DNA	8 ml whole blood	FFPE, (Blood sample if required for germline mutaiton test)	8 ml whole blood (Preferred) or buccal swab
Mean Depth	> 800 X	> 1000 X	> 7000 X	> 1000 X	> 500 X
Variant detection	SNV, InDel, CNV Tumor Mutational Burden (TMB) Microsatellite instability (MSI)	SNV, InDel, CNV	SNV, InDel	SNV, InDel, CNV, Large genomics rearrangements	SNV, InDel
Others	Detection of Fusion Genes E.g.: ALK, RET, ROS1 and NTRK1 , etc	Additional Assay for Lung Cancer ALK, RET, ROS1 and NTRK1 fusion gene detection	Sensitivity 0.5% Variant Frequency	5%Variant Frequency	

第1章　クリニカルシークエンス技術

も対応する。

　免疫チェックポイント阻害剤に関しては，CDx として承認されているのは現在，がん細胞の PD-L1 発現率を抗体で調べる診断薬である。それと同時に現在着目されているのは，がん細胞内の変異の度合い（Tumor Mutation Burden；TMB）をバイオマーカーとして利用することである。この TMB は全遺伝子に対して，どれくらいの体細胞変異が蓄積しているかを測定することで判断する。具体的には1メガベース当たりの変異数を調べるケースが多いが，現時点で明確なガイドラインはない。この TMB の基準値，標準化，ガイドラインを設定する動きが，FDA，NCI などのアメリカの機関と製薬，クリニカルシークエンスビジネス関係企業で起きている。この活動は TMB Harmorization Working Group（https://www.focr.org/tmb）というもので，製薬からは AstraZeneca Bristol-Myers, Merck, Pfizer, クリニカルシークエンス関係では Illumina, QIAGEN, Thermo Fisher Scientific などの NGS 機器メーカーや，Memorial Sloan Kettering Cancer Center, Foundation Medicine, Guardant Health などのアメリカのサービス提供企業が中心だが，ACT Genomics はアジアのクリニカルシークエンスサービス提供企業としては唯一の参加であり，今後の TMB 測定法標準化への貢献も期待される。

　ACTDrug$^+$ は，分子標的薬に直接関連する35のがん遺伝子プロファイリング用解析パネルで，対象となるがん種は，乳がん，肺がん，大腸がんとなっている。こちらも肺がんの場合には，融合遺伝子も合わせて解析する。

　ACTMonitor は，リキッドバイオプシー，特に血液に存在する circulating tumor DNA（ctDNA）をターゲットとして，手術後の予後のモニタリングの使用を想定している。ctDNA をターゲットにクリニカルシークエンスサービスを提供している企業は非常に少ないが，同社では検出感度を高めるために，肺がん，乳がん，大腸がん，胃がんのがん種別 ctDNA 用パネルを準備している。

　それ以外のパネルとして，ACTBRCA は乳がん，卵巣がんを対象に FFPE あるいは血液検体に対して，BRCA1/2 の全エキソンシークエンスを行う。ACTRisk は，血液由来 DNA を対象に32の遺伝性がん関連のシークエンスを行う。同社では専任の遺伝カウンセラーを社内に抱え，カウンセラーが臨床医，あるいは患者本人に対して臨床レポートの内容の説明とカウンセリングを行っている。

　当社としては，当初は ACT Genomics 社へ検体を送って，アジア人に最適化された高品質のクリニカルシークエンスを日本で提供する計画だが，解析時間の短縮化，日本独自のサービスを開始するために，国内にラボを設置する予定である。当社は，ACT Genomics 社の高品質のサービスを国内に移管し，ラボも CAP や ISO の認証を取得することも視野においている。臨床レポートも日本の臨床情報を導入することのみならず，レポート概要の日本語化，日本人の medical informatics の採用など日本の臨床現場に根付くようなサービスとともに，独自の研究開発機能やプロテオミクスも合わせた創薬支援も行っていく。

181

4. クリニカルシークエンスとバイオバンク, さらに創薬へ

クリニカルシークエンスが着目されるにあたり, 病院施設側での高品質の検体作成と取扱い, 場合によっては保存するバイオバンクが同時に着目されるようになってきた。

がんゲノム医療中核拠点病院の選考条件の1つに, 高品質の検体を保存する体制, つまりバイオバンクを有することが挙げられていた。これはがんゲノム診断を行うにあたって, 日本病理学会から高品質の病理検体の取扱い指針として,「ゲノム研究用病理組織検体取扱い規程」や「ゲノム診療用病理組織検体取扱い規程」を参考にすることを指定要件にされたという背景もある。「ゲノム研究用病理組織検体取扱い規程」は, 文部科学省の委託事業として日本病理学会が行った事業であり, バイオバンクでの組織検体取扱いの標準化を行う目的で作成されたという背景があった。このようにクリニカルシークエンスを実施するにあたり, 臨床検体を作成する施設においてバイオバンクは必須項目となった。

このクリニカルシークエンスとバイオバンクを一体として考えて活動している学会が, クリニカルバイオバンク学会である。

クリニカルバイオバンク学会は, 2015年3月にクリニカルバイオバンク研究会として, 診療施設併設型バイオバンクの管理・運営に関与している北海道大学, 岡山大学, 京都大学, 千葉大学の研究者および筆者が中心となり設立された。2015年から岡山大学, 北海道大学, 千葉大学での毎年1回のシンポジウムを行ったのちに, 2018年2月28日に一般社団法人クリニカルバイオバンク学会へ移行した。

会の目的は次のとおりである。ゲノム医学の飛躍的な発展を, 臨床現場で有効に反映させるために, 診断・治療に必要なデータを抽出するクリニカルシークエンスの確立を目指すことを最終目標として, 診療施設併設型バイオバンクに関する研究と, 会員相互の情報交換を行うことにより,「高効率・高品質の検体保管」「臨床現場に即した生体試料の管理と解析」「バイオバンク間のネットワーク形成」を実現するための情報・技術の共有を図ることである。実際この学会の中心メンバーの施設は, がんゲノム拠点に選ばれている施設が多く, クリニカルバイオバンク学会は, がんゲノム医療を発展させるための活動の基盤づくりを担う活動の中心となり得る。

またアジア人, 日本人に最適化された個別化医療に基づく創薬を考えた場合に, クリニカルシークエンスから得られるアジア人の遺伝的背景の知見が重要となるのと同時に, 製薬でのバイオマーカー探索研究により遺伝的な背景を考えた生体試料を使用した研究開発が必須となる。この点が解消されない限り, がんゲノム解析のデータを得る体制は整っても, その結果を反映させるための治療薬が存在しない, あるいは国内では未承認のために使用できないことから, 患者が享受できる先進的な医療には限界が出てしまう。クリニカルバイオバンク学会は, この問題も取り上げて広く議論を進めようとしている。

もう1つ, 保存されているヒトを含めたさまざまな生体試料の有効利活用を推進することを目的とした団体が今年発足した。筆者が設立に関わっている一般社団法人 日本生物資源産業利用協議会（Council for Industrial use of Biological and Environmental Repositories；CIBER）である。CIBER も個別化医療の基盤になるゲノム情報をはじめとした多様なオミックス情報の蓄積

を進めるためには，生体試料の有効活用は必須であると考えている。その中でも国際的な標準化に対する議論が，バイオバンクあるいは生体試料の取扱いについて，2014年から進んでいる。このような国際標準化の流れに日本が取り残されず，国際的競争力を保つために，利用者側からのニーズと議論を推進するために設立された。

このようないくつかの団体が立ち上がった一方で，現在でも日本人の臨床検体を利用すること，特に企業が利用することは非常に困難な現状である。

現在，日本国内にヒト臨床検体，細胞などを保存，管理，収集しているバイオバンクは，国立研究開発法人日本医療研究開発機構（AMED）のバイオバンク情報一覧サイト（http://www.biobank.amed.go.jp/biobank/index.html#biobankList）に登録されている情報に基づくと，約50施設が活動している。AMEDバイオバンク課の労力により，これまで散在していた各バイオバンクの情報が統合管理されるようになったのと同時に，バイオバンク連絡会を催し，バイオバンクのアカデミア側だけではなく，産業界の意見交換を聞く機会も提供されている。

このような現状は，数年前のどこにどのようなバイオバンクが存在するかを調べることさえ，かなりの時間を費やしたことを考えると大きな進歩である。しかし現在でもバイオバンクに保管されている検体の利活用の低さは大きな問題となっている。

バイオバンクの問題は，存在意義が生体試料を使った研究開発に向けたインフラストラクチャーであり，検体の保存管理など長期的な活動にもかかわらず，その活動は研究費に依存するケースが多く活動基盤が脆弱であり継続的な活動を行うことが困難なことである。一方で，各バイオバンクに保存されている検体の利用率の統計的なデータは存在しないが，非常に低いといわれており，これまで多額の研究費を投入したことに対しての基礎研究には利用が進んでいるが，産業的な利用，実用化への実績が少ないことを指摘されている現状がある。

一方で製薬，体外診断薬企業は海外の臨床検体を購入している事実も存在する。この背景には，さまざまな理由がある。製薬企業の場合，創薬においては，その目的，結果は各企業の創薬戦略，開発ターゲットに直結するが，バイオバンクが生体試料を企業へ提供する条件としては，これまでは共同研究が一般的であった。しかし共同研究の場合は，知財の所属，成果の共有がバイオバンク側，つまりアカデミアにも共有が求められるために，製薬企業においては非常にハードルが高い場合が多い。またバイオバンクの生体試料についての利用法に関しては，患者のインフォームドコンセント上で保管されている生体試料は，一部の施設では研究目的での公的研究機関のみの利用に限られ，数年前までは営利目的の企業による利活用の可能性を閉ざしていたバイオバンクもあるなど，施設ごとでの対応はさまざまである。

また製薬企業の研究開発段階での生体試料の利用については，知的所有権などの共有を大学側であるバイオバンクと結ぶことは企業にとっては非常に好ましいことではない。現在でも，国内製薬企業がヒト生体試料を手に入れる場合，日本人のための創薬に向けた研究開発であっても，海外の試料を購入して研究開発しているという話はよく聞く。これが今でも日本人の生体試料を利用したいと思っている製薬企業の現状である。

5. アクトメッド社の目指す方向性

　当社が目指すビジネスの方向性は，クリニカルシークエンスとゲノム創薬との融合である。そのためにアジアで最先端の技術を有する ACT Genomics 社との協業を元に，日本の臨床現場の現場を踏まえた形，ユーザフレンドリーなシステムでのアジア人データベースを元にしたクリニカルシークエンスを日本に根付かせる。また成長するアジアマーケットを考えて，アジア人検体を使った創薬に関して，バイオマーカー探索を進めていくことを念頭においている。

　また当社では創薬研究開発事業を推進するため，クリニカルバイオバンク学会，CIBER と共同歩調を取ることで，バイオバンクと生体試料取扱いの国際標準化を推進し，国内バイオバンクに保存されている生体試料の利活用の活性化を，企業の立場からサポートしていく。この生体試料の利活用を実践化する土台を当社は提供していくことを考えている。現時点で公開できる情報が少ないために，ここに記載することはできないが 2019 年初旬には具体的なビジネスモデルを紹介できると考えている。

第2編 がんを中心とした治療分野におけるプレシジョン・メディシンの進展

第1章 クリニカルシークエンス技術

第3節 ゲノム研究用およびゲノム診療用の
病理組織検体取扱い規程

東京大学 **佐々木 毅**

1. ゲノム研究用病理組織検体取扱い規程

　ゲノム研究用病理組織検体取扱い規程（以下ゲノム研究用規程）は，ゲノム研究を目的とした病理組織検体を取り扱う際の注意点などについて，実証実験をもとに記載された規程である。現在，一般社団法人 日本病理学会（以下病理学会）のホームページでそのすべてを公開しているので参照されたい[1]。そのホームページには，病理学会前理事長深山正久氏，日本病理学会ゲノム病理診断検討委員会委員長小田義直氏およびゲノム病理組織取り扱い規約委員会委員長金井弥栄氏の連名で次のように書かれており，本研究用規程の立ち位置や目的が非常に分かりやすく，具体的に記載されているので紹介する。

　「ゲノム等オミックス解析技術が長足の進歩を遂げつつある今日にあっては，臨床試料の解析に基づくデータ駆動型研究が，疾患発生・進展・治療応答性等の分子基盤を明らかにして，バイオマーカー開発や創薬標的同定に帰結すると期待されている。特に，癌等の疾患の現場から採取された病理組織検体の解析は，ゲノム医療実現のために不可欠である。検体に付随する詳細で正確な臨床病理情報とならんで，病理組織検体の質は，このようなデータ駆動型研究の成否の鍵を握っている。適切に採取・俣管された病理組織検体は，信頼に足る高い品質の解析を可能にして，予防・診療に資する知見を生み出す。このような病理組織検体を，多くの医学研究者に提供できるようにするため，諸施設でバイオバンクを整備・運営しようとする動きも盛んである。他方では，適切に採取・保管されなかったために質のばらつきの多い検体で解析を行い，解釈不能なアーティファクトに難渋する研究者や，質の高い検体を揃えようとの意欲を持ちながら，適切な方法が分からず難渋するバイオバンク実務者も少なくない。そこで，一般社団法人 日本病理学会は，ゲノム等オミックス研究に適した質の高い病理組織検体を全国のバイオバンク等で十分な数を収集できるようにするため，『ゲノム研究用病理組織検体取扱い規程』を定める」としている。

　このゲノム研究用規程は3部構成となっており，「第1部：研究用病理組織検体の適切な採取部位」「第2部：凍結組織検体の適切な採取・保管・移送方法」「第3部：ホルマリン固定パラフィン包埋標本の適切な作製・保管方法」と，検体採取から保管方法までを取り扱った規程となっている。特に第2部・第3部には実際にさまざまな課題を設けて行った実証実験，解析データを根拠として編集されており，中にはこれまでは「常識」として扱われていた知識が一部必ずしも正しくなかったなどのデータも示されている。この実証実験は前述の金井弥栄氏のリーダーシップの

第2編　がんを中心とした治療分野におけるプレシジョン・メディシンの進展

もとで行われ，国内で冊子体での出版あるいは英文投稿[2] も金井氏の尽力により実現したわけであるが，特に英文投稿はこれまでこのような取扱い規程が国際的にも存在しなかったことから世界的にも注目度が高い。なお，本研究用規程の作成においては病理学会ゲノム病理組織取扱い規約委員会（**表1**）に所属し，各施設においてバイオバンクの構築・運営に従事しかつ分子病理学研究を行う病理学会員が主体となって第2部・第3部のための実証解析実験を実施した（**表2**）。また病理学会ゲノム病理診断検討委員会小田義直氏の委員は小田氏の指導のもと，第1部の編集にあたった。

　なお，この実証解析の母体は，2015年の文部科学省リーディングプロジェクトとしての科学技

表1　日本病理学会ゲノム病理組織取扱い規約委員会

○金井弥栄	石川俊平	加藤洋人	西原広史	宮城洋平
竹内朋代	小田義直	田口健一	鶴山竜昭	佐々木毅

（○：委員長）

表2　ゲノム研究用病理組織検体取扱い規程　実証実験実施施設および研究者一覧（敬称略　実験時所属施設）

施設名	研究者氏名				
国立がん研究センター研究所	金井弥栄	後藤政広	吉田輝彦	尾野雅哉	
慶應義塾大学医学部	金井弥栄	新井恵吏	尾島英知	蔵本純子	
国立がん研究センター中央病院	平岡伸介	谷口浩和	前島亜希子	助田葵	
九州大学大学院医学研究院	小田義直	山元英崇	大石善丈	三浦史仁	
北海道大学大学院医学研究科	西原広史	毛利普美	森谷　純	竹浪智子	漆戸万紗那	大森優子
北海道大学病院臨床研究開発センター	加瀬谷美幸	森こず恵	藤井恭子		
北斗病院　病理診断科	赤羽俊章				
神奈川県立がんセンター臨床研究所	宮城洋平	笠島理加			
九州がんセンター臨床研究センター	田口健一				
京都大学大学院医学研究科附属総合解剖センター	鶴山竜昭	阿比留仁	幸田晴康		
東京医科歯科大学難治疾患研究所	加藤洋人	石川俊平			
東京医科歯科大学疾患バイオリソースセンター	森田圭一	稲澤譲治			
筑波大学医学医療系	竹内朋代	野口雅之	坂下信悟		
筑波大学附属病院	中川智貴				
佐賀大学医学部	相島慎一				
東京医科大学	山口　浩				

術試験研究委託事業であり，2016年4月に国立研究開発法人日本医療開発研究機構（AMED）に管轄機関が移行された「オーダーメイド医療の実現プログラム」になる。事業開始のきっかけは，著名なゲノム研究者が某施設にバンキングされた病理組織検体からDNAを抽出した際に収量が著しく低い，検体の質が粗悪であるなど，病理組織検体の取扱いに関しての規程や取扱いの標準化およびその周知が喫緊の課題であるとの発言に端を発している。また，本研究用規程を広くゲノム研究に資するものとするために「ゲノム研究用試料に関する病理組織検体取扱いガイドライン審議会（表3）」による審議・承認を経て刊行に至り，全国の主要施設や病理医など約10,000部を無償配布した。さらに，これらを周知するために，同じく文部科学省より「ゲノム病理標準化センター講習会」の開催が東京大学に委託され，約2年間で14回の座学（図1）および実習（図2，図3）を加えた講習会を札幌，東京，大阪，福岡などで開催し，毎回受付開始後間もなく定員に達するという人気ぶりで，最終的には延べ1,053名が講習に参加し，研究用規程に

表3 ゲノム研究用試料に関する病理組織検体取扱いガイドライン審議会（敬称略　順不同）

○中釜斉（NCBN）	後藤雄一（NCBN）	＊中川英刀（BBJ）	松原大祐（BBJ）
志田大（JCOG）	中村健一（JCOG）	松村保広（JCOG）	大喜多肇（JCCG）
檜山英三（JCCG）	小森隆司（JCCG）	山城勝重（NHO）	寺本典弘（NHO）
北川智余恵（NHO）	三木義男（JCA）	落合淳志（JCA）	

○：委員長　　　＊オブザーバー
NCBN（National Center Biobank Network）
BBJ（Biobank Japan）
JCOG（Japan Clinical Oncology Group）
JCCG（Japan Children Cancer Group）
NHO（National Hospital Organization）
JCA（Japanese Cancer Association）

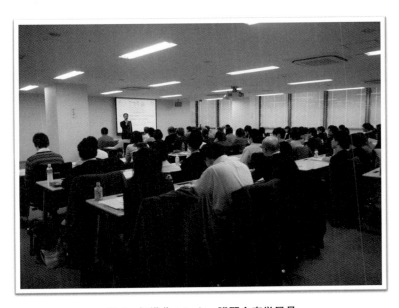

図1　標準化センター講習会座学風景

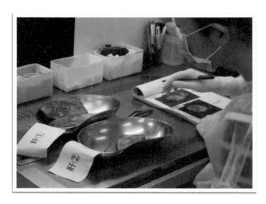
図2　標準化センター講習会実習風景(1)

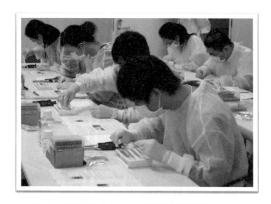
図3　標準化センター講習会実習風景(2)

関する講演を聴講した。なお，本講習会の後継として病理学会主催，日本臨床衛生検査技師会共催で「ゲノム標準化講習会」を開催している（URL：http://pathology.or.jp/ よりアクセス）。

　研究用規程全体を本稿ですべて紹介することはもちろん不可能であるが，せっかくの機会なのでその一部を紹介する。まず初めに，本研究用規程はベストプラクティスの形で記載されているが，必ずしも実施しなければならないという立場に立っては書かれていない。また MINDS などに登録するガイドラインの体裁には準拠していないが，各項目に関して凡例を示し，(A)＝推奨される事項，(B)＝(A)が実施不可能である場合に次に推奨される事項，(N)＝回避すべき事項として記号を付記している。さらに(E)として(A)よりもさらに高い品質などが期待できる場合があるが，作業量が過大であるなどのため，必須とは言いがたい事項という項目も設けている。それではいくつかについて内容を紹介する。

1.1　検体採取の原則（研究用規程2ページ）

　今後のゲノム医療において頻度が増加するであろう実際の手術などで得られた病理検体からの研究用検体の採取では，患者治療の選択に直結する「病理診断」の妨げにならないように検体を採取することが重要である。そのため，本研究用規程には以下のような記載がある。「本規程で対象とする研究用組織検体はホルマリン固定前の新鮮組織検体である。採取した検体から抽出され解析となる対象はDNA・RNA・タンパク質であり，いかなる解析にも使用できる質の高い検体を採取するためには新鮮検体の中から適正な部位を選択し，適正な手順で採取することが求められる(A)。原則として，研究用組織検体採取の際にも，その基盤としての正確な良悪性の判定や組織型診断，あるいは病期の決定が重要であることは言うまでもなく，研究用組織検体採取のために病理診断に影響が出るような事態は厳に慎むべきである(N)。また多くの病理診断ではホルマリン固定後に手術標本の切り出しを行い，適正に作製されたHE標本の検鏡により腫瘍の範囲等を決定する。この切り出しは主に癌取扱い規約等に準拠した形で行われるが，病理診断を阻害しない適正な研究用組織検体採取を行うために各癌種における取扱い規約等を理解しておく必要がある(A)」。そして具体的例として臓器ごとに研究用検体を採取する部位などに関してHP上で図譜が公開されている（図4）。

第 1 章　クリニカルシークエンス技術

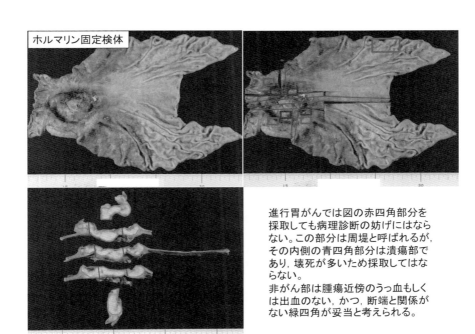

図 4　病理診断を妨げない部位からの検体採取（規定集より）

1.2　実証データ⑤：核酸庇護剤の RNA の品質に対する影響（規程 52 ページ）

実験内容：同一症例手術検体の同一部位（非がん部）より採取した 2-3 mm 角ほぼ等大の組織片において，各種核酸庇護剤に浸漬して液体窒素中で一定期間保管後，TRIzol（Thermo Fisher）により全 RNA を抽出し，その品質を比較した。比較する処理方法は以下のとおり。

#1：摘出後速やかに核酸庇護剤を用いず液体窒素により急速凍結
#8：摘出後速やかに核酸庇護剤 A に浸漬して液体窒素により急速凍結
#9：摘出後速やかに核酸庇護剤 L に浸漬して液体窒素により急速凍結
#10：摘出後速やかに核酸庇護剤 P に浸漬して液体窒素により急速凍結
#11：摘出後速やかに核酸庇護剤 S に浸漬して液体窒素により急速凍結

RNA の品質評価は，2100 Bioanalyzer システム（Agilent）による RIN 測定，増幅長 994 bp の RT-PCR 反応により行った。

結果：核酸庇護剤の種別により，RNA に対する効果にはかなりのばらつきがある（**図 5**）。核酸庇護剤中で凍結した組織を核酸抽出手技に供した場合，核酸庇護剤を用いずに凍結した組織から核酸を抽出する場合に比して，核酸庇護剤の融解を待つ工程が増えるなどするため，抽出した RNA の収量の低下（図 5），品質がかえって低下する場合がある（**表 4**）。

1.3　実証データ⑧：長期保管温度のゲノム DNA の品質に対する影響（規程 55 ページ）

実験内容：超低温槽（-80℃）ならびに液体窒素保存容器（-180℃）において長期保管した検

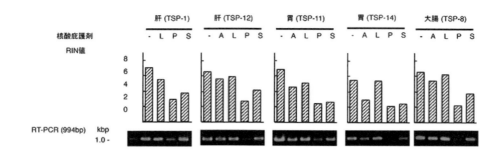

（日本病理学会：ゲノム研究用病理組織検体取扱い規程より転載）

図5 核酸庇護剤のRNAの品質に対する影響

表4 核酸（RNA）の収量とRIN値

	手技	解析数	収量（μg）	A_{260}/A_{280}	RIN 平均±標準偏差	#1に対するP値（Welch-t検定）*
#1	摘出後速やかに液体窒素により急速凍結	12	190.0±104.0	1.87±0.03	9.5±0.5	—
#8	摘出後速やかに核酸庇護剤Aに浸漬して液体窒素により急速凍結	4	96.0±44.0	2.08±0.05	4.6±1.2	<u>0.0409</u>
#9	摘出後速やかに核酸庇護剤Lに浸漬して液体窒素により急速凍結	5	98.8±41.3	2.08±0.04	5.6±0.4	<u>0.000455</u>
#10	摘出後速やかに核酸庇護剤Pに浸漬して液体窒素により急速凍結	5	69.3±45.6	2.08±0.03	2.5±0.3	<u>0.00000000000852</u>
#11	摘出後速やかに核酸庇護剤Sに浸漬して液体窒素により急速凍結	5	88.1±37.5	2.07±0.05	3.3±0.8	<u>0.000233</u>

＊$P<0.05$のとき下線を付した
（日本病理学会：ゲノム研究用病理組織検体取扱い規程より転載）

体から，ZR-Duet DNA/RNA MiniPrep（Zymo Research）ならびにフェノール・クロロフォルム法でゲノムDNAを抽出し，アガロースゲル電気泳動，増幅長1,241 bpならびに2,823 bpのゲノムPCR反応によりDNAの品質評価を行った．

結果：超低温槽（－80℃）における長期保管（5-10年）を行った一部の検体で，高分子量DNAを表すバンドが消失してゲノムDNAの剪断化を認め（図6；青矢印），増幅長1,241 bpないし2,823 bpのPCRで増幅が見られない（図6；赤矢印）．これに対し液体窒素における長期保管では，同様の剪断化ならびにPCR failureはまれである．－80℃保管によりDNAの品質が低下する可能性が考慮されるので，特に長期に保管した検体を用いようとする場合は，核酸の品質を十分検証してから解析を行うことが望ましい．

第 1 章　クリニカルシークエンス技術

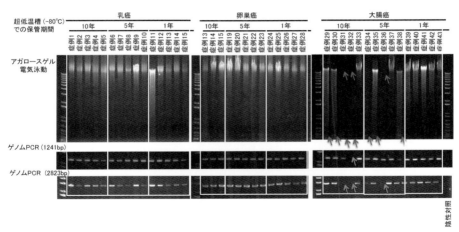

（日本病理学会：ゲノム研究用病理組織検体取扱い規程より転載）

※口絵参照

図 6　長期保管温度のゲノム DNA の品質に対する影響

1.4　実証データ⑪：OCT 包埋標本より抽出した RNA の品質（研究用規程 58 ページ）

　実験内容：胆道がん連続手術検体より OCT 包埋標本を作製して超低温槽（-80℃）に長期保管し，薄切して常法により全 RNA を抽出し，2100 Bioanalyzer システム（Agilent）により RIN 値を測定した。

　結果：同一保管期間であっても，極端に RIN 値の低い検体が散見され（**図 7**；薄い斜線），超低温槽内での乾燥などの影響と考えられた。パラフィルムなどで厳重に包装し密閉性の高い容器に収納するなど，OCT 包埋標本の乾燥を防ぐことが肝要と考えられた。乾燥した標本などを回避し，RIN 値 6.0 以上の 215 検体を以後の解析に供した。解析に供した 215 検体に限ってみると，保管期間と RNA の品質の関係は（**表 5**）のとおり。乾燥などによる極端に RIN 値の低い検体を

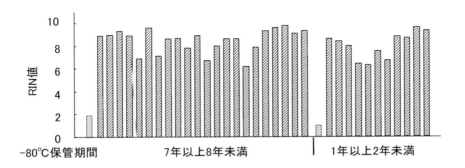

（日本病理学会：ゲノム研究用病理組織検体取扱い規程より転載）

図 7　OCT 包埋標本より抽出した RNA の品質検証

第２編　がんを中心とした治療分野におけるプレシジョン・メディシンの進展

表5　OCT 包埋標本の超低温槽（−80℃）における保管期間と RNA の品質

保管期間	解析数	A_{260}/A_{280}	RIN 値	
			平均±標準偏差	保存期間 1 年未満に対する P 値（Welch-t 検定）
1 年未満	18	2.05±0.06	8.1±0.5	―
1 年以上 2 年未満	11	2.03±0.16	8.0±1.2	0.789
2 年以上 3 年未満	20	2.11±0.13	8.5±0.8	0.0848
3 年以上 4 年未満	21	2.04±0.11	8.4±0.9	0.291
4 年以上 5 年未満	13	2.05±0.22	8.6±0.9	0.0752
5 年以上 6 年未満	27	2.05±0.08	8.0±1.1	0.534
6 年以上 7 年未満	26	2.04±0.08	8.5±0.9	0.0957
7 年以上 8 年未満	22	2.08±0.07	8.5±1.0	0.148
8 年以上 9 年未満	21	2.06±0.07	7.9±0.9	0.396
9 年以上 10 年未満	30	2.07±0.07	8.0±1.0	0.507

（日本病理学会：ゲノム研究用病理組織検体取扱い規程より転載）

回避すれば，良好な品質の RNA を抽出することができ，超低温槽（−80℃）における長期保管によっても顕著な品質の低下は見られない。

2. ゲノム診療用病理組織検体取扱い規程

　ゲノム診療用病理組織取扱い規程は，2018 年より本格的に体制整備が進められた「ゲノム医療」に対応すべく病理学会が作成した規程である。具体的には，病理学会ゲノム診療用病理組織検体取扱い規程策定ワーキンググループ（**表6**）が担当し，その巻頭には「近年，悪性腫瘍の病理組織・細胞検体を用いた体細胞遺伝子検査は急増しており，今後は次世代シークエンサー等の新規技術を用いたゲノム診断（遺伝子パネル検査）の臨床導入が見込まれている。病理学会では，ゲノム等オミックス研究に適した質の高い病理組織検体を全国のバイオバンク等で収集できることを目指して『ゲノム研究用病理組織検体取扱い規程』を 2016 年 3 月に策定し，わが国の病理医・臨床医・臨床検査技師・バイオバンク実務者における病理組織検体の取扱い指針を示した。これに続き日本病理学会では，ゲノム診断検討委員会および医療業務委員会の連携のもとワーキンググループを設置し，今後日常診療下での実施が想定されるがんゲノム診断での使用に耐えうる病理組織・細胞検体に関する『ゲノム診療用病理組織検体取扱い規程』（以下，診療用規程）を策定することとした。本診療用規程では，ゲノム診断で要求される病理組織・細胞検体のうち，

表6　日本病理学会　ゲノム診療用病理組織検体
取扱い規程策定ワーキンググループ

○小田義直	畑中　豊	桑田　健
森井英一	金井弥栄	落合淳志

（○：委員長）

とくに最も利用が見込まれ，検体の取扱い方法により検体の品質差が生じやすいホルマリン固定パラフィン包埋（formalin-fixed, paraffin-embedded；FFPE）検体の適切な作製・保管方法について示した。本診療用規程が，がんゲノム医療中核拠点病院や連携病院をはじめとする実際の診療にゲノム情報を用いる医療機関のみならず，日常業務下で作製される病理検体が今後のゲノム診断に供される可能性のあるすべての医療機関の病理医や病理技師，さらには検体採取にかかわる臨床医を対象とした実用の書となるよう心がけた。なお「ゲノム診療」の対象範囲については，今後の技術革新や知見の集積，ゲノム診療環境の整備状況等を踏まえ刻々と変化していくことが想定されるが，現時点では，医薬品の投与可否判定等の診断に用いられることを重視し，「コンパニオン診断薬等に該当する体外診断用医薬品の製造販売承認申請に際し留意すべき事項について[3]」，もしくは「遺伝子検査システムに用いる DNA シークエンサー等を製造販売する際の取扱いについて[4]」に基づき薬事承認され，保険診療下ですでに実施されている製品（体外診断用医薬品および医療機器），もしくは「がんゲノム医療推進コンソーシアム懇談会 報告書[5]」で示された制度設計の中で，今後承認および保険診療下での実施が想定される製品で適用可能となる検体品質と位置づけている。本診療用規程の初版では，現在臨床研究等で用いられている高い網羅性を有する遺伝子パネル解析やエクソーム解析等で要求される検体品質については副次的な取扱いとしたが，今後薬事承認および保険適用等の状況を踏まえ，適時改訂・更新を行う必要があると考える。本診療用規程では，その根拠となる実証データを合わせて呈示した。当該データの取得にあたっては，病理学会において実施した検討のほか，複数の公的研究プロジェクト（研究班）および複数のゲノム診断関連企業の協力を得て行った（**表7**）。本診療用規程は，日本病理学会およびその他関連学会が行うがんゲノム診療従事者向け教育・研修プログラムでの教育ツールとしても利用される予定である。本診療用規程が，今後本格的にゲノム診断を用いた病理診断および日常業務の一助となることを期待する」との記載がある。

　研究用規程同様，診療用規程に関しても内容をかいつまんで紹介する。なお，研究用規程と同じように診療用規程も実証データや文献情報などに基づき凡例に従い推奨するものとされ，「診療ガイドライン」などに見るような EBM に基づいた推奨グレードは挙げていない。推奨については，「日常診療におけるベストプラクティスとして推奨される事項（clinical recommendation；C）」と，「ゲノムスクリーニング（網羅性の高いゲノム解析）に基づいた介入研究や保険診療外のゲノム診断などへの利用が考慮される場合に推奨される事項（research recommendation；R）」および「回避されるべき事項（N）」に区分されている。

　さてその内容であるが診療用規程は4項からなり，「1．診療における病理組織・細胞検体の現状」「2．ホルマリン固定パラフィン包埋組織・細胞検体の適切な取扱い：2.1　プレアナリシス段階：a）固定前プロセス：b）固定プロセス：c）固定後プロセス：2.2　アナリシス段階：a）FFPE ブロックの選択と薄切および HE 染色標本へのマーキング：b）FFPE 検体からの核酸抽出」「3．検体取扱いに関する実証データ」「4．参考資料」「補遺」よりなっている。この中からいくつか具体的な内容を以下に記載する。

第 2 編　がんを中心とした治療分野におけるプレシジョン・メディシンの進展

表 7　ゲノム診療用規程作成協力・連携研究班など（敬称略　作成協力時所属施設）

研究代表者・研究者	研究課題あるいは研究施設
桑田健	厚生労働科学研究費 研究班　先端的がん医療実施のための地域完結型病理診断および臨床・病理連携ネットワークの構築に関する研究（H26-がん政策-一般-005）研究機関　2014 年度～2016 年度
吉野 孝之	国立がん研究センター研究開発費 研究班　がんゲノム情報を用いた全国レベルでの precision medicine 体制構築に関する研究（28-A-5）研究期間 2016 年度～2018 年度
吉野 孝之	AMED 委託事業 研究班　産学連携全国がんゲノムスクリーニング事業 SCRUM-Japan で組織した遺伝子スクリーニング基盤を利用した，多施設多職種専門家から構成された Expert Panel による全国共通遺伝子解析・診断システムの構築および研修プログラムの開発（17ck0106233h0002）研究期間　2016 年度～2018 年度
西尾和人	AMED 委託事業 研究班　がんゲノム個別化医療の実現に向けた遺伝子診断共通カリキュラム構築と教育・研修プログラムの実証的開発研究（16ck0106232h0001）研究期間　2016 年度～2018 年度
畑中　豊	北海道大学病院　ゲノム・コンパニオン診断研究部門
丸川 活司，畑中 佳奈子，三橋 智子，松野 吉宏	北海道大学病院　病理部／病理診断科
広瀬 徹，髙橋 宏明	国立病院機構 北海道医療センター（連携病理診断実施医療機関）
岡本 渉，須藤 智久，三木 いずみ	国立がん研究センター　東病院 臨床研究支援部門トランスレーショナルリサーチ推進部　バイオバンク・トランスレーショナル　リサーチ支援室
藤井 誠志	国立がん研究センター　先端医療開発センター 臨床腫瘍病理分野
土原 一哉	国立がん研究センター　先端医療開発センター ゲノムトランスレーショナルリサーチ分野（柏）
市川 仁，久保 崇，河野 隆志	国立がん研究センター　先端医療開発センター ゲノムトランスレーショナルリサーチ分野（築地）
角南 久仁子，落合 淳志	国立がん研究センター　中央病院 臨床検査科
山本 昇	国立がん研究センター　中央病院 先端医療科
西尾 和人，坂井 和子	近畿大学医学部　ゲノム生物学教室
武田 真幸	近畿大学医学部　腫瘍内科部門
光冨 徹哉	近畿大学医学部　外科学教室
的場 亮，山本 伸子，中江 裕樹	特定非営利活動法人バイオチップコンソーシアム（JMAC）

2.1　プレアナリシス段階 a）固定前プロセス（診療用規程 4 ページ）

　固定前のプロセスは検体のクオリティーマネージメントに重要であるが，バンキングなどにあたり非常に重要な手順であるにもかかわらずに蔑ろにされがちな工程である。診療用規程では切除・採取直後の組織の取扱いとして，「1. 手術により切除された組織は，摘出後は速やかに冷蔵庫など 4℃ 以下で保管し，1 時間以内，遅くとも 3 時間以内に固定を行うことが望ましい（C）」「2. 内視鏡的に切除等された消化管組織など，比較的小型の組織については，速やかに固定液に浸漬し固定を行うことが望ましい（C）」「3. 生検により採取された組織は，速やかに固定液に浸

194

漬し固定を行う（C）」「4. ホルマリン固定パラフィン包埋化を行う細胞検体は，必要な前処理を適切に行ったのちに，可及的速やかに固定液に浸漬し固定を行う（C）」「5. 手術により切除された組織においては，摘出後30分以上室温で保持することは極力回避する（N）」とされている。その補足説明として，文献（本稿では省略）を引用しており，例えば「これまでの報告では，乳がんの切除から固定までの時間が，ISH法（HER2）では2時間，IHC法（ホルモン受容体）では1時間を超えると，検査結果に影響を与えるとされており，これを踏まえ，乳がんのASCO/CAPのガイドラインでは1時間以内の固定を推奨している」「一般的な固定液であるホルマリンの浸透速度は1mm/時間程度であることを考慮し，特に手術検体では，切り出しまでに十分な固定が行える程度の厚みまで，固定前に適切に入割することが推奨される（C）」「臨床研究などへの利用を考慮する場合，いずれの組織も切除・採取後は可及的速やかに固定液に浸漬し，固定を行うことが求められる（R）」「固定前プロセスの煩雑さなどから，一般に生検検体に比べて手術検体のほうが，核酸品質や単位体積/面積当たりの収量が低くなる場合が多い（C）」「細胞検体のうち体腔液検体については，固定前に細胞検体の集塊化処理を行う。この処理法（セルブロック作製法）は，遠心分離細胞収集法や細胞固化法に大別され，それぞれ複数の方法が存在し現在用いられているが，いまだ標準化されていない。これら処理法におけるゲノム診断への利用の適否については不明であるが，国内では，細胞固化法であるアルギン酸ナトリウム法，遠心分離細胞収集法である遠心管法やクライオバイアル法などは比較的多くの施設で用いられ，コンパニオン診断などでの使用には耐えうることが確認されている」との記載がある。

2.2 アナリシス段階a）FFPEブロックの選択と薄切およびHE染色標本へのマーキング

アナリシス段階としての重要点は，①FFPEブロックの選択，②FFPEブロックの薄切および未染色標本の作製，③HE染色標本による確認とマーキングに分けて示されている。

①に関しては「ゲノム診断に供する検体は，病理診断時に作製されたHE染色標本の観察や病理診断報告書の記載などに基づき，解析に必要な腫瘍量を有するFFPEブロックを，原則病理医が選択する。このとき出血や壊死，炎症細胞などの非腫瘍細胞が多いブロックの使用は可能な限り避ける（C，R）。また同一患者において，切除・採取時期が異なる検体が複数存在する場合は，作製時期が最新の検体を第一選択とすべきである（C，R）」とされ，実証データが添付されている（略）。また，②に関しては「FFPEブロックの薄切時には，検体ごとにミクロトーム刃を交換するなど，他検体のコンタミネーションに十分注意する。またグローブを着用するなど，核酸分解防止に努めることが望ましい（C）」との記載がある。③に関しては「ゲノム診断用に作製した未染色FFPE標本から，再度HE染色標本を作製し，原則病理医が標本上にマーキングするとともに腫瘍量（総腫瘍細胞数）や腫瘍割合（標本中の全細胞に占める腫瘍細胞の%）を判定する（C）」とある。そして補足説明として「FFPEブロックの核酸品質は経年劣化していくことが明らかとなっている。

経年による影響は，次世代シーケンサ（Next-Generation Sequencing；以下NGS）の場合，使用する遺伝子パネルにより異なるが，作製後3年以内のFFPEブロックの使用が望ましい（C，R）」「FFPEブロックは，保管開始とともに検体品質指標（ΔCt値）やNGS解析の成功率が変化

第2編　がんを中心とした治療分野におけるプレシジョン・メディシンの進展

するなど，核酸品質が経年劣化することがGI-SCREEN　試験の結果から明らかになっており，可能な限りFFPEブロック作製時期が新しいものを用いることが望ましい（C）」「一般にパネル検査に必要なDNA量は10〜500 ngである。ただし必要な量は使用する遺伝子パネルやNGS機器の種類によって異なることから，腫瘍量や腫瘍割合の判定を担当する病理医は，その把握が必要である（C，R）」「1有核細胞から得られるDNA収量は6 pg程度と見積もられる。仮に10 ngのDNAを得る場合には約2,000細胞（未染色標本上では腫瘍細胞が豊富なエリアが少なくとも60〜100 mm^{2}程度）からの抽出が必要とされている」「腫瘍割合について，SNV（single nucleotide variant）やIndel（small insertion and deletion）などの変異検出では30%以上，CNA（copy number alteration）検出を含む場合は50%以上の腫瘍細胞を含むように，また遺伝子発現量の測定では可能な限り非腫瘍細胞を含まないようにすることが望ましい。腫瘍割合が満たない場合は，用手的に非腫瘍部分の除去（マニュアル・マイクロダイセクション）が必要となる（C，R）。

　なおNGSを用いたがん遺伝子パネルによるターゲットシークエンシングでは，通常ターゲット領域のシークエンス・カバレッジを250〜500 x以上として，変異アレル頻度（variant allele frequency；VAF）の検出閾値を5〜10%とすることが推奨されている」「HE染色標本観察時の腫瘍割合を病理診断報告書へ記録しておくことが望ましい。非腫瘍組織の除去操作を実施した場合は，実施した旨と除去操作実施後の腫瘍割合をゲノム診断報告書へ記載する（C）」としている。この中に記載された腫瘍細胞比率は特に重要であり，病理組織の判定に精通した病理専門医が行うことが望ましく，このプロセスが正確に行われなかった場合にはこれ以降の解析結果の信頼性が全く担保されなくなってしまう非常に重要なプロセスである。

3. がんゲノム医療中核拠点病院，がんゲノム医療連携病院における研究用規程，診療用規程

　2018年2月，3月に，がんゲノム医療中核拠点病院が全国に11カ所（臨床研究中核病院を中心に地域性も加味），そこに連携するがんゲノム医療連携病院が全国に100カ所指定された。その施設要件[6]には「遺伝子パネル検査のための生体試料のうち組織検体については，病理検査室において日本病理学会が作成した「ゲノム研究用病理組織検体取扱い規程」や「ゲノム診療用病理組織検体取扱い規程」を参考に明文化された手順に従って処理・記録および保管されていること。なお，当該病理検査室は第三者認定を受けていること。ただし，病理検査室の第三者認定は，2年間の経過措置を設ける（連携病院では第三者認定を受けていることが望ましいという記載になっている）」として，研究用および診療用規程の位置づけが明記されている。なお第三者認定とは臨床研究中核病院の要件同様ISO15189が推奨されている。また，がんゲノム医療中核拠点病院ではその要員の届け出の際に，病理検査技師に関しては「認定病理検査技師（日本病理学会および日本臨床衛生検査技師会が共同で認定している病理検査に関して高度の知識・技術を有する国家資格を有する臨床検査技師。2018年8月現在で全国に約800名）」の氏名の届け出を求めており，また先述した研究用規程の周知のために行っていたゲノム病理標準化センター講習会な

どへの参加経験を問うていることにも注目したい。

　今後本格的に NGS を用いたパネル検査を実施し，ゲノム医療，患者層別化医療（Precision Medicine）を展開していくにあたり，研究用規程および診療用規程はますます重要な位置づけとなることが予想され，さらにそのブラッシュアップが必要であることは論を俟たず，行政の対応が望まれる。

文　　献

1）ゲノム研究用病理組織検体取扱い規程
http://pathology.or.jp/genome/
2）Y. Kanai, H. Nishihara, Y. Miyagi, T. Tsuruyama, K. Taguchi, H. Katoh, T. Takeuchi, M. Gotoh, J. Kuramoto, E. Arai, H. Ojima, A. Shibuya, T. Yoshida, T. Akahane, R. Kasajima, KI. Morita, J. Inazawa, T. Sasaki, M. Fukayama and Y. Oda: The Japanese Society of Pathology Guidelines on the handling of pathological tissue samples for genomic research, Standard operating procedures based on empirical analyses, *Pathol Int.*, **68**(2), 63-90,（2018）. doi: 10.1111/pin.12631.
3）コンパニオン診断薬等に該当する体外診断用医薬品の製造販売承認申請に際し留意すべき事項について

https://www.pmda.go.jp/files/000213148.pdf
4）遺伝子検査システムに用いる DNA シークエンサー等を製造販売する際の取扱いについて
https://www.pmda.go.jp/files/000213137.pdf
5）がんゲノム医療推進コンソーシアム懇談会　報告書
https://www.mhlw.go.jp/file/05-Shingikai-10901000-Kenkoukyoku-Soumuka/0000169236.pdf
6）がんゲノム医療中核拠点病院等の指定要件（厚生労働省健康局　がん・疾病対策課）
https://www.mhlw.go.jp/file/05-Shingikai-10901000-Kenkoukyoku-Soumuka/0000181105.pdf

第2編 がんを中心とした治療分野におけるプレシジョン・メディシンの進展

第2章 リキッドバイオプシーによるがん診断

第1節 体液中マイクロ RNA による がんの早期発見

国立研究開発法人国立がん研究センター **落谷　孝広**

1. はじめに

　わが国は高齢化社会に加えて，いま2人に1人が「がん」に罹患する時代だ。こうした状況のもとで，増え続ける莫大な医療費は2025年には56兆円を超えるとの予想がなされて以来，これに対応するためのさまざまな取組みが国レベルで行われている。プレシジョン・メディシンの1つの目標となる健康寿命を延ばすスマートライフケアの需要が増大しているのも当たり前のことだが，その具体策は乏しいのが現状だ。国立がん研究センターの事業戦略目標に，「がんにならない，がんに負けない，がんと生きる社会をめざす」がある。これはまさに，がんを取り巻く診断・治療体系や国民のがんという病気に対する意識がこの数年間で大きく変革しつつあることを示している。

　わが国の「がん」における死亡者数は全体の死亡原因の第1位を占めており，その数は年間30万人を超える。しかし昨今の診断と治療の進歩により，一部のがんでは早期発見，早期治療が可能となり，がん患者に多くの希望が与えられるようになった。がん検診はこうした医療技術の進歩に基づき，がん死亡率を減少させることができる確実な方策であると考えられている。本稿では，がん診断の新しい方策であるリキッドバイオプシーに焦点を当て，がんの早期発見における最新の状況を概説する。

2. 体液診断（リキッドバイオプシー）の進展

　リキッドバイオプシーとして従来行われてきたがんの診断手法は，血液中の腫瘍マーカーである。優れたマーカーが多種類開発され，実際の臨床の現場で用いられているが，近年の話題は，ELISA をベースにした腫瘍マーカーではなく，体液中に見つかったがんの兆候を示す新たな解析対象を指すことが多い。体液診断のツールとして有望なのは，がんになると血液中に現れるさまざまなアナライト群である（**図1**）。

　これらの代表格として，

① CTC（circulating tumor cells：「血中循環腫瘍細胞」または「末梢血循環腫瘍細胞」）と命名された，原発腫瘍組織または転移腫瘍組織から遊離し，血中へ浸潤したがん細胞

② Cell-free DNA（血液中に存在するがん細胞から遊離したと考えられる DNA 断片，特にがんを特徴づける遺伝子変異を有する断片が存在している）

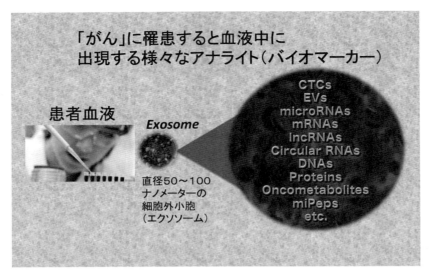

図1 がんに罹患すると出現する各種アナライト

がんになると血液中にはさまざまなアナライトが現れる。これらのアナライトの多くは、健康な成人では存在していなかったものや、通常でも血液中にある物質のバランスが崩れたり、あるいはその量やコピー数が増加、減少したりする場合もある。こうしたがん特異的なアナライトの出現や変動は、がんの早期はもちろん、病態の変化に応じた変動が認められる場合が多く、あらゆる体液中にそれが反映されると考えられる。

③ Cell-free microRNA、いわゆる分泌型 microRNA であり、がん細胞のみならず、正常組織、細胞からも多くの種類の microRNA が分泌され、血液などの体液を循環している

④ エクソソームに代表される細胞外分泌顆粒（extracellular vesicles）、これもがん細胞のみならず、すべての正常組織や細胞から分泌され、リンパ行性、血行性に全身の体液中に循環している

⑤ 代謝産物、がん細胞は正常細胞とは異なる代謝経路を使用するため、患者の血液中にはがん特有の代謝産物が循環している

などが挙げられる。

ここで注目すべきは体液中を循環する核酸物質の存在であり、実は DNA の二重螺旋構造の発見より以前、1948年にすでに報告されていた。それから70年を経た現在、我々人類はこの体液中の核酸の一種である DNA や mRNA、そして non-coding RNA の一種であるマイクロ RNA をがんなどの疾患を早期に発見する新しいバイオマーカーとして開発しようとしている。

3. 血液中の DNA や mRNA，マイクロ RNA はなぜ安定なのか

血液中には RNA などの核酸を分解する酵素が多く存在するはずなのに、がん細胞が分泌したマイクロ RNA はなぜ安定なのだろうか。この理由は、2007年にスウェーデンの学者らによって明らかにされた[1]。つまり脂質二重膜を有する細胞外小胞に内包された形でマイクロ RNA は分泌され、体液中を循環しているという驚くべき報告であった。さらにこの発見の意味するところ

は，こうしたエクソソーム内のマイクロ RNA は，がん細胞が患者の体内で生き残るための手段として積極的に分泌し，標的となる細胞に受け渡し，そこで特定な機能を発揮させる，まさに情報伝達のツールとして利用されているという発想であった[2)3)]。

　実際にこの内容が証明されたのは，その後に発表されたいくつかの実証研究であるが[4)]，いずれにせよ，まさにがん細胞の分泌するマイクロ RNA の番号を読み取ることが，がん細胞の生体内での動向を知ることであり，結果的にはがんの診断につながるのである。

4. エクソソームの基礎

　エクソソームとは，あらゆる細胞から分泌される直径 100 nm 前後の小胞体であり，脂質二重膜で囲まれたその内部には mRNA，microRNA，タンパク質などの多くの情報伝達物質が内包されている。この小胞は，エンドゾームをオリジンとする機構で細胞外に放出される。エクソソームは，直接細胞膜から形成されるのではなく，細胞内で形成されてから細胞外に分泌される。エクソソームは細胞質から初期エンドソームの内側に出芽するように形成され，その形成には ESCRT（endosomal sorting complex required for transport）やテトラスパニンが関与すると考えられている。エクソソームを多数含むエンドソームは，その形状から Multivesicular body（MVB）と呼ばれる。エクソソームの膜を構成する脂質はセラミドやスフィンゴミエリン，コレステロールなどが多く，脂質ラフトと類似していることから，MVB の脂質ラフトのような領域から形成されると考えられる。実際，セラミドの合成酵素である nSMase2 を過剰発現すると，エクソソームの分泌量が上昇することはすでに小坂らが証明済みである[5)]。MVB には，リソソームや細胞膜に融合する性質があり，複数の RAB タンパク質に制御されている。細胞膜に融合した場合のみエクソソームは細胞外へ分泌される。細胞膜との融合は SNARE タンパク質の作用である。

　エクソソームと受容する側の細胞への接着には，テトラスパニンが関わると考えられている。エクソソームの細胞への取り込みの際は，さまざまなエンドサイトーシス経路を通る可能性が示されている。それらはクラスリン依存的，非依存的な経路，カベオリンを介した取り込み，マクロピノサイトーシス，ファゴサイトーシス，脂質ラフトを介した取り込みなどである[6)]。また，直接細胞膜に結合する形で取り込まれた場合，エクソソームは微小管で核周辺に輸送される[7)]。エクソソーム内包物はエンドソームに融合することで放出されるが[6)]，タンパク質はリソソームに取り込まれ，その膜部分は細胞表面に戻されるという観察もある[7)]。

　細胞外小胞にはエクソソームのほかに，アポトーシス小体，マイクロベシクルが知られている。アポトーシス小体は直径 800-5,000 nm で，細胞がアポトーシスを起こした際に細胞膜から直接形成される。マイクロベシクルは直径 50-1,000 nm で，これも細胞膜から直接形成される。形成過程の違いに加え，これら 3 種の細胞外小胞の中に含まれる RNA の組成は異なっている。アポトーシス小体は主に ribosomal RNA（rRNA）を含む一方，マイクロベシクルは RNA をほとんど含まない。エクソソーム内の RNA の特徴は，低分子 RNA が多く，rRNA がほとんど含まれないことである[8)]。

　現在，3 種の細胞外小胞の回収は超遠心法が主流だが，それぞれの細胞外小胞を完全に分離す

第２編　がんを中心とした治療分野におけるプレシジョン・メディシンの進展

ることは不可能である。加えて，分泌する細胞によっても性質が異なるため，エクソソームの明確な定義は現在でも困難である[9]。

　細胞内の物質が選択的にエクソソームに内包されるかは興味深い問題である。エクソソームに内包される物質の割合は，ある程度細胞内の存在量を反映するようだ。細胞内に過剰発現させたmiRNAやタンパク質，mRNAはより多くエクソソームに内包されることはすでに多くの論文で示されている。一方で，選択的に取り込まれるとする報告例もある。例えば，rRNAは細胞内のRNAの大部分を占めるにも関わらず，エクソソーム中にはほとんどrRNAが検出されない。また，乳がん細胞MCF-7において，細胞内でもっとも量の多いmiR-720のエクソソーム中での割合はわずか2％で，より細胞内の存在量が少ないmiR-451やmiR-107のほうが高濃度で存在した[10]。しかし，実際にエクソソームに特異的にmiRNAを内包する機構はまだ明らかになっていない。

　エクソソームの特定の細胞への運搬機構も，まだ解明されていない疑問の１つである。これまでに，T細胞から抗原提示細胞へ，エクソソームを介してmiRNAが一方向に輸送されるというものがあり，少なくとも特異的な輸送は存在するようである[11]。しかし，どの程度一般的かは定かではなく，また現状では特異性を決定する因子は特定されていない。現在は遺伝子組換えでエクソソーム表面にリガンドを提示し，受容体―リガンド相互作用を利用してエクソソームを特異的に運搬する研究が行われている[12]。もしエクソソームの特異的な輸送機構が解明されれば，エクソソームを応用したドラッグデリバリーシステム（DDS）が可能になるかもしれない。

5．エクソソームの生物学的意義

　エクソソームが内包する情報伝達物質の種類は多彩である。RNAとしては，mRNA，miRNA以外に，snoRNA，Y RNA，long non-coding RNAなど，さまざまな非コードRNAが検出されている。血液などの体液には特にRNaseが含まれているため，RNA単体では分解されてしまうが，エクソソームに内包されているRNAは分解から保護されて体液中でも安定である。多くの細胞由来のエクソソームに共通するタンパク質として，アクチンやチューブリン，GAPDH，エンドソームのソーティングタンパク質（ESCRT 0-III，Alix，Syntenin，Tsg101），熱ショックタンパク質（HSP70，HSP90），膜輸送と融合に関わるRABやannexinなどが含まれている[13][14]。また，表面にはCD9，CD63，CD81などの膜貫通型分子であるテトラスパニン類が局在している。これらのタンパク質は，しばしばエクソソームのマーカータンパク質として利用されている。がん細胞が分泌するとされるエクソソーム中のDNAは，ほとんどがゲノム由来の二本鎖DNAのようである。検出されたDNAの配列はゲノム全体に散らばっており，特に内包されやすいDNAの配列は発見されていない。最近の知見では，DNAはマイクロRNAなどのようにエクソソーム内に内包されているのではなく，エクソソームの表面に絡まっている事実が次々と報告されており[15]，分泌型RNA（exRNA）とは本質的に異なる経路で分泌されている可能性が高い。

　いずれにせよ，こうした小胞体は，細胞間のコミュニケーションツールとして機能しており，特にがんの微小環境においては，がん細胞が生き延びる手段として，この自身の分身であるエク

ソームにがん特異的な情報を組み込んだ上で，周囲のさまざまな細胞に送達し，その情報を伝達する。こうして周囲の細胞を制御することで，がん細胞は微小環境での頂点に君臨することが可能となる。それはまさに，がん細胞がエクソソームを駆使して，自分を攻撃する免疫細胞から逃れる手段としていることからも納得できる。さらに，神経疾患などでもエクソソームの機能に注目が集まっており，アルツハイマー型認知症やパーキンソン病などにおいても，エクソソームがそれらの疾患の起因となったり，病態の維持に関与したりと，多様な働きを持っている。

6. エクソソーム創薬

EVs の代表格であるエクソソームの研究は，上述のように主にがんの分野において，疾患のメカニズム解明から診断，治療までの苛烈な競争が世界中で繰り広げられている。その一方で，近年多くの研究から間葉系幹細胞（Mesenchymal stem cell；MSC）から分泌されるエクソソームがさまざまな疾患に対する治療効果を持つことが明らかとなり，新たな疾患治療薬としての開発が注目されている[16]。こうしたエクソソーム治療薬の概念が広がるにつれ，世界の市場は大きくエクソソーム創薬に期待するようになっており，エクソソーム関連産業は 2025 年には 2 億 4,000万米ドル，日本円でおよそ 260 億円近くになると予想されている。特に再生医療の分野では，間葉系幹細胞や組織ステム細胞，そして免疫担当細胞に由来するエクソソームの治験が 100 以上も走っており，セル・フリー・セラピーを掲げる新しい治療が大きく臨床に近づく気配だ。

こうした Bonum（善）の性質を示すエクソソームに対して，疾患に起因して放出されるエクソソームの機能は Malum（悪）であり，前述のように，がん細胞は転移や薬剤耐性などの仕組みをこのエクソソームを介して見事に機能させている。患者を死に至らしめるがん転移の新たな実態がエクソソームを通して理解されはじめたことで，悪であるがん細胞のエクソソーム分泌や機能を阻止する研究があちこちで芽生えている。この流れを創薬に着実に結びつけることができれば，がんになっても，がんと共存する社会の実現に一歩近づくだろう。

7. 体液マイクロ RNA が診断ツールとなりうる可能性

2008 年にこうした体液中のツールの中から，マイクロ RNA ががんの新規診断法として有用性があるという報告が国内外から相次いだ[5)-7)]。血液中のわずかなマイクロ RNA の変化を見て取ることが，生体内のがんの病態を知るきっかけになるという驚きの事実だ。当初は同じ血液中を流れる microRNA-16 が内部コントロールになるとの報告から，多くの研究者がこれを採用したが，結果的にはこのマイクロ RNA は個人間での変動も大きく，最適な内部標準とはいえない。現時点では多くの試みがなされており，celmiR などヒトには存在しない線虫のマイクロ RNA をスパイク標準として使われる例もあるが，完璧ではない。いずれにしろ，NGS やアレイ法などのさまざまな手法を用いて，血液中のマイクロ RNA を網羅的に解析し，例えば健常人の血液とがん患者のそれを比較することで，がんに特異的なマイクロ RNA マーカーを探索することになる[17]。

8. わが国の体液マイクロ RNA 診断の基盤技術開発プロジェクトが始動

　がん検診による最大のメリットは，早期発見によりがん死亡率の減少が達成されることであり，その他の恩恵としては，対象となるがんの罹患率の減少，QOL の改善，相対的な医療費の抑制などが挙げられる。その受診率を上げるために，集団検診などで 1 回の採血で複数のがんや疾患を検出できる簡便な検査法の開発が求められており，マイクロ RNA による体液診断は，その実現に向けて大きな可能性を拓くものである。

　体液診断についての注目動向は，やはり平成 26 年度における国家的大型プロジェクトの始動だろう（図 2，PJ ホームページ http://www.microrna.jp）。先制医療や個別化医療などの世界最先端の医療を実現するため，基盤となる疾患横断的マイクロ RNA（miRNA）発現データベースの構築と診断・創薬技術の革新のための技術開発を目的に，以下の 4 つの研究開発項目を実施する。それらは，①患者体液中の miRNA の網羅的解析，②疾患横断的に解析可能な miRNA 発現データベースの構築，③ miRNA 診断マーカーと miRNA 検査/診断技術の開発，④臨床現場での使用に向けた検査システムの開発――である。

　ここでは，国立がん研究センターおよび国立長寿医療研究センターのバイオバンクをフル活用

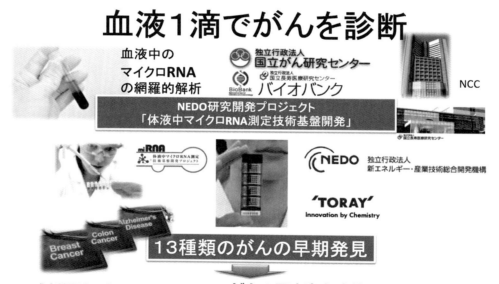

図 2　1 回の採血でがんや疾患を検出す検査法の開発を目指す

2014 年から 5 年計画で，NEDO およびその後 AMED に移管されたプロジェクト「体液マイクロ RNA 測定技術基盤開発」事業がスタートした。ここでは，国立がん研究センターおよび長寿医療研究センターの有するバイオバンクの検体を解析し，がんおよび認知症を早期に発見可能な血液マイクロ RNA を調べ尽くす。その目的は，国民のがんによる死亡率の減少と，医療費の削減である。

し，日本人の 13 種以上の主要ながんおよび認知症・アルツハイマーにおける血液マイクロ RNA の網羅的解析を，各がん種それぞれ 5,000 検体分，認知症アルツハイマー 4,000 検体を測定し，臨床情報と組み合わせてデータベースに格納する。この情報をもとに，各製薬企業などが診断薬の開発や創薬研究を実施する，としてスタートした。

9. プロジェクトの進展と課題

すでに 50,000 検体近くの解析を終え，早期診断が可能なマイクロ RNA 候補が出揃った。乳がんにおいては，2,200 検体以上の乳がん患者血清，女性を中心とする健常人血清 1,500 検体を終了し，5 種類の体液マイクロ RNA によって，感度 97.3%，特異度 82.9% で早期乳がんの診断が可能なアルゴリズムを構築した[18]。大腸がん，食道がん，肉腫，脳腫瘍などもこれに続いて成果が出ており，いずれも感度は 90% 以上となっている。認知症もプロジェクトメンバーである国立長寿医療研究センターを中心に 4,900 検体以上の解析が終了し，早期のアルツハイマー型認知症を検出可能なマイクロ RNA 候補を選び出している。

今後の課題点として，次のことが挙げられる。

①良性疾患との鑑別

プロジェクトでは主にがんと健常人を比較しているため，各臓器の良性疾患や前がん病変などの検体数が足りない。今後，全国の医療機関と連携して，こうした検体の収集と解析，そしてがんとの鑑別を工夫していく必要がある。

②前向きの臨床研究の実施

すでに 2017 年から開始しているが，候補となった 13 種のがんのマイクロ RNA およびその診断アルゴリズムを，前向きの臨床検体で確定する作業が進行中である。

③早期の診断事業の開始

これについては PMDA の薬事戦略相談を経て，臨床性能試験を企業が主導し，高性能の診断装置を開発するとともに，厚生労働省に体外診断薬としての承認を得る手続きを進めている（**図3**）。

④社会実装におけるさまざまな問題点の解決

こういった新しい検査方法を国民に安全に広めるためには，慎重な方策が必要である。特定の検診センターや人間ドック施設に限定した形での始動，さらに例えば日本対がん協会などとの連携による全国規模の臨床研究とデータ蓄積などのステップを踏む必要性がある。

⑤臨床の現場でのマーカー開発

これまで成果の上がっているマーカーは，すべて早期診断であり，一般の健康人を対象に，一次スクリーニングを目的として，がんの高リスクグループを早期に囲い込んで，標準の検査に持ち込むことが目的であるのに対し，臨床の現場で，がんのサブタイプ判定，治療効果・予後予測，転移や早期再発の発見などに有用な体液マイクロ RNA を探索する方向である。

⑥人工知能との融合

すでに本プロジェクトでは世界で活躍する AI 企業の専門チームが参画しており，深層学習によるマイクロ RNA 診断のプラットホームを構築しつつある。

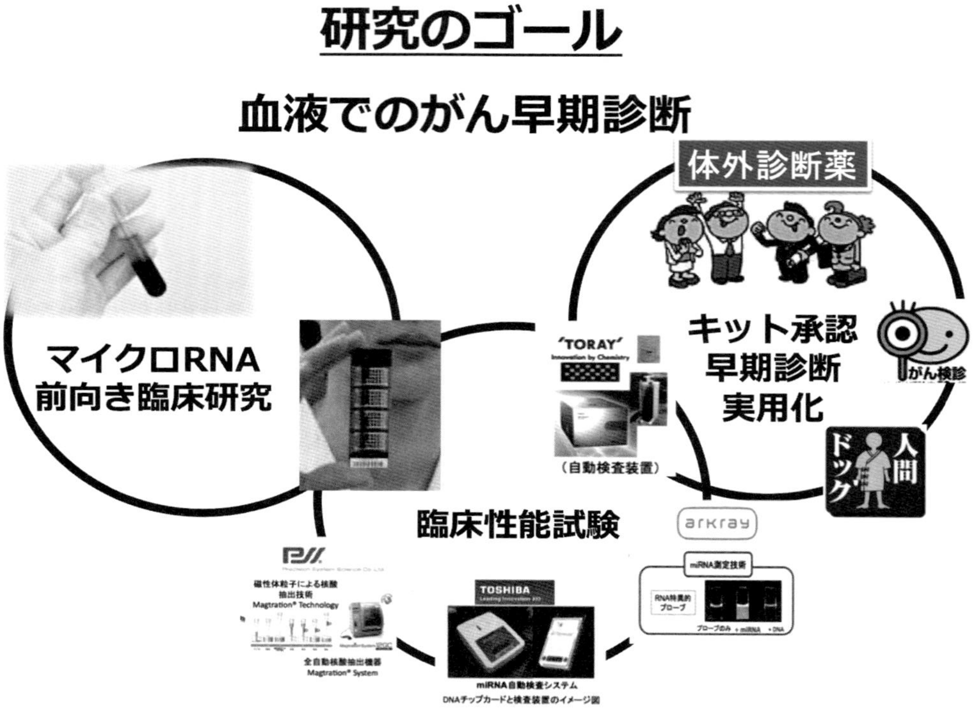

図3　プロジェクトの構想図

「体液マイクロ RNA 測定技術基盤開発」事業の究極のゴールは，前向きの臨床研究を経て，プロジェクトに参画する各企業が，それぞれ独自のプラットホームで，がんの早期発見のキット化を果たし，体外診断薬として承認され，その成果物が人間ドックや一次健診センターで活用されることである。

10. おわりに

リキッドバイオプシーのがん医療における可能性は大である。今後，早期発見によるがん死亡率の低減はもちろん，医療費の削減にも大きく寄与するものと期待される。ただし，こうした新規の診断を国民が受け入れる際に想定されるいろいろな課題についても十分に検討する必要がある。過剰診断の問題，検診費用，結果をどう説明するかなど，医療従事者側の問題，ハイリスクグループをどのようにスムーズに精密な医療現場での診断に結びつけるか，海外との競争など，さまざまである。こうした課題を一つひとつ乗り越えることで，がんの早期発見に真に貢献するシステムをプレシジョン・メディシン実現の手段として提供することができる。

文　献

1) H. Valadi et al.: Exosome-mediated transfer of mRNAs and microRNAs is a novel mechanism of genetic exchange between cells, *Nat Cell Biol*, **9**(6), 654 (2007).

2) Y. Fijita, Y. Yoshioka and T. Ochiya: Extracellular vesicle transfer of cancer pathogenic components, *Cancer Sci*, **107**(4), 385 (2016).

3) N. Kosaka, Y. Fujita, Y. Yoshioka and T. Ochiya: Versatile roles of extracellular vesicles in cancer, *J Clin Invest.*, **126**(4), 1163 (2016).

4) N. Kosaka et al.: Secretory mechanisms and inter-cellular transfer of microRNAs in living cells, *J Biol Chem.*, **285**, 17442–17452 (2010).

5) N. Kosaka et al.: Neutral sphingomyelinase 2 (nS-Mase2)-dependent exosomal transfer of angio-genic microRNAs regulate cancer cell metastasis, *J Biol Chem.*, **288**, 10849 (2013).

6) L. A. Mulcahy, R. C. Pink and D. R. Carter: Routes and mechanisms of extracellular vesicle uptake, *J Extracellular Vesicles*, 3, (2014).

7) T. Tian, Y. Wang et al.: Visualizing of the cellular uptake and intracellular trafficking of exosomes by live-cell microscopy, *J. Cell. Biochem*, **111**, 488–496 (2010).

8) R. Crescitelli et al.: Distinct RNA profiles in subpopulations of extracellular vesicles, apoptotic bodies, microvesicles and exosomes, *J Extracellular Vesicles*, **2**, (2013).

9) S. J. Gould and G. Raposo: As we wait, coping with an imperfect nomenclature for extracellular vesi-cles, *J. Extracellular Vesicles*, 2, (2013).

10) L. Pigati et al.: Selective release of microRNA species from normal and malignant mammary epithelial cells, *PLoS One* 5, e13515 (2010).

11) M. Mittelbrunn et al.: Unidirectional transfer of microRNA-loaded exosomes from T cells to anti-gen-presenting cells, *Nature Commun*, **2**, 282 (2011).

12) S.-i. Ohno et al.: Systemically injected exosomes targeted to EGFR deliver antitumor microRNA to breast cancer cells. *Molecular therapy, J. American Soci. Gene Ther*, **21**, 185 (2013).

13) C. Villarroya-Beltri, F. Baixauli et al.: Sanchez-Madrid, M. Mittelbrunn, Sorting it out, Regulation of exosome loading, *Semin. Cancer Biol.*, (2014).

14) Y. Yoshioka et al.: Comparative marker analysis of extracellular vesicles in different human cancer types, *J. Extracellular Vesicles*, **2**, 1 (2013).

15) Y. Kawamura, Y. Yamamoto, TA. Sato, T. Ochiya: Extracellular vesicles as trans-genomic agents, Emerging roles in disease and evolution, *Cancer Sci.*, **108**(5), 824–830 (2017).

16) L. C. Liew, T. Katsuda et al.: Mesenchymal stem cell-derived extracellular vesicles, a glimmer of hope in treating Alzheimer's disease, *Int Immunol*, **29**(1), 11–19 (2017).

17) N. Kosaka, H. Iguchi and T. Ochiya: Circulating microRNA in body fluid, a new potential biomark-er for cancer diagnosis and prognosis, *Cancer Sci.*, **101**, 2087–2092 (2010).

18) A. Shimomura, S. Shiino et al.: Novel combination of serum microRNA for detecting breast cancer in the early stage, *Cancer Sci.*, **107**(3), 326–334 (2016).

| 第2編 | がんを中心とした治療分野におけるプレシジョン・メディシンの進展 |

第2章　リキッドバイオプシーによるがん診断

第2節　血中循環腫瘍 DNA による
リキッドバイオプシー診断システムの開発

株式会社理研ジェネシス　**津矢田　明泰**　　株式会社理研ジェネシス　**齋藤　辰朗**

1. はじめに

　セルフリーDNA（細胞遊離 DNA，cell-free DNA；cfDNA）が 1948 年に報告[11]されてから約 70 年，従来の腫瘍組織を使用した病理診断に比べ，低侵襲に検体採取が可能なリキッドバイオプシーの臨床応用への期待が非常に高まっている。がんにおけるリキッドバイオプシーとは，体液に循環するがん由来の核酸（血中循環腫瘍 DNA，circulating tumor DNA；ctDNA）や細胞（血中循環腫瘍細胞，circulating tumor cell；CTC）を対象にした検査法であり，腫瘍の遺伝子・再発・治療効果判定・微少残存病変の検出などに可能性のある手法として注目されている。今回，筆者らは 1 次治療後の患者のモニタリングツールとしてリキッドバイオプシーに適したデジタル PCR 用遺伝子変異スクリーニングプローブ（LBx Probe Screen）を開発した。

2. リキッドバイオプシー

2.1　がんにおけるリキッドバイオプシー

　これまでがんの臨床研究は腫瘍組織（手術材料やバイオプシー検体）から得たサンプルに対して行われてきた。がんの発生，進化メカニズムが明らかになるにつれて，組織サンプルを対象とした解析に課題が見えてきた。例えば，腫瘍組織の一部を用いた遺伝子解析の場合，腫瘍細胞の多様性から，サンプリングする部位のバイアスの影響が大きくなり，腫瘍全体の情報が得られない可能性が示唆されている[3]。また，再発した腫瘍組織に対する再生検の技術的な問題と被験者への身体的・精神的負担なども挙げられている。MD Anderson がんセンターにおける 57 種類の臨床試験で実施された組織生検後の調査では，胸部生検で 17.1%，腹部／骨生検で 1.6% の被験者に何らかの有害事象が報告された[10]。患者の Quality of Life を考慮すると，バイオプシーを用いた病理検査のあり方を考える時期がきていると考えられる。その代替法として，血液などの体液を対象にしたリキッドバイオプシーが検討されている。リキッドバイオプシーの対象検体としては，血液・尿・脳脊髄液・だ液・胸水・腹水など体液全般であり，解析対象はセルフリーDNA・CTC・エキソソーム・セルフリーRNA などが挙げられる[19]。また，バイオプシーよりも低侵襲に検体採取が可能であり，腫瘍の進行・再発診断・治療の奏功判定・微少残存病変（MRD）診断などに有用な可能性のある検査として注目されている[3]。

2.2 セルフリーDNA

　細胞のアポトーシスやネクローシスの過程で細胞内から体液中に分泌したDNAをセルフリーDNAと呼び，特に腫瘍細胞から分泌したセルフリーDNAは血中循環腫瘍DNA（ctDNA）と呼ばれる[7]。セルフリーDNAの平均的な長さは160–200塩基対（bp）で[12]，血液中のセルフリーDNAはヌクレオソームや転写因子などのタンパク質–DNA複合体によって分解から守られたDNAであることが2016年にSnyderらから報告された[20]。また，血液中のセルフリーDNAの半減期は30分間から2時間と報告されている。がん患者のセルフリーDNAに含まれるctDNAは，体細胞突然変異の検出によってセルフリーDNAと区別することが可能であるが，腫瘍のサイズ・ステージ・発生部位などによって血中に流れ出るセルフリーDNA量が異なることが分かっており，ctDNAの含有量を一般化することは難しいと考えられている。

2.3 ctDNAの特徴と検出方法

　先述のとおり，血液中セルフリーDNAは不安定であり，採血後できる限り速やかにセルフリーDNAを分離したほうがより正確に分析できることが報告されている[22]。遺伝子解析で一般的に用いられるEDTA入り採血管で採取した場合，血球由来DNAの漏出やセルフリーDNAの分解を防ぐ安定剤が含まれていないため，採血後4時間以内にセルフリーDNAを分離することが推奨されており[18]，検査室内での調整が不可欠である。最近は，セルフリーDNAが安定的に保持できる専用の採血管を医療機器として用いることもできるようになった。

　ctDNAのセルフリーDNAにおける存在率は一般的に低いため，高感度に検出できる手法が求められ，次世代シーケンス（NGS）とデジタルPCRが挙げられる。NGSの技術的課題であった塩基配列の正確性については，分子バーコード技術の導入によって，より高感度な検出が可能になっており，リキッドバイオプシーでも実用的になってきた[11][14][17]。デジタルPCRは1999年にVogelsteinらによってその基本原理が公開[21]されて，デジタルPCR法の1種であるBEAMing法がリキッドバイオプシーの遺伝子変異解析研究を牽引してきた。最近は，より簡便で安定した技術や製品の登場で一般的に使用できるようになってきた[2]。各検出手法の臨床応用としては，NGSは網羅的な遺伝子解析・de novo変異の検出・遺伝子変異クローン進化の検出などで，デジタルPCRではホットスポット変異の検出・MRD検出・再発モニタリングなどが挙げられる[19]。

2.4 リキッドバイオプシーの現状と可能性

　非小細胞肺がん患者に対するEGFRチロシンキナーゼ阻害薬治療抵抗性で出現するEGFR遺伝子T790M変異を，血液中のセルフリーDNAを用いて検出するCobas EGFR Mutation Test v2が，2016年6月に世界で初めてコンパニオン診断薬として米国FDAに承認された。

　その他，さまざまな臨床試験で，組織とリキッドバイオプシーの遺伝子検査結果の比較研究が進んでおり，検査結果の一致率から臨床的有用性が高いことが報告されている[8]。セルフリーDNAのがんにおける臨床検査の展望として，

・がんの検出：がんのスクリーニングおよび早期発見

・がんの遺伝子診断

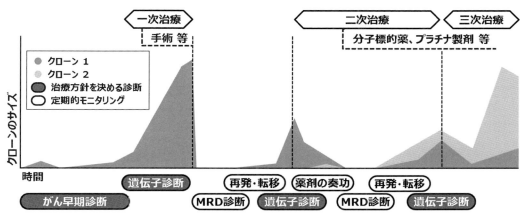

図1　がん治療におけるctDNAを用いた診断およびモニタリングのイメージ

・治療効果のモニタリング
・再発・転移のモニタリング

などが挙げられ，エビデンスのさらなる取得が急がれる（図1）。

がんのスクリーニングおよび遺伝子診断はNGSを用いた網羅的遺伝子解析が有用と考えられる。一方，治療効果，再発・転移モニタリングは，リアルタイムPCRやデジタルPCRなどの低コストで迅速・簡便な検査手法が有用である。今後，モニタリングの頻度・診断閾値の設定，画像診断との相関性などデータを重ねることで，がんにおけるリキッドバイオプシー検査法の確立が進むものと考えられる。

3. LBx Probe

3.1　デジタルPCR用遺伝子変異検出プローブ・プライマーセットの開発

ctDNAを対象とした遺伝子変異検出を目標としたデジタルPCR用の試薬開発にあたり，対象の解析機器と試薬の選定を行った。バイオラッド社のQX200 Droplet Digital PCRシステムは，①S/N比が高い，②日本で医療機器登録済み，③試薬の取扱いが容易，④前処理の自動化など，高い測定精度が求められるリキッドバイオプシー検査に有利であるため，本システムを採用した[1]。

ctDNAの特性から，複数の対象領域を一度に検出するマルチプレックス化が求められるが，高感度・定量性を損なわずにマルチ化を実現することは難易度が高い。最初に考案されたマルチ化手法は，複数のプローブ・プライマーセットを1反応中に混合し，反応後の陽性ドロップレットのクラスター位置で変異の種類を判別する方法である。当社が開発したLBx ProbeのMultiシリーズが該当する。特異性の高い，単一遺伝子変異解析用のプライマー・プローブセットをクロス反応が起きない混合比率を調整できればよい。本手法は対象変異数が4以下の場合に適していることが分かっており，それ以上の変異数には対応が難しい手法である。理由は，ターゲット数増加に伴うPCR効率の低下，ドロップレットの蛍光シグナル強度の低下，非特異反応が増加する

第2編　がんを中心とした治療分野におけるプレシジョン・メディシンの進展

可能性などが挙げられる。また，プローブ数の増加によってバックグラウンドやクラスター数が増加し，タイピング精度が低下することも分かっている。これらの問題点を克服するため，新規コンセプトでのマルチプレックス化に向けたアッセイ系開発を行った。

3.2　LBx Probe Screen の開発

　新規システムの開発にあたり，使用目的を治療後の効果モニタリングでの活用とした。ここで述べるモニタリングとは，コンパニオン診断薬やがんパネルによる遺伝子検査後の治療方針決定後にがんドライバー遺伝子変異の有無を定期的に検査することで薬剤の奏功，MRD，再発・転移を予測することを示す。例えば，大腸がんにおいて KRAS 遺伝子コドン 12 および 13 のグリシンに起こる変異（KRAS G12/G13）は，がんドライバー遺伝子変異およびホットスポット変異として誰もが一度は耳にしたことがあると思われる。最新版の体細胞変異カタログ（COSMIC v85）[4]には，KRAS 遺伝子に 45367 サンプル 414 変異タイプが登録されている。そのうち，G12/G13 変異は 84 種類，42751 サンプルと約 94％を占める。また，G12/G13 変異は大腸がんの約 25％を占める。KRAS G12/G13 変異の検出に NGS 法を用いて検査すれば良いかもしれないが，よりシンプルな方法を提案する。すなわち，KRAS G12/G13 野生型配列のみを特異的に蛍光標識プローブで検出できるシステムである。測定の結果，当該領域に野生型以外の配列を示す結果を得た場合，そのサンプル中の KRAS G12/G13 領域に何らかの変異が存在する可能性が高いと考えられる。治療後のモニタリングに特化したこの LBx Probe Screen KRAS G12/G13 システムにより，1 検査で 25％の大腸がん患者のフォローアップをすることが可能となる。さらに，KRAS 遺伝子変異は胃がん，肺がん，膵臓がん，胆道がんなどでも多数報告されており，本システムの用途を広げることができる。このように，がんドライバー遺伝子のホットスポット変異を効率良くスクリーニングすることができれば，検査日数の短縮，低コスト化と効率的に遺伝子変異を検出することができる。

　この LBx Probe Screen の PCR プライマーセットはセルフリーDNA の平均鎖長を考慮し，アンプリコンサイズが 80bp に収まるように設計した。また，検出用プローブの Tm 値を PCR の推奨反応温度からより高く設定できるよう配列をデザインした。Tm 値の制御は，Bridged Nucleic Acid（BNA 社）を適所に配置することにより実現できた。例として KRAS G12/G13 Screen プローブの概略図を示す（**図 2A**）。FAM で蛍光標識した野生型特異的プローブを G12/G13 上に配し，HEX で蛍光標識をした野生型特異的プローブをさらに上流にデザインした。KRAS G12/G13 が野生型の場合，デジタル PCR のドロップレットクラスターは 2D プロット上の FAM 陽性・HEX 陽性の領域に出現する。一方，KRAS G12/G13 変異型の場合，FAM 標識した野生型特異的プローブが対象領域に結合せず，クラスターは FAM 陰性・HEX 陽性の領域に出現する（図2B，C）。さらに，デジタル PCR 用に特別に設計された野生型を検出するプローブは，従来のリアルタイム PCR 法では検出できないような，野生型に含まれる微量な変異型を検出することができる。KRAS 遺伝子野生型細胞株のゲノム DNA 30ng（約 10,000 コピー）を用いた検証では，False Positive Rate が 0.01％以下であることを確認した。

212

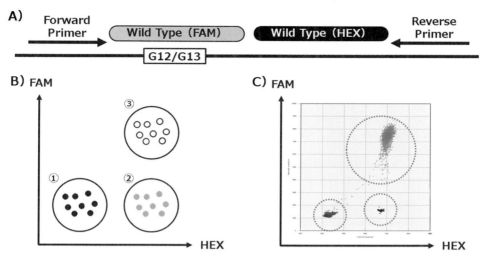

図2 A）LBx Probe KRAS G12/G13 Screen の模式図　B）2D プロットにおける各クラスターの位置関係　陰性ドロップレット（FAM－/HEX－）が①に，G12/G13 変異型（FAM－/HEX＋）が②に，G12/G13 野生型（FAM＋/HEX－）が③の領域に示す。C）KRAS G12V 陽性検体を用いた一例

4．おわりに

　2017年から米国 FDA では，NGS 法を用いた複数の薬剤に対応する遺伝子パネル検査が複数薬事承認され，従来のコンパニオン診断薬の概念である治療薬と診断薬の1対1関係は過去のものとなりつつある。先日，ASCO と CAP が共同で発表した論文には，「リキッドバイオプシー検査は日常的に行われているものではなく，まだ十分なエビデンスが得られていない。将来的に臨床導入の可能性を示すことはできても，有用性の積み重ねはこれからの課題の1つである」とある[12]。しかし，リキッドバイオプシーに対する NGS 法による遺伝子検査が，治療方針決定の選択肢の1つとなる日は近いと考えられる。治療後のリキッドバイオプシーを用いたモニタリングはこれからの分野である。患者のケアを目的とした定期的な NGS 検査はコストやアッセイの煩雑さを考慮すると，現状の仕組みでの臨床導入は難しいと考えられる。一方，デジタル PCR 法を用いた検査は簡便で安価に臨床導入できるため，対象とする遺伝子の数や目的に応じて手法を使い分けることが必要である。近年，リキッドバイオプシーを用いた患者モニタリングの有用性については，基礎研究からトランスレーショナルリサーチまで数多くの研究結果が報告されている。今後まもなくやってくるプレシジョン・メディシンを見据え，リキッドバイオプシーを用いた診断技術の開発がいっそう進むことを強く望む。

文　献

1) Bio-Rad Laboratories Inc., http://www.bio-rad.com/ja-jp/category/digital-pcr

2) W. W. Chen et al.: BEAMing and Droplet Digital PCR Analysis of Mutant IDH1 mRNA in Glioma

Patient Serum and Cerebrospinal Fluid Extracellular Vesicles, *Mol Ther Nucleic Acids.*, **2**, e109（2013）.

3）E. Crowley et al.: Liquid biopsy: monitoring cancer-genetics in the blood, *Nat Rev Clin Oncol.*, **10**（8）, 472-484（2013）.

4）COSMIC, https://cancer.sanger.ac.uk/cosmic

5）L. A. Diaz Jr and A. Bardelli: Liquid biopsies, genotyping circulating tumor DNA, *J. Clin Oncol.*, **32**（6）, 579-586（2014）.

6）F. Diehl et al.: Circulating mutant DNA to assess tumor dynamics, *Nat Med.*, **14**（9）, 985-990（2008）.

7）A. Falconi et al.: Biomarkers and receptor targeted therapies reduce clinical trial risk in non-small-cell lung cancer, *J. Thorac Oncol.*, **9**（2）, 163-169（2014）.

8）M. Gerlinger et al.: Intratumor heterogeneity and branched evolution revealed by multiregion sequencing, *N. Engl. J. Med.*, **366**（10）, 883-892（2012）.

9）E. Heitzer et al.: Circulating tumor DNA as a liquid biopsy for cancer, *Clin Chem.*, **61**（1）, 112-123（2015）.

10）S. Jahr et al.: DNA fragments in the blood plasma of cancer patients: quantitations and evidence for their origin from apoptotic and necrotic cells, *Cancer Res.*, **61**（4）, 1659-1665（2001）.

11）I. Kinde et al.: Detection and quantification of rare mutations with massively parallel sequencing, *Proc Natl Acad Sci U S A.*, 7, **108**（23）, 9530-9535（2011）.

12）P. Mandel and P. Metais: Les acides nucléeiques du plasma sanguin chez l'homme, *C R Seances Soc Biol Fil.*, **142**（3-4）, 241-243（1948）.

13）J. D. Merker et al.: Circulating Tumor DNA Analysis in Patients With Cancer, American Society of Clinical Oncology and College of American Pathologists Joint Review, *J Clin Oncol.*, **36**（16）, 1631-1641（2018）.

14）A. M. Newman et al.: An ultrasensitive method for quantitating circulating tumor DNA with broad patient coverage, *Nat Med.*, **20**（5）, 548-554（2014）.

15）S. Nik-Zainal et al.: The life history of 21 breast cancers, *Cell.*, **149**（5）, 994-1007（2012）.

16）M. J. Overman et al.: Use of research biopsies in clinical trials, are risks and benefits adequately discussed?, *J Clin Oncol.*, **31**（1）, 17-22（2013）.

17）M. W. Schmitt et al.: Detection of ultra-rare mutations by next-generation sequencing, *Proc Natl Acad Sci U S A.*, **109**（36）, 14508-14513（2012）.

18）J. L. Sherwood et al.: Optimised Pre-Analytical Methods Improve KRAS Mutation Detection in Circulating Tumour DNA（ctDNA）from Patients with Non-Small Cell Lung Cancer（NSCLC）, *PLoS One.*, **11**（2）, e0150197（2016）.

19）G. Siravegna et al.: Integrating liquid biopsies into the management of cancer, *Nat Rev Clin Oncol.*, **14**（9）, 531-548（2017）.

20）M. W. Snyder et al.: Cell-free DNA Comprises an In Vivo Nucleosome Footprint that Informs Its Tissues-Of-Origin, *Cell.*, **164**（1-2）, 57-68（2016）.

21）B. Vogelstein and K. W. Kinzler: Digital PCR, Proc Natl. Acad. Sci. U. S. A., **96**（16）, 9236-9241（1999）.

22）J. C. M. Wan et al.: Liquid biopsies come of age, towards implementation of circulating tumour DNA, *Nat Rev Cancer.*, **17**（4）, 223-238（2017）.

23）S. C. Yu et al.: High-resolution profiling of fetal DNA clearance from maternal plasma by massively parallel sequencing, *Clin Chem.*, **59**（8）, 1228-1237（2013）.

| 第2編 | がんを中心とした治療分野におけるプレシジョン・メディシンの進展 |

| 第2章 | リキッドバイオプシーによるがん診断 |

第3節　がん患者へプレシジョン医療を 提供するための循環腫瘍 DNA 解析

公益財団法人がん研究会　前佛　均

1. はじめに

　現在の日常診療において，悪性腫瘍の確定診断や適応となる治療を選択するために内視鏡や超音波・CT ガイド下で腫瘍組織のごく一部を採取する「組織生検」が行われ，主に病理組織学的手法により腫瘍組織の性質が調べられる。胃がんや大腸がんなどの管腔臓器に発生した悪性腫瘍は，内視鏡などが必要なものの比較的低侵襲に腫瘍組織のサンプリングが可能であるが，中枢神経など臓器によっては腫瘍組織を採取することが容易ではない場合も多い。

　患者に苦痛を与えず，できるだけ低侵襲に腫瘍組織の情報を獲得する方法として，血液や尿などを採取してがん細胞の情報を取得する「リキッドバイオプシー」の実用化が期待されている。このリキッドバイオプシーには，血液中に流れるがん細胞を採取してサンプルとして用いる方法（循環腫瘍細胞，circulating tumor cell；CTC）のほか，がん細胞の中に存在する miRNA や mRNA などの核酸やタンパク質を含んだ細胞外小胞（エクソソーム）を分離して調べる方法などがある。さらにリキッドバイオプシー技術開発の中で現在もっとも研究が進んでいる方法の 1 つに，循環血液中に存在することが知られているがん細胞由来の断片化 DNA である「循環腫瘍 DNA（circulating tumor DNA；ctDNA）」を PCR やシーケンサーなど，近年開発が進んでいるさまざまな核酸検出技術で調べる方法がある。

　本稿では ctDNA 解析技術を中心に，これまでの歴史と現状，そして今後の展望も踏まえて解説する。

2. リキッドバイオプシーの歴史

　人の体内では，正常細胞が傷害を受けることで生じる壊死（ネクローシス）や自然死（アポトーシス）などにより DNA の断片化が生じ，cell-free DNA（cfDNA）として，末梢血中に放出され，循環することは古くから知られている[1]。およそ 70 年前に cfDNA に関する最初の報告が Mandel らによりなされたが，腫瘍細胞からの cfDNA（ctDNA）については，その約 30 年後の 1977 年に報告された[2]。その後，世界中で cfDNA に関する研究が報告されてきたが，血漿中に存在する cfDNA の量がごく微量であることから，解析のためには高感度な検出系を確立する必要があったため，その研究成果は限定的なものであった。

　しかしながら，がん細胞由来の cfDNA 検出技術開発に先行して，母体血漿中に胎児由来の

215

第2編　がんを中心とした治療分野におけるプレシジョン・メディシンの進展

cfDNA が存在することが 1997 年に Lo らにより報告され[3]，無侵襲的出生前遺伝学的検査（Non-invasive Prenatal Genetic Testing）として開発が進み，2010 年には胎児染色体異常検査としてアメリカで臨床応用が開始された。一方，2012 年にアメリカの RainDance Technologies 社が均一な液滴を用いる droplet digital PCR を開発したころから ctDNA 解析を用いた研究成果報告が徐々に増え始め 2017 年現在，年間 700 本以上の ctDNA に関する論文報告がなされている。

3. 循環腫瘍 DNA（ctDNA）解析の臨床的意義

　生体内でがん化した細胞は，増殖・浸潤などをきたしがん組織を形成していくが，がん化のごく初期段階からアポトーシスが生じているものと考えられている。アポトーシスのほか，ネクローシスや分泌によりがん細胞由来の DNA が血液中に放出されることが知られているが，cfDNA 全般のフラグメント長は 180〜200 塩基対であり，これはアポトーシスにより断片化された DNA の長さに相当することから，cfDNA の多くはアポトーシスにより生じた断片化 DNA が占めていることを示唆するものと考えられている[4]。また cfDNA の半減期は 1.5〜2 時間程度とされており，一般的な腫瘍マーカーの半減期である 7 日と比較すると，格段に半減期が短く，よりリアルタイムに病状を反映するものと考えられている[5]。

　ctDNA 解析をどのように臨床応用できるのかについては，いまだ模索段階ではあるものの，主に①がん細胞の定量的評価，②がん細胞の定性的評価への利用に大別される。①のがん細胞の量的評価により，（1）がんの早期発見，（2）治療効果モニタリング，（3）再発の早期発見などに応用されることが期待されており，②については，ctDNA 解析により得られる腫瘍プロファイリングからがん細胞の特定の遺伝子変異の存在などを評価することで，（1）ゲノム変異に基づく治療薬の選択，（2）耐性変異の存在診断と治療方針選択などに応用され得るものと考えられる。通常の内視鏡下または CT/超音波下の組織生検では，腫瘍組織のごく一部の情報しか取得しえないのに対し，リキッドバイオプシーでは，腫瘍組織全体から放出されるがん細胞由来のゲノム情報を取得することが可能であることから，がんの Heterogeneity を考慮すると，がん全体の性質（がんゲノム情報）をより正確に反映しているものと考えられ，より適切かつ効果的ながん治療が可能になるものと考えられている[6]。

4. 循環腫瘍 DNA（ctDNA）解析技術の発展

　血漿中に存在する cfDNA のほとんどは変異を含まないコピーであり，がん細胞由来の遺伝子変異を持つコピーは非常に微量である。この微量な ctDNA を検出するために現在主に用いられている方法として，①次世代シーケンサー（NGS）をベースに用いる方法と，② digital PCR による検出をベースとする方法の 2 通りに大別され，それぞれの特徴を**表1**にまとめて示す。

　これまでの定量的 RT-PCR（quantitative-reverse transcription PCR；qRT-PCR，real-time PCR）に比べてコントロールが不要であるなど，簡便かつ高感度な方法として digital PCR が開発され，急速にリキッドバイオプシーの診断ツールとして期待され始めた。特に前述の droplet

表 1　ctDNA 検出法と特徴

	検出遺伝子変異数	コスト	解析時間	原理
NGS	未知の遺伝子変異を含め多数	比較的高価	長時間（数時間～数日）	正常アレルに対する変異アレルの比として数値化
ddPCR	目的とする遺伝子変異に限定	費用対効果が高い	短時間（数時間）	変異アレルおよび正常アレルともに絶対定量

NGS: next generation sequencing
ddPCR: droplet digital PCR

digital PCR は，1 つの well 当たり 20,000 以上の均一な液滴の中で PCR 反応を起こさせ，正常アレルと変異アレルの絶対定量化により，正確な定量値を算出するものである。

　現在のところ，real-time PCR や NGS をベースとした方法に比べると感度が高いとされている（0.01％以下）が，いまだ低頻度の検出再現性には検討を要する場合もあり，さらなる技術改良が期待される。また NGS を用いた ctDNA 検出系のなかで現在もっとも高精度なものとして，目的遺伝子の変異ホットスポットを含む領域を分子バーコードを付加しながら増幅し（アンプリコン），増幅産物を数万回解読する（deep sequencing）方法がある。

　解析対象遺伝子が増えるほど，コスト，解析時間がかかるため，目的に応じて遺伝子や増幅産物の数を決めて，カスタム遺伝子パネルなどを作成して用いられることが多い。Digital PCR および NGS ベースのどちらが臨床現場で使用されるようになるのかは，今後の技術開発状況にもよるが，両者の長所を活かしながら使用用途に応じて開発が進むものと期待される。

5.　リキッドバイオプシーによる消化器がん治療最適化を目指した研究

　著者らはこれまで Stage Ⅳ 大腸がん患者血液より cfDNA 抽出を行い，大腸がん cfDNA 検査パネルを用いて臨床実用性検証研究を行ってきた。この遺伝子パネルは大腸がんにおいて高頻度に変異を認める 14 遺伝子（*AKT1*，*BRAF*，*CTNNB1*，*EGFR*，*ERBB2*，*FBXW7*，*GNAS*，*KRAS*，*MAP2K1*，*NRAS*，*PIK3CA*，*SMAD4*，*TP53*，*APC*）上の 240 以上のホットスポット変異を検出するもので，分子バーコードを併用したホットスポット変異を含む領域の遺伝子増幅産物を coverage50,000 以上で deep sequencing することにより，PCR エラーなどが回避された精度の高い変異検出システムである。

　著者らはこの cfDNA パネルの feasibility を検討するため，リキッドバイオプシー（採血）時期や治療内容，臨床経過などを問わずに 100 例以上の大腸がん患者を対象に検討した。患者血漿中の cfDNA で検出された遺伝子変異を**図 1** に示す。*TP53*，*KRAS*，*APC* 遺伝子の変異検出率が高く，これまで報告されてきた大腸がん組織における遺伝子変異陽性頻度と類似した結果であったものの，cfDNA における APC 遺伝子の変異陽性頻度が組織よりも低かった[7)8)]。これは，APC 遺伝子そのものが，16 エクソンからなる比較的大きなサイズの遺伝子であり，変異が集中する領域（cluster region）が存在するものの，それ以外にも変異が存在する領域が広範に及んでおり，アンプリコンベースで検出される変異を十分カバーできていないのが原因の 1 つと考えられる。

第2編　がんを中心とした治療分野におけるプレシジョン・メディシンの進展

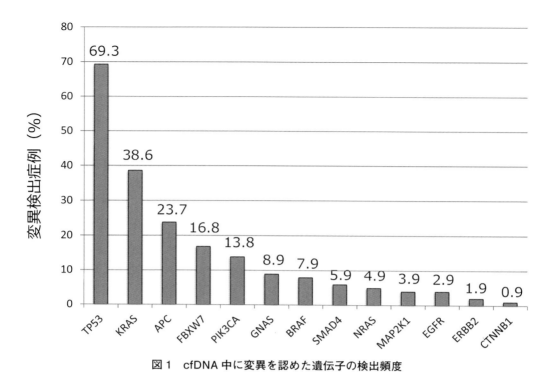

図1　cfDNA 中に変異を認めた遺伝子の検出頻度

TP53, KRAS, APC などの遺伝子変異が多くの大腸ガン患者 cfDNA 中に検出された。過去の報告から大腸がん組織では APC の変異頻度がもっとも高いことが知られており、結果の乖離が認められた。cfDNA 用の遺伝子検査パネルのさらなる技術開発が期待される。

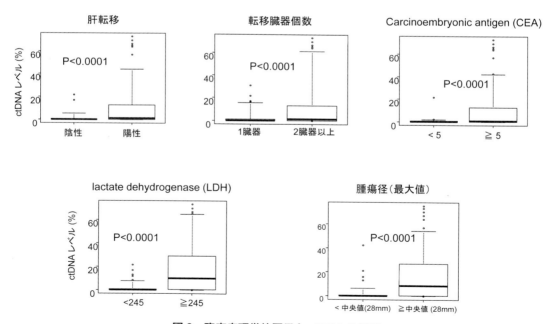

図2　臨床病理学的因子と ctDNA の関係

肝転移、転移臓器個数、腫瘍マーカー、腫瘍径など、腫瘍量を反映する臨床因子と ctDNA の定量値の間に有意な関連を示す結果が得られた。

また，大腸がん患者血漿中の ctDNA レベルと臨床病理学的因子を比較したところ，肝転移，転移臓器個数，CEA，LDH，最大腫瘍径が ctDNA 定量値と有意な相関を認める結果が得られ，この cfDNA 検査パネルによる ctDNA レベルが腫瘍量を反映している可能性が示唆された（**図2**）。また，採取時期は異なるが，組織生検とリキッドバイオプシーの間で RAS の変異状況を比較したところ，一致率は 77% を示した。リキッドバイオプシーは全例で組織生検よりも後に行われていたが，組織では RAS 野生型であったが，リキッドバイオプシー（cfDNA）では，RAS 変異型を示した 13 例中 11 例で組織生検後に抗 EGFR 抗体治療を受けており，治療の影響による新出変異である可能性が示唆された。

6. ctDNA 検出によるリキッドバイオプシーの臨床応用と限界

2018 年 6 月現在，PubMed にて「ctDNA」を検索すると 4,000 本以上の論文が hit する［HZ1］が，その多くは臨床応用を目指した研究成果に関する報告であるものの，現時点ではがん診療への導入までにいくつか課題も存在する。2018 年 6 月の Journal of Clinical Oncology 誌に，アメリカ臨床腫瘍学会（ASCO）とアメリカ病理学会（CAP）の合同レビューとして，これまで報告された ctDNA 論文のレビューが報告された[9]。それによると，ctDNA アッセイの結果はがん組織を用いた場合の変異情報は必ずしも一致せず，さらに早期がんの検出や治療効果モニタリング，残存腫瘍の検出，そしてがんのスクリーニングにおいても有用性や有効性を示す科学的根拠はいまだ不十分であることを指摘している[9]。

ctDNA とがん組織における変異状況の乖離を生じさせる原因としては，前述のように分子標的治療による腫瘍のゲノムプロファイリングの変化などの影響が考えられるものの，それだけでは説明のつかないことも多く，腫瘍と ctDNA のさらなる詳細な比較を大きな規模で検討する必要があるものと考えられる（**表2**）。

表2　組織と ctDNA における変異状況の比較

		がん組織	
		変異陽性	変異陰性
ctDNA	変異陽性	高頻度にみられる	比較的まれ （獲得変異の出現などが原因となることもある）
	変異陰性	まれではない （特定の変異を標的とした治療の影響など）	高頻度にみられる

7. おわりに

非小細胞性肺がんに対する治療薬である EGFR チロシンキナーゼ阻害剤の治療適応を投与前に予測するコンパニオン診断薬として，EGFR 変異検出キットが開発された。この検査は非小細胞性肺がんの治療において EGFR チロシンキナーゼ阻害剤治療を層別化する初回検査と同剤に耐性

を示す患者に対する EGFR T790M 変異の存在を調べ，この薬剤の効果予測のためのコンパニオン診断薬として用いられている。当初は組織検体を用いた診断薬として承認を受け使用され続けていたが，2018 年 1 月からは組織だけではなく血漿検体を用いた診断薬としても薬事承認を取得し，実臨床に応用された[10]。リアルタイム PCR を用いた定性的検査ではあるが，リキッドバイオプシー技術の実用化という点ではモデルケースと言えよう。今後はさらに他の特定の遺伝子変異の存在を検査し，適切な治療薬選択を可能にする診断薬が開発されるものと予想される。

　また ctDNA の検出感度を向上させる技術開発が進み，ctDNA の定量性も向上すれば，治療効果のモニタリングやがんの早期発見などにもリキッドバイオプシー技術が応用されるものと期待される。そのためにはわが国の民間企業と研究機関，そして国（行政など）が円滑に連携し，これらの技術開発をさらに推進し，低コストかつ精度の高い，日本発の実用的リキッドバイオプシー診断システムを開発していくことが重要であるものと考えられる。

文　献

1）P. Mandel and P. Metais:［Not Available］. C R Seances Soc Biol Fil, **142**（3-4）, 241-243（1948）.

2）S. A. Leon, B. Shapiro, D. M. Sklaroff and M. J. Yaros: Free DNA in the serum of cancer patients and the effect of therapy, *Cancer Res*, **37**（3）, 646-650（1977）.

3）Y. M. Lo, N. Corbetta, P. F. Chamberlain, V. Rai, I. L. Sargent, CW. Redman et al.: Presence of fetal DNA in maternal plasma and serum, *Lancet* 1997；**350**（9076）, 485-7 doi S0140-6736（97）02174-0［pii］（1997）.
10.1016/S0140-6736（97）02174-0［doi］.

4）L. A. Diaz Jr. and A. Bardelli: Liquid biopsies, genotyping circulating tumor DNA, *J Clin Oncol*, **32**（6）, 579-86 doi JCO.2012.45.2011［pii］（2014）.
10.1200/JCO.2012.45.2011［doi］.

5）L. Lu, J. Bi and L. Bao: Genetic profiling of cancer with circulating tumor DNA, analysis, *J Genet Genomics*, **45**（2）, 79-85 doi S1673-8527（18）30020-1［pii］（2018）.
10.1016/j.jgg.2017.11.006［doi］.

6）Y. Shu, X. Wu, X. Tong, X. Wang, Z. Chang, Y. Mao et al.: Circulating Tumor DNA Mutation Profiling by Targeted Next Generation Sequencing Provides Guidance for Personalized Treatments in Multiple Cancer Types, *Sci Rep*, **7**（1）, 583 doi 10.1038/s41598-017-00520-1［doi］（2017）.
10.1038/s41598-017-00520-1［pii］.

7）Cancer Genome Atlas N. Comprehensive molecular characterization of human colon and rectal cancer, *Nature*, **487**（7407）, 330-337 doi 10.1038/nature11252（2012）.

8）T. Sjoblom, S. Jones and L. D. Wood, DW. Parsons, J. Lin, T. D. Barber et al.: The consensus coding sequences of human breast and colorectal cancers, *Science*（New York, NY）, **314**（5797）, 268-274 doi 10.1126/science.1133427（2006）.

9）J. D. Merker, G. R. Oxnard, C. Compton, M. Diehn, P. Hurley, A. J. Lazar et al.: Circulating Tumor DNA Analysis in Patients With Cancer, American Society of Clinical Oncology and College of American Pathologists Joint Review, *J Clin Oncol*, **36**（16）, 1631-1641 doi 10.1200/JCO.2017.76.8671［doi］（2018）.

10）K. Komiya, C. Nakashima, T. Nakamura, H. Hirakawa, T. Abe, S. Ogusu et al.: Current Status and Problems of T790M Detection, a Molecular Biomarker of Acquired Resistance to EGFR Tyrosine Kinase Inhibitors, with Liquid Biopsy and Re-biopsy, *Anticancer Res*, **38**（6）, 3559-3566 doi 38/6/3559［pii］（2018）.
10.21873/anticanres.12628［doi］.

第2編　がんを中心とした治療分野におけるプレシジョン・メディシンの進展

第2章　リキッドバイオプシーによるがん診断

第4節　血液循環がん細胞（CTC）の検出方法と臨床への応用

筑波大学　黒川　宏美　　筑波大学　松阪　諭

1. はじめに

　がん細胞のゲノム情報を獲得することは，がん治療法選択に有用であり，この検査を実施するにあたり手術や生体組織検診（バイオプシー）が用いられてきている。しかしながらこれらの検査方法は患者に対する侵襲性が高く，また転移したがん細胞に対しては全転移巣の検査実施が不可能である。さらにがん組織は，組織を形成するがん細胞の中にゲノムの異なる複数のクローンが存在する"腫瘍内不均一性"を有することから，バイオプシーでは腫瘍組織を構成する一部のがん細胞の網羅的な遺伝子解析しか反映されていない。そこで，より非侵襲的かつ網羅的な検査方法として，血液中のがん由来成分をがん診断に利用する"リキッドバイオプシー"が着目され始めた。リキッドバイオプシーの評価対象は循環腫瘍細胞（circulating tumor cells；CTC）と循環腫瘍DNA（circulating tumor DNA；ctDNA）である。本稿ではCTCに着目し，CTC検出方法を紹介するとともに，臨床応用に向けた最新の研究について解説する。

2. 循環腫瘍細胞（CTC）

　CTCはがん患者の原発腫瘍巣または転移巣から血管内へ遊離し，血管内を循環する腫瘍細胞である[1]。CTCは原発巣から血管内へ浸潤し，転移巣を形成することが知られている[2]。また手術・化学療法後のCTC非消失症例は予後不良であり，CTCの捕捉は治療効果判定，無増悪生存期間（progression free survival；PFS）や全生存期間（overall survival；OS）などの予後予測においても有用であることが報告されている[3]。

　CTCの発生機序は2つに分類される。1つ目は上皮間葉転換（epithelial to mesenchymal transition；EMT）を起こした細胞である。EMTは上皮系細胞が間葉系へ転換するプロセスで，EMTを起こしたがん細胞は基底膜を破壊し細胞外基質へ遊走し血管内に流入する。一方，EMTを起こさないがん細胞でも受動的に血管内に侵入することができる。どちらの発生機序であっても，腫瘍組織から血管内へ流入したCTCは単一細胞またはクラスターとして存在する[4]。単一細胞状態に比べ，クラスターCTCはより転移や予後不良に関与することが報告されている[5]。

3. CTC 診断装置

米国 FDA で承認された CTC 診断装置としてセルサーチシステム（CellSearch）がある[6]。このシステムは患者の全血 7.5 mL と，上皮細胞接着分子（epithelial cell adhesion molecule；EpCAM）を標的とした磁気鉄ナノビーズで標識された抗体を反応させ，細胞を分離・回収する。その後解析ソフトを用いて cytokeratin（CK）陽性かつ DAPI 陽性細胞の細胞形態と，CD45 陰性から CTC を同定するものである。

セルサーチシステムを用いた検査の課題として，進行がんであっても CTC の検出率が 30-40% 程度であることが挙げられる。というのも，セルサーチシステムは EpCAM 陽性細胞を CTC として検出するが，弱陽性または陰性の CTC は補足できないためであり，CTC は血液 10 mL 当たり 1〜10 個程度とごくわずかにしか検出できない。したがって，取りこぼしのないより効率的な CTC 補足のためには，フィルターやマイクロ流路で CTC と血液細胞を分離・濃縮する方法が検討されている。

フィルターを使用する手法として ScreenCell が挙げられる。この方法はフィルター上部にセットしたろ過タンク内に全血をロードした状態でフィルター下部に真空採血管をセットすると，血液がフィルターを通って真空採血管に吸引され，CTC が回収できるというものである[7]。マイクロ流路を使用する手法として ClearCell FX システムが挙げられる。使用するマイクロ流路チップにはスパイラル状の流路が刻まれており，赤血球を溶結させたサンプルをこの流路チップに流すと，CTC がサイズの違いにより他の血球成分から分離される。分離された CTC は，遠心チューブに懸濁状態で回収されるというものである[8]。誘電泳動力（dielectrophoretic force；DEP）を使用する方法として，ApoStream が挙げられる。バッファーはポリイミドフィルムに金属コーティングを施したフローチャンバーの上流から流し，サンプルはフローチャンバーに沿って流す。電極に 45-85 kHz の範囲で AC 電圧を印加させることで，DEP 力が働く。Negative DEP 力により血液細胞がフローチャンバー面から離れていくように作用することで，サンプル溶液から除去される。また positive DEP 力により CTC がフローチャンバー面に沿って作用することで CTC が回収できる[9]。また誘電泳動技術を利用し，より精度の高い CTC 分離・回収法として DEPArray™ システムが研究・開発されてきた[10]。CTC を含む腫瘍細胞はセルサーチシステムの CTC キットを用いて分離される。EpCAM，CK と DAPI で蛍光標識されたサンプルは DEPArray カートリッジに供され，目的の細胞が一つひとつ生きたまま分取できるシステムである。Paolillo らはこの DEPArray システムを用いて転移性乳がん患者の CTC を解析したところ，一例ではサンプルからエストロゲン受容体 1 の Y537S と T570I において，cell free DNA と CTC いずれからも変異が検出されたと報告し，単一 CTC の解析の有用性が示された[11]。

さらにフィルターとマイクロ流路を組合せて用いた CTC 分離・回収方法として CTC-iChip が挙げられる[12]。まずサンプルとなる全血液を白血球特異的な磁気ビーズラベル済みの抗体と反応させる。このサンプルを異なる流路を有する 1 枚のチップ上にロードし，細胞のサイズで赤血球，血小板とその他の微小粒子を除去する。流路内に残存した細胞は S 字型カーブを通過することで一列に縦隊する。その後磁気ビーズでラベルした白血球を除去することで CTC を濃縮・回収す

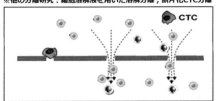 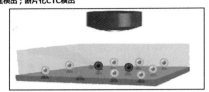

図1 Fs-ALAシステムの概略

る方法である。この手法はEpCAMの発現によらないCTCが回収できるだけでなく、フェノタイプが不明なCTCも回収できる点が有用である。また既存の微小流体技術に比べより多くのサンプルを短時間処理でき、かつ磁気ビーズは白血球除去のために使用する必要最小限量に止めることができる。この他にも、クラスターCTCを補足するためのマイクロ流路の開発も行われている。

筆者らはフィルターとアミノレブリン酸（ALA）を利用したCTC濃縮・分離法を検討してきている（Fs-ALA法）[13]。これはフィルターを用いてサイズでCTCをセレクション・濃縮させた後ALAとHoechst33342でラベルし検出する手法である（図1）。ヒトがんおよび肉腫の細胞株を用いて検討したところ、EpCAM陽性陰性どちらの腫瘍細胞でもALA暴露後の細胞内のPpIX蛍光量が高いことが示された。一方で白血球細胞ではALA暴露後のPpIXの蛍光は陰性であった。また腫瘍細胞であっても死細胞ではPpIXの蛍光が陰性となることも確認した。これらのことから、Fs-ALA法は生きている腫瘍細胞特異的な検出が可能であること、腫瘍抗原非特異的な検出ができることが示された。そこで実際に大腸、胃と食道がん患者の血液をサンプルとしてCTC診断を行ったところ、CTCではPpIXとHoechst33342の蛍光が重なることが確認でき、正常細胞である造血細胞や内皮細胞ではこの重なりが観察できないことを確認した（図2（p.224））。またCTCの検出率は72.2%と非常に高い結果であった。

4. CTCの臨床応用

CTCは治療予測や予後予測を行う上で重要なマーカーと考えられており、各種がん組織において臨床応用が検討されている。

4.1 大腸がん

筆者らは、転移性大腸がん患者を対象にCTCが既存の腫瘍マーカーの代替法となりうるか検討を行った[14]。64例の患者を対象にオキサリプラチンをベースとした化学療法について検討したところ、CTC数が3個以上の患者では3個未満の患者に対してPFSとOSがいずれも短い結果となった。さらに既存の腫瘍マーカーに比して、治療効果判定特異度が高く、CTC数により予後予測あるいは化学療法の治療効果が予測できる可能性を報告した。

Cohenらは転移性大腸がん患者430例を対象に前向き他施設共同研究を実施した[15]。CTC数3

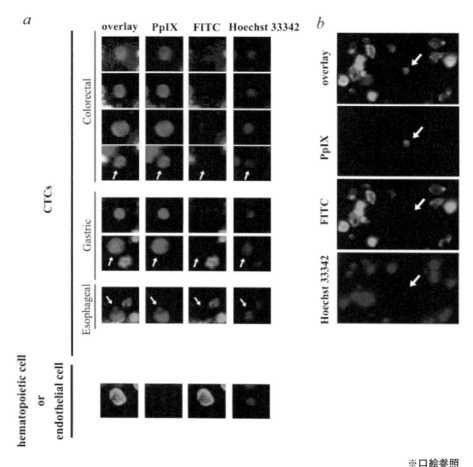

※口絵参照

図2 Fs-ALA を用いた CTC 分離方法[13] PpIX の蛍光はがん細胞特異的である（a, b）。FITC は CD45 と CD31 を示している。

個以上または3個未満でグループ分けしたところ，3個以上の群では3個未満の群に比して治療前後で PFS，OS がいずれも短い結果となった。筆者らの報告と合わせ，転移性大腸がんにおいて CTC 数は PFS や OS を予測するための因子となりうる可能性が示された。

　Zhao らは 1,203 例の大腸がん患者を対象に大規模コホート研究を行った[16]。CTC が検出できた患者を対象に，蛍光 RNA ISH 法で CTC のフェノタイプを上皮系マーカー（EpCAM, CK8, CK18 と CK19）と間葉系マーカー（VIM, TWIST1, AKT2 と ANAI1）で比較したところ，CTC は上皮系，間葉系だけでなく混合系も存在することが示された。詳細に解析したところ，CTC 数は，がんの臨床ステージ，リンパ節転移，遠隔転移と相関があることが示された。さらに混合系，間葉系 CTC はより悪性度と転移性が高い性質を有することが明らかになった。

4.2 胃がん

　進行性胃がん患者 52 例を対象に，筆者らはセルサーチシステムを用いて CTC の臨床学的有用性を検討した[17]（**図3**）。化学療法は S-1 療法またはパクリタキセルを使用した。化学療法開始2

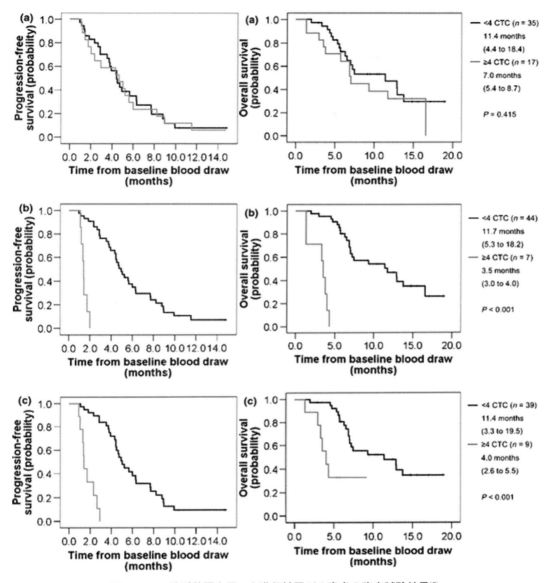

図3 CTC診断装置を用いた進行性胃がん患者の臨床試験結果[17]

週間，4週間後において，CTC数が4個以上の患者では4個未満の患者に対してPFSおよびOSが有意に短いことが示されたことから，CTCは化学療法の治療効果予測が可能であることを報告した。

また筆者らは磁気ビーズを用いて血液細胞からCTCを分離し，FISH法を用いてCTC上の遺伝子増幅を検出する方法を確立してきた（3D-IF-FISH法）。この3D-IF-FISH法を用い，原発巣では検出できない遺伝子増幅がCTC遺伝子増幅により検出可能か評価した。原発巣でHER2遺伝子増幅が陰性であった患者の中には3D-IF-FISH法に供することでCTC上のHER2遺伝子が陽性であることが示された。そこでHER2陽性患者に対して使用されるトラスツズマブ療法

が，原発巣 HER2 陰性 CTC 上 HER2 陽性患者に対して有効であるか探索的臨床試験を実施したところ，CTC 上 HER2 陽性患者ではトラスツズマブの上乗せ効果が得られることを報告した[18]。

Zheng らは胃がんとクラスター CTC に関する検討を行った[19]。81 例の対象患者のうち CTC は 51 例から検出され，平均個数は 1.81 個であった。ステージごとの CTC の平均個数はステージ I，II，III ではそれぞれ 1.40 個，0.67 個，1.24 個で，ステージ IV では 2.71 個とステージ I，II，III の患者に比べ 2-4 倍近い数であった。クラスター CTC については，ステージ I から IIIb までの平均 0.12 個に比べ，ステージ IIIc から IV では平均 1.26 個と 10 倍に増加していた。ステージ IV の患者に関しては，クラスター CTC 陽性と腫瘍マーカーの 1 つである CA125 に相関が認められた。クラスター CTC 陽性では陰性に比べ，PFS および OS が有意に短かった。またステージ IV の患者において，クラスター CTC は PFS と OS の短さを示す指標になることから，予後不良を示す因子となりうることが示された。

4.3　肺がん

Naito らは小細胞肺がん患者 51 例に対して CTC を用いることで予後予測が可能か検討した[20]。予後を判断する CTC 数を 8 個と設定した場合，CTC 数 8 個以上の患者では OS が有意に短かった。また化学療法後も CTC 数が 8 個以上であった患者は 8 個未満に減少した患者に対して OS が有意に短いことが報告された。

Hou らは小細胞肺がん 97 例に対して検討を行った[21]。CTC 数 50 個以上の患者では 50 個未満に比べ OS が有意に短いことが示された。さらにクラスター CTC についても検討したところ，クラスター CTC が検出された患者は検出されなかった患者に比して OS が有意に短いことも明らかにしている。

4.4　乳がん

Rack らは化学療法実施前の 2,026 例の初期乳がん患者と，化学療法後の患者 1,492 例を対象に前向き研究を行った[22]。化学療法前後ともに CTC が検出された患者は再発生存期間，乳がん特異的な生存期間と OS が有意に短いことが示された。また化学療法前と初期治療フォローアップ期間で CTC 数 5 個以上の転移性乳がん患者では，予後不良とリンパ節転移を予測する指標となることが示された。

また乳がん患者の CTC は HER2 とも関係性を有する。HER2 陽性患者では CTC が高頻度で検出されること，HER2 陽性 CTC では高転移能を有することが報告されている。また原発巣は HER2 陰性で，化学療法前後で CTC が検出された乳がん患者を対象に検討したところ，89％の患者では CTC の HER2 が陽性であること，非投与群に比べトラスツズマブ投与により無病生存期間が有意に延長することなどが報告されている[23]。Zhang らは腫瘍組織の HER2 が陽性の乳がん患者を対象に，抗 HER2 療法の有効性が CTC で評価できるか検討した[24]。CTC が検出できた症例を対象に試験したところ，がん組織では HER2 陽性であっても CTC では HER2 陰性である患者が 62.1％であった。また HER2 陽性 CTC では陰性 CTC に比べ PFS が有意に延長することから予後予測が可能なことが示された。Smerage らは転移性乳がん患者の CTC 数と予後について

の検討を行った[25]。CTC が検出された 595 例について，CTC 数 5 個未満は A グループに振り分けた。化学療法 21 日後再度 CTC 数を測定し，CTC 数が 5 個未満になった患者は B グループ，5 個以上のままであった患者はグループ C とし，さらに同じ治療を継続するグループは C1，治療方法を変更するグループは C2 とした。OS の中央値はグループ A，B，C でそれぞれ 34.8 カ月，22.9 カ月，13.1 カ月と，ファーストラインの化学療法を受けた患者に対し CTC 数が予後予測の指標となることが示された。一方で，C1 と C2 を比較した場合の OS の中央値はそれぞれ 10.7 カ月と 12.5 カ月であったが有意さは認められず，したがって治療変更による OS の延長は認められなかった。このことは，CTC の数だけではなく，phenotype や genotype によって治療薬を選択することが必要と考えられる。Shaw らは 112 例の転移性乳がん患者のうち，100 個以上の CTC が検出された 5 例を対象に検討を行った[26]。DEPArray で回収した EpCAM 陽性 CTC に対し，50 のがん遺伝子のうち 2,200 の変異について cfDNA および原発巣と一致するか next-generation sequencing（NGS）で比較した。5 例の患者から採取された 40 個それぞれの EpCAM 陽性 CTC の NGS 解析結果から，個々の CTC の変異は不均一であることが明らかにされた。すべての症例において，cfDNA の特性は個々の CTC に見られた変異を正確に反映していることが示された。

5. おわりに

　がん患者のがん細胞は治療前後により絶えず変化することから，治療の次の一手を打つためにはがん細胞の情報をリアルタイムでモニタリングする必要がある。これまでの研究や技術の発展に伴い，侵襲性の低いリキッドバイオプシーを用いることで患者の予後予測に有用な CTC が既知のマーカーに頼ることなく検出できることが示されてきている。さらなる有用性の検証や検出技術の向上により，CTC が新たな薬剤バイオマーカーとなりうることが期待されている。

文　献

1) M. Ignatiadis, M. Lee and S. S. Jeffrey: *Clin Cancer Res.*, **21**, 4786（2015）.

2) M. Cristofanilli, G. T. Budd, M. J. Ellis et al.: *N Eng J Med.*, **351**, 781（2004）.

3) K. Pachmann, O. Camara, A. Kavallaris et al.: *J Clin Oncol*, **26**, 1208（2008）.

4) L. Chen, A. M. Bode and Z. Dong: *Theranostics.*, **7**, 2606（2017）.

5) N. Aceto, A. Bardia, D. T. Miyamoto et al.: *Cell*, **158**, 1110（2014）.

6) W. J. Allard, J. Matera, M. C. Miller et al.: *Clin Cancer Res.*, **10**, 6897（2004）.

7) H. W. Hou, M. E. Warkiani, B. L. Khoo et al.: *Sci Rep.*, **3**, 1259（2013）.

8) B. L. Khoo, S. C. Lee, P. Kumar et al.: *Oncotarget*, **6**, 15578（2015）.

9) V. Gupta, I. Jafferji, M. Garza et al.: *Biomicrofluidics*, **6**, 24133（2012）.

10) D. J. Peeters, B. De Laere, G. G. Van den Eynden et al.: *Br J Cancer*, **108**, 1358（2013）.

11) C. Paolillo, Z. Mu, G. Rossi et al.: *Clin Cancer Res.*, **23**, 6086（2017）.

12) N. M. Karabacak, P. S. Spuhler, F. Fachin et al.: *Nat Protoc.*, **9**, 694（2014）.

13) S. Matsusaka, M. Kozuka, H. Takagi et al.: *Cancer Lett.*, **355**, 113（2014）.

14) S. Matsusaka, M. Suenaga, Y. Mishima et al.: *Cancer Sci.*, **102**, 1188（2011）.

15) S. J. Cohen, C. J. Punt, N. Iannotti et al.: *J Clin Oncol*, **26**, 3213（2008）.

16) R. Zhao, Z. Cai, S. Li et al.: *Oncotarget*, **8**, 9293（2017）.

17）S. Matsusaka, K. Chin and M. Ogura: *Cancer Sci.*, **101**, 1067（2010）.

18）Y. Mishima, S. Matsusaka and K. Chin: *Target Oncol*, **12**, 341（2017）.

19）X. Zheng, L. Fan, P. Zhou et al.: *Transl Oncol*, **10**, 431（2017）.

20）T. Naito, F. Tanaka, A. Ono et al.: *J Thorac Oncol*, **7**, 512（2012）.

21）J. M. Hou, M. G. Krebs, L. Lancashire et al.: *J Clin Oncol*, **30**, 525（2012）.

22）B. Rack, C. Schindlbeck, J. Jückstock et al.: *J Natl Cancer Inst.*, **106**, dju066（2014）.

23）I. B. Hench, J. Hench and M. Tolnay: *Front Med（Lausanne）.*, **5**, 9（2018）.

24）S. Zhang, L. Li, T. Wang et al.: *BMC Cancer*, **16**, 526（2016）.

25）J. B. Smerage, W. E. Barlow, G. N. Hortobagyi et al.: *J Clin Oncol*, **32**, 3483（2014）.

26）J. A. Shaw, D. S. Guttery, A. Hills et al.: *Clin Cancer Res.*, **23**, 88（2017）.

第2編　がんを中心とした治療分野におけるプレシジョン・メディシンの進展

第2章　リキッドバイオプシーによるがん診断

第5節　血液がんの変異遺伝子を標的とした個別化治療への応用
―血液がんにおける PRECISION MEDICINE―

筑波大学　末原　泰人　　筑波大学／筑波大学附属病院　日下部　学
筑波大学／筑波大学附属病院　坂田（柳元）麻実子　　筑波大学／筑波大学附属病院　千葉　滋

1. はじめに

　血液がんにおいては，疾患を特徴づける染色体異常が早くから明らかにされ，正確な診断，予後予測，標的治療の選択に重要な役割を果たしてきた。とりわけ，慢性骨髄性白血病（CML）では 1970 年代に疾患を特徴づける異常染色体として t（9；22）（q34；q11）とその結果形成される，フィアデルフィア染色体が同定されたことは，がん遺伝学的知識が PRECISION MEDICINE に応用された最初の事例といってよい。本疾患は，9 番と 22 番染色体相互の転座点に形成された *BCR-ABL1* 融合遺伝子が細胞の増殖を促すことにより発症する。この大発見が ABL1 キナーゼタンパク質を標的とするチロシンキナーゼ阻害剤・イマチニブの開発につながった。本剤は実用化された最初の経口分子標的治療薬の 1 つで，この登場によりかつては「数年で命を落とす極めて予後不良」であった疾患が「経口薬を飲んでさえいれば生き延びられる」疾患へと劇的な変化を遂げた。この意味で CML は PRECISION MEDICINE の原点とも言えるかもしれない。一方，急性前骨髄性白血病（APL）における t（15；17）転座で形成される *PML-RARA* 融合遺伝子の発見と，レチノイン酸（全トランス型レチノイン酸；all trans retinoic acid；ATRA）による分化誘導療法も，CML でのチロシンキナーゼ阻害剤に並んで黎明期における PRECISION MEDICINE の成功例である。

　CML や APL における成功に遅れて，他の血液がんにおいても染色体の転座や欠失，さらにはシーケンス技術の進歩にともなって点突然変異が多数発見されたことから，これらの遺伝子異常を診断，予後予測，標的治療の選択といった治療方針の決定へ取り入れようとする努力が続けられている。しかしながら，CML や APL 以外の多くの血液がんでは，イマチニブなどの ABL キナーゼ阻害剤や ATRA のように効果的な分化誘導剤など，決定的に患者の運命を変えるほどの薬剤の開発にはつながっていない。これは，発症時点ですでに複数の遺伝子異常があり，ドライバーが単一でないことが原因であろうと推察される。同定されたそれぞれの遺伝子異常をどう治療方針決定に取り入れられるかは，CML や APL よりも複雑である。

　本稿の前半では，血液がんにおける PRECISION MEDICINE の概論について述べる。最良の診断，予後予測，標的治療の選択を目指すという点では固形がんにおける PRECISION MEDICINE の目標と違いはないものの，血液がんに特有の意義や問題点があり，これらに留意しながら記述

第２編　がんを中心とした治療分野におけるプレシジョン・メディシンの進展

する。

　後半では，血液がんの２大別分類である骨髄系腫瘍とリンパ系腫瘍のそれぞれについて，現時点で PRECISION MEDICINE に有意義な可能性が提案されている遺伝子異常について解説する。

2．診断への貢献

　血液がんは約 150 ほどの極めて多数の疾患に細分類され，しばしば診断に難渋する症例に遭遇する。遺伝子異常の中には疾患特異的なものも明らかになっていることから，遺伝子異常の同定が正確な診断に貢献する機会が増加している。例えばフィラデルフィア染色体あるいは *BCR-ABL1* 融合遺伝子の同定は，CML または一部の急性リンパ性白血病の診断を確定づける。点突然変異についても，骨髄増殖性腫瘍における *JAK2* 遺伝子（V617F）変異のように診断基準として明記されたものもある。また，ヘアリーセル白血病における *BRAF*（V600E）変異[1] や濾胞性ヘルパー T 細胞の性質をもつ末梢性 T 細胞リンパ腫における *RHOA*（G17V）変異[2] などは，疾患特異性が高く診断に貢献すると期待されている。

3．予後予測

　血液がんの分野では，予後予測に有用な遺伝子異常を用いて層別化し，予後不良と予測される群と予後良好と予測される群で治療の強度を変え，予後を改善するとともに不要な治療毒性を回避する試みが続けられている。代表的な例は，造血幹細胞移植の適否決定である。すなわち，血液がんは一般に抗がん剤への感受性が高く，化学療法により治癒を目指すことが多いが，化学療法だけではいったん治療が奏功してもおおむね半数では再発をきたす。いったん再発すれば，その後は化学療法で治癒を目指すことは困難になる。そこで特に急性白血病では再発リスクを予測し，高リスク例では化学療法が奏功している間（寛解期）に同種造血幹細胞移植術を行うことで，再発を抑え治癒を目指すという戦略がとられる。しかし同種造血幹細胞移植術は再発を抑制する効果が大きい一方，治療関連死亡が多い。そこで，予後因子の有無により化学療法のみで根治しうる可能性を予測し，造血幹細胞移植術まで行う必要があるかどうかという決断をしなくてはならない。現時点までに活用されているのは染色体分析検査による予後層別化で，寛解期（特に一度も再発を経験していない第一寛解期）に造血幹細胞移植術を行うか否かの選択に使われている。さらに，特に急性骨髄性白血病では，染色体異常をともなわないゲノム異常についても予後予測に有用との可能性が示されており，臨床決断に取り入れられつつある[3]。

4．微小残存病変

　初診時に同定された遺伝子異常を繰り返し測定し，微小残存病変（顕微鏡下の形態観察や染色体検査などでは同定できないレベルの少数腫瘍細胞の残存；MRD）をモニタリングすることによって，化学療法による根治の可能性を予測する，あるいは再発の有無を早期に発見することが

表1 血液がんにおける主な遺伝子再構成と融合遺伝子

融合遺伝子	染色体	融合mRNA発現の有無（○：あり）	該当する造血器腫瘍（頻度 %）	備考
BCR–ABL1（p210）	t(9：22)(q34：q11.2)	○	CML（95%）, Adult Ph+ALL（50%）	major BCR, break point; BCR exon 12–16
BCR–ABL1（p230）	t(9：22)(q34：q11.2)	○	CML	break point; BCR exon 17–20
BCR–ABL1（p190）	t(9：22)(q34：q11.2)	○	Adult Ph+ALL（50%）, childhood Ph+ALL（100%）, CML＊	minor BCR, break point; BCR exon 1–2. ＊major BCRのスプライシングにより低発現ながら検出される
FIP1L1–PDGFRA	cryptic deletion at 4q12	○	Myeloid/lymphoid neoplasms with PDGFRA rearrangement	
ETV6–PDGFRB	t(5：12)(q32：p13.2)	○	Myeloid/lymphoid neoplasms with PDGFRB rearrangement	PDGFRBのパートナーは他にも多数
FGFR1 rearrangement	8p11	○	Myeloid/lymphoid neoplasms with FGFR1 rearrangement	
PCM1–JAK2	t(8：9)(p22：p24.1)	○	Myeloid/lymphoid neoplasms with PCM1–JAK2	
RUNX1–RUNX1T1	t(8：21)(q22：q22.1)	○	AML（1–5%）	
CBFB–MYH11	inv(16)(p13.1q22), t(16：16)(p13.1：q22)	○	AML（5–8%）	
PML–RARA	t(15：17)(q22：q11–12)	○	APL（95%）	他のAPL融合遺伝子は別表参照
KMT2A–MLLT3（MLL–AF9）	t(9：11)(p21.3：q23.3)	○	AML（成人2%, 小児9–12%）	
DEK–NUP214	t(6：9)(q23：q34.1)	○	AML（0.7–1.8%）	
RBM15–MKL1	t(1：22)(p13.3：q13.1)	○	AML（<1%）	
KMT2A–rearrangement	t(v：11q23.3)	○	B-ALL/LBL（乳児で多い）	
ETV6–RUNX1	t(12：21)(p13.2：q22.1)	○	B-ALL/LBL（小児25%）	
IGH–IL3	t(5：14)(q31.1：q32.1)	○	B-ALL/LBL（<1%）	
TCF3–PBX	t(1：19)(q23：p13.3)	○	B-ALL/LBL（小児6%, 成人まれ）	
PICALM–MLLT10（CALM–AF10）	t(10：11)(p13：q14)	○	T-ALL/LBL（10%）	
KMT2A–MLLT1（MLL–ENL）	t(11：19)(q23.3：p13)	○	T-ALL/LBL（8%）	
BIRC3–MALT1	t(11：18)(q21：q21)	○	MALT lymphoma（病変部位により頻度は異なる）	
IgH–MALT1	t(14：18)(q32：q21)		MALT lymphoma（病変部位により頻度は異なる）	
IgH–BCL2	t(14：18)(q32：q21)		FL（90%）, High-grade B-cell lymphoma	
IgH–BCL6	t(3：14)(q27：q32)		DLBCL	
IgH–CCND1	t(11：14)(q13：q32)		MCL（95%）	
IgH–MYC	t(8：14)(q24：q32)		Burkit lymphoma（軽鎖との転座も含め90%）, High-grade B-cell lymphoma	
NPM–ALK	t(2：5)(p23：q35)	○	ALK+ALCL（84%）	

WHO classification of Tumours of Haematopoietic and Lymphoid Tissues revised 4th edition より情報を抜粋して作成

第２編　がんを中心とした治療分野におけるプレシジョン・メディシンの進展

できる。染色体異常にともなう融合遺伝子は RT–PCR による同定がそのまま MRD の同定となるため，PCR の普及と同時並行で普及し，重宝されてきた（**表１**）。一方，点変異や挿入や欠失などを有する症例についても，微小残存病変のモニタリングが行われるようなっている。さらに，リンパ系腫瘍では腫瘍クローン特異的な免疫グロブリンや T 細胞受容体遺伝子配列のモニタリングも実用化のレベルにある。最近では，次世代シークエンサーを用いた多数遺伝子モニタリングによる微小残存病変検出の有用性も示されている。今後はより多くの症例で遺伝子異常同定による微小残存病変のモニタリングが可能になると期待される。

5. 分子標的治療

CML に対する ABL1 チロシンキナーゼ阻害剤や，APL に対する ATRA ほどの有効性を示す例はまだ証明されていないが，他の遺伝子異常に由来する異常タンパク質に対しても分子標的薬が開発されている。例えば高頻度に *JAK2*（V617F）変異を有する骨髄増殖性腫瘍に対する JAK2 キナーゼ阻害剤がすでに実用化されている[4]。遺伝子異常により活性化するシグナル経路の遮断薬は，遺伝子異常同定により適応患者の選択が可能になると期待されるが，これについては血液がんに限るものではないだろう。

6. 生殖細胞系列変異

次世代シークエンサー技術の進歩により，血液がんにおいても生殖細胞系列変異が次第に明らかになってきた。これらの生殖細胞系列変異の多くは，発症リスクが現時点では明確でないものが多い。クリニカルシークエンスが実行されるようになると，どのような遺伝子異常の結果を患者に伝えるのか，また患者の血縁者についても遺伝子検査を勧めるべきかどうか，などが問題になる。こうした点については，まだほとんどコンセンサスが得られていない。生殖細胞系列変異の情報を臨床情報として用いるには，異常 allele を持つ家族内の疾患浸透率や，一般人口における allele 頻度などを明らかにし，個別に発症リスクを予測できるようにする必要がある。

また，生殖細胞系列変異の同定に用いる材料についても，留意が必要である。他のがん腫における生殖系列変異の解析には血液細胞を用いるのが簡便である。しかしながら，血液がん領域においては，血液細胞の解析はがん細胞そのものを含む可能性が大いにあることから，生殖細胞系列変異の解析材料としては適さない。そこで，頬粘膜細胞などの採取が必要であり，より煩雑である。

7. Clonal hematopoiesis 診断の意義

2014 年に血液がんを有さない高齢者の末梢血の遺伝子解析により，体細胞遺伝子変異が一定の頻度で見られること，体細胞変異の頻度は年齢が上がるほど高くなることが報告された[5][6]。しかもこれらの体細胞変異は，血液がんで高頻度に見られる遺伝子変異の頻度が高い。具体的には，

DNMT3A，TET2，ASXL1 遺伝子の変異が高く，それに続いて高頻度に変異が見られる遺伝子には *TP53* も含まれる。こうした状態を，clonal hematopoiesis of indeterminate potential（CHIP）あるいは age-related clonal hematopoiesis（ARCH）と呼ぶことが提唱されているが，ここでは単純にクローン性造血（CH）と記載しておく。

　一定以上のクローンサイズで CH を持つ健常人では血液がんの罹患率が高く，血液がんは相当の頻度で CH を発症素地（前がん病変）として発症すると推察されている。加えて血液がん以外の疾患による死亡率にも影響することや，動脈硬化性疾患のリスク因子となることが報告され，注目を集めている[7]。

　その後，検出感度を上げた場合には，ほぼ全員に CH が検出されたと報告された[8]。CH が驚くほど高頻度に認められる一方，そこから血液がんを発症するリスクは決して高くない。したがって，現時点では CH を診断することの意義は明確ではない。ただしさまざまながんに対する抗がん剤治療後では，CH 陽性例において高い確率で治療関連骨髄性腫瘍を発症すると報告された[9)10]。さらに，血液がんを発症した症例について，血液がんを発症する数年前の CH の時期に，すでに特有の遺伝子変異の組合せが見られることが報告された[11)12]。そこで，CH が見いだされた状況や，さらには CH で見られた特定の遺伝子異常の組合せにおいては，CH を積極的に診断する意義があると推察される。今後は，CH がハイリスクなのかそうでないのかを区別していく必要があると考えられる。

　血液がんでは現在 WHO 分類が汎用されている。これによると，骨髄系（非リンパ系）腫瘍とリンパ系腫瘍とに大別される。本稿でもこれに従って述べていく。

8.　骨髄系腫瘍

　骨髄系腫瘍を構成する疾患群は，大まかには急性骨髄性白血病，骨髄増殖性腫瘍，骨髄異形成症候群に分類される。

8.1　急性骨髄系白血病

　急性骨髄性白血病（acute myeloid leukemia；AML）と，のちにリンパ系腫瘍の項で述べる急性リンパ性白血病（acute lymphoblastic leukemia；ALL）は，まとめて急性白血病と呼ばれることもある。これは両者がいずれも骨髄において未熟な形態を呈するいわゆる芽球の増生を特徴とし，これらが末梢血中に多数出現する点，正常造血不全による病態が急速に進む点など共通性が高いことに加え，顕微鏡観察による鑑別が必ずしも容易でなく一時的には急性白血病と呼ばざるを得ないことが少なくないことによる。いずれも造血幹細胞からある程度分化した造血前駆細胞レベルの分化段階で分化を停止した細胞が腫瘍性に増殖する悪性腫瘍である。このうち AMLはわが国では「白血病」と命名される疾患の中でもっとも多く，わが国における 2016 年の疾患登録では年間の新規登録患者は 2,891 名であった。先に述べた APL も AML の一病型だが，治療法が APL 以外の AML とは大きく異なっており，AML の中で独立して扱われる。APL について先

第２編　がんを中心とした治療分野におけるプレシジョン・メディシンの進展

の記述を補足したのち，APL 以外の AML について述べる。

8.1.1　APL

　APL は線溶亢進を発端とする播種性血管内凝固症候群（DIC）を高率に合併し，脳出血など致命的な臓器出血のリスクが高い。かつては，抗がん剤治療に伴う芽球の崩壊がさらに DIC を助長し出血傾向を悪化させるため，治療が困難であった。しかし先に述べたように，ATRA の登場により劇的に予後が改善し現在では AML の中でもっとも予後良好な疾患に変貌した。これは ATRA が芽球の分化を誘導するだけでなく，APL における線溶亢進の主な機序と考えられる annexin II の高発現を早期に抑制することも貢献している[13]。APL は多くの場合，顕微鏡下での形態観察で診断可能である上，1976 年に同定された t（15；17）転座がほとんどの症例で観察され，これにより確診が可能である[14]。ただし APL の治療は緊急性が高いことが多く，患者が受診後速やかに ATRA を投与する必要がある一方，染色体検査の結果が返却されるまで通常 10 日以上を要することから，初期の治療判断に染色体検査の結果は利用できない。

　しかし 1991 年に垣塚博士らにより t（15；17）の転座点に *PML-RARA* 融合遺伝子が形成されていることが発見され[15]，その後 PCR が普及したことから，RT-PCR による *PML-RARA* の証明が迅速で確実な APL 診断法として定着し，現在では ATRA 治療開始の判断が一両日中にできる環境が整っている。*PML-RARA* は 10^{-4}〜10^{-5} のレベルで検出可能であることから治療後の微小残存病変の検出法としても常用されており，nested PCR で検出されれば，がん細胞残存あるいは分子学的再発と理解され，治療判断に取り入れられている。

　APL に対する ATRA の有効性は上海交通大学の王（Wang）博士らが 1986 年に報告したのが最初だが，この時点では APL に対して特異的に ATRA が著効を示す機序は不明だった[16]。融合遺伝子 *PML-RARA* を構成する *RARA* は，レチノイン酸受容体 α 鎖をコードすることから，薬理作用機序の解明にも多大な貢献をした。その後 *PML-RARA* 以外の融合遺伝子も報告されたが，すべてレチノイン酸受容体 α 鎖または γ 鎖をコードする *RARA* もしくは *RARG* の融合遺伝

表２　APL で報告されている融合遺伝子

	染色体転座部位	ATRA 反応性	ATO 反応性	頻度	文献
PML-RARA	t（15；17）（q22；q21）	+	+	98%	
PLZF-RARA	t（11；17）（q23；q21）	−	−	稀	1
NPM-RARA	t（5；17）（q35；q21）	+	?	稀	2
NMA-RARA	t（11；17）（q13；q21）	+	?	稀	3
STAT5b-RARA	t（17；17）（q11；q21）	−	−	稀	4
PRKAR1A-RARA	cryptic	+	?	稀	5
FIP1L1-RARA	t（4；17）（q12；q21）	+	?	稀	6
STAT3-RARA	cryptic	−	?	稀	7
NUP98-RARG	t（11；12）（p15；q13）	?	?	稀	8
PML-RARG	t（12；15）（q13；q22）	?	?	稀	9
CPSF6-RARG	cryptic	−	−	稀	10

234

子であり，APL はレチノイン酸受容体病といってよい（**表 2**）。

治療薬としては ATRA に加え，1997 年に APL に対する亜ヒ酸の劇的な効果が報告され[17]，以後の臨床研究により今や APL は殺細胞性の抗がん剤をまったく用いずに治癒が可能な疾患になろうとしている。

APL は，分子診断による PRESICION MEDICINE がもっとも重要な疾患の 1 つであることを改めて認識したい。

8.1.2 APL 以外の AML

APL を除く AML は多様な分子背景を持つ疾患の集合である。約半数に染色体異常が見られるが残りは正常核型を示す。染色体異常は相互転座（均衡型転座）が多い。一方，染色体異常にかかわらず，頻度の高い遺伝子異常が多数同定されており，ほぼすべての AML では繰り返し同定されるドライバー変異の少なくとも 1 つが同定される[18)3]。現行の改訂 WHO 分類 4 版では頻度の高い染色体異常や遺伝子異常を持つ一群を AML with recurrent genetic abnormalities としている。一方，ここに属さない AML の中で形態学的に AML with myelodysplasia-related changes と分類される一群があり，またこれらの分類とは独立に病歴に基づいて Therapy-related myeloid neoplasms という分類も用いられる。

1990 年代から核型により予後判断が可能であることが認識され，欧米日のガイドラインで 3 群の予後分類が示されてきた（**表 3**）[19)20]。本邦の日常臨床でもこれに基づいて治療戦略が決定されてきたが，中間群の主体を占める正常核型が約 50％と多く，PRECISION MEDICINE の導入が

表 3　染色体異常，遺伝子異常に基づく予後分類（NCCN version 2.2018 より抜粋）

Risk status	Cytogenetics	Molecular abnormalities
Favorable-risk	Core binding factor: inv(16) or t(16;16)	Normal cytogenetics:
	t(8:21)	NPM1 mutation in the absence of FLT3-ITD or presence of FLT3-ITD^{low}
	t(15:17)	or isolated biallelic CEBPA muttion
Intermediate-risk	Normal cytogenetics	Core binding factor with KIT mutation
	t(9:11)	Mutated NPM1 and FLT3-ITD^{high}
	Other non-defined	Wild-type NPM1 without FLT3-ITD or with FLT3-ITD^{low}（without poor-risk genetic lesions）
High-risk	Complex（≧3 clonal chromosomal abnormalities）	Normal cytogenetics:
	Monosomal karyotype	with FLT3-ITD mutation
	-5，5q-，-7，7q-	TP53 mutation
	11q23-non t(9:11)	Mutated RUNX1
	inv(3)，t(3:3)	Mutated ASXL1
	t(6:9)	Wild-type NPM1 and FLT3-ITD^{high}
	t(9:22)	

第２編　がんを中心とした治療分野におけるプレシジョン・メディシンの進展

表 4　骨髄系造血器腫瘍で認められる主要な遺伝子異常

遺伝子	別名	該当する造血器腫瘍	臨床的有用性	遺伝子変更の機能的意義とその種類	関連する染色体構造変化	遺伝子異常と関連した薬剤	診断に有用	予後予測	生殖細胞系列
ABL1		CML、AML with BCR-ABL1	1	機能獲得（融合：BCR/ABL1、変異：T315I など）	t(9:22)(q34:q11)	Imatinib, Dasatinib, Nilotinib, Bosutinib, Ponatinib	○	○	
ASXL1		MDS、MPN、CMML、CML、CHIP、AML	1、2	機能獲得（変異：exon11-12 truncation）			○（MDS、CMML、AML）	○（MPN、MDS、AML）	
BCOR		MDS、AML	1	機能喪失			○	○（MDS）	
CALR		PV、ET、MF	1	機能獲得（変異：L367fs など）			○	○（ET）	
CBL	C-CBL	MF、MDS、JMML、CNL、CMML、CHIP、AML	1、2	機能獲得（変異）			○（MDS、JMML）	○（MF）	○
CEBPA		AML、Myeloid neoplasms with germline predisposition	1	機能獲得			○	○	
CREBBP		AML with MRC	1	機能獲得（融合：KAT6A/CREBBP）	t(8:16)(p11:p13)		○		
DNMT3A		MDS、CHIP、CML、AML	1、2	機能獲得（変異：R882C/H など）			○（MDS、AML）	○（MDS）	
EZH2		MDS、MPN、AML	1	機能喪失					
FIP1L1		Myeloid/lymphoid neoplasms with eosinophilia	1	機能獲得（融合：FIP1L1/PDGFRA）	del(4)(q12q12)	Imatinib	○		
FLT3		AML、MDS、MF	1	機能獲得（変異：ITD、TKD）		Midostaurin	○（AML）	○（MDS、MPN）	
IDH1		AML、CHIP、CMML、MDS、MPN	1	機能獲得（変異：R132C/G/H/L/Q/S など）			○（MPN、MDS、AML）	○（MDS、MPN）	
IDH2		AML、CHIP、CMML、MDS、MPN	1	機能獲得（変異：R140Q）		Enasidenib	○（PV、MF、MDS）	○（MPN、MDS）	
JAK2		PV、ET、MF、AML、MDS	1	機能獲得（変異：V617F、exon12変異 など）		Ruxolitinib	○（PV、MF、ET、MDS）		
KMT2A	MLL	AML with KMT2A-MLLT3	1	機能獲得（融合：KMT2A/MLLT3、KMT2A/MLLT4、KMT2A/AFF1 など）	t(9:11)(p21:q23) など	Syk阻害剤（Entospletinib）、CDK阻害剤（Palbociclib）	○（AML）		
KRAS		MDS、AML	1	機能獲得（変異：G12D/S/A/V、Q61P など）		MEK阻害剤（Cobimetinib、Binimetinib）		○（MDS）	
MECOM	EVI1	AML	1	機能獲得（再構成）	inv(3)(q21.3q26.2)、t(3:3)(q21.3:q26.2)				
MPL		PV、ET、MF、MDS	1	機能獲得（変異：W515L/K など）			○		
NPM1		AML、AML with mutated NPM1	1	機能獲得（変異：exon12 mutation）			○	○	
NRAS		AML	1	機能獲得（変異：G12D/S/A/V、Q61R/K など）		MEK阻害剤（Cobimetinib、Binimetinib）		○	
PDGFRA		Myeloid/lymphoid neoplasms with eosinophilia	1	機能獲得（融合：FIP1L1/PDGFRA）	del(4)(q12q12)	Imatinib	○（MDS、AML）		
PDGFRB		Myeloid/lymphoid neoplasms with eosinophilia	1	機能獲得（融合：ETV6/PDGFRB）	t(5:12)(q32:p13.2)	Imatinib	○（MDS、CMML）		
RUNX1		AML、MDS、MPN、Myeloid neoplasms with germline predisposition	1	機能喪失			○（MDS、AML）	○（MPN、MDS、AML）	○
SF3B1		MDS、AML、CHIP、ET	1	機能獲得（変異：K700E など）			○（MDS、CMML、AML）	○（MDS、ET）	
SRSF2		MDS、MPN、AML、CMML	1	機能獲得（変異：P95L/H/R など）			○（MDS、AML）	○（MPN、MDS）	
TET2		MDS、MPN、AML、CMML、CHIP	1	機能喪失			○（MPN、MDS、CMML、AML）	○（MPN、MDS、AML）	
TP53		MDS、MPN、AML、CHIP	1	機能喪失、機能獲得（変異：R175H、G245S、R248Q、R248W、R273H など）		decitabine	○（MDS）	○（MPN、MDS、AML）	○
U2AF1		MDS、AML、ET	1	機能獲得（変異：S34F/Y、Q157R/P など）			○（MDS、AML）	○（MDS、ET）	
ZRSR2		MDS、AML	1	機能喪失				○（MDS）	

注：日本血液学会造血器腫瘍ゲノム検査ガイドラインより抜粋　http://www.jshem.or.jp/modules/genomgl/
診断、予後予測についてはエビデンスレベル A、B を掲載
CML, Chronic myeloid leukemia; AML, Acute myeloid leukemia; MDS, Myelodysplastic syndromes; MPN, Myeloproliferative neoplasms; CHIP, Clonal hematopoiesis of indeterminate potential; PV, Polycythemia vera; ET, Essential thrombocythemia; MF, Myelofibrosis; CNL, Chronic neutrophilic leukemia; CMML, Chronic myelomonocytic leukemia; JMML, Juvenile myelomonocytic leukemia; AML with MRC, Acute myeloid leukemia with myelodysplasia-related changes.

必要な状況と認識されていた。2000年代に入り，正常核型AMLにおける*FLT3-ITD*変異や*NPM1*変異が予後に影響を与えることが示唆されるようになった[21)-28)]。その後次世代シークエンサーの登場を経て現在に至るまで，10あまりの遺伝子異常が単独であるいは組合せで予後に影響を与える可能性が示されている（表3）[3)29)]。これらを反映し，最新の欧州ガイドライン European Leukemia Net では正常核型AMLについて，*FLT3*，*TP53*，*ASXL1*，*RUNX1*変異が予後不良，*NPM1*変異と*CEBPA*両アレル変異が予後良好予測異常として記載されている[30)]。遺伝子変

表5　臨床試験進行中，もしくはFDA承認済みだがPMDA未承認の急性骨髄性白血病に対する新規薬剤

Drug	Category	Phases
CPX-351	a liposomal formulation of cytarabine and daunorubicin packaged at a 5:1 molar ratio	FDA approval for t-AML, AML-MRC
Nivolumab	anti PD-1	3
Avelumab	anti-PD-L1	1
Alisertib	Aurora kinase inhibitor	1/2，2
Barasertib	Aurora kinase inhibitor	1/2
Venetoclax	BCL2 inhibitor	3
OTX015	BET inhibitor	1/2
Lintuzumab（SGN-CD33A）	CD33-targeting antibody-drug conjugate using a pyrrolobenzodiazepine dimer	1/2，2
Palbociclib	CDK inhibitor	1/2
Volasertib	cell-cylcle kinase inhibitor	3
Crenolanib	FLT3 inhibitor	3
Gilteritinib	FLT3 inhibitor/AXL inhibitor	3
Midostaurin	FLT3 inihibitor/ also inhibits cKit, PDGFRB, VEGFR2, and PKC	FDA approval for FLT3-ITD/TKD+ AML
Quizartinib	FLT3 inhibitor	3
Vismodegib	hedgehog pathway inhibitor	2
Guadecitabine	hypomethylating agent	2
ivosidenib	IDH1 inhibitor	3
Enasidenib	IDH2 inhibitor	FDA approval for R/R AML with IDH2 mutation
idasanutlin	MDM2 inhibitor	3
cobimetinib	MEK inibitor	1/2
MEK162（binimetinib）	MEK inibitor	1/2
Alvocidib	multi-serine threonine cyclin-dependent kinase inhibitor	2
Omacetaxine	protein synthesis inhibitor	2
Entospletinib	Syk inhibitor	1/2
Vosaroxin	Topoisomerase II inhibitor	3

第2編　がんを中心とした治療分野におけるプレシジョン・メディシンの進展

異検出による予後判断は，特に同種造血幹細胞移植の実施決定場面で臨床的に利用され，血液が
ん診療においては極めて重要な意義をもつ。これらを検出するためには標的遺伝子シークエンス
が必要だが，わが国ではいまだ保険適応検査になっておらず一般診療での実施が困難であること
が大きな問題である。こうした中，日本血液学会は PRECISION MEDICINE の対象になり得る
約 300 の候補遺伝子について情報を公開している（http://www.jshem.or.jp/genomgl/）。そのう
ち以上に述べた遺伝子変異を含め骨髄系腫瘍における主要な遺伝子を抜粋して**表4**に示す。

　一方，直接の治療標的とされている代表的な分子は受容体型チロシンキナーゼ FLT3 である。
FLT3 を標的とする複数のキナーゼ阻害剤の臨床試験が進められ，先頭を切っていた midostau-
rin は 2017 年に FDA に承認された[31]。その他では，*IDH2* 変異陽性 AML に対する enasidenib も
2017 年に FDA に認可されている[32]。さらに，BCL2 阻害剤（venetoclax），SYK 阻害剤，トポイ
ソメラーゼ II 阻害剤，Checkpoint 阻害剤，BET 阻害剤，DOT1L 阻害剤などで臨床開発が進めら
れている。German-Australian AML study group，および北米での“Beat AML Master Trial”
（NCT03013998）が，遺伝子プロファイリングによるサブグループ化とそれに基づく分子標的薬
を割りつける，AML におけるアンブレラ試験というべき臨床試験を進行中である。AML 分野で
臨床開発が進んでいる薬剤を**表5**に示す。

8.2　骨髄増殖性腫瘍

　骨髄増殖性腫瘍（myeloproliferative neoplasms；MPN）では，造血幹細胞あるいはやや骨髄
系に分化したレベルの前駆細胞が腫瘍化（クローン性増殖）しており，これらの細胞は成熟血球
への分化能を保持している。その結果，顆粒球，赤血球，血小板の3系統のうち1系統以上の成
熟血球が診断基準となるレベルを超えて増加している疾患である。以下の4つの疾患が重要だ
が，分子基盤の上からは，CML とその他の3疾患に大別される。

8.2.1　慢性骨髄性白血病

　CML における *BCR-ABL1* 融合遺伝子については先に触れた。定義上診断に *BCR-ABL1* 融合
遺伝子（あるいはフィラデルフィア染色体）の証明が必須である。造血幹細胞レベルで BCR-
ABL1 融合タンパク質が発現し，BCR タンパク質との融合により恒常的に ABL1 キナーゼが活性
化することが分子病態の根幹である[33]。CML は顆粒球系の増殖が必須で，血小板も増加すること
が少なくないが，赤血球（ヘモグロビン）が増加することはない。慢性期では必ずしも症状がな
い状態で日常生活が可能だが，かつては同種造血幹細胞移植が成功しない限り数年で急性転化を
きたし死に至る疾患であった[34]。2001 年に登場したイマチニブは第一世代 TKI であり，その後第
二世代（ダサチニブ，ニロチニブ，ボスチニブ），第三世代（ポナチニブ）TKI が登場している。
BCR-ABL1 mRNA 発現量のモニタリング，副作用プロファイルと患者の併存症との相性や，
TKI 耐性化をもたらす *ABL1* 遺伝子変異などを考慮して，実地診療で適切な TKI が選択されて
いる。

　このため，*BCR-ABL1* mRNA の定量法について国際標準法が開発され，保険で検査が可能で
ある[35][36]。現在注目されているのは TKI の中止の可否であり，*BCR-ABL1* mRNA の指標で一定
未満の状態（国際標準法で MR4.5 ＝標準を 4.5 ログ以上下回る分子学的反応など）が持続した患

238

者で中止する臨床試験が繰り返されている。最近の試験では中止しても半数以上で $BCR-ABL1$ mRNA が感度以下あるいは MR4.5 未満が維持されるという結果が示されており，CML の治癒という目標が見えつつある[37)-40)]。

8.2.2　真性多血症，本態性血小板増多症，原発性骨髄線維症

$BCR-ABL1$ 陰性の MPNs の大部分は真性多血症 polycythemia vera（PV），本態性血小板増多症 essential thrombocytemia（ET），原発性骨髄線維症 primary myelofibrosis（PMF）のいずれかである。PV はヘモグロビン濃度，ET は血小板数で規定されている。PMF は病理診断が基本で血球数についての規定はないが診断時は通常顆粒球増多が認められる。いずれも慢性に経過するが，長期の経過では AML への進展リスクがある。もっともリスクが高いのは PMF で，PMF は AML への進展のほかにも造血不全や巨大脾腫が進展し死亡するリスクが他の 2 疾患より高い。PV と ET は，長期的には AML への進展や二次性骨髄線維症への進展のほか，血栓症のリスクが問題である。

PV，ET，PMF のドライバー変異として，2005 年以降に $JAK2$（V617）変異[41)-43)]，$JAK2$（exon 12）変異[44)]，MPL（exon10）変異[45)]，$CALR$（exon9）変異が同定され[46)47)]，これらの変異は相互排他的である[47)]。PV の 90-95％では $JAK2$（V617F）変異が，残りでは $JAK2$（exon 12）変異が認められ，MPL や $CALR$ の変異は検出されない。ET では $JAK2$（V617F）変異が 50-60％，$CALR$ 変異が 20-25％，MPL 変異 3-4％で，PMF では $JAK2$（V617F）変異が 55-65％，$CALR$ 変異が 20-25％，MPL 変異が 6-7％で同定される[48)]。15％の ET および PMF は $JAK2$，$CALR$，MPL のいずれにも変異が同定されず，"triple negative" とされる[48)]。$JAK2$，$CALR$，MPL の変異は WHO 分類において PV，ET，PMF 診断の Major criteria にも含まれるようになった。PV ではほぼ 100％，ET や PMF でも 85％は遺伝子変異が診断確定のキーとなる。

JAK2 阻害薬であるルクソリチニブは，骨髄線維症（PMF または PV や ET からの二次性骨髄線維症）および治療抵抗性の PV に対して，本邦でも保険承認されている[49)50)4)]。一方，$JAK2$，$CALR$，MPL 変異はいずれもほとんど同一のシグナル経路の亢進をきたすことから，現時点ではこれらの責任遺伝子変異の違いによる PRECISION MEDICINE 開発には直結していない。

8.3　骨髄異形成症候群 Myelodysplastic syndromes（MDS）

Myelodysplastic syndromes（MDS）は造血幹細胞あるいはやや骨髄系に分化したレベルの細胞が腫瘍化（クローン性増殖）しており，これらの細胞は成熟血球への分化能を保持している点で MPN と類似性がある。ただし，血球への分化は MPN と大きく異なって無効造血が認められ，1 系統以上（通常 2～3 系統）の血球減少が認められる点で，臨床像は MPN とは対照的である。診断には 1 系統以上の血球の異形成（分化細胞の形態異常）を認めることが必須である。AML への進展リスクが特徴で，このリスクは MPN より高い。染色体異常は 50％と AML と大差ない頻度だが，そのほとんどは数の異常を伴う非均衡型異常である。

MDS は疾患名が「症候群」であり分子学的にも生物学的にも多様な疾患の集合である。しかし最新の WHO 分類でも「5q-症候群」とされる病型が染色体異常（第 5 染色体長腕欠失単独あるいはこの他に 1 染色体異常のみ（第 7 染色体異常を除く）を有する）を分類の基本にしている

以外は，細胞形態や芽球比率による分類にとどまっている。

　90％以上の患者では，MDSで繰り返し認められる約100遺伝子の体細胞変異を認め，この知見を基盤とする病型分類や予後予測が模索されている[51]。遺伝子異常は，スプライソゾーム関連，エピゲノム関連，転写因子関連，コヒーシン関連，DNA障害反応（DDR）関連，増殖関連遺伝子などに分類できる。60％以上のMDSでスプライソゾーム関連遺伝子異常が認められ[51]-[53]，他の疾患に比べこの一群の遺伝子異常頻度が非常に高い。変異頻度の高いスプライソゾーム関連遺伝子は，*SF3B1*（20-30％），*SRSF2*（10-15％），*U2AF1*（5-10％），*ZRSR2*（5-10％）で，これらの変異は相互排他的である。特に*SF3B1*変異は，環状鉄芽球（ring sideroblasts；RS）を伴うMDS（MDS-RS）のほとんどで認められ，環状鉄芽球という形態学的特徴と強くリンクしている[54]。逆に*SF3B1*変異を検出すればMDS-RSの診断補助となる。

　MDSでは個別のゲノム異常に対応する治療法はごく限られている。現時点で唯一これに相当するのは，上述した5q-症候群に対するレナリドミド（サリドマイド誘導体）のみである。第5染色体長腕の共通欠失領域にはカゼインキナーゼ1α（CK1α）をコードする*CSNK1A1*が局在しており，*CSNK1A1*のハプロ不全はWNT/βカテニン経路の脱制御をきたす一方，ホモ不全では細胞死をきたす[55]。レナリドミドはE3ユビキチンリガーゼ複合体の基質受容体であるセレブロンを標的とし，CK1αの分解を促進するため，すでにCK1αのハプロ不全状態にある5q-細胞は感受性が高いと説明されている[56]。

　MDSはAMLと異なり殺細胞性抗がん剤での治療は望めず，生存の延長に貢献することも証明されていない。治癒が期待できる治療法は同種造血幹細胞移植のみであり，生存の延長が証明されているのはDNAメチル化阻害剤のアザシチジンのみである[57]。現時点で臨床的に有用な遺伝子異常情報として記載できるのは，*TP53*，*EZH2*，*ETV6*，*RUNX1*，*ASXL1*が予後不良因子，*SF3B1*が予後良好因子，という程度に限られる[58][54][59]。治療法が限られていることもあってPRECISION MEDICINEに活用されるには至っていない。一方，単一遺伝子としては*SF3B1*変異と並んでMDSでもっとも高頻度に変異が認められる*TET2*がDNAメチル化修飾酵素をコードしている（機能欠失変異のためDNAメチル化亢進に傾く）ことから，アザシチジン効果のバイオマーカーになるか検討されてきた[60]-[65]。しかし，メタ解析で*TET2*変異陽性患者のほうが有意にアザシチジンの効果が高いことが示されているものの，臨床的にアザシチジンの使用を判断するほどには陽性的中率・陰性的中率とも高くなく，PRECISION MEDICINEに活用されるには至らない[66]。

9．リンパ系腫瘍

　リンパ系腫瘍は，WHO分類では未熟リンパ系細胞の腫瘍と，成熟リンパ球の腫瘍とに大別されている。

9.1　未熟リンパ系腫瘍

　未熟リンパ系腫瘍とはすなわち，急性リンパ芽球性白血病/リンパ芽球性リンパ腫（Acute

lymphoblastic leukemia/lymphoblastic lymphoma；ALL/LBL）である。本疾患群は AML の項で記載したように急性白血病の一病型で，腫瘍細胞が造血幹細胞からリンパ系に分化した前駆細胞段階で分化が停止し，主に骨髄で未熟細胞（リンパ芽球）が増殖する疾患で，急性の経過で発症する。時に腫瘍細胞増殖の場の主体が骨髄ではなく髄外の場合があり，こうしたケースでは LBL と呼ばれる。ただし経過中に骨髄での増殖に病態が移行することもあり，生物学的には同一とみなされて ALL/LBL と表現される。B 細胞性と T 細胞性とに大別される。B 細胞性，T 細胞性のいずれも LBL の表現系を取り得るが，LBL の中ではおよそ 90％が T 細胞性である。

　ALL/LBL は小児悪性腫瘍の中でもっとも頻度の高い疾患である。一方，ALL 全体では 6 歳以下の小児期にもっとも高い発症ピークがあり，青壮年期で発症率がもっとも低くなり，60 歳代以降に再び発症率が増加する。成人では年間で約 10 万人に 1 人程度の発症率である。全体的に B 細胞性が多く約 80％を占める[67]が，乳児期，幼児期，AYA 世代，成人で B 細胞性と T 細胞性の頻度に若干の特徴がある。T 細胞性は AYA 世代で約 30％と比率が高い。

　染色体異常は AML 同様相互転座（均衡型転座）が多いが，AML と異なり一部の例を除き特異的な核型と病態や治療あるいは予後との関連は明確になっていない。

　小児では年代を追って治癒率が向上し，現在では 90％を超えている。これは必ずしも新薬の登場によるものではなく，既存の抗腫瘍薬の組み合わせを用いた治療法の改善によるものである。一方，60 歳代以上の高齢者では依然として 5 年生存率が 30％程度未満と低迷している[67][68]。AYA 世代では，小児科医と内科医との共同研究が進められ，最適な治療法が模索されている。

　本稿で取り上げる遺伝子異常については，日本血液学会で作成し公開している造血器腫瘍ゲノム検査ガイドライン（http://www.jshem.or.jp/modules/genomgl/）からの抜粋を**表6**に示す。

9.1.1　B 細胞性急性リンパ芽球性白血病（B-ALL）

　B 細胞性急性リンパ芽球性白血病（B-ALL）は，乳児から高齢者まで発症が見られる。乳児の B-ALL は，多くが *MLL* 遺伝子再構成（第 11 染色体長腕と他染色体との相互転座）をともない，その多くは B 細胞の表現系のほかに，非リンパ系細胞の表現型も示す。幼児期から成人の B-ALL は多彩な染色体異常を示すが，その内容は発症する世代により異なる。小児では *ETV6-RUNX1* 融合遺伝子形成をともなう t（12；21）転座がもっとも多く約 20％を占める[67]。一方成人 B-ALL の約 25％-30％は，*BCR-ABL1* 融合遺伝子形成をともなう t（9；22）転座が多い（フィラデルフィア染色体陽性 ALL（Ph 陽性 B-ALL））[69]。

　PRECISION MEDICINE の対象として重要なのは Ph 陽性 B-ALL である。本疾患は長年がん化学療法による治癒確率が非常に低く予後不良とされてきたが，CML の項などで取り上げた BCR-ABL1 標的 TKI（国内で保険適応になっているのは，イマチニブ，ダサチニブ，ポナチニブ）を従来の抗がん剤の併用療法と組合せることで，大幅な予後の改善が得られている[70]。これら TKI と抗がん剤の併用だけによる治癒は示されていないが，一定期間の疾患制御が可能となったために同種造血幹細胞移植により治癒する例が増加し，Ph 陽性 ALL 全体での治癒率は向上している[71][72]。

　一方，症例ごとの免疫グロブリン重鎖（*IgH*）遺伝子の VDJ 領域の塩基配列を定量的に検出することで微小残存病変の検出法が開発されており，予後や再発予測，あるいは早期再発検出によ

第２編　がんを中心とした治療分野におけるプレシジョン・メディシンの進展

表6　リンパ系造血器腫瘍で認められる遺伝子異常

遺伝子	別名	該当する造血器腫瘍	臨床的有用性	遺伝子変異の機能的意義とその種類	関連する染色体構造変化	遺伝子異常と関連した薬剤	診断に有用	予後予測	生殖細胞系列
ABL1		B-lymphoblastic leukaemia/lymphoma with t (9;22)(q34.1;q11.2); BCR-ABL1	1	機能獲得（融合：BCR/ABL1）	t(9;22)(q34;q11)	Imatinib, Dasatinib, Nilotinib, Bosutinib, Ponatinib, Sorafenib, PF114, Homoharringtonine	○	○	
ALK		ALCL (ALK+)	1	機能獲得（融合：NPM1/ALK, TPM3/ALK など）	t(2;5)(p23;q35), t(1;2)(q25;p23) など	Crizotinib, Ceritinib, Alectinib, Brigatinib, Lorlatinib, Entrectinib	○	○	
ARID1A		FL	1	機能喪失	なし	なし		○	
BCR		B-lymphoblastic leukaemia/lymphoma with t (9;22)(q34.1;q11.2); BCR-ABL1	1	機能獲得（融合：BCR/ABL1）	t(9;22)(q34;q11)	Imatinib, Dasatinib, Nilotinib, Bosutinib, Ponatinib, Sorafenib, PF114, Homoharringtonine	○	○	
BIRC3	cIAP2	CLL/SLL	1	機能喪失	del(11q22)	なし	○	○	
BRAF		HCL	1	機能獲得（変異：V600E/R/K/D など）	なし	Dabrafenib, Encorafenib, Vemurafenib, MEK阻害剤（Trametinib）の臨床試験が進行中	○		
CARD11		FL, DLBCL	1	機能獲得（変異）	なし	なし	○		
CD28		AITL	1	機能獲得（融合：CTLA4/CD28, 変異：F51Vなど）	2q33.2 tandem duplication	なし	○		
CD79B		LPL, DLBCL	1	機能獲得（変異：Y196Hなど）	なし	なし	○		
CREBBP		FL, DLBCL	1	機能喪失	なし	HDAC阻害剤（Mocetinostat）の臨床試験が進行中		○	
CXCR4		LPL	1	機能獲得（変異：S338＊など）	なし	なし	○	○	
DNMT3A		AITL	1	機能喪失	なし	なし	○	○	
DUSP22		ALCL (ALK-)	1	機能獲得（再構成：DUSP22/FRA7Hなど）	t(6;7)(p25.3;q32.3) など	なし	○	○	
EP300		FL, DLBCL	1	機能喪失	なし	HDAC阻害剤（Mocetinostat）の臨床試験が進行中		○	
EZH2		FL, DLBCL	1	機能獲得（変異：Y641Fなど）	なし	Tazemetostat	○		
FOXO1		FL, DLBCL	1	機能喪失	なし	なし	○		
FYN		AITL	1	機能獲得（変異：R176Cなど）	なし	Dasatinib	○		
GNA13		DLBCL	1	機能喪失	なし	なし	○		
IDH2		AITL	1	機能獲得（変異：R172Kなど）	なし	Enasidenib	○		
IgH		B-ALL	1	機能獲得（再構成）	なし	なし	○		
MEF2B		FL, DLBCL	1	機能喪失	なし	なし	○		
MYD88		LPL, DLBCL	1	機能獲得（変異：L265Pなど）	なし	TLR阻害剤（IMO-8400）、BTK阻害剤（Ibrutinibなど）の臨床試験が進行中	○		
NOTCH1		T-ALL, CLL/SLL	1	機能獲得（変異）	なし	γセクレターゼ阻害剤（LY3039478など）の臨床試験が進行中	○	○	
PLCG1		AITL	1	機能獲得（変異：R48W/S345Fなど）	なし	なし	○		
RHOA		AITL	1	機能獲得（変異：G17V）	なし	なし	○		
SF3B1		CLL/SLL	1	機能獲得（変異：K700Eなど）	なし	なし	○	○	
TET2		AITL	1	機能喪失	なし	なし	○		
TP53		CLL/SLL, LPL, AITL		機能喪失	del(17p13)	なし	○	○	○

注1：日本血液学会造血器腫瘍ゲノム検査ガイドラインより抜粋
http://www.jshem.or.jp/modules/genomgl/
注2：薬剤に関して臨床試験の有無は下記サイトを参照した。
https://clinicaltrials.gov/
注3：診断と予後に関してはエビデンスレベルA, Bについて○と記載。
http://www.jshem.or.jp/genomgl/table01.html

る治療介入など臨床応用が図られている[73]。これも広い意味では PRECISION MEDICINE の概念に含まれる。

9.1.2 T細胞性急性リンパ芽球性白血病/リンパ芽球性リンパ腫（T–ALL/LBL）

T細胞性急性リンパ芽球性白血病/リンパ芽球性リンパ腫（T–ALL/LBL）は乳児には見られないが，幼児から高齢者まで発症する。約30％のケースで縦隔腫瘤をともない，また縦隔やその他の髄外腫瘤を主体とする LBL の表現系が T–ALL/LBL 全体の 20％程度で見られる。

T–ALL/LBL における染色体異常は *TCR* 遺伝子領域の転座がおよそ 1/4〜1/3 に見られ，転写因子遺伝子がパートナーになることが多い。*TCR* 遺伝子エンハンサーが転写因子遺伝子の発現を異所性に発現させることが病態形成に寄与すると考えられる。ただし，現時点ではこれらの遺伝子発現を標的とする治療薬開発には至っていない。

一方 T–ALL/LBL では *NOTCH1* 遺伝子の活性化型変異が約50％の症例で認められ[74]，さらに NOTCH シグナル経路の遺伝子異常などにより，ほとんどの T–ALL/LBL では NOTCH シグナル亢進が病態形成に寄与していると考えられている[75]。このため，NOTCH シグナルの活性化を抑制するガンマセクレターゼ阻害剤による臨床試験が試みられたが，消化管に対する有害事象のため不成功に終わった。ただし，次世代シーケンサー登場以前に遺伝子変異にヒントを得て治療戦略を掲げた一例であった。最近では，一部の予後不良の AYA 世代 T–ALL/LBL に特異的な遺伝子異常として，*SPI1* 融合遺伝子形成が高頻度に生じていることが報告されている[76]。

症例ごとの T細胞受容体（*TCR*）遺伝子の VJ 領域の塩基配列を定量的に検出することで微小残存病変の検出法が開発されている状況は，B–ALL における *IgH* 遺伝での状況と同様である。この他の PRECISION MEDICINE につながる情報は，今後に待つべき点が多い。

9.2 成熟リンパ系腫瘍

成熟リンパ系腫瘍には慢性リンパ性白血病や悪性リンパ腫などが含まれる。極めて多数の組織型，疾患に分類され，診断や治療選択の個別性が高い。アグレッシブな（急激な）経過をたどる疾患（数週ないし数カ月の経過で進行）とインドレントな（緩徐な）経過をたどる疾患（年単位で変化）に類型化できる疾患が多い。前者は短期的な死亡のリスクも高いが，治療法の進歩により治癒率が向上している疾患も少なくない。一方，後者では短期的な死亡リスクは低いが，多くの場合治癒が困難である。ただし，抗 CD20 抗体薬であるリツキシマブが登場した 21 世紀に入り，ほとんどの場合に CD20 を発現する成熟 B 細胞腫瘍全般で，生存期間が延長している。

各々の疾患と個別染色体転座との関係は，1990 年代から徐々に明らかにされてきた。次世代シーケンサー登場後に疾患ごとの遺伝子異常が明らかになったことは，他の多くのがんの状況と同様である。こうした遺伝子異常は，多数の新たな標的治療研究につながり，薬剤開発が模索されつつある。本項では，代表的な疾患について特徴的な遺伝子異常とその実臨床における有用性を，診断，予後予測，標的治療の選択の観点から述べる。

9.2.1 慢性リンパ性白血病

慢性リンパ性白血病（chronic lymphocytic leukemia；CLL）は緩徐な経過をたどる CD5 陽性の成熟 B 細胞腫瘍であり，欧米ではもっとも頻度の高い白血病であるが本邦では稀で，日本血液

学会の2016年新規疾患登録ではAMLが2,891名に対しCLLはわずか410名である。腫瘍細胞は骨髄での増殖が主体で，多数の腫瘍細胞が末梢血にも流れるため「白血病」と命名されている。進行するとリンパ節でも増殖し，腫大リンパ節を生検すると「small lymphocytic lymphoma小リンパ球性リンパ腫」と病理診断される。治療はガイドライン上のファーストラインとしては，アルキル化剤（欧米ではクロラムブシル，本邦ではシクロホスファミド）やプリンアナログ薬（フルダラビンなど）の単剤による病勢のコントロールが推奨されている。

　CLLのゲノム異常は，次世代シークエンサーの登場までごく限られた情報しかなかった。次世代シークエンサー解析によりさまざまな遺伝子に相対的に低頻度で変異が認められることが示され，ゲノム異常の観点から非常に不均質性の高い疾患であることが明らかになった。もっとも変異頻度の高いNOTCH1遺伝子やSF3B1遺伝子でもそれぞれCLLの約10%で見られるに過ぎない[77][78]。変異が認められる遺伝子は多数の系統に整理され得るが，比較的変異が多い系統はB細胞受容体（BCR）シグナル経路遺伝子である。CLLの少なくとも一部のケースではBCRシグナルが恒常的に活性化し腫瘍細胞の増殖や生存に関与することが示されてきたが，ゲノム異常の観点からその分子基盤の一端が明らかになったといえる。

　BCRシグナル伝達経路では，ブルトン型チロシンキナーゼ（BTK）が重要な役割を演ずる。米国FDAは2013年にBTK阻害剤であるイブルチニブを承認し，本邦でも2016年に保険承認されて再発難治のCLLに対して使用可能となっている。現時点ではBCRシグナル経路遺伝子変異をバイオマーカーとしてイブルチニブ治療を行っているわけではなく，PRECISION MEDICINEの範疇には入らない。しかしCLLは非常に不均質性の高い疾患である一方，治療法選択は着実に増えつつあることを踏まえれば，クリニカルシークエンスが日常的に行われるようになることで個別化が進む可能性は高い。さらに，イブルチニブ以外にもBTK阻害剤の開発が進められている。

9.2.2　有毛細胞白血病（hairy cell leukemia；HCL）

　有毛細胞白血病（hairy cell leukemia；HCL）は，血液塗抹標本において細胞周囲に毛様の突起を出すリンパ球を形態学的に観察することで診断されてきたB細胞腫瘍で，緩徐な経過をたどる。腫瘍細胞の主要な増殖の場が脾臓と考えられる腫瘍で通常脾腫を認める一方，汎血球減少を特徴とする。

　次世代シークエンサー解析により，HCLではほぼ全症例でBRAF（V600E）変異が認められることが明らかにされた[1]。BRAF（V600E）変異は悪性黒色腫で高頻度に認められるほか，甲状腺がんなどでも高頻度に同定されるが，血液がんの中ではHCLに特異的であり診断に極めて有用である。また，すでにBRAF変異を持つ悪性黒色腫の治療薬としてBRAF阻害剤であるベムラフェニブ，ダブラフェニブ，エンコラフェニブが使用されている。HCLに対しても適応拡大されることが期待される[79]。

9.2.3　リンパ形質細胞性リンパ腫

　リンパ形質細胞性リンパ腫（lymphoplasmacytic lymphoma；LPL）は形態的に形質細胞への分化傾向を示すリンパ球が腫瘍性に増加し，モノクローナルなIgMタンパク質の増加を伴うB細胞腫瘍で緩徐な経過をたどる疾患である。高IgM血症による血液の高粘稠度症群に注目し臨床的

に Waldenström macroglobulinemia（WM；マクログロブリン血症）と呼ばれていた疾患の中にはほとんど腫瘤形成せず，骨髄での腫瘍細胞増殖を主体とする場合もあるが，今日ではLPLとしてまとめられている。

　LPL/WM では高頻度に（80%-100%）*MYD88*（L265P）変異が認められる[80]。MYD88 はBCR シグナル伝達に関わるアダプター分子であり，*MYD88*（L265P）変異により BCR シグナルが恒常的に活性化される。米国FDA は 2015 年に前述した BTK 阻害剤イブルチニブの LPL への使用を承認した。本邦でも保険承認が待たれる。

　なお *MYD88*（L265）変異は，LPL/WM で高頻度であるが本疾患特異的ではない。多くの B 細胞腫瘍で本変異が認められるため，診断的有用性には乏しい。一方，LPL/WM の 40% で *CXCR4* 遺伝子変異が認められ，ほとんどは non-sense または frame shift で C 末端が欠失する変異である。こうした *CXCR4* 変異を持つ LPL/WH 患者は，野生型 *CXCR4* を持つ患者に比べてイブルチニブに対する治療反応性が乏しいことが報告されている[81)82]。*CXCR4* 変異は CXCR4 シグナルを活性化するため，本変異を持つ患者に対しては CXCR4 阻害剤が有効ではないかという議論もされている[81)82]。

9.2.4　濾胞性リンパ腫

　濾胞性リンパ腫（follicular lymphoma；FL）は，リンパ系腫瘍の中で 2 番目に頻度が高い腫瘍で，代表的な緩徐進行型の B 細胞リンパ腫である。年単位のゆっくりとした経過をたどることが多い。古くから多くのケースで t(14：18) 転座が見られることが知られていた。この転座により第 14 染色体上の *IgH* 遺伝子のエンハンサーが第 18 染色体上の *BCL2* 遺伝子の発現をドライブする。これにより，本来発現が抑制されるべきリンパ節胚中心で抗アポトーシス分子 BCL2 が発現し続けることが，本疾患の病態形成の中心と考えられている。

　次世代シークエンサーによる解析で，FL ではクロマチン修飾に関わる遺伝子変異の頻度が高いことが明らかにされた。ヒストンメチル化酵素遺伝子 *KMT2D*（別名 *MLL2*）や *EZH2*，ヒストンメチル化酵素遺伝子 *CREBBP* や *EP300*，*ARIAD1A* など SWI/SNF 複合体遺伝子，その他のクロマチン構造修飾因子遺伝子 *MEF2B* などの変異頻度が高い。特に H3K4 トリメチル化酵素遺伝子 *KMT2D* 変異頻度は 80%-90% と高く，BCL2 以外にもヒストンメチル化修飾異常が FL の病態形成に中心的な役割を演じていることがうかがわれる。

　FL は臨床的なパラメーターを用いた予後指標（FLIPI）を用いて予後予測されていたが，これらに 7 つの遺伝子異常（*EZH2*，*ARID1A*，*EP300*，*FOXO1*，*MEF2B*，*CREBBP*，*CARD11*）と eastern cooperative oncology group（ECOG）のパフォーマンスステイタスを組合せて評価する m7-FLIPI が FLIPI よりも優れた予後指標であることが示されている[83]。ただし，これをどう PRECISION MEDICINE に応用するかはいまだ明らかでない。

　一方，H3K27 のトリメチル化を触媒する PRC2 複合体の酵素遺伝子である *EZH2* 変異は Y641 のホットスポット変異で機能獲得型変異であることから，EZH2 阻害剤が注目され *EZH2* 変異をバイオマーカーとする EZH2 阻害剤の臨床開発が進められている。

9.2.5　びまん性大細胞型 B 細胞リンパ腫

　びまん性大細胞型 B 細胞リンパ腫（diffuse large B-cell lymphoma；DLBCL）はすべての血液

第2編　がんを中心とした治療分野におけるプレシジョン・メディシンの進展

がんの中でもっとも頻度の高い成熟B細胞腫瘍であり，代表的なアグレッシブ・リンパ腫である。ただし臨床的にも病理学的にも不均一性が高い。

2000年に遺伝子発現プロファイルにより予後の異なる3群（GCB型：germinal center B-cell，ABC型：activated B-cell，分類不能型：unclassified）に分類できることが提唱され[84]，それまで病理組織学的に区別できなかった治療反応性の異なる群を同定できたという意味で革新的であった。臨床現場ではABC型とGCB型の診断は少数抗原の免疫染色で代用されるようになり[85]，ABC型はBCRシグナルやNFκBシグナル経路の活性化との関連が示唆されていた。次世代シークエンサーによる解析で，ABC型ではBCRシグナルやNFκB経路分子の遺伝子変異頻度が高いことが示された。一方GCB型ではクロマチン修飾に関わる分子の遺伝子変異頻度が高く，FLのゲノム異常と類似しており，EZH2阻害剤の臨床試験の対象となっている。

BTK阻害剤イブルチニブは再発難治DLBCLに対する単剤での臨床試験において，ABC型のDLBCLでは約80%の奏功を示す一方，GCB型のDLBCLに対する奏功率は5%にとどまった。ABC型DLBCLを対象として，DLBCLに対する標準的化学療法であるR-CHOP療法にイブルチニブを併用する臨床第III相試験が進行中であり，その結果が待たれる。

2018年になって517名のDLBCLのマルチオミクス解析結果が報告され，4群に分類することが提唱されている[86]。すなわち，（1）*MYD88*（L265）変異と*CD79*変異をもつ群，（2）*BCL6*融合遺伝子形成と*NOTCH2*変異を持つ群，（3）*NOTCH1*変異を持つ群，（4）*EZH2*変異と*BCL2*座の転座を持つ群である。（1）群はABC型と，（4）群はGCB型との関連が深いが，（1）群だけでなく（2）群でもBCRの慢性的活性化が関与していると報告されている。クリニカルシークエンスが日常的に行われるようになれば，PRECISION MEDICINEの情報基盤になるものと期待される。

9.2.6　血管免疫芽球性T細胞リンパ腫

血管免疫芽球性T細胞リンパ腫（angioimmunoblastic T-cell lymphoma：AITL）は，末梢性T細胞リンパ腫に分類される成熟T細胞のリンパ腫で，腫瘍細胞は濾胞性ヘルパーT細胞の表現型を示す。AITL以外の濾胞性ヘルパーT細胞リンパ腫も合わせると，欧米ではT細胞リンパ腫の中でもっとも頻度が高い。本邦ではHTLV-1感染が原因となる成人T細胞白血病/リンパ腫（adult T-cell leukemia/lymphoma）が多いが，これに次いで本疾患が多い。AITLは全身のリンパ節腫大のほか，発熱，皮疹，多クローン性ガンマグロブリン血症などの全身所見をしばしば伴う。

AITLでは*TET2*，*DNMT3A*，*IDH2*などのエピジェネティック関連遺伝子の変異が高頻度で同定される。また，50%-70%の症例で*RHOA*（G17V）変異を認める[2]。RHOA変異は成人T細胞白血病/リンパ腫やバーキットリンパ腫でも報告があるが，変異の部位が異なる。そのため，*RHOA*（G17V）変異はAITLの診断に有用であり，検査会社でもカタログに掲載している。*RHOA*（G17V）変異はTCRシグナル分子VAV1のチロシンリン酸化亢進を通じてTCRシグナル亢進を生じることが示されているが，VAVチロシンリン酸化に関わるLCKやFYNなどのチロシンキナーゼを標的とするTKIに関心が集まっている[87)88)]。

9.2.7 未分化大細胞リンパ腫

未分化大細胞リンパ腫（anaplastic large cell lymphoma；ALCL）は，細胞表面マーカーである CD30 陽性で特徴づけられるアグレッシブ型の T 細胞リンパ腫である。ALK キナーゼの発現により ALK 陽性 ALCL，ALK 陰性 ALCL に分類される[89]。

ALK 陽性 ALCL の一部では t（2；5）転座が認められる。この転座では 2 番染色体上の *ALK* 遺伝子と 5 番染色体上の *NPM1* との融合遺伝子形成が生じ，恒常的なチロシンキナーゼ活性を有する NPM-ALK 融合タンパク質を発現する。*ALK* 融合遺伝子陽性の非小細胞肺がんに対しては，ALK 阻害剤のクリゾチニブ，アレクチニブ，セリチニブ，ロルラチニブなどが次々と開発されている。このうちアレクチニブについては ALCL に対するパイロット試験が行われ，有効性が示されている。今後の臨床試験の結果が待たれる。

9.2.8 多発性骨髄腫

多発性骨髄腫（Multiple myeloma；MM）は，形質細胞腫瘍の中で代表的な病像を呈する疾患である。腫瘍細胞は"M タンパク"と呼ばれる単クローン性の免疫グロブリンを分泌し，70%–80%のケースでは血清中に大量に検出される。また，免疫グロブリン重鎖と軽鎖の産生のアンバランスによりしばしば尿中に軽鎖が検出される。20%のケースでは血清中には検出されず尿中軽鎖だけが顕著に検出される。ほとんどは中年期以降に発症し，年齢依存性に発症頻度が高くなる。骨病変，貧血，腎機能障害，高カルシウム血症が代表的な症候で CRAB（calcium，renal，anemia，bone の頭文字）と呼ばれる[90]。

治癒が望めない疾患であるが，今世紀に入り治療薬開発が凄まじい勢いで進んでいる。診断からの生存中央値は 20 世紀末までは 3 年程度であったが，新薬の連続的な登場により着実に伸び，生存期間が 10 年を超える患者もそれほど珍しくなくなっている[91]。新薬登場以前から臨床的指標に基づく予後指標が作成され，その後染色体異常に基づく予後予測が行われるようになった。ただし，治療薬開発の速度が速く，予後予測に基づく治療戦略が実用化されるに至っていない（図1）。

多くの MM は数的異常（hyperploidy）や転座などの染色体異常をともなう。通常の G バンディング染色法での検出感度は低く，検出に FISH 法が利用されることが多い。染色体転座の中では，第 14 染色体長碗上の免疫グロブリン重鎖遺伝子（*IgH*）領域（14q32）の転座頻度が高い。転座のパートナー遺伝子としては *CCND1*（11q13），*FGFR3/MMSET*（4p16），*c-MAF*（16q23）などの頻度が高く，*IgH* エンハンサーによってこれらの遺伝子の転写が活性化される。このうち *FGFR3/MMSET* および *c-MAF* が関わる t（4；14）（p16；q32）転座や t（14；16）（q32；q23）転座は予後不良因子として知られている。

次世代シークエンサーによる解析で，RAS-RAF-MAPK 経路や NFκB 経路のシグナル分子の遺伝子変異頻度が高いこと，*FAM46C* や *TP53* 遺伝子の両アレル欠失や変異をともなうと極めて予後不良であることなどの知見が蓄積されつつある[92]。

ただし依然として，PRECISION MEDICINE の応用は限られている。現在の治療薬の中では，プロテアゾーム阻害剤（ボルテゾミブ，カルフィルゾミブ，イクサゾミブ）とサリドマイド誘導体（サリドマイド，レナリドミド，ポマリドミド；IMIDs と総称される）が主役であるが，これ

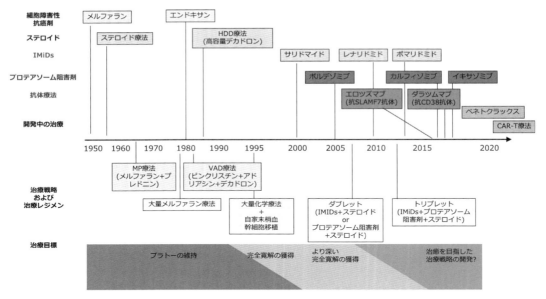

図1 多発性骨髄腫の治療の変遷

らをどのように使い分けるかが議論されている。また，BCL2阻害薬であるベネトクラックスなど，これまでとはクラスの異なる薬剤の臨床開発も進められている。t(11;14)転座陽性MMはベネトクラックスに対する感受性が高いと報告されている[93]。クリニカルシークエンスが実用化され，その情報を治療薬選択に活用できるようになれば一層の予後改善を図ることができるようになるものと期待される。

10. 血液がんにおけるリキッドバイオプシー

リキッドバイオプシーの利点として一般に，低侵襲，腫瘍の不均一性によるサンプリングバイアスの回避，継時的な解析の容易性などが挙げられる。白血病や多発性骨髄腫の場合，骨髄に比較的均一に腫瘍細胞が分布する一方，骨髄穿刺吸引や骨髄生検は比較的低侵襲に施行できるため，繰り返し腫瘍細胞をサンプリングすることが比較的容易である。一方血液がんのうち悪性リンパ腫では，継時的なモニタリングは主に画像検査によって行われ，再生検は再発時などに限られる。こうした事情のためか，今日までの血液がんにおけるリキッドバイオプシー研究は，悪性リンパ腫に関するものが多い。また，血液がん分野におけるリキッドバイオプシーは，一部例外があるものの circulating tumor cells（CTCs）ではなく cell-free DNA 中の circulating tumor DNA（ctDNA）に焦点を当てたものが多く，micro RNA に関する研究も少数にとどまる。

ここでは筆者らの解析を交えて悪性リンパ腫患者のリキッドバイオプシーに関する知見を紹介する。

10.1 血管免疫芽球性リンパ腫（angioimmunoblastic T-cell lymphoma；AITL）

AITLについては9.2.6で述べたが，本疾患は病理学的にも腫瘍細胞比率が低く多彩な非腫瘍性

細胞の浸潤が見られるという特徴がある。このためリンパ節生検がなされても非特異的炎症と診断されたり，そうでない場合でもしばしば他の悪性リンパ腫との鑑別が問題になる。9.2.6 で述べたとおり，60-70％の症例で *RHOA* 遺伝子にホットスポット変異（G17V）が同定される[2]が，筆者らは患者血清由来 DNA を用いた解析で *RHOA*（G17V）変異が検出できることを示している[94]。*RHOA*（G17V）変異は疾患特異性が非常に高いため，臨床検査として優れた系が確立されれば，生検と並行して行うことにより早期に確定診断を得る，などが可能になると考えられる。

10.2　中枢神経原発悪性リンパ腫
（primary central nervous system lymphoma；PCNSL）

　PCNSL は脳以外には病変を欠くことが多く，現状では診断のためには脳生検が必須である。筆者らのグループを含むいくつかの研究グループは，PCNSL における高頻度変異（60%-80%）として知られる *MYD88*（L265）変異を digital droplet PCR により血清由来 DNA で検出しうることを示している。*MYD88*（L265）変異は PCNSL に特異的ではなく，頻度の差はあるが多くの B 細胞リンパ腫で検出される。一方，悪性リンパ腫以外の脳腫瘍ではほとんど報告がない。このため，脳生検に先立って血清 DNA で情報を得ることができるようになれば，高い確率で PCNSL であろうとの予測に基づいて生検に臨むことができるようになると考えられる。

10.3　血管内大細胞 B 細胞リンパ腫（intravascular large B-cell lymphoma；IVLBCL）

　IVLBCL は細小血管内で腫瘍細胞が増殖し，腫瘤を形成することが稀な B 細胞リンパ腫である。高熱，神経学的症候，呼吸不全などの症候が契機となって医療機関を受診することが多い。悪性リンパ腫を想起しにくく，想起したとしても腫瘤形成がないゆえに生検すべき部位がはっきりしない。ランダム皮膚生検（一見正常な皮膚を 3-5 カ所生検し，皮下脂肪織に含まれる細小血管内に腫瘍を検出する）や骨髄生検，PET-CT 陽性部位の生検が行われるが，初回の生検で診断がつかないことも少なくなく，診断が困難な疾患である[96]。

　IVLBCL のゲノム異常は先ごろまで明らかになっていなかったが，筆者らは血清/血漿由来 cfDNA と腫瘍細胞を含む組織由来 DNA（tdDNA），頬粘膜由来 DNA をペアとしてターゲットシークエンシングを行い，*MYD88*（L265P）変異と *CD79B*（Y196C/H）変異が高率に認められることを示した[97]。また，tdDNA で検出された変異を cfDNA で検出する感度は 100％であり，cfDNA 中の変異アリル頻度は tdDNA より高く，cfDNA 中に多量の腫瘍由来 DNA が含まれていることを示した。骨髄生検で診断できなかった症例をリキッドバイオプシーにより早期に診断できた可能性や，再発に先行して cfDNA 中に変異を検出し微小残存病変マーカーとして使用できる可能性も示した。以上から，IVLBCL は診断やモニタリングのためにリキッドバイオプシーが特に有用な疾患と考えられる。

　上述のように，*MYD88*（L265P）変異は多くの B 細胞リンパ腫で同定されるため，リキッドバイオプシーで *MYD88*（L265P）変異が検出されたこと自体で診断に至るわけではない。しかし，B 細胞性リンパ腫の存在を強く示唆するので，臨床像と合わせることで，本疾患あるいは他の B 細胞リンパ腫の診断の強力な補助診断法になる。

文　献

1）E. Tiacci et al.: BRAF mutations in hairy-cell leukemia, *N. Engl. J. Med.*, **364**, 2305-15（2011）.

2）M. Sakata-Yanagimoto et al.: Somatic RHOA mutation in angioimmunoblastic T cell lymphoma, *Nat. Genet.*, **46**, 171-175（2014）.

3）E. Papaemmanuil et al.: Genomic Classification and Prognosis in Acute Myeloid Leukemia, *N. Engl. J. Med.*, **374**, 2209-2221（2016）.

4）A. M. Vannucchi et al.: Ruxolitinib versus standard therapy for the treatment of polycythemia vera, *N. Engl. J. Med.*, **372**, 426-435（2015）.

5）G. Genovese et al.: Clonal Hematopoiesis and Blood-Cancer Risk Inferred from Blood DNA Sequence, *N. Engl. J. Med.*, **371**, 2477-2487（2014）.

6）S. Jaiswal et al.: Age-related clonal hematopoiesis associated with adverse outcomes, *N. Engl. J. Med.*, **371**, 2488-2498（2014）.

7）S. Jaiswal et al.: Clonal Hematopoiesis and Risk of Atherosclerotic Cardiovascular Disease, *N. Engl. J. Med.*, **377**, 111-121（2017）.

8）L. A. Young, G. A. Challen, B. M. Birmann and T. E. Druley: Clonal haematopoiesis harbouring AML-associated mutations is ubiquitous in healthy adults, *Nat. Commun.*, **7**, 12484（2016）.

9）K. Takahashi et al.: Preleukaemic clonal haemopoiesis and risk of therapy-related myeloid neoplasms, a case-control study, *Lancet Oncol.*, **18**, 100-111（2017）.

10）N. K. Gillis et al.: Clonal haemopoiesis and therapy-related myeloid malignancies in elderly patients, a proof-of-concept, case-control study, *Lancet Oncol.*, **18**, 112-121（2017）.

11）S. Abelson et al.: Prediction of acute myeloid leukaemia risk in healthy individuals, *Nature*, **559**, 400-404（2018）.

12）P. Desai et al.: Somatic mutations precede acute myeloid leukemia years before diagnosis, *Nat. Med.*, **24**, 1015-1023（2018）.

13）X. Zhang et al.: Arsenic trioxide, retinoic acid and Ara-c regulated the expression of annexin II on the surface of APL cells, a novel co-receptor for plasminogen/tissue plasminogen activator, *Thromb. Res.*, **106**, 63-70（2002）.

14）J. D. Rowley, H. M. Golomb and C. Dougherty: 15/17 translocation, a consistent chromosomal change in acute promyelocytic leukaemia, *Lancet*, **1**, 549-550（1977）.

15）A. Kakizuka et al.: Chromosomal translocation t（15;17）in human acute promyelocytic leukemia fuses RAR alpha with a novel putative transcrip-

tion factor, PML. *Cell*, **66**, 663-674（1991）.

16）M. E. Huang et al.: Use of all-trans retinoic acid in the treatment of acute promyelocytic leukemia, *Blood*, **72**, 567-572（1988）.

17）Z. X. Shen et al.: Use of arsenic trioxide（As2O3）in the treatment of acute promyelocytic leukemia（APL）, II. Clinical efficacy and pharmacokinetics in relapsed patients, *Blood*, **89**, 3354-3360（1997）.

18）Cancer Genome Atlas Research Network, T. C. G. A. R. et al.: Genomic and epigenomic landscapes of adult de novo acute myeloid leukemia, *N. Engl. J. Med.*, **368**, 2059-2074（2013）.

19）M. L. Slovak et al.: Karyotypic analysis predicts outcome of preremission and postremission therapy in adult acute myeloid leukemia, a Southwest Oncology Group/Eastern Cooperative Oncology Group Study, *Blood*, **96**, 4075-4083（2000）.

20）D. Grimwade et al.: The importance of diagnostic cytogenetics on outcome in AML, analysis of 1,612 patients entered into the MRC AML 10 trial, The Medical Research Council Adult and Children's Leukaemia Working Parties, *Blood*, **92**, 2322-2333（1998）.

21）P. D. Kottaridis et al.: The presence of a FLT3 internal tandem duplication in patients with acute myeloid leukemia（AML）adds important prognostic information to cytogenetic risk group and response to the first cycle of chemotherapy, analysis of 854 patients from the United Kingdom Medical Research Council AML 10 and 12 trials, *Blood*, **98**, 1752-1759（2001）.

22）S. P. Whitman et al.: Absence of the wild-type allele predicts poor prognosis in adult de novo acute myeloid leukemia with normal cytogenetics and the internal tandem duplication of FLT3, a cancer and leukemia group B study, *Cancer Res.*, **61**, 7233-7239（2001）.

23）C. Preudhomme et al.: Favorable prognostic significance of CEBPA mutations in patients with de novo acute myeloid leukemia, a study from the Acute Leukemia French Association（ALFA）, *Blood*, **100**, 2717-2723（2002）.

24）S. van Waalwijk, B. van Doorn-Khosrovani et al.: Biallelic mutations in the CEBPA gene and low CEBPA expression levels as prognostic markers in intermediate-risk AML, *Hematol. J.*, **4**, 31-40（2003）.

25）K. Dohner et al.: Mutant nucleophosmin（NPM1）predicts favorable prognosis in younger adults with acute myeloid leukemia and normal cytogenetics, interaction with other gene mutations,

Blood, **106**, 3740–3746（2005）.

26）R. G. W. Verhaak et al.: Mutations in nucleophosmin（NPM1）in acute myeloid leukemia（AML）, association with other gene abnormalities and previously established gene expression signatures and their favorable prognostic significance, *Blood*, **106**, 3747–3754（2005）.

27）S. Schnittger et al.: Nucleophosmin gene mutations are predictors of favorable prognosis in acute myelogenous leukemia with a normal karyotype, *Blood*, **106**, 3733–3739（2005）.

28）T. Suzuki et al.: Clinical characteristics and prognostic implications of NPM1 mutations in acute myeloid leukemia, *Blood*, **106**, 2854–2861（2005）.

29）J. P. Patel et al.: Prognostic relevance of integrated genetic profiling in acute myeloid leukemia, *N. Engl. J. Med.*, **366**, 1079–1089（2012）.

30）L. Bullinger, K. Döhner and H. Döhner: Genomics of Acute Myeloid Leukemia Diagnosis and Pathways, *J. Clin. Oncol*, **35**, 934–946（2017）.

31）R. M. Stone et al.: Midostaurin plus Chemotherapy for Acute Myeloid Leukemia with a FLT3 Mutation, *N. Engl. J. Med.*, **377**, 454–464（2017）.

32）E. M. Stein et al.: Enasidenib in mutant IDH2 relapsed or refractory acute myeloid leukemia, *Blood*, **130**, 722–731（2017）.

33）M. W. Deininger, J. M. Goldman and J. V. Melo: The molecular biology of chronic myeloid leukemia, *Blood*, **96**, 3343–3356（2000）.

34）B. J. Druker et al.: Five-year follow-up of patients receiving imatinib for chronic myeloid leukemia, *N. Engl. J. Med.*, **355**, 2408–2417（2006）.

35）T. P. Hughes et al.: Frequency of major molecular responses to imatinib or interferon alfa plus cytarabine in newly diagnosed chronic myeloid leukemia, *N. Engl. J. Med.*, **349**, 1423–1432（2003）.

36）N. C. P. Cross, H. E. White, M. C. Müller, G. Saglio and A. Hochhaus: Standardized definitions of molecular response in chronic myeloid leukemia, *Leukemia*, **26**, 2172–2175（2012）.

37）F.-X. Mahon et al.: Discontinuation of imatinib in patients with chronic myeloid leukaemia who have maintained complete molecular remission for at least 2 years, the prospective, multicentre Stop Imatinib（STIM）trial, *Lancet Oncol*, **11**, 1029–1035（2010）.

38）D. M. Ross et al.: Safety and efficacy of imatinib cessation for CML patients with stable undetectable minimal residual disease, results from the TWISTER study, *Blood*, **122**, 515–522（2013）.

39）P. Rousselot et al.: Loss of major molecular response as a trigger for restarting tyrosine kinase inhibitor therapy in patients with chronic-phase chronic myelogenous leukemia who have stopped imatinib after durable undetectable disease, *J. Clin. Oncol*, **32**, 424–430（2014）.

40）J. Imagawa et al.: Discontinuation of dasatinib in patients with chronic myeloid leukaemia who have maintained deep molecular response for longer than 1 year（DADI trial）, a multicentre phase 2 trial, *Lancet Haematol*, **2**, e528–535（2015）.

41）E. J. Baxter et al.: Acquired mutation of the tyrosine kinase JAK2 in human myeloproliferative disorders, *Lancet*, **365**, 1054–1061（2005）.

42）R. L. Levine et al.: Activating mutation in the tyrosine kinase JAK2 in polycythemia vera, essential thrombocythemia and myeloid metaplasia with myelofibrosis, *Cancer Cell*, **7**, 387–397（2005）.

43）R. Kralovics et al.: A Gain-of-Function Mutation of *JAK2* in Myeloproliferative Disorders, *N. Engl. J. Med.*, **352**, 1779–1790（2005）.

44）L. M. Scott et al.: JAK2 exon 12 mutations in polycythemia vera and idiopathic erythrocytosis, *N. Engl. J. Med.*, **356**, 459–468（2007）.

45）A. D. Pardanani et al.: MPL515 mutations in myeloproliferative and other myeloid disorders, a study of 1182 patients, *Blood*, **108**, 3472–3476（2006）.

46）J. Nangalia et al.: Somatic, *CALR* Mutations in Myeloproliferative Neoplasms with Nonmutated, *JAK2*, *N. Engl. J. Med.*, **369**, 2391–2405（2013）.

47）T. Klampfl et al.: Somatic Mutations of Calreticulin in Myeloproliferative Neoplasms, *N. Engl. J. Med.*, **369**, 2379–2390（2013）.

48）A. Tefferi et al.: Long-term survival and blast transformation in molecularly annotated essential thrombocythemia, polycythemia vera and myelofibrosis, *Blood*, **124**, 2507–2513（2014）.

49）C. Harrison et al.: JAK inhibition with ruxolitinib versus best available therapy for myelofibrosis, *N. Engl. J. Med.*, **366**, 787–798（2012）.

50）S. Verstovsek et al.: A double-blind, placebo-controlled trial of ruxolitinib for myelofibrosis, *N. Engl. J. Med.*, **366**, 799–807（2012）.

51）T. Haferlach et al.: Landscape of genetic lesions in 944 patients with myelodysplastic syndromes, *Leukemia*, **28**, 241–247（2014）.

52）K. Yoshida et al.: Frequent pathway mutations of splicing machinery in myelodysplasia, *Nature*, **478**, 64–69（2011）.

53）E. Papaemmanuil et al.: Clinical and biological implications of driver mutations in myelodysplastic syndromes, *Blood*, **122**, 3616–3627（2013）.

54） E. Papaemmanuil et al.: Somatic SF3B1 mutation in myelodysplasia with ring sideroblasts, *N. Engl. J. Med.*, **365**, 1384–1395（2011）.

55） R. K. Schneider et al.: Role of Casein Kinase 1A1 in the Biology and Targeted Therapy of del（5q）MDS, *Cancer Cell*, **26**, 509–520（2014）.

56） J. Krönke et al.: Lenalidomide induces ubiquitination and degradation of CK1α in del（5q）MDS, *Nature*, **523**, 183–188（2015）.

57） P. Fenaux et al.: Efficacy of azacitidine compared with that of conventional care regimens in the treatment of higher–risk myelodysplastic syndromes, a randomised, open–label, phase III study, *Lancet Oncol*, **10**, 223–232（2009）.

58） R. Bejar et al.: Clinical effect of point mutations in myelodysplastic syndromes, *N. Engl. J. Med.*, **364**, 2496–2506（2011）.

59） L. Malcovati et al.: Clinical significance of SF3B1 mutations in myelodysplastic syndromes and myelodysplastic/myeloproliferative neoplasms, *Blood*, **118**, 6239–6246（2011）.

60） R. Itzykson et al.: Impact of TET2 mutations on response rate to azacitidine in myelodysplastic syndromes and low blast count acute myeloid leukemias, *Leukemia*, **25**, 1147–1152（2011）.

61） R. Bejar et al.: TET2 mutations predict response to hypomethylating agents in myelodysplastic syndrome patients, *Blood*, **124**, 2705–2712（2014）.

62） T. Braun et al.: Molecular predictors of response to decitabine in advanced chronic myelomonocytic leukemia: a phase 2 trial, *Blood*, **118**, 3824–3831（2011）.

63） M. Tobiasson et al.: Mutations in histone modulators are associated with prolonged survival during azacitidine therapy, *Oncotarget*, **7**, 22103–22115（2016）.

64） F. Traina et al.: Impact of molecular mutations on treatment response to DNMT inhibitors in myelodysplasia and related neoplasms, *Leukemia*, **28**, 78–87（2014）.

65） M. T. Cedena et al.: Mutations in the DNA methylation pathway and number of driver mutations predict response to azacitidine in myelodysplastic syndromes, *Oncotarget*, **8**, 106948–106961（2017）.

66） 千葉滋：骨髄異形成症候群および急性骨髄性白血病の治療における DNA メチル化阻害剤の効果予測バイオマーカー, 臨床血液, **59**, 594–601（2018）.

67） H. Inaba, M. Greaves and C. G. Mullighan: Acute lymphoblastic leukaemia, *Lancet*, **381**, 1943–1955（2013）.

68） M. Yilmaz, H. Kantarjian and E. Jabbour: Treatment of acute lymphoblastic leukemia in older adults, now and the future, *Clin. Adv. Hematol. Oncol*, **15**, 266–274（2017）.

69） I. Iacobucci and Mullighan: C. G. Genetic Basis of Acute Lymphoblastic Leukemia, *J. Clin. Oncol*, **35**, 975–983（2017）.

70） M. Yanada et al.: High Complete Remission Rate and Promising Outcome by Combination of Imatinib and Chemotherapy for Newly Diagnosed *BCR─ABL* –Positive Acute Lymphoblastic Leukemia, A Phase II Study by the Japan Adult Leukemia Study Group, *J. Clin. Oncol*, **24**, 460–466（2006）.

71） E. Brissot et al.: Tyrosine kinase inhibitors improve long–term outcome of allogeneic hematopoietic stem cell transplantation for adult patients with Philadelphia chromosome positive acute lymphoblastic leukemia, *Haematologica*, **100**, 392–399（2015）.

72） S. Chiaretti and R. Foa: Management of adult Ph–positive acute lymphoblastic leukemia, *Hematology*, **2015**, 406–413（2015）.

73） B. Wood et al.: Measurable residual disease detection by high–throughput sequencing improves risk stratification for pediatric B–ALL, *Blood*, **131**, 1350–1359（2018）.

74） A. P. Weng et al.: Activating Mutations of NOTCH1 in Human T Cell Acute Lymphoblastic Leukemia, *Science*, **306**, 269–271（2004）.

75） P. Van Vlierberghe and A. Ferrando: The molecular basis of T cell acute lymphoblastic leukemia, *J. Clin. Invest.*, **122**, 3398–3406（2012）.

76） M. Seki et al.: Recurrent SPI1（PU.1）fusions in high–risk pediatric T cell acute lymphoblastic leukemia, *Nat. Genet.*, **49**, 1274–1281（2017）.

77） X. S. Puente et al.: Whole–genome sequencing identifies recurrent mutations in chronic lymphocytic leukaemia, *Nature*, **475**, 101–105（2011）.

78） D. A. Landau et al.: Mutations driving CLL and their evolution in progression and relapse, *Nature*, **526**, 525–530（2015）.

79） E. Tiacci et al.: Targeting Mutant BRAF in Relapsed or Refractory Hairy–Cell Leukemia, *N. Engl. J. Med.*, **373**, 1733–1747（2015）.

80） S. P. Treon et al.: MYD88 L265P somatic mutation in Waldenstrom's macroglobulinemia, *N. Engl. J. Med.*, **367**, 826–833（2012）.

81） S. P. Treon et al.: Ibrutinib in previously treated Waldenström's macroglobulinemia, *N. Engl. J. Med.*, **372**, 1430–1440（2015）.

82） S. P. Treon et al.: Ibrutinib Monotherapy in Symptomatic, Treatment–Naïve Patients With

Waldenström Macroglobulinemia, *J. Clin. Oncol.* doi:10.1200/JCO.2018.78.6426

83) A. Pastore et al.: Integration of gene mutations in risk prognostication for patients receiving first-line immunochemotherapy for follicular lymphoma, a retrospective analysis of a prospective clinical trial and validation in a population-based registry, *Lancet Oncol*, **16**, 1111–1122（2015）.

84) F. Scherer et al.: Distinct biological subtypes and patterns of genome evolution in lymphoma revealed by circulating tumor DNA, *Sci. Transl. Med.*, **8**, 364ra155（2016）.

85) C. P. Hans et al.: Confirmation of the molecular classification of diffuse large B-cell lymphoma by immunohistochemistry using a tissue microarray, *Blood*, **103**, 275–282（2004）.

86) R. Schmitz et al.: Genetics and Pathogenesis of Diffuse Large B-Cell Lymphoma, *N. Engl. J. Med.*, **378**, 1396–1407（2013）.

87) D. Vallois et al.: Activating mutations in genes related to TCR signaling in angioimmunoblastic and other follicular helper T-cell-derived lymphomas, *Blood*, **128**, 1490–1502（2016）.

88) M. Fujisawa et al.: Activation of RHOA-VAV1 signaling in angioimmunoblastic T-cell lymphoma, *Leukemia*, **32**, 694–702（2018）.

89) N. Tsuyama, K. Sakamoto, S Sakata, A. Dobashi and K. Takeuchi: Anaplastic large cell lymphoma, pathology, genetics and clinical aspects, *J. Clin.* *Exp. Hematop.*, **57**, 120–142（2017）.

90) A. Palumbo and K. Anderson: Multiple Myeloma, *N. Engl. J. Med.*, **364**, 1046–1060（2011）.

91) P. L. Bergsagel: Where We Were, Where We Are, Where We Are Going, Progress in Multiple Myeloma, *Am. Soc. Clin. Oncol. Educ. B.*, **34**, 199–203（2014）.

92) J. G. Lohr et al.: Widespread Genetic Heterogeneity in Multiple Myeloma: Implications for Targeted Therapy, *Cancer Cell*, **25**, 91–101（2014）.

93) S. Kumar et al.: Efficacy of venetoclax as targeted therapy for relapsed/refractory t(11;14) multiple myeloma, *Blood*, **130**, 2401–2409（2017）.

94) M. Sakata-Yanagimoto et al.: Detection of the circulating tumor DNAs in angioimmunoblastic T- cell lymphoma, *Ann Hematol.*, **96**, 1471–1475（2017）.

95) K. Hattori et al.: Clinical significance of disease-specific MYD88 mutations in circulating DNA in primary central nervous system lymphoma, *Cancer Sci*, **109**, 225–230（2018）.

96) K. Shimada, T. Kinoshita, T. Naoe and S. Nakamura: Presentation and management of intravascular large B-cell lymphoma, *Lancet Oncol*, **10**, 895–902（2009）.

97) Y. Suehara et al.: Liquid biopsy for the identification of intravascular large B-cell lymphoma, *Haematologica*, **103**, e241–e244（2018）.

第2編　がんを中心とした治療分野におけるプレシジョン・メディシンの進展

第3章　効果的ながん免疫療法のためのバイオマーカー探索

第1節　免疫チェックポイント阻害薬の バイオマーカー

慶應義塾大学　河上　裕

1. はじめに

　免疫チェックポイント阻害薬（PD-1/PD-L1，CTLA4阻害抗体）は多くのがん種で治療効果を示すが，単独投与での奏効率は10～30％程度であり，治療効果の期待できる症例の選択，治療の継続必要性の決定，免疫療法の種類の決定（免疫チェックポイント阻害薬あるいはT細胞養子免疫療法など），複合がん免疫療法の併用薬の決定などのためのバイオマーカーが必要である。バイオマーカーは治療標的にもなり得る。その同定のためには，がん種ごとに，同じがんでもサブタイプごとに，患者ごとに異なるがん免疫病態の解明が必要である。バイオマーカーには，腫瘍抗原特異的なT細胞がエフェクターとなる場合は，がん種を超えて，その誘導・効果相に関与する因子やがん免疫応答を抑制する共通の機序に関与する因子など，がん種を超えて利用できる共通のバイオマーカーが想定される。一方，がん種ごとに特有なエフェクター機構や免疫抑制機構に関与するがん種ごとにユニークなバイオマーカーも想定される。バイオマーカー同定のためには，特に免疫介入臨床試験におけるリバーストランスレーショナルリサーチ（TR）が重要であり，治療前後の臨床検体を用いた，コンピューターを用いたマルチオミクス解析や体系的な免疫解析が重要である。

2. 免疫チェックポイント阻害薬反応性と関係するヒトがん免疫病態

　免疫チェックポイント阻害薬の反応性には，患者のがん免疫状態が深く関与する。最近，がん免疫療法だけでなく，化学療法，放射線治療，外科手術後の予後においても，がん免疫病態が関係することが報告されている。そこでがん免疫病態の多様性と機序の解明がバイオマーカーの同定のキーとなる。逆に，免疫チェックポイント阻害治療における臨床検体を用いたリバースTRが，ヒトがん免疫病態の解明に多大な貢献をした点は重要である。PD-1/PD-L1阻害では，治療前から抗腫瘍T細胞が誘導され，腫瘍組織に集積している状態（T cell inflamed）と集積していない状態（non-T cell inflamed）に大きく分けられる。T cell inflamed状態では，腫瘍抗原特異的T細胞ががん細胞を認識して分泌するIFN-γなどのサイトカインが，がん細胞や周辺のマクロファージにPD-L1やIDO（トリプトファン（Trp）を代謝して，T細胞の機能に必要なTrpの欠乏と免疫抑制生Kynを産生させる）やCSF（CSF1Rなどを介して免疫抑制性TAMやMDSCの動員を促進する）の発現を誘導し，PD-1陽性エフェクターCD8$^+$T細胞（Teff）を抑制

し，その結果，がん細胞の排除は起こらない（adaptive immune resistance）。活性化 Teff は疲弊して PD-1$^+$ CTLA4$^+$ exhausted CD8$^+$T 細胞（Tex）になる。Partial Tex は PD-1/PD-L1 阻害により再活性化するが，エピジェネテック変化により完全に疲弊した complete Tex は再活性化されない。

　PD-1/PD-L1 阻害抗体投与後には，特定の PD-1$^+$CTLA4$^+$CD8$^+$T 細胞などの分裂増殖が認められ，治療効果に関与する。PD-1/PD-L1 阻害後，腫瘍内で増殖する T 細胞の T 細胞受容体（TCR）レパトアは縮小し，高免疫原性腫瘍抗原に対する T 細胞の選択的な増殖が起こると考えられる。この Ki67$^+$CD8$^+$T 細胞の由来については，腫瘍浸潤 T 細胞，あるいは腫瘍外のリンパ組織のメモリーT 細胞から由来するのか，まだ完全には解明されていない。PD-1/PD-L1 阻害の意義として，T 細胞のがん細胞認識・拒絶の効果相と T 細胞増殖の誘導相での効果発現の 2 つの側面が重要と考えられる。T cell inflamed がんでは，PD-1/PD-L1 抗体単独投与でも治療効果が期待できる。T 細胞が浸潤していても，腫瘍抗原特異的でない bystander T 細胞であったり，他の原因もあり，IFN-γ 分泌などの機能が障害されていたり，腫瘍内に浸潤できない場合など，さまざまな理由で，がん細胞を排除できない場合も多く，T 細胞の浸潤状態（hot tumor）だけで，免疫チェックポイント阻害薬の反応性が決まるわけではない。

　ナイーブ T 細胞（Tn）からの免疫誘導相に強く関与する CTLA4 は，その阻害による Tn 活性化増強作用により TCR レパトアを広げる作用があり，より多くの腫瘍抗原に対して T 細胞を誘導して，non-T cell inflamed 状態を T cell inflamed に変える場合もあると考えられている。悪性黒色腫の抗 PD-1 抗体と抗 CTLA4 抗体の併用治療では，奏効率を 30％から 60％に上昇したが，治療前に PD-L1 陰性の症例だけで，併用により生存が有意に上がった。すなわち PD-L1 陰性non-T cell inflamed 症例で T cell inflamed 状態に変わり，PD-1 抗体が効くようになった可能性がある。また CTLA4 抗体は，CTLA4 を恒常的に発現する免疫抑制性の制御性 T 細胞（Treg）の除去や免疫抑制活性の低下により，抗腫瘍効果を示す可能性もある。Treg の免疫抑制作用が強いマウス腫瘍モデルでは，抗 CTLA4 抗体の腫瘍内 Treg 除去作用は抗腫瘍効果において重要であるが，ヒトの抗腫瘍効果において，どこまで抗 CTLA4 抗体の Treg 除去作用が重要かについては，まだ議論の余地がある。マウスモデルとヒトでの病態については，違いも多く，常に十分な検討が必要である。

　多くのがんでは，実際 non-T cell inflamed 状態である場合が多く（primary immune resistance），その病態の解明が免疫チェックポイント阻害療法において，治療効果を期待できる症例の選択，がん治療法の選択，複合がん免疫療法の併用薬の選択において重要である。治療前の免疫状態を規定する因子の 1 つは，DNA 突然変異由来のネオ抗原やがん精巣抗原などの免疫原性の高い T 細胞の標的腫瘍抗原の存在である。UV 誘導悪性黒色腫や喫煙関連肺がん，DNA ミスマッチ修復酵素により起こる MSI（microsatellite instability）がんなどの多数のパッセンジャーDNA 変異が生じるがんでは，T 細胞標的抗原も多く，T cell inflamed になりやすい。一方，EGFR 変異や ALK 変異などのスーパードライバー変異を持つ非喫煙肺腺がんや若年者に起こりやすい造血器腫瘍や肉腫などでは，DNA 突然変異数も少なく，シグナル活性化による免疫抑制系の作動も加わり，抗腫瘍 T 細胞は誘導されず non-T cell inflamed になりやすい。しかし，ネ

オ抗原が多数存在しても，抗腫瘍免疫応答に負の因子の存在のために CD8$^+$T 細胞の誘導や腫瘍浸潤が妨げられ，non-T cell inflamed となる場合は多い。例えば，悪性黒色腫では，β-catenin や AKT（PTEN 欠失）シグナルの亢進は，腫瘍抗原特異的 T 細胞の誘導に必要な樹状細胞をリクルートするケモカインの低下や免疫抑制性 VEGF 産生などのために，また TGF-β などが関与する間葉系がん微小環境では，non-T cell inflamed となり，PD-1/PD-L1 阻害が奏効しない。また aneuploidy などの chromosome SCNA（somatic copy number alteration）でも，機序は不明であるが non-T cell inf.amed になる。T 細胞標的抗原が存在する場合は，non-T cell inflamed でも，負の因子の除去や正の因子の追加などにより，PD-1/PD-L1 阻害が効く T cell inflamed 状態に返還できる可能性がある。

がん微小環境では，がん細胞が解糖系優位で（Warburg 効果），低酸素で，グルコース・エネルギー代謝，核酸（ATP，アデノシン），脂質（プロスタグランジン，コレステロール，脂肪酸），アミノ酸（グルタミン，アルギニン，トリプトファン）代謝が異常な状態にある。がん細胞と似て，解糖系とグルタミンを必要とするエフェクター CD8$^+$T 細胞は，腫瘍組織内では代謝競合状態となり，ミトコンドリア機能も低下しており，機能障害が起こっている。逆に Treg，MDSC（myeloid derived suppressor cell），M2-TAM（tumor associated macrophage）などは，脂肪酸酸化（FAO）などでミトコンドリア機能を維持して，がん微小環境は免疫抑制状態となっている。さらに，腸内細菌叢が免疫チェックポイント阻害薬の反応性と相関することが示されており，良い細菌群は腸管の樹状細胞の活性化，さらに全身の抗腫瘍 T 細胞応答を増強して，免疫療法が効きやすい免疫状態にしている可能性が報告されている。

以上のように，治療前のヒトがん免疫病態には大きな個人差があり，免疫チェックポイント阻害薬を含めて，広くがん治療の反応性や予後に関与する。その原因として，がん細胞の遺伝子異常（個々の患者で異なるパッセンジャー DNA 変異由来腫瘍特異的な変異ペプチド（ネオ抗原）に対する抗腫瘍 T 細胞誘導，がん遺伝子・シグナル活性化による免疫抑制系の作動，T 細胞誘導系に重要なケモカイン・サイトカインなどの遺伝子欠失，その他のゲノム・エピゲノム異常）を主因として，HLA タイプも含む免疫関連遺伝子の多型（SNP）で規定される患者免疫応答能，さらに腸内細菌叢，喫煙，UV，食事・肥満，ストレスなどの環境因子も関係することが分かりつつある。これらの因子は症例ごとに異なるので，これらの状態の適切な評価は免疫チェックポイント阻害薬のバイオマーカー，さらに治療標的となり得る。現時点では，臨床では腫瘍組織 PD-L1 発現しかバイオマーカーとして認められていないが，将来的には，上記のがん免疫病態に基づいた代表的なバイオマーカーの複数の組合せにより，治療効果の予測や治療継続必要性の評価，複合免疫療法における適切な併用薬の選択などが可能になると考えられる。

3. 腫瘍組織バイオマーカー

腫瘍組織の経時的採取は臨床では簡単ではないが，免疫病態や抗腫瘍免疫応答の評価において腫瘍組織バイオマーカーは大変重要である。上記のがん免疫応答に関与するさまざまな因子がバイオマーカーとなり得る（表1）。がん細胞の内因的因子として，がんの遺伝性異常はバイオマー

カーとなり得る。抗腫瘍 T 細胞の標的抗原の元となる DNA 変異などを，全エクソンシークエンスや 300 以上の target シークエンスデータから推定する DNA 全突然変異数（total mutation burden；TMB）や，さらに高免疫原性ネオ抗原を推定するアルゴリズム（DNA 変異分子の発現，ペプチド処理能，患者 HLA への結合能，特に変異による HLA 結合能の増加度，外来抗原との相同性など）により推定される高免疫原性ネオ抗原数，また DNA 変異の原因となる DNA 修復などに関与する分子の変異や発現異常（MMR（hMLH1）など，POLE/D，BRCA1/2 など）が，免疫チェックポイント阻害薬の正のバイオマーカーとなり得る。

表 1　免疫チェックポイント阻害薬のバイオマーカー候補

●腫瘍組織

- ・CD8⁺T 細胞（pTex など），Teff/IFN-γ signature，PD-L1（がん細胞，免疫細胞）
- ・がん細胞遺伝子異常（突然変異数，DNA 修復系，がん遺伝子，SCNA など）
- ・TGF-β，間葉系環境
- ・網羅的遺伝子発現解析（transcriptome）
- ・各種代謝状態

●血液

- ・免疫細胞（Ki67⁺CD8⁺pTex，Tm 細胞，MDSC，Treg，ALC/NLR など）
- ・可溶性因子（CRP，サイトカインなど）
- ・遺伝的免疫体質（多型 SNPs，HLA タイプ）
- ・Liquid biopsy（がん組織状態の反映：がん細胞，免疫細胞など）

●環境因子

- ・腸内細菌叢
- ・食事・肥満
- ・ストレス

治療前（がん細胞，免疫状態）・治療早期（免疫反応）

　逆にがん遺伝子（β-カテニン，AKT/PTEN，EGFR，ALK など）の変異や発現増加，それによるケモカイン・サイトカインなどの低下（CCL4，CXCL13，IL15 など）や増加（VEGF，COX2/PGE2 など）など，さらに aneuploidy などの SCNA やエピゲノム異常は，免疫チェックポイント阻害薬の負のバイオマーカーになり得る。また，TGF-β，組織修復，EMT，血管新生などと関連する間葉系遺伝子発現パターン，JAK1/JAK2 遺伝子変異などによる T 細胞が分泌する IFN-γ へのがん細胞の反応性低下，HLA/β ミクログロブリンなどの抗原提示・処理に関わる分子の異常なども負のバイオマーカーになり得る。

　また，解糖系の高亢進などのエネルギー代謝異常，IDO 発現による trp 代謝異常，Arginase 発現による arg 代謝異常などのアミノ酸代謝異常，CD39/CD73 ectnuclease 発現による細胞外 ATP 分解産物 adenosine の産生などの核酸代謝異常，COX2 による PG-E2 産生などの脂質代謝異常なども，免疫抑制につながるので，それぞれ負のバイオマーカーになり得る。腸内細菌叢も免疫チェックポイント阻害薬の反応性，治療後予後と正に負に相関することが報告され，正にも負にもバイオマーカーになり得る。正と負の腸内細菌叢の比は，抗 PD-1 抗体の治療効果とより相関するとの報告もある。患者の免疫応答体質として，多様な HLA クラス I を持つ患者のほうが，

より多くのネオ抗原を提示できるためか，抗 PD–1 抗体の反応性が高いとの報告もあり，また正と負に相関する特定の HLA タイプも報告されている。

　腫瘍組織のがん細胞や免疫細胞の PD–L1 発現は，バイオマーカーとして臨床で利用され，PD–L1＞50％ 発現する肺がんでは抗 PD–1 抗体のファーストライン治療が承認されている。しかし，PD–L1 発現評価法の問題点（不均一発現，動的発現，内因性発現，評価法の違いなど）も多く，完全なバイオマーカーではない。実際，PD–L1 発現陰性症例でも，奏効率は低いが抗 PD–1 抗体の治療効果が得られる場合があるので，PD–L1 発現で患者の選択はできず，理想的な companion 診断ではなく complementary 診断である。

　腫瘍組織の免疫状態もバイオマーカーになる。治療前の腫瘍組織に TNF–α 産生低下を認める partial Tex（PD–1^{hi} CTLA4^{hi} CD8$^+$）が多いこと，T 細胞反応として，Teff シグニチャー（CD8，GZM，PFN など）や IFN–γ シグニチャー（CXCL9/10，HLA など）が存在することなどの，免疫染色法，Flow cytometry，Nanostring 法，cDNA マイクロアレイや RNA–seq などによる評価により，正に相関するバイオマーカーになり得る。

　免疫チェックポイント阻害治療後早期の腫瘍内では，抗腫瘍免疫応答が強く検出でき，より明確なバイオマーカーになり得る。治療効果が期待できる症例では，腫瘍組織における腫瘍抗原特異的な CD8$^+$T 細胞の選択的増殖（T 細胞レパトアの減少，oligoclonal 増殖），その結果として，治療前よりも強い IFN–γ/Teff シグニチャー，PD–L1 や HLA の発現が認められ，それぞれバイオマーカーになり得る。しかし，治療後の腫瘍生検は簡単ではなく，実臨床には向かない場合は多い。

4. 血液バイオマーカー

　血液は簡単に採取でき，経時的な測定が可能なので，血液バイオマーカーの同定が期待されている（表1）。腫瘍組織の状態を反映する liquid biopsy 的な因子（がん細胞の状態を反映する因子と腫瘍組織の免疫細胞や線維芽細胞などの間質細胞由来の因子）と全身性の因子が考えられる。治療前の血液マーカーとして，末梢血細胞（免疫細胞，循環がん細胞など），血清・血漿中の可溶性分子（サイトカインや可溶性 PD–L1 などのタンパク，cfDNA/mRNA/miRNA などの核酸，アミノ酸など各種代謝産物など）やエクソソーム（タンパク，miRNA など）が測定対象となり，今までに治療前の好中球リンパ球比（NLR），CRP，IL6 などの高値，VEGF 高値，MDSC 高値などと負の相関，抗原感作 CD8$^+$T 細胞の存在と正の相関などが報告されているが，まだ十分に検証はされていない。

　治療後早期の血液では，がん細胞の傷害や減少を反映する細胞や分子の測定も考えられるが，がん免疫療法では，免疫応答の変化を見ることが重要である。PD–1/PD–L1 阻害 2—4 週後には，末梢血中に一過性の CD8$^+$T 細胞（Ki67$^+$PD–1$^+$CTLA4$^+$CD8$^+$T 細胞など）の増殖が認められる。この T 細胞が腫瘍組織の Partial Tex，あるいは腫瘍組織外のリンパ組織のメモリーT 細胞（Tm）から由来するかに関しては，まだ十分に解明されていないが，治療早期の T 細胞増加は PD–1 阻害と正に相関するとの報告がある。また CD8$^+$T 細胞（Teff，Tex）は，腫瘍組織の大き

さとも関係するので，特定の$CD8^+T$細胞と腫瘍サイズの比を用いると，より治療効果と相関するとの報告もある。

5. おわりに

　免疫チェックポイント阻害薬単独の治療効果は限定的であり，個人差が大きいので，バイオマーカーを用いた個別化治療が，無駄な治療をしないために，また医療経済的にも重要である。がん免疫療法においては，単独のバイオマーカーでは不十分なので，将来は複数のバイオマーカーを用いた個別化が期待される。がんのサブタイプ，患者の免疫遺伝体質，腸内細菌叢など，日本人は他の国とは異なることもあるので，日本で日本人患者での解析を進めることは重要である。今後，産官学連携体制で，患者ネットワークの構築，適切な研究倫理管理化での臨床検体の収集・保存体制の整備，マルチオミクス解析拠点の整備，その結果を統合するがん免疫研究者や医師の体制整備を進める必要がある。

文　　献

1 ）D. S. Chen and I. Mellman: Oncology meets immunology, the cancer-immunity cycle, *Immunity*, **39**, 1-10（2013）.

2 ）Y. Kawakami et al.: Improvement of cancer immunotherapy by combining molecular targeted therapy, *Front Oncol*, **3**, 136（2013）.

3 ）がん免疫療法—腫瘍免疫学の最新知見から治療法のアップデートまで—　実免疫チェックポイント阻害の治療効果験医学増刊号，編集河上裕

（2016）.

4 ）D. S. Chen and I. Mellman: Elements of cancer immunity and the cancer-immune set point, *Nature*, **541**, 321-330（2017）.

5 ）T. Yaguchi, Y. Kawakami: Cancer-induced heterogeneous immunosuppressive tumor microenvironments and their personalized modulation, *Int. Immunol*, **28**, 393-399（2016）.

| 第2編 | がんを中心とした治療分野におけるプレシジョン・メディシンの進展 |
| 第3章 | 効果的ながん免疫療法のためのバイオマーカー探索 |

第2節　LC-SCRUM-Japanにおける
希少遺伝子異常陽性肺がんの
遺伝子スクリーニングと治療開発

国立研究開発法人国立がん研究センター　後藤　功一

1. はじめに

　非小細胞肺がんは，病理学的には腺がん，扁平上皮がん，大細胞がん，その他に分類されるが，従来はいずれの組織型においても治療方法，治療効果に大きな差異を認めず，非小細胞肺がんの病理診断さえ得られれば，臨床医は治療法の選択に迷うことはなかった。しかし，2004年にEGFRチロシンキナーゼ阻害剤（EGFR-TKI）の効果予測因子としてEGFR遺伝子変異が発見され，2007年にはALK融合遺伝子が発見された結果，治療体系が大きく変化し，もはや非小細胞肺がんの病理診断だけで治療方針を決定することは困難な時代になっている。現在は非扁平上皮がん，特に腺がんであれば，可能な限り遺伝子解析を実施し，遺伝子変化の結果に基づいてEGFR-TKIやALK-TKIの投与を検討することが求められる。また，PD-L1の免疫染色の結果に基づいて，初回治療から免疫チェックポイント阻害薬を投与するかどうか決定する。さらに，多種類のバイオマーカーを次世代シーケンサー（NGS）を用いて一度に測定し，その結果に基づいて有効な治療を細かく選択する個別化医療の時代が間もなくやってくる。

2. RET融合遺伝子の発見

　2012年2月のNature Medicine誌に，国立がん研究センター研究所とがん研究会および，米国の3つの研究チームから，また2012年3月のGenome Research誌に韓国の研究チームから，肺がんの新しい原因遺伝子としてKIF5B-RET融合遺伝子が報告された[1)-4)]。これら4チームの研究内容をまとめると，KIF5B-RET融合遺伝子は，10番染色体の短腕と長腕にそれぞれ存在するKIF5BとRETの両遺伝子が染色体逆位にともなって融合したものである。その遺伝子産物として，KIF5B内のcoiled-coilドメインにより二量体化して恒常的なキナーゼ活性を示す異常なRET融合キナーゼが産生される。RET融合遺伝子は，ゲノム上での切断点・融合点の違いにより，複数の融合バリアントが報告されている[5)]。

3. RET融合遺伝子の頻度

　上記のように，肺がんの新たなドライバー遺伝子としてRET融合遺伝子が発見され，この融

第2編　がんを中心とした治療分野におけるプレシジョン・メディシンの進展

合遺伝子を有する RET 肺がんが，RET-TKI に感受性であることが示されたことは，非常に喜ばしいことではあるのだが，その頻度が EGFR 遺伝子変異や *ALK* 融合遺伝子と比較してあまりに低いことが，今後の治療開発において最大の障害となった。これまでの報告をまとめてみると，RET 肺がんの頻度は非小細胞肺がんのわずか 1% であり，腺がんだけに絞ってみても 1-2% の頻度である。EGFR 遺伝子変異は腺がんの 50-60%，*ALK* 融合遺伝子は 4-5% に認められるが，これらと比較すると RET 肺がんがいかに希少頻度であるかが容易に理解できる。

このような希少肺がんに対する治療開発を行うためには，対象となる遺伝子異常をいかに効率よくスクリーニングして，臨床試験に結びつけていくかが鍵となる。遺伝子解析技術の進歩にともない，NGS を用いて多くのドライバー遺伝子を短時間で解析することが可能となっており，今後その臨床応用によってスクリーニングされる多種類の希少肺がんに対する治療開発モデルを構築するためにも，RET 肺がんの治療開発は重要なプロジェクトと考えられた。

4. 全国規模の遺伝子スクリーニングネットワーク（LC-SCRUM-Japan）の構築

少数の施設でスクリーニングを行っていても，1-2% の希少頻度の肺がんを見つけることは困難であり，このプロジェクトを成功に導くためには，大規模な遺伝子スクリーニングが可能なプラットホームを構築することが必須であった。そこで，全国規模の遺伝子スクリーニングネットワークとして Lung Cancer Genomic Screening Project for Individualized Medicine in Japan（LC-SCRUM-Japan）を立ち上げ，「RET 融合遺伝子等の低頻度の遺伝子変化陽性肺癌の臨床病理学的，分子生物学的特徴を明らかにするための前向き観察研究」という疫学研究に基づいて，遺伝子スクリーニングを実施する方針が決定された。さらに，この疫学研究の中でスクリーニングされた RET 肺がんを「RET 融合遺伝子を有する局所進行/転移性非扁平上皮非小細胞肺癌患者を対象としたバンデタニブ（ZD6474）の第 II 相試験（LURET study）」に登録して，並行して治療開発を実施するという方針になった。

2013 年 1 月にキックオフミーティングを開催し，2 月より LC-SCRUM-Japan による遺伝子スクリーニングおよび，LURET study が開始となった。

5. LC-SCRUM-Japan における遺伝子スクリーニングの対象について

このプロジェクトの成否は，1% 程度の希少肺がんをいかに効率的にスクリーニングできるかによっている。Memorial Sloan-Kettering Cancer Center から，軽/非喫煙者，非扁平上皮非小細胞肺がん，*EGFR*，*KRAS*，*NRAS*，*BRAF*，*HER2*，*PIK3CA*，*MEK1*，*AKT* のすべての遺伝子変異が陰性で，かつ *ALK* および *ROS1* 融合遺伝子が陰性のコホートを対象として FISH 法で RET 肺がんのスクリーニングを行った結果，31 例中 5 例（16%）が RET 融合遺伝子陽性であったと報告されており[5]，エンリッチコホートを対象にスクリーニングを行えば，1% の希少肺がんでも高頻度でスクリーニングが可能なはずである。幸いにもわが国では，EGFR 遺伝子変異の遺

伝子検査がすでに広く臨床応用されており，LC-SCRUM-Japan も EGFR 遺伝子変異陰性の患者を対象にして遺伝子スクリーニングを行えば，効率的に希少肺がんのスクリーニングが可能になると予測された．この予測に基づいて，EGFR 遺伝子変異陰性肺がんを LC-SCRUM-Japan の対象と規定してスクリーニングを開始した．

6. Multiplex 診断薬を導入した産学連携全国がんゲノムスクリーニング事業「SCRUM-Japan」への発展

　基礎研究の進歩によって発見される多くの遺伝子異常を効率的にスクリーニングして，治療開発へ結びつけていくためには，1つの遺伝子異常のみを対象とした従来の検査方法（singleplex）の組合せでは，検体量，検査時間において，あまりに無駄が多く，もはや限界であることは誰の目にも明らかである．このため，2015年2月より，LC-SCRUM-Japan へ NGS を用いた multiplex 診断薬（Oncomine Comprehensive Assay；OCA）が導入され，消化器がんの遺伝子スクリーニングネットワーク（GI-SCREEN-Japan），17 社の製薬企業（2018年5月現在））との共同研究として，産学連携全国がんゲノムスクリーニング事業（SCRUM-Japan）が開始となった（図1）．OCA は遺伝子変異，遺伝子増幅，融合遺伝子を含む 161 種類の遺伝子異常を NGS を用いて一度に測定する multiplex 診断薬である．SCRUM-Japan は，国家的プロジェクトとして大規模な遺伝子スクリーニングプラットホームを構築し，わが国の治療開発を活性化させ，治療開発における国際的な地位の向上を目指している．

　同時に，LC-SCRUM-Japan における遺伝子スクリーニングの対象を拡大し，2015年3月から II/III 期非扁平上皮非小細胞肺がんと進行扁平上皮がんを対象に加え，2015年7月からは小細胞がんも対象に加えており，現在すべての組織型の肺がんを対象として遺伝子スクリーニングが進

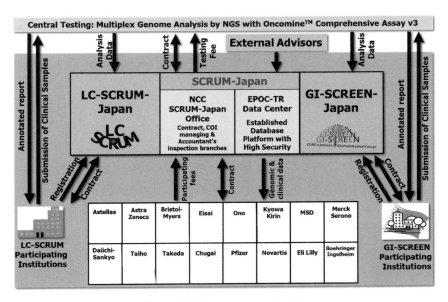

図1　SCRUM-Japan の概要図

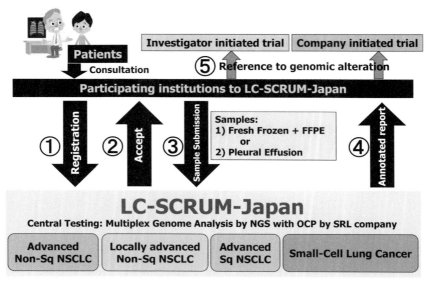

図2 LC-SCRUM-Japanの全体像

行中である（図2）。さらに，2017年5月からは実臨床への貢献度を高めるために，EGFR遺伝子変異陰性のみという適格規準を撤廃し，初回診断時から登録して，EGFR遺伝子変異を含めたすべての遺伝子変化がLC-SCRUM-Japanを活用して診断できるように，登録条件を緩めた。

SCRUM-Japanは，さまざまな分子標的薬の治療開発への貢献を目標としており，スクリーニングされた遺伝子異常に関しては，それらを対象とした医師主導治験，企業治験へ登録を検討することが可能となっている（http://www.scrum-japan.ncc.go.jp/lc_scrum/trial/index.html）。

7. LC-SCRUM-Japanにおける遺伝子スクリーニングの成果

2018月5月現在，LC-SCRUM-Japanには6,440例が登録されており（図3），NGSの解析成功率は92％であり，新鮮凍結検体の登録を義務づけた結果，遺伝子解析に耐えうる良質な検体が登録，保管されている。遺伝子解析の結果，RET融合遺伝子3％，ROS1融合遺伝子4％，ALK融合遺伝子3％，MET ex14 skipping 3％，その他さまざまな希少頻度の遺伝子異常がスクリーニングされ，多くの分子標的治療薬の治療開発へ結びついている[6)-8)]。LC-SCRUM-Japanにおける治療開発を目指した遺伝子スクリーニングは十分な成果を上げており，「有効な治療薬を患者さんの元へ届けること」を唯一の目的として，今後も遺伝子スクリーニングを継続していく予定である。

8. RET肺がんに対する治療開発

LC-SCRUM-Japanの遺伝子スクリーニングは，そもそもRET肺がんに対する治療開発を目指して開始となったプロジェクトであるが，RET肺がんに対するバンデタニブの医師主導治験（LURET study）は，2013年2月より開始となった。2015年3月までにLC-SCRUM-Japanに

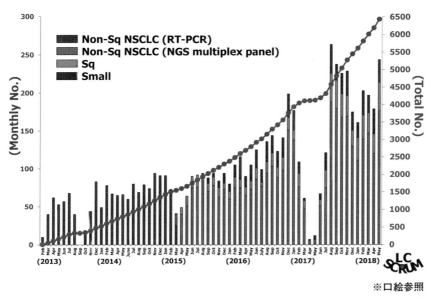

図3　LC-SCRUM-Japanの登録数の推移(6440 patients enrolled as of 2018/5/31)

おいて1,536例の遺伝子スクリーニングを行った結果，34例（2％）のRET肺がんがスクリーニングされ，このうち19例がLURET studyに登録されたため，予定どおり約2年間（2015年5月）で登録が完了した。全例が通常の化学療法が施行されているにもかかわらず（1レジメン施行例37％，2レジメン施行例21％，3レジメン以上施行例42％），奏効割合53％という高い治療効果が報告されている[9]。さらに，少ない登録例の中でのサブグループ解析ではあるが，KIF5B-RETの奏効割合は20％（2/10），CCDC6-RETの奏効割合は83％（5/6）と融合タイプ別に治療効果が異なる可能性が示唆されている。現在，LURET studyの結果に基づいて，バンデタニブの承認申請を目指している。

LURET studyに引き続き，2016年2月からは金沢大学が中心となってRET肺がんに対するアレクチニブの医師主導治験が開始となり，本試験も予定どおり2018年1月までの2年間で34例の登録が完了した。現在，試験結果の解析が進行中であり，経過観察を完了する2019年にその結果が公開される予定である。わが国において，実施が困難と予想された希少なRET肺がんの臨床試験が2本立て続けに成功したことは，わが国の希少フラクションに対する治療開発能力の高さを世界へ強くアピールした結果になり，引き続き2018年6月よりLOXO-292の臨床試験が開始となり，2018年8月現在も進行中である。LOXO-292は第Ⅰ相試験でRET肺がんに対して奏効割合77％いう非常に高い有効性が示されており，*RET*融合遺伝子を特異的に阻害する今後有望な薬剤と考えられる[10]。

9. ROS1肺がんに対するクリゾチニブの適応拡大

RET肺がんに対する治療開発と同時に，ROS1肺がんに対するクリゾチニブの適応拡大を目指した東アジアの治験（OO12-01）が施行された[11]。本治験は，日本，中国，台湾，韓国が参加し

第２編　がんを中心とした治療分野におけるプレシジョン・メディシンの進展

た東アジアの国際共同治験であり，総登録数は 127 例（中国 74 例，台湾 15 例，韓国 12 例），日本からは LC-SCRUM-Japan でスクリーニングされた ROS1 肺がん 26 例が登録されている。奏効割合は 71.7％，QOL の改善も認められており，2014 年に米国から報告された第 I 相試験の結果と同様の高い治療効果が確認されている。本治験の結果に基づき，2017 年 5 月に ROS1 肺がんに対するクリゾチニブの適応拡大が日本でも承認され，同時に LC-SCRUM-Japan のスクリーニングで用いた Amoy RT-PCR キットがコンパニオン診断薬として承認された。これは，開始当初から掲げてきた「有効な治療薬を患者さんの元へ届ける」という LC-SCRUM-Japan の目的が最初に達成された記念すべき最初のプロジェクトである。

10. BRAF 遺伝子変異陽性肺がんに対するダブラフェニブ/トラメチニブの適応拡大

　LC-SCRUM-Japan では，2013 年 10 月～2014 年 6 月に NGS パネルを用いて 201 例のスクリーニング行った結果，BRAF V600E 遺伝子変異陽性肺がん 6 例がスクリーニングされ，このうち 3 例がダブラフェニブ/トラメチニブの有効性を確認するグローバル第 II 相試験へ登録された。その結果，既治療例において奏効割合 63.2％，無増悪生存期間 10.2 カ月という高い治療効果が確認されている[12]。本治験の結果に基づき，ダブラフェニブ/トラメチニブの BRAF V600E 遺伝子変異陽性非小細胞肺がんに対する適応拡大が 2018 年 3 月に日本で承認され，4 月に Oncomine Dx Target Test が本邦初の NGS コンパニオン診断薬として承認されている。LC-SCRUM-Japan の解析データに基づき，この NGS 診断薬はその他の肺がんの主な遺伝子変化のコンパニオン診断薬としても今後承認される予定であり，マルチ診断を用いた個別化医療の重要なステップになると予想される。

11. がん免疫療法のバイオマーカー開発

　免疫チェックポイント阻害剤である抗 PD-1 抗体を用いた肺がん治療では，PD-L1 の発現レベルによって治療効果が異なることが報告されており，PD-L1 の発現が効果予測バイオマーカーとして注目されている。具体的には，肺がん未治療の患者において，腫瘍細胞における PD-L1 の発現割合が高いほど抗 PD-1 抗体の効果が高いことが示されている。ただ，PD-L1 の発現が低い患者に全く効果がないわけではないため，現時点では PD-L1 の発現が真のバイオマーカーかどうかについては課題が残る。

　そこで LC-SCRUM-Japan では，LC-SCRUM-IBIS（Immuno-Oncology Biomarker Study）という免疫組織化学（immunohistochemistry；IHC）による PD-L1 の発現解析を行うプロジェクトを 2017 年 2 月に開始した（**図 4**）。解析には 4 つの抗体（22C3，28-8，SP142，SP263）を用い，それぞれの相関を検討する予定である。また全エクソーム解析も行い，PD-L1 発現や臨床所見，治療効果との関連性を検討し，新規バイオマーカーを探索する。

　2018 年 5 月までに目標の 1,000 例の登録が完了し，その結果が 2018 年 ASCO に発表された[13]。

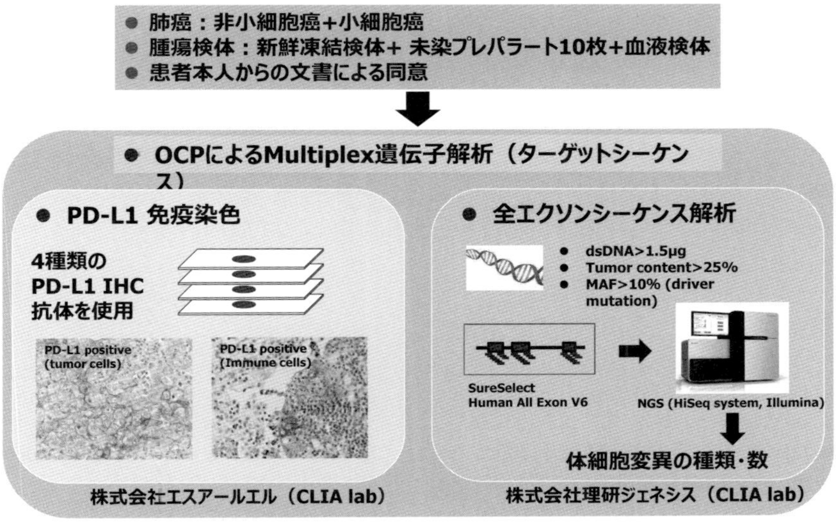

第3章　効果的ながん免疫療法のためのバイオマーカー探索

図4　LC-SCRUM-IBIS

その結果，日本人の非小細胞肺がんにおいて tumor mutation burden（TMB）が高い腫瘍の頻度は約20％であり，これまでの報告と同様に，PD-L1 発現の有無に関わらず，high TMB の腫瘍において免疫チェックポイント阻害薬の効果が高いことが確認された。これらの取組みを通じて，免疫チェックポイント阻害薬の新たなバイオマーカーの同定が進むと確信している。

12. 臨床ゲノムデータベースの確立

　治療開発および遺伝子スクリーニングのプロジェクトと並行して，臨床ゲノムデータベースの構築も進行している。全国の登録患者の臨床データを収集するため，臨床研究コーディネーター（Clinical Research Coordinator；CRC）を参加施設へ派遣し，EDC（Electronic Data Capture）システムを介して臨床データを収集している。ゲノム情報と臨床データを結びつけた質の高い大きなデータベースが構築できれば，疾患レジストリを作成し，希少頻度の遺伝子異常を有するがんの治療開発を行う際のコントロールデータとして活用することが可能となる。

　将来にわたって役立つ臨床ゲノムデータベースを作るためには，まずは SCRUM-Japan を活用してもらうこと，そして日常診療の中で患者の診療データをきちんとカルテに残す習慣が重要と考えている。

13. おわりに

　LC-SCRUM-Japan により，わが国初の遺伝子スクリーニング体制が構築され，1-2％の頻度の希少肺がんであっても，実際にスクリーニングが可能であることが証明された意義は大きい。LC-SCRUM-Japan のような遺伝子スクリーニング基盤の構築は，希少肺がんに対する今後の効率的な治療開発のために重要と考えられ，遺伝子異常に基づいた個別化医療の発展に大きな役割

果たすと考えられる。

　なお，LC-SCRUM-Japan における遺伝子スクリーニングは現在も進行中であり，もし，本稿をお読みになって，LC-SCRUM-Japan への参加を希望される場合は，遠慮なく筆者まで連絡していただきたい。

　最後に，研究の主旨に賛同して協力して下さった患者さん，ご家族，日本中の多くの研究協力者，製薬企業の皆様に，この場を借りて心から御礼を申し上げたい。

文　　献

1）T. Kohno et al.: KIF5 B-RET fusions in lung adenocarcinoma, *Nat Med.*, **18**(3), 375-377（2012）.

2）K. Takeuchi et al.: RET, ROS1 and ALK fusions in lung cancer, *Nat Med.*, **18**(3), 378-381（2012）.

3）D. Lipson et al.: *Nat Med.*, **18**(3), 382-384（2012）.

4）Y. S. Ju et al.: *Genome Res.*, **22**(3), 436-445（2012）.

5）A. Drilon, L. Wang, A. Hasanovic, Y. Suehara, D. Lipson, P. Stephens, J. Ross, V. Miller, M. Ginsberg, M. F. Zakowski, M. G. Kris, M. Ladanyi and N. Rizvi: *Cancer Discov.*, **3**(6), 630-635（2013）.

6）T. Seto, S. Matsumoto, K. Yoh, Y. Fujiwara, T. Yokoyama, K. Nishino, T. Kato, S. Sugawara, M. Shingoji, M. Kodani, K. Ohashi, K. Tsuchihara and K. Goto: Contribution of nationwide genome screening in Japan（LC-SCRUM-Japan）to the development of precision medicine for non-small cell lung cancer, ASCO proceeding Abstr #9085（2018）.

7）T. Sakamoto, S. Matsumoto, E. Sugiyama, K. Yoh, N. Kobayashi, T. Yokoyama, M. Shingoji, T. Kato, H. Aono, S. Hara, S. Sugawara, A. Sekine and K. Goto: Therapeutic and prognostic impact of genetic alterations identified in nationwide genome screening for squamous cell lung cancer（LC-SCRUM-Japan）, ASCO proceeding Abstr #9074（2018）.

8）Y. Ogawa, S. Umemura, H. Murakami, M. Shingoji, N. Kobayashi, T. Shimokawaji, H. Daga, T. Seto, N. Okamoto, H. Aono, Y. Fujiwara, S. Hara, N. Kanaji, S. Matsumoto, H. Udagawa, K. Yoh and K. Goto: Large-scale nationwide genomic screening system for small cell lung cancer in Japan（LC-

SCRUM-Japan）, ASCO proceeding Abstr #8572（2018）.

9）K. Goto et al.: *J Clin Oncol.*, **34**, suppl; abstr 9022（2016）.

10）A. E. Drilon, V. Subbiah, G. R. Oxnard, T. M. Bauer, V. Velcheti, N. J. Lakhani, B. Besse, K. Park, J. D. Patel, M. E. Cabanillas, M. L. Johnson, K. L. Reckamp, V. Boni, H. H. F. Loong, M. Schlumberger, B. Solomon, S. Cruickshank, S. M. Rothenberg, M. H. Shah and L. J. Wirth: A phase 1 study of LOXO-292, a potent and highly selective RET inhibitor, in patients with RET-altered cancers, ASCO proceeding Abstr #102（2018）.

11）Y. L. Wu, J. C. H. Yang, D. W. Kim, S. Lu, J. Zhou, T. Seto, J. J. Yang, N. Yamamoto, M. J. Ahn, T. Takahashi, T. Yamanaka, A. Kemner, D. Roychowdhury, J. Paolini, T. Usari, K. D. Wilner and K. Goto: *J Clin Oncol.*, **36**(14), 1405-1411（2018）.

12）D. Planchard, E. F. Smit, H. J. M. Groen, J. Mazieres, B. Besse, Å. Helland, V. Giannone, A. M. D'Amelio Jr, P. Zhang, B. Mookerjee and B. E. Johnson: *Lancet Oncol.*, **18**(10), 1307-1316（2017）.

13）K. Yoh, S. Matsumoto, K. Nishino, N. Furuya, S. Miyamoto, S. Oizumi, S. Hashimoto, S. Sugawara, M. Kodani, N. Okamoto, S. Hara, Y. Hayashi, N. Motoi, G. Ishii and K. Goto: Immuno-oncology biomarker study in a large cohort of LC-SCRUM-Japan, Assessment of PD-L1 expression and tumor mutation burden in non-small cell lung cancer patients treated with immune checkpoint inhibitors, ASCO proceeding Abstr #9070（2018）.

第2編 がんを中心とした治療分野におけるプレシジョン・メディシンの進展

第3章 効果的ながん免疫療法のためのバイオマーカー探索

第3節 変異遺伝子を標的とした
個別化がん免疫療法の開発

神奈川県立がんセンター **紅露 拓** 神奈川県立がんセンター **笹田 哲朗**

1. はじめに

抗CTLA-4抗体（例：イピリムマブ），抗PD-1/PD-L1抗体（例：ニボルマブ/アテゾリツマブ）など，免疫チェックポイント阻害薬の登場により，がん免疫療法が着目されているが，その奏効率は高くても40％程度にとどまる[1]。チェックポイント阻害薬の作用機序はがん微小環境によるがん細胞に対する免疫反応の阻害を解除することにあるが，もともとがん細胞に対する免疫応答が十分に起こっていないと十分な効果が得られないことが奏効率を一定限度にとどめている原因として考えられる。実際に免疫チェックポイント阻害薬は，遺伝子変異が多く腫瘍細胞の抗原性が高い肺がんやメラノーマなどの疾患で高い効果がみられ，遺伝子変異の数と治療効果にも相関があることが報告されている[2]。一方，がん細胞に対する免疫応答そのものを強化するアプローチとしてがん細胞抗原で免疫を行うがんワクチン療法も試みられている。使用するがん抗原の条件としてがん細胞に特異的であること，免疫原性が高いことが必須であるが，その究極のかたちとして患者のがん組織に特異的に見られる遺伝子変異を標的とする，個別化がんワクチン療法が開発されつつある。本稿では，これまでのがんワクチン療法との違いや技術的なブレイクスルーに触れつつ個別化がんワクチン療法の可能性について述べたい。

2. これまでのがんワクチン療法

一般に特定の抗原に対する免疫応答は該当抗原と免疫賦活剤（アジュバント）を投与することで誘導される。がん細胞そのもの，あるいはがん抗原ペプチド/タンパクとアジュバントを接種することにより抗がん免疫を誘導しようという試みはこれまでに多数試みられてきている。MAGE-A3は胎盤と精巣以外では通常発現しないタンパクである。MAGE-A3陽性の非小細胞肺がんに対しリコンビナントのMAGE-A3を免疫賦活剤とともに投与する治験が行われたが，治療効果は確認されていない[3]。他に膵臓がんに対するVEGFR2ペプチド，乳がんに対するHER2ペプチドによるワクチンなども治療効果は見られず[4)5]，有効性を示したがんワクチンは悪性黒色腫に対するgp100：209-217（210M）ペプチドによるワクチン[6]など，少数にとどまっている。これらの治験が成功しなかった理由として，使われている抗原の免疫原性の低さが指摘されている。これらの抗原は発現部位や発現量の特異性はあるものの，もともとは自己抗原であるために免疫寛容の状態にあり，強い免疫応答を誘導できないことが考えられる。

第２編　がんを中心とした治療分野におけるプレシジョン・メディシンの進展

3. 遺伝子変異によるがん特異的抗原＝ネオアンチゲン

　がん細胞は遺伝子変異が起こることにより不死化や異常増殖能を獲得している。体細胞レベルで起こる遺伝子変異による変異タンパク質は免疫系にとって非自己であり，高い抗原性をもつと考えられる。このようにしてできる抗原をネオアンチゲンと呼ぶ。これらの変異が起こったがん細胞では，変異の起こったタンパク質が細胞内でプロセッシングされ，該当するアミノ酸変異のあるペプチドが HLA クラス I 上に提示されることで免疫系に異物として認識される。これを認識するのは CD8 T 細胞である。すなわち，HLA クラス I に提示される変異ペプチド，すなわちネオエピトープを同定し，これを合成してアジュバントとともに接種することにより強い抗腫瘍免疫を誘導することができると考えられる。

　細胞のがん化に直接関与する遺伝子変異，すなわちドライバー変異は異なる患者で共有されている可能性が高い，該当遺伝子の発現の低下による免疫回避が起こりにくいなどのメリットがあり，がん抗原として有望視されてきた。変異型 KRAS，EGF 受容体バリアント（EGFRvIII），Bcr-Abl，変異型 IDH1 などを標的とする免疫療法の臨床試験が行われているが，一方でこのような患者間で共有される変異はまれであり，対象となる患者が限られること，また，単一あるいは少数の抗原しか治療に使えないこと，といった限界も指摘されている[7]。

4. 次世代シークエンス技術と個別化ネオアンチゲン

　がん細胞に見られる変異の大部分は，細胞のがん化に関わらないいわゆるパッセンジャー変異である。アミノ酸変異を伴うパッセンジャー変異もネオエピトープを作るので，これらを標的に含めることで，より多くのワクチン抗原候補を得ることができる。ただし，パッセンジャー変異は個別の患者で全くランダムに起こり，患者間ではシェアされない。

　そこで，パッセンジャー変異に対するペプチドワクチンはいわゆる personalized medicine としてワクチン抗原を患者ごとに設定する必要が出てくる。正確ながん遺伝子変異一覧（cancer mutanome）を作成することは，個別がんワクチン療法の実現に必要な課題の１つであったが，ゲノム上の任意の箇所に現れる遺伝子変異を検出するために，患者がん細胞と患者正常細胞のゲノム DNA を個別に解析する必要があり，従来は時間的にもコスト的にも実現不可能であった。次世代シークエンス技術（next generation sequence；NGS）およびそのデータを扱うバイオインフォマティック技術の発展により，がん組織と正常組織の全エクソーム配列を比較し，がん関連変異のみを検出することが比較的容易にできるようになった。NGS グレードの DNA サンプルは微量（数 mg）の新鮮，凍結，ホルマリン固定パラフィン包埋試料から調製することが可能である。ただし，小さい生検試料を用いて得られたデータは病変全体のがん変異を網羅しているわけではないことに注意する必要はある。シークエンスデータの比較アルゴリズムは，がんでもっともよく見られる変異である単塩基変異を効率よく見つけることができる。ほかに遺伝子融合や挿入，欠損などにより免疫原性の高いフレームシフトが起こる可能性がある。

5. バイオインフォマティクスによるエピトープ予測の現状

　一般にタンパク質の抗原エピトープは範囲のオーバーラップした部分ペプチドを合成し，それぞれを抗原提示細胞に添加してT細胞の活性化の誘導能を比較することで決定することができる。しかしネオエピトープとなりうるすべての候補ペプチドを用意するのは技術的にもコスト的にも不可能であり，なるべく可能性の高いペプチドを選択する必要がある。

　その条件として，
　①腫瘍組織での発現量が多いタンパク由来であること
　②患者自身のHLAクラスⅠに結合するペプチドであること
が挙げられる。

　この2つは互いに関連していて，例えば発現量の高さがHLAクラスⅠ結合性の低さを補てんしたり，その逆も起こりうる。①について，ネオアンチゲンの発現量はがん組織のRNAseqのリード数から知ることができる。②の絞り込みの方法として，ネオアンチゲン上のアミノ酸配列のHLAへの結合のしやすさをコンピュータ上で予測評価する方法がとられている（図1A）。

　予測アルゴリズムは過去に測定されたHLAとペプチドの親和性のデータベースをもとに機械学習により構築されるので，稀な型のHLAでは利用可能なデータが限られ，十分な予測精度が出せないことが問題である。その点を克服するため，予測アルゴリズムのNetMHCpanではペプチドのアミノ酸配列だけでなく，MHC側のアミノ酸配列の変化も加味した予測アルゴリズムを用いて配列既知のどのHLA-A, -Bについてもリガンド予測ができるようになっている[8]。

　また，後述のように，CD8T細胞のみならずHLAクラスⅡにより誘導されるCD4T細胞の抗腫瘍免疫への関与が注目されており，HLAクラスⅡ結合ペプチドもネオエピトープとしての重

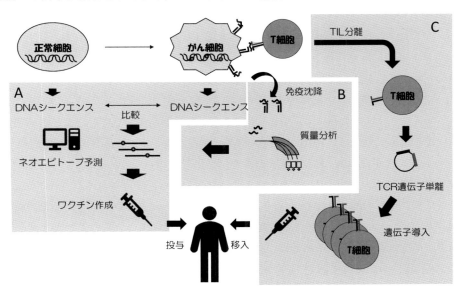

図1　遺伝子変異を標的とするがん個別化療法
A：HLA結合予測によるネオエピトープ選定　B：ペプチド質量分析によるネオエピトープ選定
C：ネオエピトープ特異的TCRのクローニング

要性が高まっている。HLA クラス I が決まった長さのペプチドに結合するのに対して，HLA クラス II は切り揃えられる前の変性タンパクや長いペプチドに結合するため HLA クラス II への結合性予測はさらに難しいとされている。また，HLA クラス II のペプチド結合溝は両端が開いており，結合するペプチドの長さや性質があまり規定されていないことも予測を難しくしていると考えられる。一方，この特性が HLA クラス II のより多様なエピトープを提示できる能力につながっているともいえる。現在，IEDB consensus[9]，NetMHCIIpan[10] などのアルゴリズムで HLA-DR，DP，DQ への結合予測ができるようになっている。

これらの方法で予測されたペプチド配列がすべて実際にネオエピトープとして免疫系に認識されるわけではないことには注意が必要である。Bjerregaad らが既存の報告を調べた結果，1948 の予測ペプチドのうち実際に T 細胞の反応が見られたのは 53 だけであったという[11]。HLA 分子への親和性が高ければ必ず高い抗原性を示すわけではない理由として，例えば変異ペプチドに類似した野生型ペプチドが存在する場合，HLA 上に抗原提示されていても対応する T 細胞クローンがいなかったり，不活化されていたりする可能性がある。また，細胞内プロセスによって実際には作成されないペプチド断片もあるかもしれない。これらの条件を加味してエピトープ予測をするためには野生型ペプチドとの比較アルゴリズムの導入や抗原プロセシングの仕組みのさらなる解明が必要であろう。

6．個別化がんワクチンの実施例

Sahin らの臨床試験では，13 人の術後メラノーマ患者についてエクソームおよび RNA シークエンスが行われ，HLA クラス II への結合予測，HLA クラス I への結合予測，および発現強度に基づきそれぞれの患者に 10 のネオエピトープが選定された。この試験ではペプチドそのものを投与するのではなく，5 つのエピトープをコードする RNA 2 本ずつが合成され，RNA ワクチンとして鼠径リンパ節に経皮接種された。そのうち 8 名はフォローアップ期間中に再発を見なかった。残りの 5 名は再発が見られたが，ワクチンまたはチェックポイント阻害薬に反応が見られた。その中の 1 名はその後抗 PD-1 抗体療法に不応答の転移を生じて死亡したが，この例では再発巣で $\beta 2$ ミクログロブリンの欠損による HLA クラス I の発現不全が生じていたことが判明した[12]。

Ott らによる臨床試験では，10 人の術後メラノーマ患者について腫瘍および正常組織の全エクソームシークエンスが行われ，8 人の変異の多かった患者についてそれぞれ 13〜20 種の発現の高いネオアンチゲンについて自己 HLA クラス I に結合することが予測されるペプチドが合成され，6 人の患者にそれぞれのペプチドが poly-ICLC アジュバントとともに投与さた。その結果，4 名の患者は平均 25 カ月のフォローアップ期間中に再発を見なかった。2 名の患者には再発が起こったが，抗 PD-1 抗体投与により治療効果が見られた。患者末梢血の解析から合計 97 のネオアンチゲンのうち 58 種について特異的 CD4 T 細胞が，15 種について特異的 CD8 T 細胞が誘導されたことが分かった。HLA クラス I に対する結合予測で選定されたペプチドを用いたにもかかわらず CD4T 細胞が優位に活性化された理由として，HLA クラス II の曖昧なペプチド結合特性により今回のペプチドワクチンを提示した可能性と外来抗原を HLA クラス I にクロスプレゼンテー

ションする CLEC9A 陽性樹状細胞がそもそも少ないことが論じられている[13]。

　CD4T 細胞による抗腫瘍効果は近年注目されており，樹状細胞のライセンシング，CD8T 細胞の維持，活性化に加え，直接の抗腫瘍効果も報告されている。例えば Tran らは胆管がん患者の TIL を解析したところ，ネオアンチゲン特異的な CD4T 細胞を同定し，そのクローン T 細胞を患者に移入することでがんが退縮することを報告している[14]。CD8T 細胞が腫瘍細胞表面に提示された抗原を認識して直接腫瘍細胞を傷害するのに対して，CD4T 細胞はさまざまな機能を通して抗腫瘍免疫に関わると考えられる。腫瘍外で TH1 CD4T 細胞は腫瘍細胞から出た抗原を提示している樹状細胞を CD40/CD40L 相互作用で活性化し，成熟した樹状細胞は IL-12 やケモカインを産生するとともに共刺激分子の発現を上昇させる。その結果，CTL の活性化が誘導，維持される。さらに腫瘍内で TH1 CD4T 細胞は IFNγ 分泌により腫瘍細胞の HLA クラス I の発現を増強し，CD8T 細胞による傷害を効果的にするとともに腫瘍細胞に HLA クラス II を誘導することにより，直接腫瘍細胞を殺傷することも考えられる。

7. 質量分析による HLA 結合ペプチドの同定

　より直接的な抗原エピトープの同定法として，がん細胞・組織から HLA を免疫沈降し，結合している抗原ペプチドを質量分析により直接決定する方法もとられている（図 1B）。HLA 上に提示されているペプチドのアミノ酸配列を数千～数万決定し，その中でがん細胞に発現している変異遺伝子由来のものを選定することが技術的に可能となっている。実例を挙げると，Yadav らはマウス腫瘍細胞株の MC-38 と TRAMP-C1 から MHC クラス I を免疫沈降し，それぞれ約 6,000 と約 4,000 の MHC クラス I 結合ペプチドを質量分析により検出した。それぞれの細胞株のゲノム DNA で検出されたアミノ酸変異は 1,290 と 67 あったが，実際に質量分析で検出されたのは MC-38 に 7 つだけであった。しかしそのうちの 3 つは in vivo で実際に T 細胞の反応が見られたことから，質量分析によるネオエピトープの検出は強力なフィルターとなることを実証している[15]。

　これらのデータが利用可能になったことから，最新版の MHC リガンド予測アルゴリズム NetMHC-4.0 では，実際に MHC から溶出されたペプチドの質量分析による同定データベースも機械学習のソースに加え，より正確なリガンド予測を実現している[16]。さらに個別の患者について質量分析による HLA 結合ペプチドの同定を行い，直接個別化ペプチドワクチンの設計を行うことも将来的には選択肢の 1 つとなるであろう。

8. T 細胞移入療法

　がんワクチンが T 細胞の認識するペプチド抗原を投与することによって抗腫瘍免疫を賦活するのに対して，がん抗原を認識する T 細胞を体外で増幅して体内に戻すことで抗腫瘍免疫を賦活する試みもなされてきた。IL-2 などのサイトカインにより試験管内で T 細胞を活性化した患者自己末梢血を移入する LAK 療法は，非特異的に T 細胞を活性化するので抗腫瘍効果は末梢血中にどれだけ腫瘍抗原を認識する T 細胞が存在するかに依存する。より腫瘍特異的な T 細胞を選択

的に増幅するために，実際に腫瘍組織に浸潤している TIL（tumor infiltrating leukocyte）を
ソースに用いることも試みられてきた。Zacharakis らの最新の報告では，これに次世代シークエ
ンス技術を組合せ，非常に興味深い結果を得ている。すなわち，化学療法抵抗性-ホルモン受容
体陽性-転移性乳がんの TIL から single cell sequencing により T 細胞受容体をクローニングし，
反応腫瘍抗原を特定した。その抗原反応性を維持した試験管内増幅 TIL のみを体内に移入し，そ
の際，免疫チェックポイント阻害薬を併用したところ，この患者の転移巣は退縮し，完治に至っ
たというものである[17]。

　本来，抗原性に乏しく免疫療法に不向きとされるホルモン受容体陽性乳がんでこのような結果
が得られたことは，次世代シークエンスを活用してより確実に抗原応答性をもつ T 細胞を移入す
ることで TIL 療法の適応はより広がる可能性が考えられる。さらに現在 FACS によるシングルセ
ルソーティングと PCR を組み合わせることにより単一の T 細胞から T 細胞受容体をクローニン
グし，レトロウイルス/レンチウイルスを使って T 細胞に導入することが技術的には可能になっ
ており[18]，今後は個別ネオアンチゲン特異的な T 細胞を試験管内で大量に作成して患者に移入す
るという，個別化 T 細胞移入療法も可能になると思われる（図1C）。

9. おわりに

　がん変異遺伝子を標的とした個別化免疫療法は，これまでのがん免疫療法の弱点を克服した画
期的な新規治療法となる可能性がある。そしてそれは分子生物学およびコンピューターサイエン
スの最新の発展の恩恵により実現可能となってきたものである。現在，抗原ペプチドの予測精
度，個別ワクチンの設計・製造にかかる時間やコスト，あるいは薬事規制のクリアなど，未解決
の問題も多くあるが，関連技術のさらなる発展および実例を重ねることで急速に解決してゆくこ
とが期待される。今後の動向に注目したい。

文　献

1) A. M. Bjerregaard et al.: *Front. Immunol*, **8**, 1 (2017).
2) P. Sharma and J. P. Allison: *Science*, **348**, 56 (2015).
3) J. F. Vansteenkiste et al.: *Lancet Oncol*, **17**, 822 (2016).
4) H. Yamaue et al.: *Cancer Sci*, **106**, 883 (2015).
5) E. A. Mittendorf et al.: *Ann. Oncol. Off. J. Eur. Soc. Med. Oncol*, **27**, 1241 (2016).
6) D. J. Schwartzentruber et al.: *N. Engl. J. Med*, **364**, 2119 (2011).
7) Ö. Türeci et al.: *Clin. Cancer Res*, **22**, 1885 (2016).
8) M. Nielsen et al.: *PLoS One*, **2**, e796 (2007).
9) P. Wang et al.: *BMC Bioinformatics*, **11**, 568 (2010).
10) M. Andreatta et al.: *Immunogenetics*, **67**, 641 (2015).
11) A. M. Bjerregaard et al.: *Front. Immunol*, **8**, 1 (2017).
12) U. Sahin et al.: *Nature*, **547**, 222 (2017).
13) P. A. Ott et al.: *Nature*, **547**, 217 (2017).
14) E. Tran et al.: *Science*, **344**, 641 (2014).
15) M. Yadav et al.: *Nature*, **515**, 572 (2014).
16) V. Jurtz et al.: *J. Immunol*, **199**, 3360 (2017).
17) N. Zacharakis et al.: *Nat. Med*, **24**, 724 (2018).
18) E. Kobayashi et al.: *Nat. Med*, **19**, 1542 (2013).

第2編 がんを中心とした治療分野におけるプレシジョン・メディシンの進展

第3章 効果的ながん免疫療法のためのバイオマーカー探索

第4節 泌尿器がんにおける プレシジョン・メディシンの現状

筑波大学 **小島 崇宏**　　筑波大学 **神鳥 周也**　　筑波大学 **西山 博之**

1. はじめに

　本稿では代表的な泌尿器科がんとして前立腺がん，腎がん，尿路上皮がん（膀胱がんおよび腎盂尿管がんの総称）を取り上げる。これら3種のがんは各々特有の生物学的特性を持ち，標準的薬物療法も異なる。それぞれの標準治療の治療奏効性は依然として不十分であるが，その理由の1つに疾患の不均一性が挙げられる。The Cancer Genome Atlas（TCGA）やその他のゲノム解析によって，疾患横断的に存在する druggable な遺伝子変異が発見され，さらにこれらの omics データの統合的な解析により，分子生物学的に特徴の異なる集団に分類されることが明らかとなった。これらの情報を利用すれば，「適確な」薬剤を「適確な」患者に投与を行える可能性がある。本稿では，泌尿器がんにおけるプレシジョン・メディシンにおける最新知見について概説したい。

2. 前立腺がんにおけるプレシジョン・メディシンの現状

2.1 前立腺がん診療の現状と課題

　1941年に Huggins らが除睾術あるいはエストロゲン投与によりアンドロゲン合成を抑制すると前立腺がんが縮小することを発見し[1]，未治療の進行性前立腺がんに対する治療としてホルモン療法が確立された。しかしその作用は永続せず，多くは数年以内に治療抵抗性となり，去勢抵抗性前立腺がん（castration resistant prostate cancer；CRPC）となる。

　本邦の CRPC 治療は2014年以降，新規アンドロゲン受容体（androgen receptor；AR）標的薬であるエンザルタミド，CYP17A 阻害薬であるアビラテロン，タキサン系の新規抗がん剤であるカバジタキセルが登場したため大きく変化した。CRPC に対する治療選択肢が増える一方で，いまだ確立された逐次療法は存在しない。そこで，PSA などの血液検査所見，全身状態，疼痛の有無，臓器転移の有無などの臨床情報から総合的に判断し，症例ごとに薬剤選択を行っているのが現状である。したがって，CRPC に対する薬剤選択に有用なバイオマーカーの開発は前立腺がん診療における大きな課題である。

2.2 去勢抵抗性前立腺がんにおける遺伝子異常とプレシジョン・メディシンの現状

　CRPC における分子病態を解明する試みとして，Robinson らの総合的臨床ゲノム研究が挙げら

れる[2]。転移性CRPC症例を対象に原発巣と転移巣の検体からトランスクリプトームとエキソーム解析を行い，CRPCにおける遺伝子異常の全体像を明らかにしている（**図1**）。頻度の高い遺伝子異常は，*AR*（62.7％），*EST* family（56.7％），*TP53*（53.3％），*PTEN*（40.7％）であった。CRPCの多くの症例（71.3％）で*AR*の増幅や変異，さらにはこのARシグナル経路に関わる遺伝子群に異常をきたす[2]。特にARのsplicing variant formであるAR-V7は，抗アンドロゲン剤抵抗性のメカニズムとして注目されている。血中の循環腫瘍細胞（circulating tumor cell；CTC）におけるAR-V7陽性症例では，AR標的薬であるエンザルタミドやアビラテロンの奏効率が顕著に低下し[3]，一方ドセタキセルやカバジタキセルはその有無に関わらず効果を示すことが報告されている[4]。したがって，AR-V7はAR標的薬の治療奏効性を予測しうるバイオマーカーとして有望視されている。

　DNA修復（DNA damage repair；DDR）機構としては，*BRCA1*，*BRCA2*，*ATM*に代表される相同組換え（homologous recombination；HR）と*MLH1*，*MSH2*，*MSH6*，*PMS2*に代表されるミスマッチ修復（mismatch repair；MMR）が挙げられる。これらの遺伝子に変異が生じることによりゲノム不安定性とtumor mutation burden（TMB）の増加を来し，がんの進行に寄

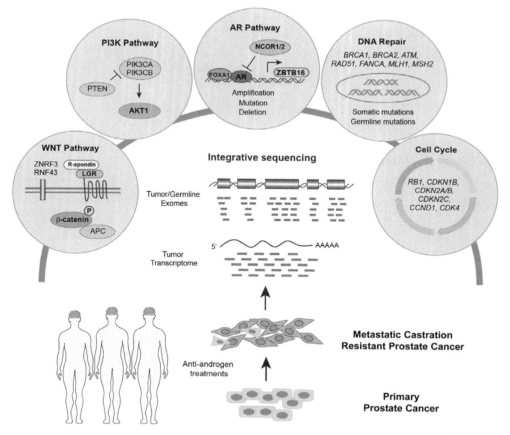

※口絵参照

図1　去勢抵抗性前立腺がんにおける遺伝子異常

与する。限局性前立腺がん患者では *BRCA1*, *BRCA2*, *ATM* の遺伝子変異は 10% 未満であるが，CRPC 患者では約 20-25％と増加する[2)5)6)]。特に CRPC 患者では体細胞変異のみならず，生殖細胞変異を 8-12% と比較的高い頻度で認める[2)5)]。HR 遺伝子変異を有する細胞では，PARP（poly-ADP-ribose polymerase）阻害薬や白金系抗がん剤の投与により損傷した DNA が修復されず，合成致死が誘導されると考えられる。実際，これらの薬剤が CRPC 患者の中でも HR 遺伝子変異を有する場合に有効性が高いことが示され[6)7)]，HR 遺伝子変異が薬剤選択に有用なバイオマーカーとして期待されている。

　CRPC に対するがん免疫療法として唯一，樹状細胞療法である Sipuleucel-T が米国 FDA に承認されている。Sipuleucel-T はプラセボ群と比較して生存期間が約 4 カ月延長することを示したが，PSA 奏効率は 2.6% と十分な効果があるとは言い難く[8)]，本邦では承認されていない。また，抗 CTLA-4 抗体であるイピリムマブの第Ⅲ相臨床試験では，CRPC 患者における生存期間延長効果を証明することはできなかった[9)]。一方で，長期生存が得られる患者も少数ながら存在し[10)]，がん免疫療法の治療奏効性を予測しうるバイオマーカーの開発が望まれる。2017 年 5 月に抗 PD-1 抗体であるペンブロリズマブが原発臓器を問わず MMR 欠損を有する固形がんにおいて有効性を示し[11)]，米国 FDA において承認された。転移性前立腺がん患者における MMR 遺伝子の生殖細胞変異は 0.6% と少ないが[5)]，体細胞変異と併せると 3-12% となる[12)13)]。現在，DDR 欠損 CRPC 患者に対する抗 PD-1 抗体（ニボルマブ，ペンブロリズマブ）の有効性を検証する臨床試験が進行中である。

3. 腎がんにおけるプレシジョン・メディシンの現状

3.1 腎がん診療の現状と課題

　2008 年の分子標的薬剤の登場により，進行性腎がんに対する薬物治療は，それまでのサイトカイン療法から VEGF 受容体に対するチロシンキナーゼ阻害剤（VEGF-TKI）や mTOR 阻害剤を中心とする分子標的治療に変化を遂げた。現在，本邦では 6 剤（sorafenib, sunitinib, pazopanib, axitinib, everolimus, temsirolimus）の薬剤が使用可能であり，全生存期間の延長に寄与している。腎がんの多くを占める淡明型腎細胞がんは，*VHL* 遺伝子の変異によって VEGF や PDGF の発現が上昇し，血管新生が亢進している。そのため，現在使用されている分子標的薬剤は主に血管新生経路を標的にしている。これら薬剤により，腫瘍の縮小は認められるものの，多くの場合いずれ抵抗性を示す。これら抵抗性に関わるシグナル経路が明らかとなり[14)15)]，それらを標的とした新たなチロシンキナーゼ阻害剤が開発されている。

　近年もっとも注目を集めている腎がんに対する新薬は，免疫チェックポイント阻害剤（immuno-checkpoint inhibitor；ICI）である。TKI 療法不応後の進行性腎がん患者に対する nivolumab と everolimus のランダム化試験の結果，PD-L1 の発現に関わらず nivolumab 群で良好な結果となった[16)]。さらに，未治療の進行性腎細胞がん（MSKCC 予後中間群，不良群）において ICI の併用（nivolumab＋ipilimumab）が sunitinib に対して，PD-L1 の発現に関わらず全生存率が良好な結果となった[17)]。これらの結果により，欧米においては 1 次治療，2 次治療に ICI が

組み込まれた新たな治療アルゴリズムが構築されている。しかし，これらの免疫治療が奏功する患者は一部であり，バイオマーカーの探索や新たな治療標的の同定が急務となっている。

3.2 腎がんにおける遺伝子異常とプレシジョン・メディシンの現状

　腎がんにおける包括的な分子機構は，TCGA を中心にすでに報告がなされている[18]（図2）。頻度の高い遺伝子変異として，VHL に加えて，VHL と同じ3番染色体短腕に位置する PBRM1, SETD2, BAP1 が挙げられる。VEGF-TKI の治療効果に関しては，VHL の変異やメチル化との関連を検討した報告があるが，一定の見解は得られていない。Hsieh らは，他の遺伝子変異との関連を検討し，KDM5C の変異を有する腫瘍は有意に sunitinib の治療効果が高いことを明らかにした[19]。mTOR 阻害剤においては，MTOR, TSC1, TSC2 などの mTOR 関連分子に変異を持つ腫瘍において治療が奏効する[20]。

　ICI のバイオマーカーとしては，PD-L1 発現や TMB，T 細胞浸潤などが複合的に関与するとされる。腎がんにおいては，前述した2つの臨床試験において PD-L1 発現に関わらず ICI は有効性を示すことから PD-L1 のバイオマーカーの意義は低い[16)17)]。一方，腎がんにおける TMB は他のがん種と比べて少ないが，挿入・欠失（indel）変異の割合が多いことが知られている[21]。メラノーマにおいては，indel 変異量の有無が ICI の治療効果に関連することが報告されている[21]。indel 変異では突然変異由来 T 細胞エピトープ（抗体認識部位）が多くなり，結果として ICI の治療効果が高まっていると予想されている。腎がんにおいても最近同様の報告がなされており

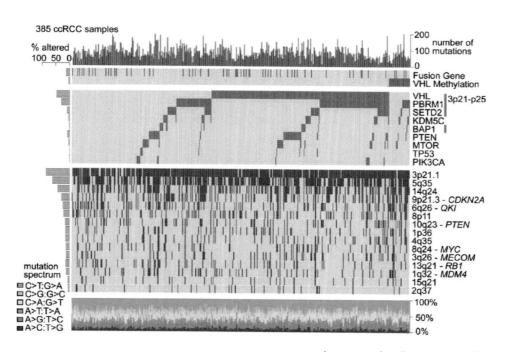

copy number gains (red) and losses (blue).

※口絵参照

図2　淡明型腎がんにおける遺伝子変異と染色体コピー数異常

（ASCO 2018 #4518），バイオマーカーの１つとして今後注目される。

Miao らは，遺伝子変異と ICI の治療効果との関連を検討し，*PBRM1* の遺伝子変異を有する腫瘍は ICI の治療効果が高いことを明らかにした[22]。*PBRM1* はクロマチン制御に関わることが知られており，腎がんにおいて *VHL* に次いで頻度の高い遺伝子変異である。PBRM1 発現の欠損したがん組織や細胞株を用いた Gene set enrichment analysis（GSEA）により，JAK/STAT など免疫関連シグナルに関わる遺伝子群が変化することが明らかとなった。*PBRM1* は他がん種においても変異が認められることから今後のバイオマーカーとしての検証が待たれる。

4. 尿路上皮がんにおけるプレシジョン・メディシンの現状

4.1 尿路上皮がん診療の現状と課題

転移性尿路上皮がんに対する１次治療としては Gemcitabine，Cisplatin による化学療法（GC 療法）が現在の標準治療となっている。奏効率は約 50% と高いが，そのほとんどが腫瘍の増悪をきたす[23]。２次治療においては，ランダム化試験により抗がん剤単剤と比べて pembrolizumab の有用性が示され，現在広く用いられている[24]。しかし，その有効性は 20% 程度と一部の症例に限られる。

非転移性筋層浸潤性膀胱がんに対する術前化学療法はランダム化試験でその有用性が証明されているが，そのメリットが限定的であるため（５年生存率で約 5% の改善），実臨床で広く行われるには至っていない。一方，化学療法に奏功した場合の予後は非常に良好であるため，治療効果の予測が重要となる。以上から，尿路上皮がんに対する薬剤選択に有用なバイオマーカーの開発や新たな治療標的の同定が診療における大きな課題である。

4.2 尿路上皮がんにおける遺伝子異常とプレシジョン・メディシンの現状

Cisplatin の治療効果予測に関しては，エキソーム解析やターゲットシークエンス解析にて *ERCC2* の変異や *ATM*，*RB1*，*FANCC* などの DNA 修復遺伝子の異常が関与することが報告されている[25][26]。現在，これらの DNA 修復遺伝子の異常の有無と術前化学療法の治療効果の関連を検討する前向き試験が複数行われている。ICI 治療に関して，少なくとも２次治療の効果予測には PD–L1 染色は有用ではないことが報告されている[24]。一方，DNA 修復遺伝子の異常は，化学療法ばかりでなく ICI の治療効果にも関連することが最近報告されている[27]。これらの症例において化学療法と ICI のどちらを先行して行うべきか今後の検証が必要である。

リンチ症候群は MMR 遺伝子に先天的な遺伝子変異を有する遺伝性腫瘍症候群であり，8% 程度に腎盂尿管がんを合併することが知られている[28]。一方，リンチ症候群の既往のない腎盂尿管がん患者においても，適切なスクリーニングを行うと約 5% 程度がリンチ症候群と診断される[29]。これらの患者は ICI が著効する可能性があり，スクリーニングの必要性が指摘されている。

トランスクリプトーム解析による分子サブタイプ分類も予後や治療奏功性に関わることが知られている。最新の TCGA による報告では，５種類のサブタイプが同定され，さまざまな治療への反応性を示すことが報告された[30]（**図 3**）。例えば，luminal–papillary 型においては免疫細胞の浸

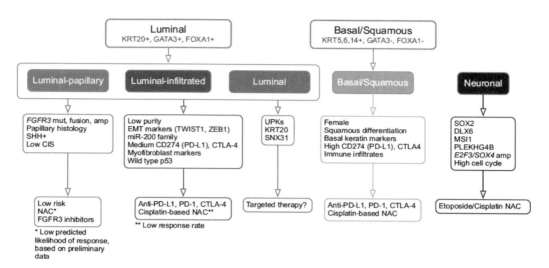

図3 筋層浸潤性膀胱がんにおける分子サブタイプ別の治療シェーマ

潤が少なくICIの治療効果が得にくい。一方，FGFR3変異を多く見られることから，FGFR阻害剤が有効である。luminal-infiltrated型にはICIの治療効果が期待される。これらのデータはすべて後ろ向きに解析された結果に基づくものであり，今後前向き臨床試験による検証が必要である。

5. おわりに

最近のゲノム解析の進歩によって，それぞれの疾患の変異プロファイルが明らかとなり，分子生物学的に特徴の異なる集団に分類されることが明らかとなった。プレシジョン・メディシンの実現には，これらのデータから真の治療標的やバイオマーカーを明らかにすることが重要であろう。そのためにも，疾患すべてを対象にするような臨床試験ではなく，適切なバイマーカーに基づいたアンブレラ試験やバスケット試験の推進がますます必要となっていくと思われる。

文　献

1) C. Huggins and C. V. Hodges: *Cancer Res.*, **1**, 293 (1941).
2) D. Robinson, E. M. Van Allen, Y. M. Wu et al.: *Cell*, **161**, 1215 (2015).
3) E. S. Antonarakis, C. Lu, H. Wang et al.: *N. Engl. J. Med.*, **371**, 1028 (2014).
4) E. S. Antonarakis, C. Lu, B. Luber et al.: *JAMA Oncol*, **1**, 582 (2015).
5) C. C. Pritchard, J. Mateo, M. F. Walsh et al.: *N. Engl. J. Med.*, **375**, 443 (2016).
6) J. Mateo, S. Carreira, S. Sandhu et al.: *N. Engl. J. Med.*, **373**, 1697 (2015).
7) M. M. Pomerantz, S. Spisak, L. Jia et al.: *Cancer*, **123**, 3532 (2017).
8) P. W. Kantoff, C. S. Higano, N. D. Shore et al.: *N. Engl. J. Med.*, **363**, 411 (2010).
9) T. M. Beer, E. D. Kwon, C. G. Drake et al.: *J. Clin. Oncol*, **35**, 40 (2017).
10) L. Cabel, E. Loir, G. Gravis et al.: *J. Immunother Cancer*, (2017); 5: 31.
11) D. T. Le, J. N. Uram, H. Wang et al.: *N. Engl. J. Med.*, **372**, 2509 (2015).

12) M. T. Schweizer, H. H. Cheng, M. S. Tretiakova et al.: *Oncotarget*, **7**, 82504 (2016).

13) C. C. Pritchard, C. Morrissey, A. Kumar et al.: *Nat, Commun*, **5**, 4988 (2014).

14) L. Zhou et al.: *Oncogene.*, **35**, 2687 (2016).

15) R. J. Motzer et al.: *Lancet Oncol.*, **16**, 1473 (2015).

16) R. J. Motzer et al.: *N. Engl, J. Med.*, **373**, 1803 (2015).

17) R. J. Motzer et al.: *N. Engl, J. Med.*, **378**, 1277 (2018).

18) Cancer Genome Atlas Research Network: *Nature.*, **499**, 43 (2013).

19) J. J. Hsieh et al.: *Eur Urol.*, **71**, 405 (2017).

20) D. J. Kwiatkowski et al.: *Clin Cancer Res.*, **22**, 2445 (2016).

21) S. Turajlic et al.: *Lancet Oncol*, **18**, 1009 (2017).

22) D. Miao et al.: *Science.*, **359**, 801 (2018).

23) H. Von Der Maase et al.: *J Clin Oncol.*, **18**, 3068 (2000).

24) J. Bellmunt et al.: *N. Engl, J. Med.*, **376**, 1015 (2017).

25) E. M. Van Allen et al.: *Cancer Discov.*, **4**, 1140 (2014).

26) E. R. Plimack et al.: *Eur Urol.*, **68**, 959 (2015).

27) M. Y. Teo et al.: *J. Clin. Oncol*, **36**, 1685 (2018).

28) S. A. Cohen et al.: *The Application of Clinical Genetics.*, **7**, 147 (2014).

29) M. J. Metcalfe et al.: *J. Urol.*, **199**, 60 (2018).

30) A. G. Robertson et al.: *Cell.*, **171**, 540 (2017).

第2編 がんを中心とした治療分野におけるプレシジョン・メディシンの進展

第4章 がん以外の疾患におけるプレシジョン・メディシンの進展

第1節　虚血性心疾患感受性遺伝子とプレシジョン・メディシン

国立研究開発法人国立長寿医療研究センター　尾崎　浩一

1. 世界初のゲノムワイド関連解析による虚血性心疾患感受性遺伝子の同定とプレシジョン・メディシンへの応用[1]

筆者らは，2000年初頭に大阪急性冠症候群研究会（OACIS）により収集された虚血性心疾患（coronary artery disease；CAD）の1つである心筋梗塞（myocardial infarction；MI）患者由来のDNAを解析するゲノムワイド関連解析（Genome Wide Association Study；GWAS）を，全世界に先駆けて施行することにより（図1），染色体6p21のHLA領域に存在する炎症性サイトカイン，リンホトキシン-α遺伝子（*LTA*）内の一塩基多型（Single nucleotide polymorphisms；SNP）がCAD感受性であることを世界に先駆けて同定した[2]。この関連はヨーロッパ人のトリオファミリーを用いた伝達不平衡試験においても再現されている[3]。

さらにOACIS大規模コホートを用いたスタチンの治療効果に対する研究として，この*LTA*の

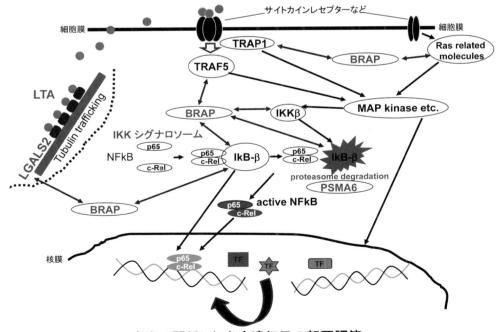

虚血に関係した炎症遺伝子の転写調節

図1　BRAPに関連したCAD関連分子カスケード

リスクアレルを持つ患者はスタチン治療を積極的に行うことにより，虚血再発による死亡率を統計学的有意性を持って減少することができることが示され，プレシジョン・メディシンへの応用への可能性が示されている[4]。その後，*LTA* の機能を調節する分子の関連解析についても網羅的に進めてきた。その1つが *LTA* に結合する分子の同定およびその分子をコードする遺伝子の関連解析であり，これによって同定したのがガレクチン-2（*LGALS2*）である[5]。

また，最近行われた大規模なメタ解析においても，ガレクチン-2 SNP rs7291467 と MI の関連が再現されている[6]。さらに，既存の *LTA* 関連カスケード分子群をコードする遺伝子についても網羅的関連解析も進めたところ，26S プロテアソーム系遺伝子群の関連解析を通して染色体14q13 上の proteasome subunit alpha type6 遺伝子（*PSMA6*）が MI 感受性であることを突き止めている[7]。この関連は中国人における大規模な関連解析により再現されるとともに，そのメタ解析においても非常に強い関連を示している[8]。*PSMA6* の発現量の変化が炎症の中心的なメディエータである NF kappa B（NFkB）の活性に影響を与えることも見出しており，この結果からも炎症程度の変化が MI の発症，進展に関連していると考えられる。

さらにガレクチン-2 分子に結合するタンパクを網羅的に進め，関連解析により MI との関連を精査した結果，BRCA1 associated protein（BRAP）がガレクチン-2 の結合分子の1つであることが判明し[9]，この分子をコードする遺伝子の全ゲノム領域について SNP を新たに探索し，同定した SNP 群から tag SNP を選択して MI との関連解析を進めたところ，MI と非常に関連の強い SNP を同定することに成功した。BRAP は E3 ユビキチンライゲース様の構造を持ち，タンパクの分解や安定性に関係して炎症に関連することも推察できる。siRNA を用いた BRAP の冠動脈血管内皮細胞や単級系細胞株である U937 細胞でのノックダウンでは NFkB の活性化が顕著に減少することから，BRAP は NFkB 周辺で機能していることが推測できる。実際に BRAP に結合する分子をプルダウン法および質量分析法により網羅的に同定し，それらの結合をコンファームすると，NFKBIB（IkB-beta；nuclear factor of kappa light polypeptide gene enhancer in B-cells inhibitor, beta）が結合分子として同定できた（未発表）。

NFKBIB（IkB-alpha）は，NFkB の直接のネガティブレギュレータである。BRAP は IkB-alpha には結合せず，IkB-beta の分解に直接関与していることを見出しており[10]，この経路が CAD の発症に重要である可能性が示唆される。今後はこの経路を阻害する薬剤が動脈硬化，血栓に対する創薬や薬剤溶出ステントに散布する薬剤として，プレシジョン・メディシンに応用できる可能性は十分にある。

2. 感受性分子の同定，解析から CAD のプレシジョン・メディシン

大規模集団を用いた GWAS が，2007 年にウエルカムトラスト疾患関連解析コンソーシアムやデコード社などにより発表されて以来，現在では全世界から 200 以上の形質に対して 1,000 以上の GWAS の結果が報告されている。これまでの大規模 GWAS やそのメタ解析により同定された CAD 感受性座位（ゲノムワイド有意性 $p < 10^{-8}$ を示した座位）を**表1**に列挙した[1][11]-[13]。表に示したように，CAD の GWAS では炎症，脂質関連といった CAD に関連しそうなものがいくつか

表1　GWAS によって同定された虚血性心疾患の 156 座位

バリアント名	染色体	近傍の遺伝子	虚血性心疾患に関係した機能	リスク/非リスクアレル	リスクアレル頻度	オッズ比	発表年
rs36096196	1p36.33	MORN1, SKI	Cell growth (SKI)	T/C	0.15	1.05	2017
rs2493298	1p36.32	PRDM16, PEX10, PLCH2, RER	Cell growth (PLCH2, RER)	A/C	0.14	1.06	2017
rs61776719**	1p34.3	FH_3, UTP11, SF3A3, MANEAL, INPP5B	Cell growth/differentiation	A/C	0.53	1.04	2017
rs11206510*	1p32.3	PCSK9	LDL metabolism	T/C	0.81	1.15	2009
rs17114036	1p32.2	PPAP2B	Lipid synthesis	A/G	0.91	1.17	2011
rs11806316	1p13.2	NGF, CASQ2	Cell growth (NGF), Cardiac muscle function (CASQ2)	G/A	0.63	1.04	2017
rs599839*	1p13.3	SORT1	LDL metabolism	A/G	0.77	1.29	2007
rs4845625	1q21	IL6R	Inflammation	T/C	0.47	1.06	2013
rs11810571	1q21.3	TDRKH	—	G/C	0.79	1.07	2017
rs1892094	1q24.2	ATP1B1	—	C/T	0.5	1.04	2017
rs6700559	1q32.1	DDX59-CAMSAP2	—	C/T	0.53	1.04	2017
rs2820315	1q32.1	LMOD1	Smooth muscle cell activation	T/C	0.3	1.05	2017
rs60154123	1q32.2	HHAT, SERTA4, DIEXF	—	T/C	0.15	1.05	2017
rs17465637	1q41	MIA3	Inhibition of inflammatory cell proliferation	C/A	0.71	1.2	2007
rs699	1q42.2	AGT, CAPN9, GNPAT	ACE function (AGT), protease (CAPN9)	G/A	0.42	1.04	2017
rs1561198	2p11.2	VAMP5-VAMP8-GGCX	—	A/G	0.45	1.06	2013
rs582384	2p21	PRKCE, TMEM247	apoptosis, cardioprotection (PRKCE),	A/C	0.53	1.03	2017
rs6544713*	2p21	ABCG5-ABCG8	Cholesterol metabolism	T/C	0.3	1.06	2013
rs515135*	2p24-p23	APOB	Cholesterol metabolism	G/A	0.83	1.07	2013
rs2252641	2q22.3	ZEB2-AC074093.1	—	G/A	0.46	1.06	2013
rs12999907	2q24.3	FIGN	—	A/G	0.82	1.06	2017
rs840616	2q32.1	CALCRL, TFPI	Blood coagulation (TFPI)	C/T	0.65	1.04	2017
rs6725887	2q33.1	WDR12	—	C/T	0.14	1.17	2009
rs6725887	2q33.1	WDR12	—	C/T	0.14	1.17	2009
rs2571445	2q35	TNS1	Smooth muscle cell-extracellular matrix associations	A/G	0.39	1.04	2017
rs11677932	2q37.3	COL6A3	Plaque rupture	G/A	0.68	1.03	2017
rs7633770	3p21.31	ALS2CL, RTP3	—	A/G	0.41	1.03	2017
rs7623687	3p21.31	RHOA-AMT-TCTA-CDHR4-KLHDC8B	—	A/C	0.86	1.07	2017
rs7617773	3p21.31	CDC25A, SPINK8, MAP4, ZBF589	Protease inhibitor (SPINK8), Cell growth (MAP4)	T/C	0.67	1.04	2017
rs4618210	3p24.3	PLCL2	Inflammation	G/A	0.42	1.1	2014
rs142695226	3q21.2	UMPS-ITGB5	Cell proliferation, adhesion	G/T	0.14	1.08	2017
rs10512861*	3q22.1	DNAJC13, NPHP3, ACAD11, UBA5	—	G/T	0.86	1.04	2017
rs667920*	3q22.3	STAG1, MSL2, NCK1, PPP2R3A	Cell proliferation (NCK1, PPP2R3A)	T/G	0.78	1.05	2017
rs9818870	3q22.3	MRAS	Cell proliferation, adhesion	T/C	0.15	1.15	2009
rs433903	3q25.2	ARHGEF26-DHX36	—	G/A	0.86	1.08	2017
rs4266144	3q25.31	CCNL1, TIPARP	—	G/C	0.32	1.03	2017
rs12897	3q26.31	FNDC3B	Cell adhesion	G/A	0.41	1.04	2017
rs16844401	4p16.3	HGFAC, RGS12, MSANTD1	—	A/G	0.07	1.07	2017
rs10857147**	4p21.21	PRDM8-FGF5	Cell growth, invasion	T/A	0.27	1.06	2017
rs17087335	4q12	REST-NOA1	—	T/G	0.21	1.11	2015
rs12500824	4q21.1	SHROOM3, SEPT11, FAM47E, STBD1	—	A/G	0.64	1.04	2017
rs11099493	4q21.22	HNRNPD, RASGEF1B	—	A/G	0.69	1.04	2017
rs3775058	4q22.3	UNC5C	Cell migration	A/T	0.23	1.04	2017
rs11723436	4q27	MAD2L1-PDE5A	—	G/A	0.31	1.05	2017
rs273909**	4q31.1-q31.2	GUCYIA3	Cell differentiation, chemotaxis	G/A	0.81	1.08	2013
rs1878406	4q31.22	EDNRA	Vasoconstriction, inflammation	T/C	0.15	1.1	2013
rs35879803	4q31.21	ZNF827	—	C/A	0.7	1.05	2017
rs7696431**	4q32.3	PALLD, DDX60L	Cell shape and adhesion (PALLD)	T/G	0.51	1.04	2017
rs1508798	5p15.31	SEMA5A, TAS2R1	—	T/C	0.81	1.05	2017
rs11748327	5p15.3	IRX1	—	C/T	0.76	1.25	2011

第2編　がんを中心とした治療分野におけるプレシジョン・メディシンの進展

rs3936511*	5q11.2	MAP3K1, MIER3	Inflammation (MAP3K1)	G/A	0.18	1.04	2017
rs273909	5q31.1	SLC22A4–SLC22A5	—	C/T	0.14	1.07	2013
rs246600	5q31.3	ARHGAP26	Smooth muscle cell-extracellular matrix associations	T/C	0.48	1.05	2017
rs9501744	6p25.3	FOXC1	—	C/T	0.87	1.05	2017
rs6903956	6p24.1	C6orf105	—	A/G	0.07	1.65	2011
rs12526453	6p24	PHACTR1	—	C/G	0.65	1.12	2009
rs35541991	6p22.3	HDGFL1	—	C/CA	0.31	1.05	2017
rs6929846	6p22.1	BTN2A1	—	T/C	0.06	1.51	2011
rs17609940*	6p21.31	ANKS1A	—	G/C	0.75	1.07	2011
rs1321309	6p21.22	CDKN1A, PI16	Cell proliferation	A/G	0.49	1.03	2017
rs6905288*	6p21.1	VEGFA, MRPL14, TMEM63B	Cell proliferation	A/G	0.57	1.05	2017
rs10947789	6p21	KCNK5	—	T/C	0.76	1.07	2013
rs9367716	6p11.2	PRIM2, RAB23, DST, BEND6	Cell adhesion, proliferation (RAB23, DST)	G/T	0.68	1.04	2017
rs4613862	6q14.1	FAM46A	—	A/C	0.53	1.03	2017
rs1591805	6q22.32	CENPW	—	A/G	0.49	1.04	2017
rs12190287	6q23.2	TCF21	—	C/G	0.62	1.08	2011
rs17080091**	6q25.1	PLEKHG1, IYD	—	C/T	0.92	1.05	2017
rs3798220*	6q25.3	LPA	Lipid metabolism	C/T	0.02	1.92	2009
rs4252120	6q26	PLG	Inflammation	T/C	0.73	1.07	2013
rs10267593	7p22.3	MAD1L1	Cell proliferation	G/A	0.8	1.04	2017
rs7797644	7p22.1	DAGLB, RAC1, FAM220A, KDELR2	Cell proliferation (RAC1)	C/T	0.77	1.04	2017
rs11509880	7p21.3	TMEM106B, THSD7A	Endothelial cell migration and tube formation (THSD7A)	A/G	0.36	1.04	2017
rs2023938	7p21.1	HDAC9	Hematopoiesis	G/A	0.1	1.08	2013
rs2107732	7p13	CCM2, MYO1G	Endothelial cell–cell interaction, lumen formation (CCM2)	G/A	0.91	1.06	2017
rs10953541	7q22.3	BCAP29	—	C/T	0.8	1.07	2011
rs975722	7q31.2	CTTNBP2, CFTR, ASZ1	—	G/A	0.4	1.03	2017
rs11556924	7q32.2	ZC3HC1	—	C/T	0.62	1.09	2011
rs10237377	7q34	PARP12	—	G/T	0.65	1.05	2017
rs3918226	7q36.1	NOS3	Production of nitric oxide	T/C	0.06	1.26	2015
rs264*	8p22	LPL	Lipid synthesis	G/A	0.86	1.11	2013
rs6997340*	8p22	NAT2	—	T/C	0.31	1.04	2017
rs6984210	8p21.3	BMP1, SFTPC, DMTN, PHYHIP, DOK2, XPO7	Cell growth (BMP1), lipid (SFTPC)	G/C	0.06	1.09	2017
rs10093110	8q23.1	ZFPM2	Regulators of hematopoiesis/cardio-genesis	G/A	0.58	1.03	2017
rs2954029*	8q24.13	TRIB1	Lipid metabolism	A/T	0.55	1.06	2013
rs1333049	9p21.3	CDKN2A, B/ANRIL/IFNW1/IFNA21	Cell proliferation, inflammation	C/G	0.47	1.47	2007
rs944172	9q31.2	KLF4	—	C/T	0.28	1.04	2017
rs885150	9q33.2	DAB2IP	—	C/T	0.27	1.03	2017
rs579459*	9q34.2	ABO	Thrombogenesis	C/T	0.21	1.33	2011
rs61848342	10p13	CDC123, NUDT5, OPTN	—	C/T	0.36	1.04	2017
rs2505083	10p11.23	KIAA1462	Endothelial cell function	C/T	0.38	1.07	2011
rs17680741	10q23.1	TSPAN14, MAT1A, FAM213A	—	T/C	0.72	1.05	2017
rs1412444	10q23.2–q23.3	LIPA	Lipid related	T/C	0.42	1.09	2011
rs501120	10q11.1	CXCL12	Inflammation, lipid metabolism	T/C	0.87	1.17	2009
rs12413409**	10q24.32	CYP17A1, CNNM2, NT5C2	Lipid synthesis	G/A	0.89	1.12	2011
rs4918072	10q24.33	STN1, SH3PXD2A	—	A/G	0.27	1.04	2017
rs4752700	10q26.13	HTRA1, PLEKHA1	Cell growth (HTRA1)	G/A	0.45	1.03	2017
rs11601507	11p15.4	TRIM5, TRIM22, TRIM6, OR52N1, OR52B6	—	A/C	0.07	1.09	2017
rs10940293	11p15.4	SWAP70	Cell migration and adhesion	A/G	0.55	1.05	2015
rs1351525**	11p15.2	ARNTL	Lipogenesis	T/A	0.67	1.05	2017
rs7116641	11p11.2	HSD17B12	—	G/T	0.31	1.03	2017
rs12801636*	11q13.1	PCNX3	Lipid metabolism	G/A	0.77	1.05	2017
rs590121	11q13.5	SERPINH1	Plaque rupture (serine protease inhibitor derived from smooth muscle cells)	T/G	0.3	1.05	2017
rs7947761	11q22.1	ARHGAP42	Regulate vascular tone and control blood pressure	G/A	0.28	1.04	2017

第４章　がん以外の疾患におけるプレシジョン・メディシンの進展

rs974819	11q22.3	PDGFD	Inflammation, lipid synthesis	T/C	0.32	1.07	2011
rs964184*	11q23.3	ZNF259, APOA5-A4-C3-A1	LDL metabolism	G/C	0.13	1.13	2011
rs11170820	12q13.13	HOXC4	—	G/C	0.08	1.1	2017
rs11838267	12q13.31	C1S	Blood coagulation	T/C	0.87	1.05	2017
rs7306455	12q22	NCUFA12, FGD6	—	G/A	0.9	1.05	2017
rs3184504*,**	12q24	SH2B3	—	T/C	0.38	1.13	2009
rs671	12q24	BRAP-ALDH2	Inflammation	A/G	0.28	1.43	2012
rs11830157	12q24.2	KSR2	Inflammation, cell proliferation	G/T	0.36	1.12	2015
rs2258287*, rs2244608*	12q24.31	C12orf43-HNF1A	lipid metabolism	A/C	0.34	1.05	2017
rs11057830*	12q24.31	SCARB1	HDL receptor	A/G	0.16	1.07	2017
rs9591012	13q13.1	N4BP2L2, PDS5B	Cell proliferation (PDS5B)	G/A	0.66	1.04	2017
rs9319428	13q12	FLT1	Angiogenesis, inflammation	A/G	0.32	1.06	2013
rs1317507**	13q34	MCF2L, PCID2, CUL4A	—	A/C	0.26	1.04	2017
rs4773144	13q34	COL4A1, COL4A2	Plaque destabilization	G/A	0.44	1.07	2011
rs2145598	14q23.1	ARID4A, PSMA3	Inflammation (PSMA3)	G/A	0.42	1.03	2017
rs3832966	14q24.3	TMED10, ZC2HC1C, RPS6KL1, NEK9, EIF2B2, ACYP1	—	Insertion/Deletion	0.46	1.05	2017
rs112635299	14q32.13	SERPINA2, SERPINA1	Cell migration	G/T	0.98	1.15	2017
rs2895811	14q32.2	HHIPL1	—	C/T	0.43	1.07	2011
rs56062135	15q22.3	SMAD3	Cell proliferation	C/T	0.79	1.17	2015
rs6494488	15q22.31	OAZ2, RBPMS2	—	A/G	0.82	1.05	2017
rs3825807	15q25.1	ADAMTS7	Smooth muscle cell activation	A/G	0.57	1.19	2011
rs17514846**	15q26.1	FURIN-FES	Proteases convertase	A/C	0.44	1.07	2013
rs8042271	15q26.1	MFGE8-ABHD2	Anti-inflammatory (MFGE8), cell adhesion, migration (ABHD2)	G/A	0.9	1.1	2015
rs17581137	15q26.2	—	—	A/C	0.75	1.04	2017
rs1050362*	16q22.2	DHX38	Cell growth	C/A	0.38	1.04	2017
rs33928862**	16q23.1	BCAR1	Cell migration, survival, transformation, invasion	Deletion/Insertion	0.51	1.05	2017
rs7199941	16q23.3	PLCG2, CENPN	Inflammation (PLCG2)	A/G	0.4	1.04	2017
rs7500448**	16q23.3	CDH13	Cell adhesion	A/G	0.77	1.07	2017
rs216172	17p13.3	SMG6, SRR	—	C/G	0.37	1.07	2011
rs12936587	17p11.2	RASD1, SMCR3, PEMT	—	G/A	0.56	1.07	2011
rs13723	17q11.2	CORO6, ANKRD13B, GIT1, SSH2, EFCAB5	—	0.49	G/A	1.04	2017
rs76954792	17q11.2	COPRS, RAB11FIP4	—	T/C	0.22	1.04	2017
rs2074158	17q21.2	DHX58, KAT2A, RAB5C, NKIRAS2, DNAJC7, KCNH4, HCRT, GHDC	Inflammation (KAT2A, NKIRAS2)	1.05	0.18	C/T	2017
rs46522	17q21.32	UBE2Z, GIP, ATP5G1, SNF8	Insulin resistance (GIP)	T/C	0.53	1.06	2011
rs17608766**	17q21.32	GOSR2	—	C/T	0.14	1.07	2017
rs7212798	17q23.2	BCAS3	Control cell polarity and motility in endothelial cells	C/T	0.15	1.08	2015
rs1867624	17q23.3	PECAM1	Cell-cell adhesion	T/C	0.61	1.04	2017
rs9964304	18q21.1	ACAA2, RPL17	—	C/A	0.28	1.04	2017
rs663129	18q21.3	PMAIP1-MC4R	Generation of reactive oxygen species	A/G	0.26	1.06	2015
rs1122608*	19p13	LDLR	LDL metabolism	G/T	0.75	1.15	2009
rs73015714	19p13.11	MAP1S, FCHO1, COLGALT1	—	G/C	0.2	1.04	2017
rs3803915	19p13.3	AP3D1-DOT1L-SF3A2	—	C/A	0.19	1.12	2014
rs2075650*	19p13.32	APOE-APOC1	LDL metabolism	G/A	0.14	1.14	2011
rs12976411	19q13.1	ZNF507-LOC400684	—	T/A	0.09	1.49	2015
rs138120077	19q13.2	HNRNPUL1, TGFB1, CCDC97	—	Deletion/Insertion	0.14	1.07	2017
rs8108632	19q13.2	TGFB1, B9D2	—	T/A	0.48	1.05	2017
rs867186**	20q11.22	PROCR	Endothelial cell function	A/G	0.89	1.08	2017
rs6102343	20q12	ZHX3, PLCG1, TCP1	—	A/G	0.25	1.04	2017
rs3827066	20q13.12	PCIF1, ZNF335, NEURL2, PLTP	Cholesterol metabolism (PLTP)	T/C	0.14	1.04	2017
rs260020**	20q13.32	ZNF831	—	T/C	0.13	1.05	2017
rs2832227	21q21.3	MAP3K7CL, BACH1	—	G/A	0.18	1.04	2017
rs9982601	21q22	SLC5A3-MRPS6-KCNE2	—	T/C	0.13	1.2	2009
rs180803	22q11.2	POM121L9P-ADORA2A	Anti-inflammatory (ADORA2A)	G/T	0.97	1.2	2015

—：機能不明
*：脂質と関連, **：血圧と関連

挙がってきているが，CAD との関連が予測できない分子も多く見出されており，今後の機能的な解析やパスウェイ解析による疾患発症，進展メカニズムの解明が期待されるとともに，既存の薬剤ターゲット分子のデータベースと照らし合わせることによるドラックリポジショニングも可能となると考えられる。

　これらの中でどの集団でも共通して強い関連が見られるのは染色体 9p21 の SNP であり，日本人サンプルを用いた関連解析においてもほぼ同様のオッズ比でその結果は再確認できる。またさらに最近では，多施設の GWAS データを組合せてサンプル数を増やし，インピューテーション法（1000 ゲノムプロジェクトなどのデータを利用して連鎖不平衡の原理から実際にはタイピングしていない SNP についても予測の P 値を算出して関連解析を行う）を行うことにより，ケース・コントロールそれぞれ数万サンプルを数百万 SNP 用いて関連解析を一挙に行う，いわゆるメガ GWAS が行われるようになってきた。しかし，表に示したように，そのオッズ比は 1.1 以下がほとんどで，これらすべての遺伝的因子を組合せてもその遺伝率は 15％程度であり，これはいくつかの疫学的研究から産出された疾患の遺伝率 40〜50％の半分にも達しておらず，他の疾患同様 CAD においても "missing heritability" が依然として存在している。

　しかし，これらの遺伝因子情報が有用であることは言うまでもなく，1 つの臨床応用としては，これらの遺伝的リスク因子と環境因子を組合せることによる予知診断などが可能になると考えられるが，現時点ではこれら遺伝因子がどの人種でどの程度関連しているかといったところはいまだ不明であり，今後，人種特異的な解析が必要になってくる。特に，このリストの中で日本人を含むアジア人によって同定されたローカスは，欧米人では疾患との関連は見出されていない。また，上記 9p21 ローカスはアジア人でも再検証できるが，アフリカ人では関連を見出すことはできない。このように人種による遺伝的背景，環境の違いが疾患のリスク因子に大きく影響を与えることが読み取れる。

　もう 1 つの臨床応用としては，創薬のターゲット分子の探索である。このリスト中で，PCSK9 は LDL レセプターと結合し，その取り込みや分解に関与していることが知られているが，もともとは高脂血症の家系において，この分子の機能をロスする変異が見つかったことより創薬ターゲット分子として注目を浴びるようになった。現在ではこの分子をターゲットとしたヒト化モノクローナル抗体がすでに高脂血症治療薬としてフェーズ III の段階にあり，その効果はスタチンを超えるもので，目立った副作用もないということが報告されている[14]。

　また，ABO 血液型の O 型因子は，CAD の中でも致死的な病態である MI リスクに対して保護的に働くことも報告されている[15)16]。これは日本人においても再現されていることから，A，B，AB 型の血液型の人は抗血栓剤や抗炎症薬などを予防的に接種することも MI の発症予防法の選択肢かもしれない。いずれにしても，遺伝的リスクファクターを詳細に解析することにより，今までには考えられない視点での予知予防，創薬研究が可能となり，プレシジョン・メディシンの確立に必須である。

3. 大規模ゲノム配列解析による低頻度バリアントの同定と創薬

　この数年で全ゲノムや全エクソン（エクソーム）を対象とした低頻度多型（変異）の次世代シークエンサーを用いたシークエンス解析が大規模集団を用いて可能となった。CAD のエクソーム解析としては，ヨーロピアン，アフリカン 4,000 人の一般集団を対象としたエクソーム解析が施行され，*APOC3* 遺伝子内にトリグリセリドの量を 39％下げ，CAD の発症も 40％下げる変異を同定している[17]。その他にも早期発症の MI 患者および健常人をそれぞれ約 4,700 人と 5,000 人ずつエクソーム解析して *LDLR*（LDL レセプター遺伝子），*APOA5* 遺伝子内に有意な変異を見出したという報告もすでにある[18]。

　これとは別に，ドイツ人の MI 大規模家系を用いたエクソーム解析では，一酸化窒素（NO）のシグナリングに関連する *GUCY1A3* と *CCT7* 遺伝子内に変異を同定している。また，NO は血管内皮機能に重要な働きをする物質であり，これらの分子が質的，量的に低下することが NO シグナル抑制につながり血栓の形成を促進することを機能解析で示しており，創薬につながる可能性がある[19]。

　さらに最近では，CAD 患者を含む数万人のコホートを用いた大規模なターゲットリシークエンスから創薬の一連の過程までを一貫して行う研究も報告されている。DiscovEHR human genetics study のグループは，lipoprotein lipase（活性化すると血中トリグリセリド量を減少する）の活性を制御している ANGPTL3，4 遺伝子エクソンの大規模サンプルを用いたディープシークエンスから機能欠失変異を見つけ，これらの変異と各種コレステロール値との関連を精査し，ANGPTL3，4 の機能低下がトリグリセリドや LDL コレステロール値を低下させることを示し，さらにマウス，サルをモデルとして siRNA やモノクローナル抗体を用いてこれらの分子を抑制することで抗コレステロール薬，CAD 予防薬につながることを報告している[20][21]。

4. おわりに

　日本人集団による仮説フリーの GWAS によって，一部の炎症カスケード，特に MI ともっとも強い関連を示すバリアント SNP が存在する BRAP と IKK シグナロソームのカスケードが MI の発症，進展に深く関与していることが明らかとなった。一方で，その後の大規模な GWAS 解析もまた炎症の中心的なメディエータである NFkB を中心とした炎症カスケードが CAD と関係する可能性をインシリコの解析ではあるが示しており，炎症カスケードが疾患発症に重要なファクターであることを暗示する結果となった。

　これらの結果は統計学的に裏づけられたものであり，真の病因を捉えることができる分子カスケードの同定，発見に GWAS が最適であることを示している。一方で，これまでに同定された CAD，MI それぞれの遺伝的リスク因子をすべて合わせてもその遺伝率は 15％程度であり，従来の疫学から算出された遺伝率にはいまだ及ばないことを考えると，遺伝的要因の全容はいまだに明らかにされていないというところが現状である。今後はエクソーム解析だけでなくヒストン修飾や DNase 感受性，メチル化領域などの遺伝子の転写エレメントにも着目した全ゲノムシーク

エンスにより低頻度のバリアントを同定すること，もう１つはエフェクトの弱いバリアントをさらに大規模な GWAS で検出することで隠れた遺伝率の大部分を説明できると考えられる。

しかし，これまでに同定した SNP の組合せでオッズ比が極端に上昇することに加え，疾患感受性 SNP に関連した遺伝子の発現量（遺伝子発現量的形質座位；eQTL）や環境因子などの情報も機械学習，深層学習などで取り込めば，疾患の予知，予防という観点でのより正確な診断法がこれらの SNP 群を用いて確立できる可能性が高い。また，創薬という点ではドラックリポジショニングに加えて，本稿で述べた PCSK9，ANGPTL3，4 などと高脂血症，CAD 治療のように，有用な情報が遺伝的背景には含まれていることは十二分に考えられ，今後，遺伝学を基盤とした生物学，薬学的アプローチにより患者個々人を見据えた創薬，予知，予防法，診断法といったプレシジョン・メディシンの開発が少なからず進むことが期待できる。

文　献

1）K. Ozaki et al.: *J Hum Genet*, **61**(1), 71–77（2016）.
2）K. Ozaki et al.: *Nat Genet*, **32**, 650–654（2002）.
3）PROCARDIS Consortium, *Eur J Hum Genet*, **12**, 770–774（2004）.
4）S. Suna et al.: *Atherosclerosis*, **227**, 373–379（2013）.
5）K. Ozaki et al.: *Nature*, **429**, 72–75（2004）.
6）J. Lian et al.: *Biomed Rep*, **2**, 879–885（2014）.
7）K. Ozaki et al.: *Nat Genet*, **38**, 921–225（2006）.
8）X. Liu et al.: *Atherosclerosis*, **206**(1), 199–203（2009）.
9）K. Ozaki et al.: *Nat Genet*, **41**, 329–333（2009）.
10）Y. C. Liao et al.: *Molecular Medicine* **17**, 1065–1074（2011）.
11）J. M. M. Howson et al.: *Nat Genet*, **49**, 1113–1119（2017）.
12）N. Verweij et al.: *Sci. Rep.*, **7**(1), 2761（2017）.
13）P. Van der Harst et al.: *Circulation Research*, **122**, (3), 433–443（2018）.
14）F. J. Raal et al.: *Lancet*, **385**, 331–430（2015）.
15）M. P. Reilly et al.: *Lancet*, **377**, 382–392（2011）.
16）H. Schunkert et al.: *Nat Genet*, **43**, 333–338（2011）.
17）TG and HDL Working Group of the Exome Sequencing Project, *N. Engl. J. Med.*, **371**(1), 22–31（2014）.
18）R. Do et al.: *Nature*, **518**(7537), 102–106（2015）.
19）J. Erdmann et al.: *Nature*, **504**(7480), 432–436（2013）.
20）F. E. Dewey et al.: *N. Engl. J. Med.*, **374**, 1123–1133（2016）.
21）F. E. Dewey et al.: *N. Engl. J. Med.*, **20**, 377（3）, 211–221（2017）.

| 第2編 | がんを中心とした治療分野におけるプレシジョン・メディシンの進展 |
| 第4章 | がん以外の疾患におけるプレシジョン・メディシンの進展 |

第2節　2型糖尿病領域における
プレシジョン・メディシン

琉球大学　前田　士郎

1. はじめに

　2017年現在，糖尿病患者数は4億2,500万人で，20歳から79歳の11人に1人が糖尿病に罹患しているとされ，その数は2045年には6億2,900万人に増加すると推察されている[1]。糖尿病罹患者の半数は未診断の状態とも推察されており，糖尿病患者の予後改善のためには早期診断が極めて重要と考えられる。しかしながらすべての対象について，スクリーニング検査を生涯にわたり行うことは費用対効果の面でも容易ではないと推察される。一方で，肥満耐糖能異常など将来2型糖尿病に移行するリスクの高い対象に対しては積極的に介入し，発症予防することが有効であることが示されている。したがって，糖尿病に至るまでの前段階（未病）での介入が可能になれば糖尿病患者数の削減（1次予防）に大きく貢献できるものと推察される。

　今世紀初頭のヒトゲノムプロジェクトの完了を契機に，ヒトゲノム解析研究は飛躍的な進歩を遂げてきた。全ゲノム領域を網羅したゲノムワイド関連（相関）解析が導入された後，多くの疾患の発症あるいはさまざまな薬剤の反応性，副作用に関与するゲノム情報が得られている。いまや生活習慣病の1次予防，2次予防を語る上で，ゲノム情報は不可欠なものと考えられる。

　2型糖尿病に関しては，すでに200カ所を超える関連ゲノム領域が同定されており，ゲノム情報を用いた発症リスク診断の試みもなされている。現時点では精度の面で問題があるが情報がさらに蓄積されれば，個人に最適の予防法，治療法を講じるいわゆる個別化医療（personalized medicine），個別化予防（personalized prevention）が可能になると期待される。本稿では，2型糖尿病のゲノム解析研究の進歩と糖尿病の1次予防・2次予防におけるゲノム情報の果たす役割およびプレシジョン・メディシン構築に向けた現状について概説する。

2. 2型糖尿病のゲノム研究の現状

2.1　欧米人における2型糖尿病疾患感受性遺伝子研究

　2007年，欧米の複数のグループにより2型糖尿病GWASの結果が一斉に報告された。2006年に古典的手法により同定されていた*TCF7L2*領域[2]に加え10領域が新たな欧米人の2型糖尿病関連遺伝子領域として確立している[3]。その後は2型糖尿病および糖代謝関連の量的形質に関する個々のGWAS結果をメタ解析で統合し解析パワーを増すことで，オッズ比が1.1程度の関連座位を同定することが精力的に行われている[4]-[7]（**図1**）。

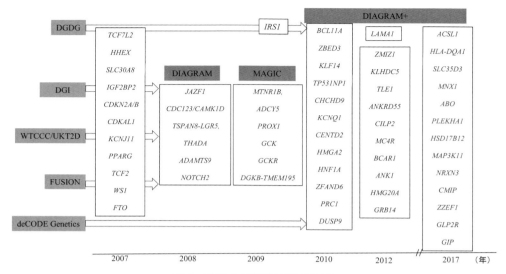

図1 欧米人2型糖尿病GWAS

2007年に5つのグループが一斉にGWASの結果を発表した。その後はそれぞれの結果を統合することで解析規模を拡大し、効果の比較的弱い領域の同定が行われている。■はスタディ名 □は同定された2型糖尿病感受性ゲノム領域
DGDG: Diabetes Gene Discovery Group, DGI: Diabetes Genetics Initiative, WTCCC/UKT2D: Wellcome Trust Case Control Consortium/United Kingdom Type 2 Diabetes Genetics Consortium, FUSION: Finland-United States Investigation of Non-Insulin Dependent Diabetes Mellitus Genetics, DIAGRAM: DIAbetes Genetics Replication and Meta-analysis, MAGIC: the Meta-Analyses of Glucose and Insulin-related traits Consortium

一方、rare variantsを標的とした解析では、GWASで同定された欧米人2型糖尿病疾患感受性領域のターゲットシーケンスにより*MTNR1B*[8]および*SLC30A8*[6]内のrare variantsが、さらに2,630人のアイスランド人の全ゲノムシーケンスおよびその検証から*CCND2、PAM、PDX1*内のrare variantsと2型糖尿病との関連が報告されている[10]。2,657人の欧米人について、全ゲノムシーケンスデータ、エキソームシーケンスデータおよびSNPアレイデータを組み合わせて2,520万SNPs、150万の挿入欠失、8,880の構造多型を解析し、その結果を44,414人で再解析した結果、1領域が新たな2型糖尿病感受性領域として同定されている[11]。さらに多民族12,940人での全エクソンシーケンスおよび、79,854人でのエキソームアレイ解析を行っており、1領域が新たな領域として同定されている。しかしながら、この解析で同定されたのはいずれもアレル頻度5%以上のcommon variantであり、当初想定されていた単独効果の強いrare variantは同定されていない。

2.2 日本人における2型糖尿病疾患感受性遺伝子研究

2008年、2つの日本人2型糖尿病GWASにより11番染色体の*KCNQ1*領域が日本人2型糖尿病疾患感受性ゲノム領域として同定されている（**図2**）[12)13)]。*KCNQ1*領域と2型糖尿病との関連は日本人だけでなく、他の東アジア民族、欧米人をはじめ多くの民族で再現されている。その後の日本人GWAS規模拡大により*KCNQ1*に加え、*UBE2E2、C2CD4A-C2CD4B*[14]、*ANK1*[15]、

第4章 がん以外の疾患におけるプレシジョン・メディシンの進展

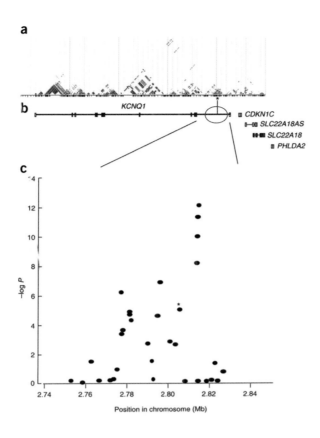

図2 日本人2型糖尿病感受性遺伝子領域 *KCNQ1*
2つの独立した日本人研究において、*KCNQ1* のイントロン15領域と2型糖尿病との関連が認められた。(図は文献12)から引用)
a: この領域の連鎖不平衡地図
b: *KCNQ1* 遺伝子の構造。丸の部分が日本人2型糖尿病疾患感受性領域
c: *KCNQ1* 内の SNPs と日本人2型糖尿病との関連

SLC16A13, *MIR129–LEP*, *GPSM1*[16] が同定されている。さらに，前述の GWAS 結果[16]と独立した新たな日本人 GWAS の結果をメタ解析で統合した結果（計 41,646 人［2型糖尿病 15,463人，対照 26,183 人］，5,800,000 SNPs）を，独立の日本人 13,475 人（2型糖尿病 7,936 人，対照 5,539 人）で検証し，新たに7領域（*CCDC85A*, *FAM60A*, *DMRTA1*, *ASB3*, *ATP8B2*, *MIR4686*, *INAFM2*）が日本人2型糖尿病感受性領域として同定されている[17]。

この7領域について日本人以外の複数の民族（東アジア人，南アジア人，欧米人，メキシコ人）の2型糖尿病患者 65,936 人と対照 158,030 人を用いて検証解析を行った。7領域のうち5領域では疾患感受性との関連が再現されたが，2領域（*CCDC85A*, *ASB3*）については他の民族では関連が認められなかったことから，現時点ではこの2領域については日本人2型糖尿病に特有の感受性遺伝子領域である可能性がある。現在さらに大規模な日本人2型糖尿病 GWAS が進行中である。

2.3　2型糖尿病疾患感受性遺伝子 *TBC1D4*

グリーンランドのイヌイット民族を詳細に解析した結果から，2型糖尿病の新たな疾患感受性遺伝子として *TBC1D4* が同定されている．グリーンランド・イヌイットでは，この遺伝子内に

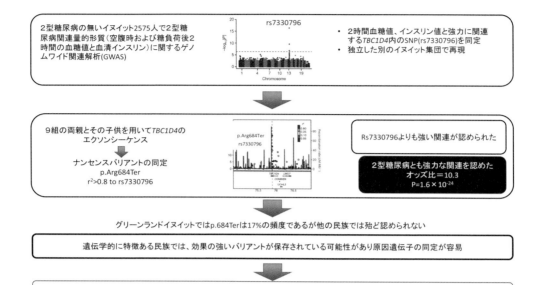

図3　グリーンランドイヌイットでの解析で同定された2型糖尿病関連遺伝子 *TBC1D4*[18]

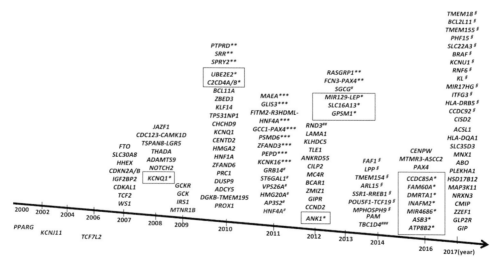

図4　現在までに同定されている2型糖尿病疾患感受性ゲノム領域

*日本人 GWAS, **漢民族 GWAS, ***東アジア人 GWAS, #南アジア人 GWAS, ##アフリカ系アメリカ人 GWAS, ###グリーンランドイヌイット GWAS, §Trans-ethnic GWAS で同定された領域, それ以外は欧米人解析で同定された領域
これらに加え2017年の International Diabetes Federation Congress 2017 (Abu Dhabi) において欧米のチームが約80万人の GWAS の結果から約130カ所の新規2型糖尿病疾患感受性ゲノム領域を同定したと報告している

ナンセンス変化を起こす variant（Arg684Ter, c2050C＞ggT, rs6176969）が 17％ の頻度で認められ，この variant のホモ接合体では 2 型糖尿病のオッズ比は 10.3 となると報告されており，このバリアントの 2 型糖尿病の寄与率は 20％ と推察されている。欧米人，東アジア人，アフリカ人ではこの 684Ter variant はほとんど認められない[18]。TBC1D4 は，骨格筋のインスリン抵抗性に関与することも明らかとなり，グリーンランド人のみならず，全世界の 2 型糖尿病患者の新規治療標的となることが示されている（**図 3**）。

このように遺伝学的に特徴ある集団においては，比較的効果の強い variant が保存されている可能性があり，今後わが国における同様の解析により新規領域の同定が期待される。これまでに同定された 2 型糖尿病感受性遺伝子領域を**図 4** に示す。

3. 糖尿病合併症のゲノム研究の現状

3.1 糖尿病腎症疾患感受性遺伝子研究

日本人 2 型糖尿病症例での糖尿病腎症 GWAS により SLC12A3[19]，ELMO1[20]，NCALD[21]，ACACB[22] の 4 領域が同定されている。NCALD 以外の領域については日本人以外でも糖尿病腎症との関連が報告されている。SLC12A3 は腎臓の遠位尿細管に特異的に発現しているサイアザイド感受性 Na–Cl 共輸送体をコードしており，全身血圧あるいは糸球体内圧の調節に関与すると考えられる。エクソン 23 内の non–synonymous SNP（rs11643718, Arg913Gln）の 913Gln バリアントが腎症に対して防御的に働くことが示唆されているが，その後の追試研究の結果は一定ではない。

ELMO1 についても複数の民族で腎症との関連が報告されているが，報告により関連の認められる SNP はさまざまである。さらに現時点で SLC12A3，ELMO1，NCALD に関しては，腎症との関連はゲノムワイド水準の関連を得るには至っていない。ACACB はアセチル CoA をマロニル CoA に変換する酵素 Acetyl coenzyme A carboxylase β をコードしており，もっとも強い関連を認めた SNP（rs2268388）はゲノムワイド水準の関連を示した（**図 5**）。さらに，rs2268388 と糖尿病腎症との関連は中国人 2 型糖尿病集団，インド人 2 型糖尿病集団でも確認されている。1 型糖尿病患者では rs2268388 と糖尿病腎症との明らかな関連は認められず，1 型糖尿病と 2 型糖尿病で腎症疾患感受性領域に差があることが示唆されている。

欧米人 1 型糖尿病では，複数の腎症 GWAS の結果を統合した大規模糖尿病腎症 GWAS が Genetics of Nephropathy–an International Effort（GENIE）コンソーシアムにより行われている[23]。4,409 人の顕性タンパク尿，末期腎不全（ESRD）症例と 6,691 人のコントロールを解析した結果，2 番染色体の ERBB4 内の rs7588550 が腎症ともっとも強い関連を示したがゲノムワイド水準には達していない。サブ解析で行われた 1,786 人の ESRD 症例と 8,718 人の非 ESRD 症例（コントロールおよび顕性タンパク尿）との比較では，2 領域がゲノムワイド水準の関連を示しているが，日本人 2 型糖尿病では再現されていない。一方，性別による階層化解析で 2q31.1 の rs4972593 が糖尿病末期腎不全と女性においてのみゲノムワイド水準の関連が認められている[24]。

独立した欧米人 1 型糖尿病患者を用いた糖尿病腎症 GWAS（n = 3315–5156）が The SUrrogate

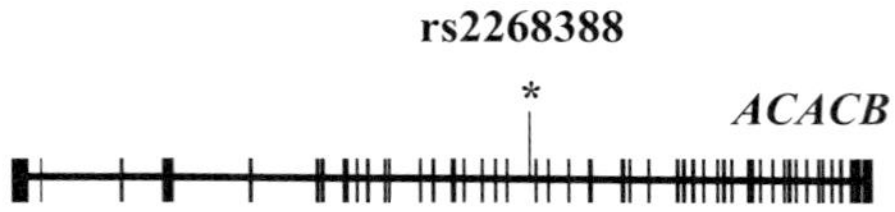

第２編　がんを中心とした治療分野におけるプレシジョン・メディシンの進展

rs2268388

*

ACACB

	リスクアリル頻度　（%）			
	糖尿病腎症群	対照群	p	オッズ比
日本人GWAS[22]	25	17	1.3×10^{-6}	1.62
日本人2[22]	24	21	0.54	1.23
日本人3[22]	29	22	0.09	1.49
日本人全体			5.3×10^{-8}	1.61
シンガポール人[22]	25	24	0.64	1.07
欧米人1[22]	23	17	0.2	1.48
欧米人2[22]	17	11	0.0006	1.61
Total			$\mathbf{2.3 \times 10^{-9}}$	1.48
漢民族*	24.8	22.5	0.023	1.12
インド人**				
コホート1	26	12	0.0001	2.58
コホート2	25	11	0.0001	2.68
コホート3	27	11	0.0003	2.81

図5　ACACB 遺伝子の SNP（rs2268388）と糖尿病腎症との関連

すべての２型糖尿病集団において，糖尿病腎症を発症した集団は，コントロール（２型糖尿病で糖尿病腎症を発症していない人の集団）に比べて，リスクアリル（rs2268388-T）頻度が高くなっており，メタ解析で統合するとゲノムワイド水準に達した。漢民族，インド人２型糖尿病集団においても同様の関連が‐認められている。
*S.C. Tang, et al.: Nephrol. Dial. Transplant. 25: 3931（2010）
**V.N. Shah, et al.: Mol. Cell. Biochem. 372, 191（2013）

markers for Micro-and Macrovascular hard endpoints for Innovative diabetes Tools（SUMMIT）consortium で行われている。腎症関連の７つの表現型解析を行い，その結果を検証し最大で 12,540 人で解析しているが，ゲノムワイド水準に達する領域は同定されていない。この解析では一部の症例（extreme phenotype）を用いて全エクソンシーケンス解析も試みられているが，やはり有意なバリアントは同定されていない[25]。一方，BMI あるいは２型糖尿病と関連する複数の SNPs のリスクアレルの総和（Genetic risk score）が１型糖尿病患者の腎障害と関連することが示されており，肥満あるいはメタボリックシンドロームが腎症進展に関与することが示唆されている[25]。SUMMIT consortium では欧米人２型糖尿病患者を用いた糖尿病腎症 GWAS も行われており，eGFR との相関で既報の UMOD 領域が２型糖尿病患者においても再現されている。欧米人において微量アルブミン尿とゲノムワイド水準の関連を示す領域が同定されているが再現性は乏しい。この解析では BMI 関連の GRS が２型糖尿病患者の腎障害とやはり有意な関連を示している[26]。

　糖尿病症例におけるアルブミン尿に関する GWAS では，既報の CUBN 領域がゲノムワイド水準の関連を認めている。この解析では糖尿病患者 5,825 人におけるリスクバリアントの効果は，

非糖尿病症例（46,061 人）における効果の約 4 倍とされている[27]。

アフリカ系米国人 2 型糖尿病症例と非糖尿病対照を用いた GWAS の結果，初期の欧米人 GWAS で同定された *FRMD3* 領域と腎症との関連が報告されている[28]。この関連は非糖尿病末期 腎不全の確立した感受性領域である *MYH9–APOL1* 領域の遺伝型を考慮した場合にのみ認めら れている。アフリカ系末期腎不全 2 型糖尿病 965 症例と糖尿病も腎疾患も有しない対照 1,029 例 について 832,357 SNPs を解析した結果，*MYH9* 領域に加え *RPS12*，*LIMK2*，*SFI1* 領域などが 2 型糖尿病患者の末期腎不全の疾患感受性領域候補として報告されている。しかしながら，いず れの領域もゲノムワイド水準には達していない。このうち，*MYH9*，*LIMK2*，*SF11* 領域につい ては糖尿病腎症のみならず，他の腎疾患による末期腎不全の感受性遺伝子領域であることが示唆 されている。

African American, American Indian, European, Mexican の多人種 GWAS の結果を統合し た解析では，6 番染色体（6q25.2）の rs955333 と糖尿病腎症との関連がゲノムワイド水準で認め られている[29]。

3.2 糖尿病網膜症のゲノム研究の現状

欧米人集団での進行した糖尿病網膜症（黄斑浮腫あるいは増殖網膜症）に関する GWAS の結 果では，1 番染色体の rs476141 など複数の領域と網膜症との関連が示唆されているが，いずれも ゲノムワイド水準には達していない。一方，在豪白人 2 型糖尿病で進行した網膜症 GWAS の結 果を別の在豪白人 2 型糖尿病症例，1 型糖尿病症例およびインド人 2 型糖尿病症例で検証した結 果，*GRB2* 近傍の rs9896052 と進行網膜症との関連がゲノムワイド水準で認められている[30]。

日本人 2 型糖尿病症例における網膜症 GWAS では，non–coding RNA（*RP1–90L14.1*）のイ ントロン内の rs9362054 との関連が，中国人 2 型糖尿病での網膜症 GWAS では 3 領域との関連が 示唆されているが，いずれもゲノムワイド水準には達していない。さらに少数例であるがエキ ソーム解析により 3 遺伝子が候補遺伝子として報告されている。

4. ゲノム情報の 2 型糖尿病医療への応用

4.1 ゲノム情報をもとにした糖尿病発症予測

GWAS が精力的に展開された結果，2 型糖尿病に関しては 2017 年末時点で，すでに 200 カ所 を超える関連ゲノム領域が同定され，このゲノム情報を用いた発症リスク診断も試みられてい る。しかしながら，この情報すべてを統合しても，2 型糖尿病の遺伝要因の 1〜2 割程度しか説明 できないとされており，現時点ではまだまだ情報が不足していることから精度の面で課題があ る。49 の感受性領域のリスクアレルの保有数（Genetic risk score；GRS）と 2 型糖尿病罹患との 関連をみた筆者らの検討では，GRS と 2 型糖尿病罹患との間には有意な関連が認められ，もっと も保有数の多い集団のリスクはもっとも少ない集団のおよそ 10 倍となっていた（**図 6**A）。現時 点では，このような数％の非常にハイリスクの集団を検出できるのみであり，しかもこの結果 は，日本人で効果の強い 10 領域を使用した時と全 49 領域を使用した時とで，その検出力にほと

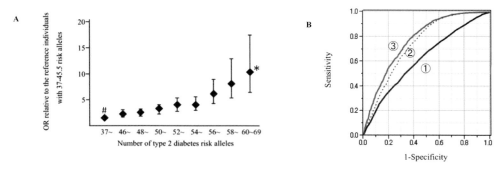

図6　49の2型糖尿病感受性SNPリスク保有数と2型糖尿病発症との関連[31]
A 保有数が多くなるに従い，糖尿病発症リスクは有意に上昇し，もっとも多く保有する群（＊）はもっとも少ない群（#）よりも糖尿病発症リスクが9.81倍となっていた。もっとも多く保有する群（＊）は全人口のおよそ5％であった。
B Receiver operating characteristics 曲線．ゲノム情報のみ（①），BMI，性別，年齢（②）およびBMI，性別，年齢＋ゲノム情報（③）の曲線下面積はそれぞれ0.624，0.743，0.773であった。

んど差はないことも示されている[31]。さらに年齢，性別，BMIを用いたROC曲線化面積は0.7程度であるのに対し，GRS単独では0.6程度となっている。両者を組み合わせると統計学的に有意な改善が認められるが，その差はわずかである（図6B）。

一方，日常臨床で容易に得られる情報から2型糖尿病のリスク判定を行うことが試みられている。代表的なものとして，the Cambridge type 2 diabetes risk score[32] と Framingham offspring study type 2 diabetes risk score[33] が知られている。前者は年齢，性別，糖尿病家族歴，喫煙歴，ステロイドあるいは降圧剤処方の有無，body mass index（BMI）を，後者は年齢，性別，BMI，両親の2型糖尿病罹患，HDL-コレステロール値，中性脂肪値，空腹時血糖値を使用して risk score を算出するものである。Receiver operating characteristics（ROC）曲線の曲線下面積は，それぞれ0.745，0.852と報告されている。いずれも他のコホートで検証されているが欧米人での結果であり，日本人をはじめ他の民族で同じ score が使用できるかは明らかではない。欧米人において the Cambridge type 2 diabetes risk score と Framingham offspring study type 2 diabetes risk score と 20の欧米人2型糖尿病関連SNPsを用いた解析により行われている。この解析では the Cambridge type 2 diabetes risk score と Framingham offspring study type 2 diabetes risk score および GRS の ROC 曲線化面積は，それぞれ0.72，0.78，0.54となっており，GRSとの組合せではやはりわずかな改善しか認められていない[34]。

4.2　ゲノム情報に基づく治療表的探索

GWAS情報に基づく新規治療薬探索の試みが報告されている。筆者らはこの手法を用いて，既報の2型糖尿病感受性領域に存在する287遺伝子の中から，公共データベースの情報をもとに40の生物学的2型糖尿病関連遺伝子候補を抽出した。さらに，この40遺伝子と直接タンパク結合する（direct protein-protein interaction）712遺伝子について，薬剤標的遺伝子データベースに登録されている871の標的遺伝子とのオーバーラップを検討した。その結果，既存の糖尿病治療薬標的（*PPARG*［チアゾリジン誘導体］，*KCNJ11*，*ABCC8*［スルフォニルウレア，グリニド］），

第4章 がん以外の疾患におけるプレシジョン・メディシンの進展

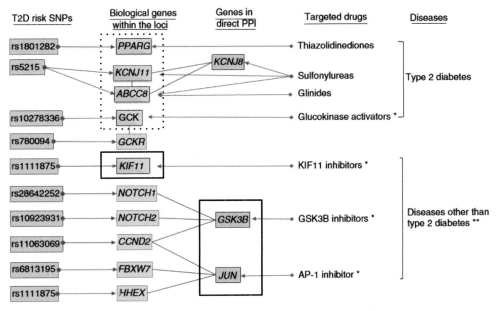

図7 GWAS情報を利用した薬剤標的同定の試み[17]

2014年までに報告された2型糖尿病関連ゲノム領域に存在する286遺伝子から40の生物学的候補遺伝子を6つのスコアリング基準を用いて選択した。さらにこの40遺伝子とタンパク間相互作用を有する712遺伝子を加えた合計752遺伝子と公共データベースに登録されている薬剤標的遺伝子とのオーバーラップを検索した。その結果，既存の糖尿病治療薬標的（*PPARG*［チアゾリジン誘導体］，*KCNJ11*，*ABCC8*［スルフォニルウレア，グリニド］），現在開発中の2型糖尿病治療薬標的（*GCK*）に加え，他の疾患の治療薬として開発中の薬剤標的が含まれていた（*KIF11*［肺がん，頭頸部がんなど］，*GSK3B*［非ホジキンリンパ腫など］，*JUN*［関節リウマチ］）。

現在開発中の2型糖尿病治療薬標的（*GCK*）に加え，他の疾患の治療薬として開発中の薬剤標的が含まれていた（*KIF11*［肺がん，頭頸部がんなど］，*GSK3B*［非ホジキンリンパ腫など］，*JUN*［関節リウマチ］）（**図7**）[17]。後者については，検証が必要であるが，今後新規2型糖尿病治療薬となる可能性も考えられる。

5. おわりに

　生活習慣病である2型糖尿病では，ゲノム情報単独で生活習慣病の個別化予防に十分な情報になるとは考えにくく，今後は生活習慣など環境要因との相互作用解析により，さらに精度の高い情報にしていくことが重要と考えられる。ゲノム情報は国，地域によって異なるため，日本では日本人を対象とした大規模な取組みが必要と考えられる。さらに，200カ所以上同定された2型糖尿病関連領域については，残念ながら個々の領域がどのような機序で疾患感受性に関与しているかはほとんど明らかになっていない。まだまだ多くの壁が立ちふさがっているが，GWASが登場した時のようなブレイクスルーが訪れ，いずれゲノム情報に基づく糖尿病プレシジョン・メディシンが実現するものと期待される。

文　献

1) IDF DIABETES ATLAS–8TH EDITION.
   http://www.diabetesatlas.org
2) S.F. Grant et al.: *Nat. Genet.*, **38**(3), 320 (2006).
3) T.M. Frayling: *Nat. Rev. Genet.*, **8**(9), 657 (2007).
4) E. Zeggini et al.: *Nat. Genet.*, **40**(5), 638 (2008).
5) A.P. Morris et al.: *Nat. Genet.*, **44**(9), 981 (2012).
6) R.A. Scott et al.: *Diabetes.*, **66**(11), 2888 (2017).
7) J. Dupuis et al.: *Nat. Genet.*, **42**(2), 105 (2010).
8) A. Bonnefond et al.: *Nat. Genet.*, **44**(3), 297 (2012).
9) J. Flannick et al.: *Nat. Genet.*, **46**(4), 357 (2014).
10) V. Steinthorsdottir et al.: *Nat. Genet.*, **46**(3), 294 (2014).
11) C. Fuchsberger et al.: *Nature*, **536**(7614), 41 (2016).
12) H. Unoki et al.: *Nat. Genet.*, **40**(9), 1098 (2008).
13) K. Yasuda et al.: *Nat. Genet.*, **40**(9), 1092 (2008).
14) T. Yamauchi et al.: *Nat. Genet.*, **42**(10), 864 (2010).
15) M. Imamura et al.: *Hum. Mol. Genet.*, **21**(13), 3042 (2012).
16) K. Hara et al.: *Hum. Mol. Genet.*, **23**(1), 239 (2014).
17) M. Imamura et al.: *Nat. Commun.*, **7**, 10531 (2016).
18) I. Moltke et al.: *Nature*, **512**(7513), 190 (2014).
19) N. Tanaka et al.: *Diabetes.*, **52**(11), 2848 (2003).
20) A. Shimazaki et al.: *Diabetes.*, **54**(4), 1171 (2005).
21) M. Kamiyama et al.: *Hum. Genet.*, **122**(3-4), 397 (2007).
22) S. Maeda et al.: *PLoS. Genet.*, **6**(2), e1000842 (2010).
23) N. Sandholm et al.: *PLoS. Genet.*, **8**(9), e1002921 (2012).
24) N. Sandholm et al.: *J. Am. Soc. Nephrol.*, **24**(10), 1537 (2013).
25) N. Sandholm et al.: *J. Am. Soc. Nephrol.*, **28**(2), 557 (2017).
26) N.R. van Zuydam et al.: *Diabetes.*, **67**(7), 1414 (2018).
27) A. Teumer et al.: *Diabetes.*, **65**(3), 803 (2016).
28) B.I. Freedman et al.: *PLoS. Genet.*, **7**(6), e1002150 (2011).
29) S.K. Iyengar et al.: *PLoS. Genet.*, **11**(8), e1005352 (2015).
30) K.P. Burdon et al.: *Diabetologia.*, **58**(10), 2288 (2015).
31) M. Imamura et al.: *J. Clin. Endocrinol. Metab.*, **98**(10), E1667 (2013).
32) M. Rahman et al.: *Fam. Pract.*, **25**(3), 191 (2008).
33) P.W. Wilson et al.: *Arch. Intern. Med.*, **167**(10), 1068 (2007).
34) P.J. Talmud et al.: *BMJ*, **340**, b4838 (2010).

第2編 がんを中心とした治療分野におけるプレシジョン・メディシンの進展

第4章 がん以外の疾患におけるプレシジョン・メディシンの進展

第3節 プレシジョン・メディシンの運動器疾患への応用

国立研究開発法人国立長寿医療研究センター **渡辺 研**

1. はじめに

運動器疾患は，運動を司る筋肉と骨，関節や神経などの障害により引き起こされる疾患の総称であり，その疾患による運動機能の低下は日常生活動作（activities of daily living；ADL）の低下に直結し，生活の質（quality of life；QOL）の妨げ，他のさまざまな疾患のトリガーになることも示唆されている。運動器疾患のプレシジョン・メディシン，とりわけ入口（診療情報とオミックス/マーカー情報）と出口（個別治療戦略）の応用という点では，がんゲノム医療との距離感は否めず，これからの開拓分野と思われ，本書の医療革命という点ではいまだその領域には至っていない。

ただ，それに向けた研究の進捗について，遺伝子異常を含む遺伝性要因が大きく関与する骨系統疾患の一部の例と，国内推定患者数がそれぞれ総人口の数十パーセントを超える common diseases であり，高齢者の介護要因の主因とされる骨脆弱性骨折・変形性関節症・変形性腰椎症についての GWAS を中心としたゲノム基盤研究について紹介する。また臨床画像などで観察される器質的変化と痛みにはまだ乖離があり，運動器領域でも大きな課題として挙げられている疼痛についてもふれたい。

2. 骨系統疾患

先天的な原因によって骨格系に変化をきたす骨系統疾患は，その多くが難病とされ，治療法がほとんどない。このうち遺伝性疾患については，国内の骨系統疾患コンソーシウムを中心として，ゲノム解析を精力的に進め，理研の池川らによる原因遺伝子変異の同定など，国際的評価も非常に高い。今まで解析されたものの多くは単一遺伝子性疾患であり，わが国発の技術であるiPS 細胞を用いた成果が次々と発表されている。

進行性骨化性線維異形成症（Fibrodysplasia Ossificans Progressiva；FOP）は，全身の筋肉やその周囲の腱・靭帯などが異所性に骨化し，関節可動域が著しく制限され，四肢や脊椎の変形を伴う病変である。2006 年に FOP の原因遺伝子変異として *ACVR1* の変異（R206H）が同定され[1]，以後，その変異をもとにマウスモデルなどで発症病理の研究が重ねられてきた。京都大のCiRA のグループは，FOP 患者由来 iPS 細胞から間葉系細胞（iMSC）を作成して，通常は TGFβ シグナルを活性化する Activin A が，この ACVR1（R206H）では骨化を誘導する BMP シグナ

ルを惹起することを見出した[2]。さらに，この iPS 細胞由来の iMSC を用いて，変異受容体による骨化病態に関わる軟骨形成シグナルについて，化合物のハイスループットスクリーニングにより，mTOR パスウェイが重要であることを突き止めた[3]。この阻害剤であるラパマイシンが FOP 治療に有効である可能性が示され，昨夏に治験開始が発表された。これは，iPS 創薬に向けた世界初の治験でもあり，その成果に注目が集まっている。また，CiRA の妻木らのグループは，FGFR3 変異による軟骨無形成症とタナトフォリック骨異形成症の患者から iPS 細胞を作成し，軟骨細胞を誘導してスタチン類がこれらの疾患に有効である可能性を示した[4]。今後，ゲノム解析技術の革新により，これらの難病の原因遺伝子候補の同定は加速していくと思われる。また，単一遺伝子変異の研究は，患者由来 iPS 細胞の応用に加え，ゲノム編集技術の普及により，実験動物や細胞でゲノムに意図した変異を短期間で導入することが可能となっていることから，変異のアノテーション研究と疾患修飾薬のスクリーニングが行える可能性が広がり，プレシジョン・メディシン開発の一翼を担っているといえる。

3. 高齢者の運動器疾患

　人類が経験したことのない超高齢社会がいち早くわが国に到来し，介護の問題が社会・国家財政に大きな課題として突きつけられている。平成28年度の国民生活基礎調査では，介護要因の構成割合で，骨折・転倒が10.8％，関節疾患が7.0％であり，主因の1つである。さらに，その前段階といえる要支援の原因においては，これからの疾患が最上位を占める。

　歩行をはじめとする ADL を著しく損なう運動器疾患として，骨折（骨粗鬆症），変形性関節症，変形性腰椎症が三大運動器疾患とされ，東京大学22世紀医療センターの ROAD study による有病率からの本邦における推定患者数は，骨粗鬆症が1,280万人，変形性膝関節症は2,530万人，変形性腰椎症は3,790万人とされる common diseases である[5]。また，この三大運動器疾患は加齢が発症リスクの上位に挙げられる老年病である。一方で，これらの疾患は多因子性疾患であり，病態も多様である。ここでは，ゲノム研究による成果について概説する。

3.1　骨脆弱性骨折・骨粗鬆症

　骨脆弱性骨折は高齢者にもっとも多い骨折であり，骨量や骨質の低下を伴う骨粗鬆症が原因とされる。骨粗鬆症は，骨形成と骨吸収のバランスが破綻し，低骨量を示す疾患である。骨粗鬆症研究の基盤となる bone biology の進展により，他の運動器疾患の中でももっとも分子メカニズムの解明が進んでいる。さらに安定した骨代謝マーカーや治療薬が存在し，bone biology の成果から得られた生物製剤も顕著な効果を示して上市されており，さらなる新規治療薬の開発もあり治療選択肢も増加してきている。また，住民健診でも骨密度の測定を行うところが増えてきており，少しずつではあるがスクリーニングも向上している。

　古くから個別遺伝子座の関与に関する研究は行われてきているが，2012年に GEFOS コンソーシアムにより，大腿骨頸部骨密度（Bone mineral density；BMD，32,961例）と腰椎 BMD（31,800例）を用いた欧米・アジアにまたがる17の GWAS データから大規模 GWAS メタ解析に

よる研究成果が報告されている[6]。この解析により，BMDとゲノムワイドに相関する56の遺伝子座の64SNPsが同定された。さらに，そのうち14遺伝子座については脆弱性骨折との相関も認められた。これらのSNPsの近接遺伝子には，破骨細胞形成に必須であるRANKL-RANKシグナルに関するもの（*RANKL/TNFSF11A, RANK/TNFESF11, OPG/TNFSF11B*），間葉系細胞の分化にかかわるもの（*RUNX2, SP7, SOX9, SOX6*）やWntシグナルに関連するもの（*LRP5, CTNNB1, DKK1, SFRP4, WNT3, WNT4, WNT5B, WNT16, AXIN1*）が含まれており，bone biologyで記述されていたものも多く含まれていた。一方，骨格発生や骨代謝への関与が知られていない遺伝子も同定されており，今後の解析が興味深い。

　また，これらの結果をもとにしてBMDに対する遺伝学的リスクスコア（genetic/polygenic risk score, GRS）をBMDに相関する63 SNPs（GRS63）と骨折に相関する16 SNPs（GRS16）により試算している。デンマークの閉経後女性を対象としたPERF（Prospective Epidemiological Risk Factor）study（2,836例）を用いた検証，MrOS（Osteoporotic Fractures in Men Study）USとMrOS Sweden，ならびにSOF（Study of Osteoporotic Fractures）を用いた検証においても，BMDや骨折リスクに相関は示しているものの，BMDが既知である場合には，骨折リスク予測にGRSの貢献は限定的であると報告されている[7]。ただ，ゲノム情報により層別化が可能となると，リスクに対する予防を考える上で，運動や栄養，日照などの対策に対して個別に指導（予防レシピの提供）できるようになれば，その有用性が得られる可能性がある。

　これまでのCommon SNPsを用いたGWASから，rareではあるが，effect sizeが大きいvariantが全ゲノム解析（Whole genome sequencing；WGS）から得られている。実際は，WGSと全エクソーム解析（Whole exome sequencing；WES），ならびにゲノムリファレンスパネルを用いたgenotypingのインピュテーションにより，1.6%のminor allele frequency（MAF）のvariantを*EN1*遺伝子座に同定した[8]。このvariant（rs11692564（T））は非翻訳領域に位置し，今まで報告された腰椎BMD関連SNPsの4倍のeffect sizeを有していた。*En1*ノックアウトマウスは高骨代謝回転型の低骨量を呈しており，biologicalな意義づけも加えられた。また，同時にBMD関連遺伝子座として同定されていた*WNT16*上にも新たなrare variantを同定できており，typingからsequencingにより低頻度かつ高影響の多型の同定が可能であることが示された[8]。これらの同定は，さらにゲノム医療のシーズとなる遺伝素因の解明とこれまで治療法開発の基盤をなしてきたbone biologyの発展につながることが期待される。

　興味深いのは，GWASで得られたBMD相関遺伝子座の産物には，抗RANKL抗体医薬（Denosumab）や抗Sclerostin抗体（Romosozumab）の標的そのものがあり，さらに，ESR1（エストロゲン受容体）やPTHLH（副甲状腺ホルモン様ペプチド）など，それぞれ選択的エストロゲン受容体モジュレーター（Selective Estrogen Receptor Modulator；SERM）やPTH製剤と直結しており，これらの生物製剤の効果が予測可能となることが期待され，骨粗鬆症のpharmacogeneticsのシーズとなる可能性がある。また，骨代謝に重要なカルシウム調節ホルモンである活性型ビタミンDやPTHの血中濃度についても，遺伝関与が調べられており（PTH，60%；25（OH）D，43%；1,25（OH）D，65%）[9]，例えば，25（OH）Dレベルに相関する遺伝子座について，79,366例の大規模GWASも行われており，*GC, NADSYN1/DHCR7, CYP2R1, CYP24A1*

第２編　がんを中心とした治療分野におけるプレシジョン・メディシンの進展

に加え，新たに *SEC23A* と *AMDHD1* が同定されている。これらの情報がビタミン D 製剤の効果にどのように影響するか興味深い[10)11)]。

乳がんへの SERM 治療においては，*CYP2D6* の variants がタモキシフェン（tamoxifen）の代謝に関わり，その効果を左右する可能性が知られていることから[12)]，他の骨粗鬆症の薬物治療に対してもこのような観点が適応する可能性がある。この場合，治療選択肢の中から，副作用リスク予測を含め，ゲノム情報をもとに薬物療法を選択できればプレシジョン・メディシンにつながることになる。さらに治験の段階からゲノム情報を含むオミックス情報を得ながら進めることが考えられ，common disease としての骨粗鬆症に対する層別化の臨床応用が進めば，プレシジョン・メディシンへの応用が期待される。

3.2　変形性関節症

変形性関節症は，関節疾患でももっとも多い疾患である。また，生活習慣や老化，炎症，脂肪などの関与が知られており，いわゆる生活習慣病との位置づけをする考え方もある。診断においては，関節の自発的疼痛と腫脹，関節可動域の制限などの症状があり，X 線像により，関節間隙の狭小化・消失，軟骨下骨の硬化，骨棘の形成などで判断される。遺伝関与も部位によって異なり，hand（手指関節）＞knee（膝関節）＞hip（股関節）と報告されている[13)]。マウスの遺伝学などを用いた生物学的アプローチから，軟骨内骨化のプロセスの破綻と TGFβ/Wnt シグナルパスウェイの関与が病因論として報告されている。動物モデル実験では個々の因子（分子）に対する介入により劇的な病態改善は数多く報告されているものの，本症の疾患修飾薬（Disease-modifying osteoarthritis drugs；DMOADs）は開発途上であり，承認されている治療薬はない[14)]。また，軟骨マーカーである II 型コラーゲンや sCOMP の他に，疾患特異性の高いマーカーは限られており，プレシジョン・メディシンの応用にはかなり距離感があることは否めない。しかしながら，common disease の遺伝因子の解明に寄与すると考えられる大規模な GWAS や WGS 解析の研究成果が得られている。

GWAS を含むゲノムワイドの解析で 20 個以上の感受性・リスク遺伝子座が，部位（hip/knee/hand など）や表現型（手術例，最小関節間隙，関節層厚など）の評価軸との関連で同定されている[15)-17)]。そのうち人種や部位の差異を超えて再現されたものに *GDF5* があり，変形性関節症の発症病理に強い関与が示唆されている。*GDF5* の 5′ 非翻訳領域の多型（rs143383）は DNA メチル化部位であり *GDF5* の転写に関わると考えられている[18)]。変形性関節症の関節軟骨のエピゲノムワイドのメチル化解析では疾患特異性や部位特異性が示されており，エピゲノム解析も発症病理研究に貢献すると考えられている[19)]。また，deCODE 社によるアイスランド人の大規模 WGS 解析により，*COMP* の missense variant（アレル頻度 0.0026％，OR＝16.7）と *CHADL* の frameshift 変異（潜性ホモ接合頻度 0.15％，OR＝7.71）が同定された[20)]。これらは新規の rare variants であり，特に *CHADL* の変異では coding region における stop codon の挿入となり，nonsense-mediated RNA decay により，発現喪失となることが報告されている。

最近，UK バイオバンクデータをもとにした大規模 GWAS から新たに 9 個の遺伝子座が同定された。また，UK バイオバンクの臨床情報を活用し，他の形質（traits）との遺伝的相関を算出

し，BMIをはじめ睡眠時間や抑うつ症状との相関が得られている[21]。また，変形性関節症の因果関係についてもメンデルランダム化解析を用いて検証し，高BMIは因果関係があるが，関与が報告されていたトリグリセリドレベルや2型糖尿病の遺伝素因とは関係がないことを報告している[21]。

　今後，バイオバンクのようなリソースを用いることにより，疾患（形質）横断的な解析が可能となり，対象疾患に対するinsightがより多く得られる可能性がある。また，変形性膝関節症に対するリスク予測において，性別・年齢・BMIによるリスク判別モデル（AUC＝0.66）に対して，GRSを加えてもAUCが向上しない（AUC＝0.67）ことが報告されている[22]。GRSも用いるマーカーによって異なるとは思われるが，骨密度や骨折同様，現時点ではGRSのリスク予測への臨床的有効性は低い状況である。

　一方で，本症は病態が多様であると考えられており，病因論も異なるという考え方が多い。そうなると適切な治療方針とそれに効果のある患者・患者層をマッチングさせる必要性があり，これは治療法開発時点でも重要である。DMAODsの開発の問題には，治療そのものの失敗と臨床デザインの不備の両方の結果である可能性が論じられている[23]。実際これまでにいくつかの分類方法や滑液のメタボローム解析によるクラスター化など，小規模の検討は行われているが[24]-[27]，臨床的アウトカムや薬効と結びつけられたものはほとんどない。GWASで得られたマーカー群でリスク予測にあまり効果がないことから，これらにより層別化を試みることも可能かと思われる。また，もっとも利用されている画像による評価法のKellgren & Lawrence分類に加え，より詳細な器質的変化を捉えるために，MRIの使用を推奨する意見もある[28]。今後，さまざまな臨床情報とゲノム／エピゲノム統合情報を組合せることにより，臨床的に意義のある層別化が可能となることを期待したい。

3.3　変形性腰椎症

　主に加齢による椎骨の変形，椎間板や靭帯の変性により，馬尾や神経根を刺激して，腰部や下肢に痛みや痺れを呈し，歩行障害をきたす疾患である。骨関節疾患の中でも発症頻度の高いものの1つである。本症には脊柱管の狭窄による神経の圧迫により症状がある腰部脊柱管狭窄症が含まれる。このため，器質的変化と狭窄の状況についての情報はMRIなどの臨床画像として取得される。

　変形性腰椎症の主因である椎間板変性（Lumbar disc degeneration；LDD）の遺伝関与（heritability estimate）は75％前後とされている[29][30]。北欧の4,600例のGWASメタ解析でPARK2遺伝子座を含む4つの新しいLDD相関SNPsを見出している。さらにPARK2の発現調節領域のDNAメチル化がLDDスコアとともに増加しPARK2が発現低下する可能性を示している[31]。また，中国・日本・フィンランドの13のcohortを用いた連鎖解析とGWASにより，CHST3が同定されている[32]。CHST3上のrs4148941はmiRNA（miR-513a-5p）の標的配列となっており，risk alleleではその結合が亢進しCHST3の発現が低下することを示している。まだ，この分野の解析は途上であるが，この両方の成果にエピジェネティックな制御の関与が共通しているのは興味深い。

第２編　がんを中心とした治療分野におけるプレシジョン・メディシンの進展

　また，発達性の脊柱管狭窄についてサンプルサイズが小さく，ゲノムワイドな significance は得られなかったが，GWASの結果も報告されている。椎間板変性は主に画像による器質的変化を指標にしており，形質が絞られているが，腰部脊柱管狭窄症はまだ症候群との位置づけであり，病因論においても統一見解がないため，変形性関節症同様，診療もさることながら治療法開発に資する層別化が必要と思われる。酒井らは最近，症状と MRI から狭窄要因による病型分類（靭帯肥厚による狭窄とそれ以外）を提唱し，さらに保存療法に対する効果の差異を見出している[33]。また，その分類に用いる体軸断面の黄色靭帯／脊柱管面積比（LSAR）をもとに黄色靭帯のオミックス解析も行われており，新たな指標として利用されていくと思われる。ただし，後述するが，画像上の狭窄の状態と症状には乖離があることが分かっており[34]，ゲノム解析などの分子レベルの解析において，本症の解析においてより精度を高めるにはコントロール群についての画像情報など，形質の絞り込みが必要となってくると思われる。

3.4　サルコペニア

　老年学においてフレイル（frailty）という概念が広まり，運動器領域のみならず注目を増しているのがサルコペニアである。サルコペニアは進行性かつ全身性の筋量減少や筋力低下を特徴とする加齢性の病態であり，QOL や ADL の低下と関連する。しかし，その研究はまだ日が浅く，病因論や，予防・治療法が確立していない。さらに筋肉量や筋力の多様性を説明できる遺伝子はほとんど同定されていない。特異性の高いバイオマーカーも開発されていない。ところが，運動能力や代謝（骨格筋との臓器連関）の観点から老年症候群の中でも関心が高まってきており，転倒・骨折などの運動器の問題から，糖尿病や循環器疾患，認知症，死亡率まで関係が示唆されている。有病率の推定値は報告によって幅があるが，国内の健常な65～89歳での検討では男女とも22％前後と報告されている[35]。DXA により測定される除脂肪体重（Lean body mass；LBM）は全身の骨格筋量を反映する良い指標とされている。LBM を指標に米中西部の Caucasian の cohort の GWAS により，TRHR 遺伝子座の２つの SNPs が同定された[36]。これらは中国人の cohort を用いても再現されている。また，体肢除脂肪量（Appendicular lean mass；ALM）での検討では，GIMAP1 と SERHL の copy number variations（CNV）が同定されている[37]。これらの遺伝子についての生物学的意義づけはこれからであり，今後の発展が待たれる。GWAS 以外にも連鎖解析は行われているが，応用例は知られていない。

　骨格筋などに関連して多型情報から層別化を行う DTC 遺伝子検査では，スポーツ適性を ACE，ACTN3，PPARGC1A などの多型を用いて判定するサービスもあり，エビデンスについての精査や検証は必要であるが，ゲノム情報を個別化に応用している例ではある。一方，廃用性萎縮については，マウスなどのモデル実験もあり，遺伝学的アプローチなどから，筋肉の異化作用の分子メカニズムは明らかにされつつあるが，時間経過がサルコペニアと比べて急激であり，回復が可逆的で，対象筋は遅筋が中心となっていることから，慢性的で緩やかな減少，対象が速筋とされるサルコペニアと区別している論調もある[38)39)]。病因論を含めて，まだ解明されなければならない課題は多い。

306

4. 運動器の慢性疼痛

　運動器疾患の大きな問題として慢性疼痛が挙げられる。この慢性疼痛には発症機序から，侵害受容性疼痛，神経障害性疼痛と非器質性（心因性）疼痛に分けられることが多い。その多くが急性である侵害受容性疼痛については分子メカニズムが部分的に明らかにされつつあるが，現時点では慢性疼痛については不明な点が多い。

　整形外科領域においては，変形性関節症や脊柱管狭窄症などで高度に進んだ病態において人工関節置換や関節固定などの手術による治療が一般的であり，治療成績もよい。しかしながら，その病因と考えられる器質的変化や機能低下を取り除けても，痛みが残ることにより，患者の治療満足度が下がることがあるのも事実である。

　運動器の分野では疾患修飾薬の開発に加え，この痛みの問題が大きな課題となっている。特に高齢者においては，この痛みのマネージメントが QOL の改善につながり，根治より疼痛対策のほうが優先されることも少なくない。また，先日 WHO より発表された ICD-11（2018）においては，chronic pain が各疾患の下部概念から独立した項目として加えられたことなど，慢性疼痛に対する注目度とその必然性は全世界的に高まっている。ただ，痛みは主観的な感覚であり，臨床では VAS や質問票が評価法として用いられており，特異的なバイオマーカーなどの開発も進みつつあるが，客観的評価には本質的に難しい側面もある。

　一方で，画像上の器質的変化が症状と結びつかない例が変形性関節症や腰部脊柱管狭窄症などで知られている。いわゆる radiographic OA と symptomatic OA の乖離[40]で，関節変性や脊柱管狭窄の器質的変化が不顕性（無症状）である場合が多く，国内の地域住民を対象とした Wakayama Spine Study では腰部脊柱管狭窄症について MRI で狭窄が severe と判定された 285人中症状を有していたのは 50 人，17.5％であったと報告されている[41]。そのため，形態を中心とする生物学的アプローチが比較的しやすい器質的変化・変性の病態の上に，症状（特に痛み）に対する高次的なアプローチがより重要であるといえる。

　まだ解析集団が小さく candidate approach の結果がほとんどで再現性についても今後検証されていくと思われるが，慢性腰痛に対する遺伝学的関連解析が行われている。*CASP9*，*MMP1*，*GDF5* といった器質的変化に関与すると思われる遺伝子群，炎症に関与する *IL1A* や *IL1RN*，*ADRB2* や *COMT* などの神経伝達に関わる遺伝子群上の SNPs との関連が報告[42]~[47]されており，*IL1A* や *IL18R1* の SNPs は，治療の応答性にも関与しているとの報告[45]があり，疼痛の分類や治療応答性などの予測などが可能となる可能性がある。

　変形性膝関節症の人工関節置換の術後に神経障害性疼痛を訴える患者がいる。これに対して英国で GWAS が行われ，ゲノムワイドの significance には届いていないものの，メタアナリシスにより再現性を確認された *PRKCA*（rs887797；潜性モデルにおいて OR＝2.41，P＝1.29 X 10⁻⁷）が同定されている[48]。*PRKCA* およびこの多型は，すでに長期増強や慢性炎症との関連も報告されている。もしゲノム情報で術後の疼痛リスクを予測できれば予後対策に有用であり，治療満足度の向上にもつながると思われる。ただし，痛みと遺伝的素因の研究にはいまだ不完全な部分も残されており，より明確な形質情報と生物学的な裏づけが必要であり[49]，今後の進展が期待される。

文　献

1) E. M. Shore et al.: *Nat Genet*, **38**, 525（2006）.
2) K. Hino et al.: *Proc Natl Acad Sci U S A*, **112**, 15438（2015）.
3) K. Hino et al.: *J Clin Invest*, **127**, 3339（2017）.
4) A. Yamashita, M. Morioka, H. Kishi, T. Kimura, Y. Yahara, M. Okada, K. Fujita, H. Sawai, S. Ikegawa and N. Tsumaki: *Nature*, **513**, 507（2014）.
5) N. Yoshimura et al.: *J Bone Miner Metab.*, **27**, 620（2009）.
6) K. Estrada et al.: *Nat Genet*, **44**, 491（2012）.
7) T. P. Ho-Le, J. R. Center, J. A. Eisman, H. T. Nguyen and T. V. Nguyen: *J Bone Miner Res.*, **32**, 285（2017）.
8) H. F. Zheng et al.: *Nature*, **526**, 112（2015）.
9) D. Hunter, M. De Lange, H. Snieder, A. J. MacGregor, R. Swaminathan, R. V. Thakker and T. D. Spector: *J Bone Miner Res.*, **16**, 371（2001）.
10) J. Ahn et al.: *Hum Mol Genet*, **19**, 2739（2010）.
11) X. Jiang et al.: *Nat Commun*, **9**, 260（2018）.
12) M. P. Goetz et al.: *J Clin Oncol*, **23**, 9312（2005）.
13) A. J. MacGregor, Q. Li, T. D. Spector and F. M. Williams: *Rheumatology（Oxford）*, **48**, 277（2009）.
14) M. A. Karsdal, M. Michaelis, C. Ladel, A. S. Siebuhr, A. R. Bihlet, J. R. Andersen, H. Guehring, C. Christiansen, A. C. Bay-Jensen and V. B. Kraus: *Osteoarthritis Cartilage*, **24**, 2013（2016）.
15) arcOGEN-Consortium: *Lancet*, **380**, 815（2012）.
16) M. C. Castano-Betancourt et al.: *PLoS Genet*, **12**, e1006260（2016）.
17) M. S. Yau et al.: *Arthritis Rheumatol*, **69**, 343（2017）.
18) Y. Miyamoto et al.: *Nat Genet*, **39**, 529（2007）.
19) M. D. Rushton, L. N. Reynard, M. J. Barter, R. Refaie, K. S. Rankin, D. A. Young and J. Loughlin: *Arthritis Rheumatol*, **66**, 2450（2014）.
20) U. Styrkarsdottir et al.: *Nat Genet.*, **49**, 801（2017）.
21) E. Zengini et al.: *Nat Genet.*, **50**, 549（2018）.
22) H. J. Kerkhof et al.: *Ann Rheum Dis.*, **73**, 2116（2014）.
23) M. A. Karsdal, C. Christiansen, C. Ladel, K. Henriksen, V. B. Kraus and A. C. Bay-Jensen: *Osteoarthritis Cartilage*, **22**, 7（2014）.
24) J. B. Driban, M. R. Sitler, M. F. Barbe and E. Balasubramanian: *Clin Rheumatol*, **29**, 123（2010）.
25) D. T. Felson: *Osteoarthritis Cartilage*, **18**, 601（2010）.
26) W. Zhang et al.: *BMJ Open*, **4**, e006286（2014）.
27) W. E. van Spil, N. W. Jansen, J. W. Bijlsma, M. Reijman, J. DeGroot, P. M. Welsing and F. P. Lafeber: *Osteoarthritis Cartilage*, **20**, 745（2012）.
28) F. W. Roemer, C. K. Kwoh, D. Hayashi, D. T. Felson and A. Guermazi: *Nat Rev Rheumatol*, **14**, 372（2018）.
29) P. N. Sambrook, A. J. MacGregor and T. D. Spector: *Arthritis Rheum*, **42**, 366（1999）.
30) F. M. Williams, M. Popham, P. N. Sambrook, A. F. Jones, T. D. Spector and A. J. MacGregor: *Ann Rheum Dis.*, **70**, 1203（2011）.
31) F. M. Williams et al.: *Ann Rheum Dis.*, **72**, 1141（2013）.
32) Y. Q. Song et al.: *J Clin Invest.*, **123**, 4909（2013）.
33) Y. Sakai, S. Ito, T. Hida, K. Ito, A. Harada and K. Watanabe: *J Orthop Sci*, **22**, 27（2017）.
34) S. D. Boden, D. O. Davis, T. S. Dina, N. J. Patronas and S. W. Wiesel: *J Bone Joint Surg Am*, **72**, 403（1990）.
35) M. Yamada, S. Nishiguchi, N. Fukutani, T. Tanigawa, T. Yukutake, H. Kayama, T. Aoyama and H. Arai: *J Am Med Dir Assoc.*, **14**, 911（2013）.
36) X. G. Liu et al.: *Am J Hum Genet.*, **84**, 418（2009）.
37) S. Ran, Y. J. Liu, L. Zhang, Y. Pei, T. L. Yang, R. Hai, Y. Y. Han, Y. Lin, Q. Tian and H. W. Deng: *PLoS One*, **9**, e89776（2014）.
38) R. T. Hepple: *J Appl Physiol（1985）*, **113**, 677（2012）.
39) M. Romanick, L. V. Thompson and H. M. Brown-Borg: *Biochim Biophys Acta.*, **1832**, 1410（2013）.
40) P. H. Finan, L. F. Buenaver, S. C. Bounds, S. Hussain, R. J. Park, U. J. Haque, C. M. Campbell, J. A. Haythornthwaite, R. R. Edwards and M. T. Smith: *Arthritis Rheum*, **65**, 363（2013）.
41) Y. Ishimoto et al.: *Osteoarthritis Cartilage*, **21**, 783（2013）.
42) J. S. Skouen, A. J. Smith, N. M. Warrington, O. S. PB, L. McKenzie, C. E. Pennell and L. M. Straker: *Eur J Pain*, **16**, 1232（2012）.
43) L. M. Jacobsen, E. I. Schistad, A. Storesund, L. M. Pedersen, A. Espeland, L. J. Rygh, C. Roe and J. Gjerstad: *Clin J Pain*, **29**, 967（2013）.
44) J. Mu, W. Ge, X. Zuo, Y. Chen and C. Huang: *J Neurosurg Spine*, **19**, 243（2013）.
45) A. Omair, M. Holden, B. A. Lie, O. Reikeras and J. I. Brox: *BMC Musculoskelet Disord*, **14**, 105（2013）.
46) M. Rut, A. Machoy-Mokrzynska, D. Reclawowicz, P. Sloniewski, M. Kurzawski, M. Drozdzik, K. Safranow, M. Morawska and M. Bialecka: *Acta Neurochir（Wien）*, **156**, 245（2014）.
47) A. Omair, A. F. Mannion, M. Holden, J. Fairbank,

B. A. Lie, O. Hagg, P. Fritzell and J. I. Brox: *Eur Spine J*, **24**, 2425（2015）.

48）S. C. Warner, J. B. van Meurs, D. Schiphof, S. M. Bierma-Zeinstra, A. Hofman, A. G. Uitterlinden,

H. Richardson, W. Jenkins, M. Doherty and A. M. Valdes: *Eur J Hum Genet*, **25**, 446（2017）.

49）E. E. Young, W. R. Lariviere and I. Belfer: *J Med Genet.*, **49**, 1（2012）.

第2編　がんを中心とした治療分野におけるプレシジョン・メディシンの進展

第4章　がん以外の疾患におけるプレシジョン・メディシンの進展

第4節　プレシジョン・メディシンの腎臓内科疾患への応用

筑波大学　**臼井　丈一**　　筑波大学　**山縣　邦弘**

1. はじめに

　従来から存在する個別化医療（tailored medicine）という医療概念は，患者個人の遺伝情報や環境因子などを網羅的に解析し，患者個人に対応した治療を実践することであり，プレシジョン・メディシン（precision medicine，精密医療）としばしば混同されるものの，厳密には両者は異なる概念である。プレシジョン・メディシンとは，2015年1月にバラク・オバマ元アメリカ合衆国大統領による一般教書演説において提唱された医療概念である。この概念は，遺伝情報，社会環境，ライフスタイルなどによる患者個人間の多様性の違いに基づいて医療を行うということを指しており，特定のバイオマーカーを用いてある疾患に罹患しやすい住民集団を区別し，その集団ごとに治療法や疾病予防を行い，より効率的な医療を行うことを意味している。本来プレシジョン・メディシンは特定のバイオマーカーのみの解析しか行わないため，全ゲノムを解析するような個別化医療と比較し費用対効果の面でアドバンテージがある。

　がん領域ではすでに臨床実現しているプレシジョン・メディシンであるが（他節参照），現状では腎臓内科疾患での実用化はめどが立っていない。そのため，本稿では，将来の腎臓内科疾患に対するプレシジョン・メディシンを想定し，その準備段階となる腎臓内科疾患の生体試料バンク，データベース，遺伝子情報などに関して概説する。

2. 腎臓内科疾患の生体試料バンクやコホート研究

　前述のとおり，プレシジョン・メディシンの臨床実現はがん領域で先行している。慢性腎臓病（Chronic kidney disease，以下CKD）に代表される腎臓内科疾患に対するプレシジョン・メディシンの開発のために，腎臓内科疾患を対象とするゲノムを含む生体試料バンクや診療情報データベースの活用を欠かすことはできない。腎臓内科疾患に特化したコホートではないが，本邦の代表的な生体試料バンクを含む住民コホート研究として，九州の久山町研究が挙げられる[1]。本コホート研究は1961年から開始され，時代とともに研究規模を拡大し，現在でも継続されている。これまでに日本人の脳卒中や認知症などの相対危険度を明らかにし，その成果は各種診療ガイドラインに活用されている。腎臓内科疾患に関しては，CKDとメタボリックシンドロームとの関連性や経年的なCKD患者の増加およびリスク因子を明らかにしている[2,3]。2000年よりゲノムバンクも追加されており，疾患感受性遺伝子の解析が進められている[4]。近年のコホートとして，

第2編　がんを中心とした治療分野におけるプレシジョン・メディシンの進展

東北メディカル・メガバンク計画がある[5)6)]。このコホート研究は2011年に発生した東日本大震災からの創造的復興を目指し設立されたゲノムコホート研究事業である。本コホート研究は，生体試料バンク，健康調査，ゲノム・オミックス解析情報を有する複合バイオバンクとして構築され，2016年度までに15万人のコホート形成を完了している大規模なものである。本コホートは日本人ゲノム解析の正当な対照コントロールデータとして有効活用されるとともに，各種腎臓内科疾患や腎機能などの形質に寄与する遺伝子やオミックス情報の同定に貢献することが期待されている。

　現時点では腎臓内科疾患を対象とした生体試料バンクや診療データを活用することは容易ではない。本邦の代表的な腎臓内科疾患のコホートとして，日本腎臓学会・厚生労働省難治性腎疾患研究班（旧称：進行性腎障害研究班）の共同で設立した腎臓病総合レジストリー（Japan Renal Biopsy Registry/Japan Kidney Disease Registry；J–RBR/J–KDR）がある[7)8)]。このレジストリーは，2007年に開始され，全国の腎臓専門診療施設から腎生検症例を中心に広く腎臓病が登録され，構築されている。2016年6月までに，全国33,960例の症例が登録されている。本レジストリーを基盤として，各種腎臓内科疾患の個別コホート研究が実施され，これまでにネフローゼ症候群や糖尿病性腎症を含む各種腎臓内科疾患の本邦での実態を明らかとしてきた[9)]。2017年からようやく腎生検スライドの収集が追加されているが，残念ながら現時点で生体試料は収集されていない。さらに大規模な腎臓内科疾患のデータベースとして，包括的慢性腎臓病データベース（CKD database in Japan，以下J–CKD–DB）が構築されつつある[10)]。このデータベースは，2015年に作成が開始されており，電子カルテよりCKDに関連する診療情報を網羅的に自動抽出している。20数大学病院の参加が予定されており，数十万人規模のCKDに特化したビックデータの形成を目指している。ただし，本データベースは診療の実態調査や費用対効果，診療ガイドラインの順守測定などを目的としており，残念ながら生体試料は収集されていない。J–RBR/J–KDRやJ–CKD–DBと比較して規模は小さくなるが，施設やグループ単位で生体試料バンクを有するコホート研究は存在する。茨城県では筑波大学を中心施設として，透析療法を開始する腎不全患者のコホートを形成している（多施設共同茨城県透析導入コホート研究：IDIC研究，UMIN000010806）。本コホートは，茨城県内の60の医療施設が参加し，2013～2015年の間に透析開始となった636例の患者が登録され，現在透析開始後の経過観察データを集積している段階にある。さまざまな腎臓病により透析を開始する高度腎不全の患者を対象としており，透析開始時の生体試料（血清および尿）を収集バンク化している。透析に至るまでの腎不全の経過，透析開始後の予後や心血管疾患イベントなどの臨床データと組合せて解析することで，透析開始時期の予測や透析期の予後予測するバイオマーカーを開発できる可能性がある。同様に茨城県の常染色体優性多発性嚢胞腎（autosomal dominant polycystic kidney disease，以下ADPKD）を対象としたコホートを形成している（茨城ADPKDコホート，UMIN000014674）。本コホートでは2018年7月時点で170例の患者登録が行われており，腎サイズ，腎機能，腎血流量などの臨床所見の経時変化と同時に，ゲノムを含めた生体試料のバンク化を行っている。また，厚生労働省の2つの研究班，難治性腎疾患調査研究班（旧称：進行性腎障害調査研究班，研究開始時班長：名古屋大学松尾清一）と難治性血管炎調査研究班（研究開始時班長：岡山大学槇野博史）は合同で，

抗好中球細胞質抗体（anti-neutrophil cytoplasmic antibody，以下 ANCA）関連血管炎・急速進行性糸球体腎炎患者の全国多施設共同前向き観察コホートを形成している[11]。ANCA 関連血管炎・急速進行性糸球体腎炎の初発患者 321 例を集積しており，臨床データ以外に，腎生検スライド，肺画像，生体試料（血清，尿，ゲノム DNA，メッセンジャー RNA）をバンク化している。2 つの研究班関係者限定ではあるが，生体試料を活用した二次研究が実施中である。これらのコホートはあくまで 1 つの例であり，腎臓内科疾患を対象とした生体試料バンクを有するコホート研究は限定されており，生体試料やデータの二次利用が可能なコホートは非常に少ない。腎臓内科疾患のゲノムを含む生体試料は各医療施設やグループ，研究班単位で保有しているのが実情であり，腎臓内科疾患のプレシジョン・メディシン実現のためには，今後，より大規模で試料やデータの二次利用が可能な腎臓内科疾患に特化した生体試料バンクを構築することが望まれる。

腎臓内科疾患と関連したバイオマーカーは急性腎障害を中心に確立している[12]。Neutrophil genalinase-associated lipocalin（NGAL），kidney injury molecule-1（KIM-1），liver fatty acid binding protein（LFABP），IL-18 などが新規の尿あるいは血清バイオマーカーとして用いられつつある。一方で，プレシジョン・メディシン，予防医学の観点で重要な CKD を中心とした慢性病態において，尿タンパクや推算糸球体ろ過量（estimated glomerular filtration rate，以下 eGFR）などに代わるバイオマーカーは確立していない。そのため，前述のバイオバンクの成果として，CKD における既存の臨床指標以外に CKD 進展予防に寄与するバイオマーカーの開発が期待されている。

3. 次世代シークエンサーを用いた遺伝性腎疾患の診断

次世代シークエンサー（next-generation sequencing，以下 NGS）の普及が急速に進み，腎臓内科疾患においても小児腎臓領域を中心に遺伝性疾患の診断確定および診断に伴う疾患概念自体の変化に貢献しつつある[13]。厳密にはプレシジョン・メディシンに該当しないが，NGS を用いた遺伝性腎疾患の診断は患者ごとの個別化医療に関与しており，ここにその現状を解説する。

NGS による遺伝子解説は大きく 3 つの手法に分類される。全ゲノムシークエンス，全エクソーム（エクソン）シークエンス，特定領域を解析する targeted resequencing（以下 TRS）である。本邦の腎臓内科疾患の解析に関しては，東京医科歯科大学大学院医歯学総合研究科腎臓内科学，神戸大学大学院医学研究科内科系講座小児科学分野の 2 つの研究室において両施設の倫理委員会で承認を受けた臨床研究として TRS が実施され，全国より遺伝性腎疾患患者やその家系が集積されている。東京医科歯科大学腎臓内科学で実施されている TRS は，腎性尿崩症，Bartter 症候群，Gitelman 症候群，Liddle 症候群，尿細管性アシドーシスなどの遺伝性尿細管疾患や高血圧症に関連する遺伝子を中心に Alport 症候群などの糸球体疾患も含め総計 160 種以上の遺伝子群の遺伝子パネルを設計し，1 回のシークエンスで網羅的に検査するシステムを確立，運用している（SPEedy and Efficient Diagnosis of Inherited KIdney Diseases；SPEEDI-KID，**表 1**）[14)15)]。また，遺伝性嚢胞性腎疾患に関連する 69 種の遺伝子を対象とした嚢胞性腎疾患パネルも設計し，運用している（**表 2**）[16]。神戸大学小児科学分野で実施されている TRS は，Alport 症候群，巣状糸

第２編　がんを中心とした治療分野におけるプレシジョン・メディシンの進展

表1　SPEEDI-KID version 3.0 に含まれる疾患と原因遺伝子（165遺伝子＋ミトコンドリア全長）[15]

Disease (category)	Causal gene (gene symbol)	Disease (category)	Causal gene (gene symbol)
adenine phosphoribosyltrans-ferase deficiency	APRT	Kallmann syndrome	ANOS1, FGFR1, PROKR2, PROK2
Alport syndrome/thin basement membrane	COL4A3, COL4A4, COL4A5, COL4A6, MYH9	Liddle syndrome/ pseudohypoaldosteronism type 1	SCNN1A, SCNN1B, SCNN1G, NR3C2
Apparent mineralcorticoid excess	HSD11B2	Marfan syndrome	FBN1
atypical hemolytic uremic syndrome	CFH, CD46, CFI, CFHR1, CFHR3, CFHR5, CFB, C3, THBD, DGKE, PLG	Mitochondrial deseases	whole mitochondrial genes
		Muckle-Wells syndrome	NLRP3
Bartter syndrome	SLC12A1, KCNJ1, CLCNKB, BSND, CLCNKA, CASR	Multiple endocrine neoplasia	MEN1, RET, CDKN1B
brachiootorenal syndrome	EYA1, SIX1, SIX5	Nephrogenic diabetes insipidus	AVPR2, AQP2
CAKUT（syndromic）	HNF1B, REN, ACE, AGTR1	Polycystic kidney disease	PKD1, PKD2, PKHD1
Citrullinemia	ASS1	Pseudohypoaldosteronism type 2	WNK4, WNK1, CUL3, KLHL3
Cystinosis	CTNS		
Cystinuria	SLC3A1, SLC7A9	Renal tubular acidosis/Fanconi renotubular syndrome	SLC4A1, ATP6V1B1, ATP6V0A1, ATP6V0A4, SLC4A4, SLC34A1, CA2, EHHADH, HNF4A, SLC2A2
Deficiency of xanthine oxidase	XDH		
Dent disease	CLCN5, OCRL		
Ehlers-Danlos syndrome	COL5A1, COL5A2, TNXB	sialic acid storage disorder	SLC17A5
Fabry disease	GLA	Steroid-resistant nephrotic syndrome/ focal segmental glomerulosclerosis	NPHS2, NPHS1, WT1, PLCE1, LAMB2, SMARCAL1, INF2, TRPC6, COQ6, ITGA3, MYO1E, CUBN, COQ2, LMX1B, COQ8B, PDSS2, ARHGAP24, ARHGDIA, ITGB4, ACTN4, CD2AP, APOL1, PAX2, ANLN, CRB2, MEFV, PTPRO, GATA3
Gitelman synderome	SLC12A3		
Glomeropathy with fibronectin deposits 2	FN1		
glucosuria	SLC5A2, SLC5A1, SLC16A12		
Hyperaldosteronism	CYP11B1, CYP11B2, KCNJ5, CACNA1D, CACNA1H		
Hypercalcemia	CDC73	Thrombotic thrombocytopenic purpura	ADAMTS13
Hyperlipoproteinemia	APOE, LPL, GPIHBP1, APOA5	Townes-Brocks syndrome	SALL1
Hyperoxaluria	AGXT, GRHPR, HOGA1		
Hyperuricemia	ABCG2, SARS2, UMOD, HPRT1, G6PC, MUC1	tuberous sclerosis complex	TSC1, TSC2
Hypocalcemia	GNA11, STX16, GNAS-AS1, GNAS, PTH, GCM2	Vitamin D-dependent rickets	CYP27B1, VDR
Hypomagnesemia	TRPM6, FXYD2, CLDN16, EGF, CLDN19, CNNM2, KCNJ10, KCNA1	von Hippel Lindau syndrome	VHL
		Wison disease	ATP7B
Hypophosphatemic rickets	FGF23, DMP1, ENPP1, PHEX, SLC34A3	Other related genes	NEDD4L, STK39, SGK1, WNK2, WNK3, KLHL2, OXSR1, SQSTM1, SLC9A3
Hypouricemia	SLC22A12, SLC2A9		

第4章　がん以外の疾患におけるプレシジョン・メディシンの進展

表2　囊胞性腎疾患パネルに含まれる疾患と原因遺伝子（69遺伝子）[16]

Disease family	Targeted Gene
ADPKD	*PKD1*, *PKD2*
ARPKD	*PKHD1*
NPHP	*NPHP1*, *INVS*, *NPHP3*, *NPHP4*, *IQCB1*, *CEP290*, *GLIS2*, *RPGRIP1L*, *NEK8*, *SDCCAG8*, *TMEM67*, *TTC21B*, *WDR19*, *ZNF423*, *CEP164*, *ANKS6*, *IFT172*, *CEP83*, *DCDC2*, *XPNPEP3*, *SLC41A1*
JBS	*NPHP1*, *CEP290*, *RPGRIP1L*, *TMEM67*, *TTC21B*, *ZNF423*, *CEP164*, *IFT172*, *INPP5E*, *TMEM216*, *AHI1*, *ARL13B*, *CC2D2A*, *OFD1*, *KIF7*, *TCTN1*, *TMEM237*, *CEP41*, *TMEM138*, *C5orf42*, *TCTN3*, *TMEM231*, *CSPP1*, *PDE6D*, *MKS1*, *TCTN2*, *B9D1*
MKS	*NPHP3*, *CEP290*, *RPGRIP1L*, *TMEM67*, *TMEM216*, *CC2D2A*, *TMEM231*, *MKS1*, *TCTN2*, *B9D1*, *B9D2*
SLS	*NPHP1*, *INVS*, *NPHP3*, *NPHP4*, *IQCB1*, *CEP290*, *GLIS2*, *SDCCAG8*, *WDR19*, *CEP164*
BBS	*CEP290*, *SDCCAG8*, *TMEM67*, *TTC21B*, *WDR19*, *IFT172*, *MKS1*, *BBS1*, *BBS2*, *ARL6*, *BBS4*, *BBS5*, *MKKS*, *BBS7*, *TTC8*, *BBS9*, *BBS10*, *TRIM32*, *BBS12*, *WDPCP*, *BBIP1*, *IFT27*, *CCDC28B*
IFT	*TTC21B*, *WDR19*, *IFT172*, *WDR35*, *IFT122*, *IFT140*, *IFT43*
ADTKD	*MUC1*, *UMOD*, *HNF1B*
Others	*ASS1*, *NOTCH2*

ADPKD: autosomal dominant polycystic kidney disease, ARPKD: autosomal recessive polycystic kidney disease, NPHP: nephronophthisis, JBS: Joubert syndrome, MKS: Meckel syndrome, SLS: Senior-Løken syndrome, BBS: Bardet-Biedl syndrome, IFT: intraflagellar transport, ADTKD: autosomal dominant tubulointerstitial kidney disease

球体硬化症（Focal segmental glomerulosclerosis，以下FSGS），先天性腎尿路奇形（congenital anomalies of the kidney and urinary tract，以下CAKUT）などの遺伝性小児腎疾患を中心に解析を実施している[17]。現在，遺伝性腎疾患に関連する116遺伝子群およびCACUTを中心とした172遺伝子群の2つの遺伝子パネルを作成し運用されている（神戸大学小児科学分野，野津寛大先生私信）。

　NGSによる遺伝性腎疾患の診断の効果の1つとして，より正確な診断の確定が挙げられる。代表的な例は，家族性FSGSの中にAlport症候群の原因遺伝子である*COL4A3*，*COL4A4*，*COL4A5*遺伝子変異が含まれることが近年明らかとなっている。Gastらは成人FSGSの遺伝子異常として*COL4A3*，*COL4A4*，*COL4A5*遺伝子変異が最多であることを報告している[18]。Alport症候群の診断確定は従来電子顕微鏡検査が担ってきた。しかし，専門施設以外での電子顕微鏡での正確な組織診断が必ずしも容易ではないこと，近年の各施設での電子顕微鏡検査継続の負担を考慮すると，Alport症候群の診断確定をNGSに委ねる時代が来る可能性が高いと思われる。また，臨床的に診断を受けたADPKDの遺伝子変異がADPKDの原因遺伝子である*PKD1*あるいは*PKD2*以外の囊胞性腎疾患の遺伝子変異を含むことが明らかとなっている[16]。次にNGSによる遺伝性腎疾患の診断の効果として，疾患概念の変化が挙げられる。例えば，先天性尿細管

315

第２編　がんを中心とした治療分野におけるプレシジョン・メディシンの進展

機能障害である Batter 症候群と Gitelman 症候群は古典的な臨床分類とその表現型が必ずしも当てはまらない症例があることが経験されていた。そのため，Seyberth は遺伝性塩類喪失性尿細管機能異常症（salt-losing tubulopathy）と総称し，表現型ではなく責任遺伝子変異（SLC12A1, SLC12A3 など）に基づく分類を提唱している[19]。このような類似あるいは重複する表現型の場合，疾患概念の整理に NGS は貢献しうる。NGS による遺伝性腎疾患の診断の最後の効果として，個別化医療への貢献が挙げられる。例えば，ステロイド抵抗性ネフローゼ症候群や FSGS の治療方針の決定において，NGS を用いた遺伝子診断は大きな意味を持つ。Bierzynska らは，英国の小児ステロイド抵抗性ネフローゼ症候群患者において 26.2％にステロイド抵抗性ネフローゼ症候群に関連する既知の遺伝子変異を認めたことを報告している[20]。ステロイド抵抗性ネフローゼ症候群や家族性 FSGS に関連する遺伝子変異が確定すれば不必要な免疫抑制療法を回避することができると同時に，腎移植後の FSGS 再発の危険性がない患者も事前に知ることができ，診療上の意義が大きい。また，ADPKD の遺伝子変異に基づく正確な診断確定は ADPKD 治療薬であるバソプレシン V2 受容体拮抗薬トルバプタンの適応を決定する上で今後必要となる可能性がある。以上まとめると，NGS による遺伝性腎疾患の確定診断はすでにいくつかの診療上の利点をもたらしており，今後の普及およびさらなる展開に期待がかかる。

4. 慢性腎臓病と疾患感受性遺伝子

　高密度マイクロアレイチップの開発により，多因子疾患を対象とした疾患感受性遺伝子座の網羅的解析法として，ゲノムワイド関連解析（genome-wide association study，以下 GWAS）が主流となっている。GWAS とは，ヒトゲノム全体をカバーする数十万から数百万の一塩基多型（single nucleotide polymorphism，以下 SNP）を解析し，その遺伝子型と疾患や検査所見の形質との関連性を確定する研究方法である。その成果に基づきプレシジョン・メディシンへの展開が期待されている。

　GWAS を用いて CKD や各種腎臓内科疾患に関する多数の疾患感受性遺伝子座が報告されている。代表的な疾患感受性遺伝子座に関して，最新の review に掲載されている[21]。CKD に関しては，eGFR を中心とした腎機能，腎機能低下，アルブミン尿の出現を踏まえ，そのリスクが検討されてきた。これまでに 10 件弱の CKD に関する大規模患者数での GWAS の報告がある[22)-25]。解析患者数は当初の発表に当たる 2009，2010 年頃の研究では数万人規模であったが，最近の研究では 10 万人を超えている。この最大規模の解析は 2016 年の Pattaro らによる欧米人集団 133,413人のメタ解析であり，腎機能指標（eGFR）と関連を示す 53 遺伝子座（新規 24 遺伝子座）を同定した[24]。本報告では，疾患感受性遺伝子座の同定に留まらず，バイオインフォマティクス解析の活用により，同定された遺伝子座を有する分子の発現は腎臓組織および腎発生，トランスポーター，腎臓形態，糖代謝などのパスウェイにエンリッチしていることを示している。また，臓器間の比較解析では同定された遺伝子座は腎臓に限定してクロマチン制御領域と関連していることも明らかにしている。アジア人を対象とした解析として，2012 年の Okada らの 71,149 人を対象としてメタ解析があり，腎機能指標と関連する 17 の新規遺伝子座を同定している[25]。欧州人患者

316

において *in silico* で比較解析したところ，同定された15遺伝子座のうち9遺伝子座においてアジア人と同様に腎機能との関連性が示されている。

　GWAS などによって同定された疾患感受性遺伝子座の中から，CKD の発症・進展のリスクを予期すると同時に病態メカニズムの解明までつながる成果となっている2つの分子を紹介する。1つ目の分子は apolipoprotein L1（以下 *APOL1*）である（Recent review: E. Kruzel-Davila et al.）[26]。HIV 腎症，FSGS，高血圧性腎障害などの腎疾患を持つアフリカ系アメリカ人において *APOL1* high risk variant ホモ接合体（rs73885319；rs71785313）と腎不全進展が強く関連していることが複数の解析より証明されている[27]。腎移植においても *APOL1* risk variant とドナー腎の腎予後不良とは関連性が示されている[28]。以前よりアメリカ合衆国においてアフリカ系人種は白人と比較し末期腎不全が高頻度であることが知られていたが，近年の *APOL1* risk variant の解明はその理由を説明するのに十分な根拠となりつつある[29]。もう1つの分子は尿細管分泌性タンパクである uromodulin（以下 *UMOD*，別称 Tamm-Horsfall protein）である。欧州人を対象とした GWAS 解析の結果，*UMOD* risk variant（rs11864909；rs12917707）と腎機能低下や CKD との関連性が報告されている[22)23]。*UMOD* risk variant は腎臓における uromodulin 分泌増加と関連があり，尿路感染症の予防に寄与していると考えられている[30)31]。また，*umod* transgenic mouse は NKCC2 sodium transporter（furosemide 感受性）活性化を介した塩類感受性高血圧症を呈することが知られており，UMOD risk variant を有する高血圧症患者では furosemide による降圧療法が降圧および腎保護に有効であることが示唆されている[30)31]。*UMOD* risk variant と CKD との関連性はやや弱いリスクであるが，*UMOD* mutation（exon 3 あるいは4）が常染色体性優性遺伝形式の尿細管間質疾患（autosomal dominant tubulointerstitial kidney diease，ADTKD）を引き起こすことが報告されており，UMOD gene の尿細管機能を含む腎障害への影響は確実なものと考えるのが妥当である[32]。

　前述のとおり最近では GWAS の成果と種々のオミックスデータと組合せて生物学的解釈を加えることが試みられており，特に我々アジア人での成果を積み重ねることで，今後，疾患病態の解明や感受性遺伝子座に基づく疾患予防の実現に期待したい。

5. おわりに

　NGS 技術の普及によりがん領域を中心にプレシジョン・メディシンが実現しつつある。しかし，本稿で述べてきたとおり腎臓内科疾患に対するプレシジョン・メディシンはいまだ準備段階である。今後，生体試料バンクを有する大規模コホートの構築，さらなる遺伝子解析技術の開発，オミックスデータとの連結による成果の創出により腎臓内科疾患に対する治療法や疾病予防など，プレシジョン・メディシン実現への道が開かれることを切に願う。

謝　辞
　本研究は厚生労働省科学研究費補助金難治性疾患克服研究事業「難治性腎疾患に関する調査研究」ならびに日本

第2編　がんを中心とした治療分野におけるプレシジョン・メディシンの進展

医療研究開発機構研究費（課題番号 JP18ek0310010）の支援を受けた。

文　献

1）清原裕：臨床病理　**63**，623（2015）.

2）T. Ninomiya et al.: *Am. J. Kidney Dis.*, **48**, 383 （2006）.

3）M. Nagata et al.: *Nephrol. Dial. Transplant.*, **25**, 2557（2010）.

4）T. Ohara et al.: *J. Am. Geriator. Soc.*, **59**, 1074 （2011）.

5）S. Kuriyama et al.: *J. Epidemiol.*, **26**, 493（2016）.

6）櫻井美佳，清元秀泰：腎臓内科・泌尿器科，**7**，115 （2018）.

7）H. Sugiyama et al.: *Clin. Exp. Nephrol.*, **15**, 493 （2011）.

8）横山仁，杉山斉，佐藤博：日腎会誌，**59**，1042 （2017）.

9）H. Yokoyama et al.: *Clin. Exp. Nephrol.*, **19**, 496 （2015）.

10）柏原直樹他：日腎会誌，**59**，1034（2017）.

11）K. Sada et al.: *Mod. Rheumatol.*, **26**, 730（2016）.

12）C. R. Parikh, S. G. Mansour: *J. Am. Soc. Nephrol.*, **28**, 1677（2017）.

13）M. F. Stockman et al.: *Nat. Rev. Nephrol.*, **12**, 472 （2016）.

14）T. Mori et al.: *Clin. Exp. Nephrol.*, **21**, 63（2017）.

15）森崇寧，内田信一：腎と透析，**82**，327（2017）.

16）藤丸拓也，森崇寧，蘇原映誠：腎臓内科・泌尿器科，**7**，134（2018）.

17）C. Nagano et al.: *Clin. Exp. Nephrol.*, **22**, 881 （2018）.

18）C. Gast et al.: *Nephrol. Dial. Transplant.*, **31**, 961 （2016）.

19）H. W. Seyberth: *Nat. Clin. Pract. Nephrol.*, **4**, 560 （2008）.

20）A. Bierzynska et al.: *Kidney Int.*, **91**, 937（2017）.

21）S. Limou et al.: *Clin. J. Am. Soc.* Nephrol., **13**, 140 （2018）.

22）A. Kottgen et al.: *Nat. Genet.*, **41**, 712（2009）.

23）A. Kottgen et al.: *Nat. Genet.*, **42**, 376（2010）.

24）C. Pattaro et al.: *Nat. Commun.*, **7**, 10023（2016）.

25）Y. Okada et al.: *Nat. Genet.*, **44**, 904（2012）.

26）E. Kruzel-Davila et al.: *Nephrol. Dial. Transplant.*, **31**, 349（2016）.

27）G. Genovese et al.: *Scinece*, **329**, 841（2010）.

28）A. M. Reeves-Daniel et al.: Am. *J. Transplant.*, **11**, 1025（2011）.

29）USRDS. 2011 Annual data reports: National Institutes of Health, National Institutes of Diabetes and Digestive and Kidney Diseases （2012）.

30）M. Trudu et al.: *Nat. Med.*, **19**, 1655（2013）.

31）O. Devuyst, E. Olinger, L. Rampoldi: *Nat. Rev. Nephrol.*, **13**, 525（2017）.

32）K.-U. Eckardt et al.: *Kidney Int.*, **88**, 676（2015）.

第 3 編

プレシジョン・メディシンに関わる
社会制度と法的課題

第3編 プレジジョン・メディシンに関わる社会制度と法的課題

第1章 プレジジョン・メディシンにおける 保険診療の課題

黒田尚子FPオフィス **黒田 尚子**

1. はじめに

　まず，本稿における筆者の立ち位置を明確にしておきたい。筆者は，医療者や研究者などではなく，ファイナンシャル・プランナー（以下，「FP」という）を生業としている。筆者の所属するNPO法人日本ファイナンシャル・プランナーズ協会が認定するCFPは，世界24カ国・地域で認められたFPの上級資格で，日本国内の認定者は2万人を超える[1]。

　誰しも生きていくためにはお金が必要だ。海外留学，結婚，マイホーム購入，病気，老後など，人生における夢や目標を叶えたり，万が一のときに備えたりするために総合的な資金計画を立て，経済的な側面から実現に導く方法を「ファイナンシャル・プランニング」という。ファイナンシャル・プランニングには，金融，税制，不動産，住宅ローン，保険，社会保険制度などの幅広い知識や情報が欠かせない。これらを備えながら，相談者の夢や目標が叶うようにサポートする専門家がFPである。

　FPが「家計のホームドクター」とも呼ばれる所以は，ファイナンスの側面からさまざまな悩みや問題を解決することに由来する。多領域の知識をもとに包括的にアドバイスする「ホリスティック・アプローチ」を行うのがFPの強みであり，社会保険労務士や税理士などといった専門家と一線を画している点でもあろう。

　また筆者自身，2009年12月に乳がん告知を受けたサバイバーでもある。告知後の自らの体験を踏まえて，がんなど病気に対する経済的備えの重要性を訴える活動や，メディカル・ファイナンスに関するアドバイスを行っている。2015年から，聖路加国際病院のがん経験者向けプロジェクト「おさいふリング」のファシリテーターを務めているのもその一環だ。「おさいふリング」は，がんの治療とお金について，患者と医療者，FP，社会保険労務士などの専門家が情報を共有し，問題を解決するグループプログラムである。

　患者の遺伝子やバイオマーカーなど精密な情報に基づいて，一人ひとりに最適かつ有効な治療法を選択するプレジジョン・メディシンは，現在のところ保険外診療という位置づけにある。そのため，高額な医療費がかかること，それを患者がどのようにして負担するかということが，医療者・患者双方の大きな問題となっている。

　本稿は，FPかつサバイバーという観点から，もっとも先行しているといわれるがん治療分野を中心に，プレジジョン・メディシンの費用負担の現状と保険診療の課題について述べたいと思う。

2. がん治療分野のプレシジョン・メディシンにかかる保険診療の現状

　まず，患者の立場からみたときに，プレシジョン・メディシンはどうあるべきだろうか？　それは，「いつでも・どこでも・誰でも・割安に・同水準の」治療が受けられることである。おそらく近い将来，多種多様なゲノム情報に基づいた診断や治療が，日常診療で受けられるようになると予想されるが，現状はそこまで至っていない。そこで，がん治療におけるプレシジョン・メディシンの保険診療の現状を整理しておこう。

　プレシジョン・メディシンの発展に欠かせない遺伝子解析は，以前から行われきた。がん治療においても，遺伝子変異を有する一部のがんには，対応する分子標的薬の治療効果が高いことも分かっている[2]。たとえば，「非小細胞肺がん」のEGFR変異，ALK融合遺伝子，「乳がん」のHER-2遺伝子増幅，「悪性黒色腫」のBRAF変異など，第3部検査「D004-2　悪性腫瘍遺伝子検査」に収載される遺伝子関連検査や対応する分子標的薬による治療が，すでに保険診療で行われている。とはいえ，これらは1回の検査で1個の遺伝子変異を調べるもので，がん種も限定的だ。

　一方，プレシジョン・メディシンにおいて大きな役割を担う「網羅的がん遺伝子検査（以下，「がん遺伝子パネル検査」）は，1回の検査で100以上の遺伝子変異を網羅的に解析できる。しかし，実施する医療機関によって複数の検査手法があり，対象となる遺伝子数も異なる。

　通常，患者ががん遺伝子パネル検査を希望する場合，2つの方法が考えられる。第1に，検査を実施している医療機関で「自由診療」として受ける方法だ。その場合の適用対象は希少がん，原発不明がん，標準治療で改善不能時などとなっているが，基本的にこれらの条件を満たせば誰でも受けられる。ただし，保険診療ではなく自由診療となるため，検査を受ける前のセカンドオピニオン費用で約1〜4万円，検査費用で約50〜100万円超がかかる（医療機関によって異なる）。さらに受診する医療機関が遠方にある場合，交通費・宿泊費などを別途負担しなければならない。

　第2に，臨床試験・治験に参加する方法がある。例えば，国立がん研究センター東病院が中心となって行う産学連携全国がんゲノムスクリーニングプロジェクト「SCRUM-Japan（スクラム・ジャパン）」や，国立がん研究センター中央病院の「NCCオンコパネル」，東京大学医学部附属病院の「東大オンコパネル」などが挙げられる。これらの費用について，患者負担はほぼないが，がん種が限定されているなど，参加条件を満たさなければならない。

3. がんゲノム医療実用化に向けた動き

　「第3期がん対策推進基本計画」に基づき，国は，がんゲノム医療の推進・実用化に向けて着実に動いている。がんゲノム医療を実施する体制づくりのため，2018年2月，厚生労働省では，中心となるがんゲノム医療中核拠点病院（以下，「中核拠点病院」という）11施設を選定。3月には連携病院110施設が発表された[3]。すでに米国では，世界に先駆けて同年3月16日，CMSが公的医療保険（Medicare/Medicaid）における次世代シークエンサーを用いた検査の保険償還を発表[4]。同日，中外製薬が厚生労働省に米国の遺伝子パネル検査「FoundationOne CDx」の製造販売の承認申請を行っている[5]。また同年4月9日，国立がん研究センター中央病院において，NCC

第1章 プレシジョン・メディシンにおける保険診療の課題

オンコパネルを用いた「個別化医療に向けたマルチプレックス遺伝子パネル検査」（以下，「マルチプレックス遺伝子パネル検査」）が，先進医療Bとして治療を開始した[6]。

「先進医療」とは，厚生労働大臣が定めた公的医療保険の対象にするかどうか評価段階にある高度な治療・手術のこと。その内容は随時見直され，現時点で92種類が認められている（2018年7月1日現在）[7]。日本では，保険診療と保険外診療を併用する「混合診療」は，原則として禁止されている。しかし，保険外診療を受ける場合でも，厚生労働大臣の定める「保険外併用療養費制度」（以下，「保険外併用療養費」という）については，保険診療との併用が認められている。保険外併用療養費には，保険導入のための評価を行う「評価療養」と「患者申出療養」（2016年4月創設），保険導入を前提としない「選定療養」があり，先進医療は評価療養の1つだ。

さらに先進医療は「第2項先進医療（先進医療A）」と「第3項先進医療（先進医療B）」に分類される。先進医療Aは，先進医療技術とともに用いる医薬品や医療機器などについて，薬事法上の承認・認証・適用がある場合や，承認などが得られていない検査薬などを使用する先進医療技術であっても，人体への影響が極めて小さい場合（同年7月1日現在，28種類）。先進医療Bは，有用な医療技術の普及と科学的評価可能なデータ収集の迅速化を目的として，薬事法上の承認などが得られていない医薬品や医療機器を用いても，一定の条件を満たせば保険診療との併用を可能としたもの，という位置づけだ（同年7月1日現在，64種類）。

前掲のマルチプレックス遺伝子パネル検査は，先進医療Bとして承認。今後，薬事承認・保険収載を目指して，有効性・安全性を臨床研究で評価される[8]。さらに同年4月5日には，東京大学医学部付属病院が「遺伝子パネル検査（東大オンコパネル）」を同じく先進医療Bとして申請。同月20日の先進医療技術審査部会で了承された[9]。6月末時点で，先進医療会議の適否の判断待

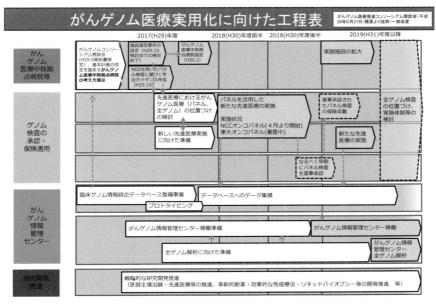

出典：厚生労働省「がんゲノム医療の提供体制について」より
図1 がんゲノム医療実用化に向けた動き

第3編　プレシジョン・メディシンに関わる社会制度と法的課題

ちの状態となっている。厚生労働省が設置した「がんゲノム医療推進コンソーシアム懇談会」によると，引き続き，中核拠点病院を中心に，先進医療としてがん遺伝子パネル検査が受けられる医療機関を増やしていく予定だ（**図1**）。

4. がん遺伝子パネル検査の費用負担の問題

　先進医療を受けた場合，全体にかかる総医療費のうち，診察料・検査料・入院料といった通常の治療と共通する部分は保険適用となるが，先進医療の技術料などは全額自己負担しなければならない。一部のがん遺伝子パネル検査が先進医療として認められたことで，患者の費用負担は軽減される。ただし，それは自由診療の場合と比較してのことである。国立がん研究センター中央病院の「NCC オンコパネル」の場合，先進医療にかかる費用は 66 万 4,000 円。このうち研究費負担が 20 万円で，患者負担 46 万 4,000 円となっている[10]。東京大学医学部付属病院の「東大オンコパネル」の場合は，先進医療にかかる費用は 91 万 5,000 円（患者負担などについては未定）だ[11]。いずれも，これ以外に，患者は通常の保険診療・検査費用を負担する必要がある。

　なお，先進医療の技術料については，税金の還付が受けられる「医療費控除」の対象となるが，公的医療保険の「高額療養費」は対象外。先進医療の適用を受けられるようになったとしても，費用負担に関しては，高額なことにそう変わりはない。

　そしてこれらはあくまでも検査にかかる費用だ。これだけの費用をかけて検査しても，がんの診断や治療に有用な情報が何も得られない可能性もある。すでに実施されているがん遺伝子パネル検査の結果によると，現時点で，実際に治療薬を利用できる患者は 10％程度だという[12]。

　仮に，検査によって，がんと関連する遺伝子変異が見つかったとしても，そのがんに対して保険承認されていない場合，薬剤が入手できない，あるいは投与できない可能性がある。また，参加可能な臨床試験・治験などがない，患者の全身状態が悪化したなどの理由から，検査結果に結びつく治療選択ができない患者が大半を占める。

　「従来の治療法がない」と言われてこの検査にたどり着いた患者にとって，この期待と現実の落差は大きい。今後の研究・開発によって，最適な治療が選択できる患者が増えることを期待するとともに，医療機関では，このような患者に対して，状況を丁寧に説明し，心身のケアができる体制と環境を整備する必要があるだろう。

　2018 年 6 月 1 日，国立がん研究センターは「がんゲノム情報管理センター（C-CAT）」を開設[13]。全国の中核拠点病院や連携病院から，患者の遺伝子変異や治療効果などのデータを集約し，最適な治療薬の提供や希少がんの治療法の開発，製薬会社などが創薬に必要な臨床試験・治験などの参加者を集めるにも役立てるという。患者にとって，「情報は命」と言われるように，治験などに参加するための情報公開や体制づくりは非常に重要である。

5. がん遺伝子パネル検査後の治療の選択肢と費用の問題

　患者の高額な費用負担は，検査だけにとどまらない。問題はその後の治療にかかる費用だ。検

査の結果，効果が期待される治療薬の情報が得られて，臨床試験・治験などに参加できる場合，患者が負担する費用が軽減できる可能性もある。保険適用に至っていない研究段階の医療を受ける選択肢としては，企業治験，医師主導治験，拡大治験（人道的見地から実施される治験），先進医療，患者申出療養などが考えられる[14]。この場合の費用は，いずれも保険外併用療養費に基づく（**図2**，**表1**）。医師・研究者主導臨床試験については，それがどのような枠組みで行われるのかによって，保険診療の併用が認められるものもあるなど，患者が負担する金額などは異なる。

一方，情報が得られた治療薬が日本国内の未承認薬・適応外薬で参加できる治験などがない場合，適応外申請を行い自由診療あるいは先進医療と自由診療を並行して行う治療しかない。これらの場合，費用の全額が患者の自己負担で，それが高額となる。さらに患者にとって問題なのが，それがいつまで続くか分からないという見通しの悪さだろう。例えば，自由診療で分子標的薬を使う場合，1錠が1万円を超えることも珍しくなく，薬剤費だけで月額約60万〜100万円か

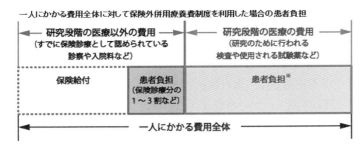

出典：国立がん研究センターがん情報サービス「研究段階の医療（臨床試験，治験など）詳細情報」より

図2 保健外併用療養費を利用した場合の費用負担

表1 研究段階の医療の費用

種　類	研究段階の医療の費用 （研究のために行われる検査や試験期間中に使用される試験薬など）
（1）企業治験	患者負担なし※
（2）医師主導治験	試験により患者負担あり
（3）拡大治験	患者負担あり
（4）先進医療A	患者負担あり
（5）先進医療B	試験により患者負担あり
（6）医師・研究者主導臨床試験 （先進医療Bおよび患者申出療養を除く）	試験により患者負担あり
（7）患者申出療養	患者負担あり

※　試験期間中，まったく費用がかからないということではありません。試験期間中にかかる保険診療の部分（試験薬以外の点滴など）については患者負担になります。
出典：国立がん研究センターがん情報サービス「研究段階の医療（臨床試験，治験など）　詳細情報」より

第３編　プレシジョン・メディシンに関わる社会制度と法的課題

かることもある[15]。また，免疫チェックポイント阻害薬を使う場合，月額約150万円とさらに高額だ。仮に，治療期間が1年とあらかじめ分かっていれば，100万円×12カ月＝1,200万円を何とか準備してでも治療を受けたい，と希望する患者は少なくないはずだ。しかし，それが死ぬまで続くとなれば，まさに「金の切れ目が命の切れ目」となってしまう。よしんば一命を取り留め，延命につながったとしても，家計が破綻し，生活が困窮してしまったとしたら？　あるいは，その患者が亡くなった後の家族の生活はどうなるだろうか？

多くの医療者は，プレシジョン・メディシンの費用が高額であることを問題視しているものの，具体的に患者がその費用をどのように担保するかについて，ほとんど議論されていない。米国臨床腫瘍学会（ASCO）は，費用を検討することは質の高いがん医療の重要な要素だとし，がん臨床医が適切な臨床判断を行えるよう，費用について患者・家族との対話を促している。それに反し，単に「治療を受けたいなら，まずその費用を準備してから」というのでは，金持ち優遇の医療と批判されても仕方がないのではないだろうか？

このような先端医療を希望する患者は，富裕層に限定されていると思われがちだ。しかし，日本は国民皆保険制度によって，誰でも先端医療にアクセスできる環境を作ってきた。そして日頃，患者から経済的な相談を受けるFPの立場からすると，「高額でも可能性があるならその治療を受けたい」と望む患者の割合は，保有資産の多寡に比例するものではないと感じている。単に，経済的理由から諦めざるを得ないのが現状というだけのことだ。

6.　がん治療における患者の費用負担の実態

そもそも，がん治療において，患者はどれくらいの費用を負担しているのか？　そして，それをどのような方法で準備しているのか？　患者の費用負担の実態をご紹介しよう。

厚生労働省研究班の患者調査[16]によると，がん患者の直接費用と間接費用を合わせた自己負担額（年間）は平均92万円で，償還・給付額は61.3万円。自己負担額から償還・給付額を差し引いた実質的な経済負担額は平均30.7万円となっている（図3）。部位別にみると，平均自己負担額と償還・給付額は，大腸がん（n＝256）126万円，98万円，肺がん（n＝469）108万円，75万円，乳がん（n＝772）66万円，44万円，胃がん（n＝175）各102万円，65万円，前立腺がん（n＝414）各97万円，40万円と，部位によってさまざまだ。病期別に見ると，平均自己負担額と償還・給付額は，stage Ⅰ 69.3万円，54.8万円，Ⅱ 67.2万円，46.9万円，Ⅲ 90.5万円，61.6万円，Ⅳ 114.2万円，63.8万円と，重症化するにつれて負担も大きく，実質的負担額も約15〜50万円と幅が見られる。

償還・給付額の内訳については，いずれも民間保険給付金の占める割合が大きい。民間保険は，公的保険を補完するもので，これによって負担がかなり軽減できる患者は少なくないが，民間保険はあくまでも任意加入。未加入者や条件に合致せず保険給付が受けられない患者はどうするか課題も残る。また回答者の62％が「経済的な困りごとがある」と答えている。その内容は医療費（保険診療），貯蓄の目減り，収入の減少などとなっており，自費診療の医療費についても約24％が困りごととして挙げている（図4）。その上，経済的理由による治療の影響についても，「ある」

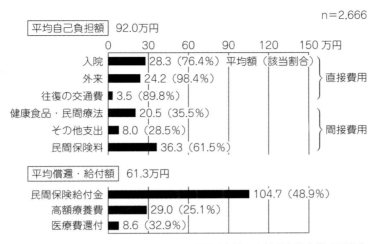

出典：平成24年度厚生労働省科学研究費補助金第3次対がん総合戦略研究事業「がんの医療経済的な解析を踏まえた患者負担の在り方に関する研究」（研究代表者濃沼信夫（平成25（2013）年3月）より

図3　自己負担額と償還額（年間）

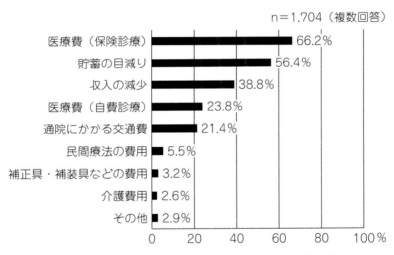

出典：平成24年度厚生労働省科学研究費補助金第3次対がん総合戦略研究事業「がんの医療経済的な解析を踏まえた患者負担の在り方に関する研究」（研究代表者濃沼信夫（平成25（2013）年3月）より

図4　がんに関する困りごと（経済的面）

と回答した人が5.7％とわずかながらいる．経済的理由で受けられなかった内容でもっとも多いのが，保険のきかない検査・診断が約4割だった（図5）．

　さらに，患者の経済的負担は，治療の内容によっても異なる．同調査（n＝3,277）において，固形腫瘍患者の自己負担額を見ると，分子標的治療を受ける患者は122万円，それ以外の薬物治療を受ける患者は66万円だった．償還・給付額を差し引いた実質的負担額も，前者は57万円，後者は21万円と，高額療養費の還付があっても，分子標的治療を受ける患者の負担は，それ以外

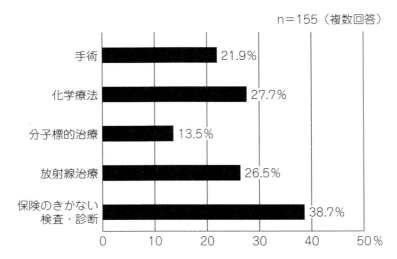

出典：平成24年度厚生労働省科学研究費補助金第3次対がん総合戦略研究事業「がんの医療経済的な解析を踏まえた患者負担の在り方に関する研究」（研究代表者濃沼信夫（平成25（2013）年3月）より

図5　経済的理由で受けられなかった内容

の薬物治療を受ける患者の約2.7倍にのぼる。

　医療費の支払いについても，分子標的治療を受ける固形腫瘍患者の67％，造血系主要患者の60％が「預貯金を取り崩した」と回答している。それ以外に「収入でまかなった」とする患者も多いが，「借金をした」という回答もあった。分子標的治療の経済的負担について「十分な説明を受けた」とする患者は，固形腫瘍で36％，造血系腫瘍で47％と半数にも満たない。

　がん臨床医に対する医師調査でも，患者の経済的負担についての説明を，「必ず説明する」と回答した医師は21.3％にとどまっており，「あまり説明しない」という医師が31.1％にのぼる。その上で，医師調査では，がん患者の経済的負担軽減について優先度の高い項目として，「治療の費用や負担軽減の正確な情報を提供」（62.5％），「高額医療費制度の自己負担限度額の引下げ」（40％），「就労，雇用継続・復職の支援」（34.7％）などを挙げている（図6）。

　このように，患者の経済的負担は，がんの部位，病期，治療の内容によって，大きく変わってくる。とりわけ，ハーセプチン，アバスチン，イレッサ，グリベック，リツキサンといった高額な分子標的薬による治療を受ける患者の自己負担は重い。治療の費用を気にする患者に対し，よく医療者は「保険適用になっているから大丈夫」と言うが，がん遺伝子パネル検査の結果，治療薬の候補として挙げられるだろう分子標的薬について，保険適用になっていても負担に感じる患者が少なくないという点は注目すべきだろう。また，同調査によると，収入面について，患者の3割は収入が減ったと回答。重症化するにつれ，離職率も高くなっている（stageⅠ 24％，Ⅱ 26％，Ⅲ 34％，Ⅳ 41％）。支出面についても，重症化すれば，入院・外来の自己負担や健康食品・民間療法の支出が増加する傾向にあり，家計収支は悪化していている可能性が高い。

第1章 プレシジョン・メディシンにおける保険診療の課題

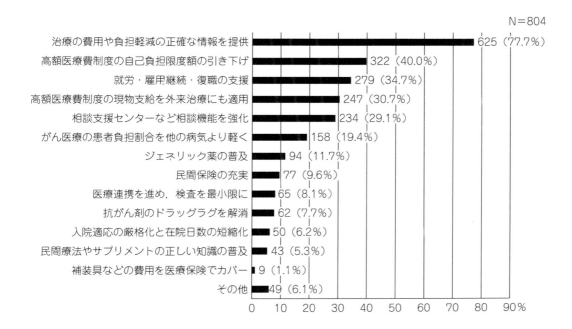

出典：平成24年度厚生労働省科学研究費補助金第3次対がん総合戦略研究事業「がんの医療経済的な解析を踏まえた患者負担の在り方に関する研究」（研究代表者濃沼信夫　平成25（2013）年3月）より

図6　がん患者の経済的負担軽減について優先度の高い項目

7. プレシジョン・メディシンと民間保険について

7.1 先進医療（保険外併用療養費）と先進医療特約

　患者の経済的負担を軽減させる方法として民間保険の活用がある。すでに一部のがん遺伝子パネル検査が承認されている先進医療については，民間保険会社の医療保険やがん保険などに「先進医療特約」が付帯されていれば保障される。

　業界で初めて先進医療特約が商品化されたのは，1992年4月，千代田生命（現ジブラルタ生命）と富国生命が共同開発によって，高度先進医療の技術料相当部分を保障する「高度先進医療特約」を発売した[17]。これが現在の先進医療特約の前身である。当該特約は，現在の主力タイプである技術料相当額を支払う実損填補型と異なり，自己負担となる高度先進医療の技術料に応じて，特約基本保険金額（500万円）の0.2％（技術料2万円以下）～100％（技術料500万円超）を支払う仕組みであった（通算500万円限度）。その当時，高度先進医療は地域遍在性が強く，なかなか消費者の理解が得られなかったようだが，保険料が月額40円と低廉だったため，新規契約における付帯率は高かったという。

　その後，2006年10月の健康保険法改正により，特定療養費制度が廃止され，保険外併用療養費に移行。従来の高度先進医療が新たな先進医療として開始されたことに伴い，高度先進医療特約も先進医療特約として再構成された。これ以降，各社が先進医療を保障する商品を販売。2006

年11月には，三井住友海上きらめき生命（現三井住友海上あいおい生命）が，先進医療の技術料相当額を支払うという，生保で初めて実損填補型の先進医療特約を発売している[18]。

　現在の先進医療特約は，この実損填補型が主流だ。通算支払限度額についても，当初の500万円から順次引き上げられ，上限を2,000万円とする商品が多い（商品によって異なる。1療養当たり500万円などの限度額を設定している商品もある）。さらに先進医療の技術料相当額のほか，医療機関までの交通費の実費・宿泊費の費用（上限1泊につき1万円など）や，先進医療の技術料相当額の10～20％または一定の金額（5～15万円）が給付される商品や，医療機関が発行する請求書などを提出すれば，保険会社が医療機関に先進医療の費用を直接支払う「直接支払制度」を実施している保険会社もある（**表2**）。民間保険の保険金・給付金は後払いが基本だが，これが利用できれば，患者は高額な費用を立て替え払いする必要がない。利便性の高いサービスといえるだろう。

　また，先進医療特約は，医療保険やがん保険に付加したり，医療特約と同時に付加したりするのが一般的。医療保険などにあらかじめセットされている場合もあるが，医療保険に付帯されている場合，すべての先進医療が保障の対象となる。一方，がん保険に付帯されている場合は，先進医療のうち，がん治療に関するもののみが対象だ。

　古いタイプの商品などで，既存の契約に先進医療特約を中途付加できない場合，保険に加入し直す必要があるが，特約ではなく単体で加入できる先進医療保険も登場している。2016年9月，損保ジャパン日本興亜ひまわり生命の「リンクスクロスコインズ（臓器移植医療給付金付き先進医療保険）」は，先進医療と臓器移植に特化した保険で，保険料は年齢・性別を問わず500円と

表2　先進医療特約などの保障内容の例

	保険商品（保険会社）	給付内容	保険期間	直接支払制度
医療保険	新医療保険Aプレミア（三井住友海上あいおい生命）	通算2,000万円限度 技術料実費＋交通費・宿泊費（上限1万円）	終身	有（2008年10月～）
	新キュア（オリックス生命）	通算2,000万円限度	終身	有（2015年4月～）
	メディフィットA（メディケア生命）	通算2,000万円限度 技術料実費＋5万円（60日につき1回）	終身	有（2015年10月～）
がん保険	終身ガン治療保険プレミアムDX（チューリッヒ生命）	通算2,000万円限度 技術料実費＋15万円（同一の療養につき1回）	終身	有（2014年9月～）
	ガン保険ガードエックス（メットライフ生命）	通算2,000万円限度 技術料実費＋技術料20％相当額（1回100万円限度）	10年更新	有（2009年6月～）
	新がんベスト・ゴールドα（FWD富士生命）	通算2,000万円限度 技術料実費＋技術料10％相当額	終身	無
	がん保険ダブルエール（ライフネット生命）	通算2,000万円限度	終身	有（2017年11月～）
	生きるためのがん保険Days 1（アフラック）	通算2,000万円限度 技術料実費＋15万円（1年間につき1回）	10年更新	有（2016年4月～）
単体保険	リンククロス コインズ（損保ジャパン日本興亜ひまわり生命）	通算2,000万円限度 技術料実費＋15万円（同一の療養につき1回） 臓器移植医療給付金1,000万円（1回）	1年更新	有（2016年5月～）

なっている（保険料については2018年8月1日現在。以下同じ）。また，同じ保険外併用療養費を保障するワンコインで加入できる保険に，アクサ生命の「患者申出療養サポート（患者申出療養給付保険（無解約払戻金型））」がある。保険料は年齢・性別を問わず400円で，同社の医療保険などに付帯する特約での加入となる。

　なお，患者申出療養も，先進医療と同じく，技術料部分は患者が負担しなければならない。先進医療と混同している消費者も少なくないが，患者申出療養を受けた場合，は先進医療特約では保障されない。先進医療特約は，毎月の保険料が100〜200円程度と割安で，付帯率も高い。ある損保系生保の2017年度の医療保険の先進医療特約付帯率は94.7％という。

　生命保険の実態調査によると，民保加入世帯（かんぽ生命を除く）における医療保険・医療特約の世帯加入率は91.7％と高い。それより低いものの，がん保険・がん特約の世帯加入率も60.7％となっている[19]（**表3**，**表4**）。おそらく，これらの契約者が，がん遺伝子パネル検査など先進医療を受ける確率は低いだろう。しかし，そもそも保険とは，起こりうる可能性は低いが，生じた場合に大きな経済的損失を被るときに備えて加入するものである。この前提に立てば，先進医療特約を付帯する意味と役割はあると考える。

表3　医療保険・医療特約の加入率（民保加入世帯ベース）

（％）

	世帯	世帯主	配偶者
平成27年	91.7	85.1	69.6
平成24年	92.4	85.2	70.8
平成21年	92.8	86.6	69.0

＊民保（かんぽ生命を除く）に加入している世帯が対象
＊病気やケガで入院したり所定の手術を受けたときに給付金が受け取れる生命保険，あるいは特約が付加された生命保険であり，損害保険は含まれない
出典：生命保険文化センター「平成27年度生命保険に関する全国実態調査」より

表4　ガン保険・ガン特約の加入率（民保加入世帯ベース）

（％）

	世帯	世帯主	配偶者
平成27年	60.7	53.4	40.2
平成24年	62.3	54.5	41.5
平成21年	59.5	53.3	36.7
平成18年	56.4	50.4	32.3
平成15年	55.5	49.8	29.2

＊民保（かんぽ生命を除く）に加入している世帯が対象
＊ガンで入院したときに入院給付金が受け取れる生命保険，あるいは特約が付加された生命保険であり，生活習慣病（成人病）特約，損害保険は含まれない
出典：生命保険文化センター「平成27年度生命保険に関する全国実態調査」より

第3編　プレシジョン・メディシンに関わる社会制度と法的課題

7.2　自由診療と民間保険の関係について

　それでは，がん遺伝子パネル検査後に自由診療で治療を行った場合，民間保険で保障されるのだろうか？　従来の医療保険やがん保険は，保障対象が「公的医療保険の対象となっている治療」である。したがって，民間保険で自由診察の費用を賄うことはできない。

　ただし，がん保険の中には，保険診療や先進医療，自由診療も含め，がん治療にかかる実際の費用を補償する実損填補型の商品がある。2001年10月に発売されたセコム損害保険の「自由診療保険メディコム（ガン治療費用保険）」（2009年4月に新ガン治療費用保険としてバージョンアップ）と，2012年8月に発売されたSBI損害保険の「がん治療費用保険」である。診断一時金の複数支払いの基準や高額療養費の重複適用の有無など細かな点で違いがあるが，両者の共通点は多い。共通しているのは，基本的に治療費の実費を補償，入院時の治療費は無制限で補償，通院での治療費は最大1,000万円（5年ごとに復元），再発にも対応可，診断一時金がある，更新型（5年更新。契約年齢90歳まで自動更新），差額ベッド代や雑費など治療に直接関係ない費用は対象外，がんの治療を直接の目的としない入院・通院の費用は対象外など。補償対象となる自由診療については，SBI損害保険の場合，**表5**のとおり。

　セコム損害保険の場合もおおむね同様だが，加えて同社が提携している「協定病院」または「当社が認めた医療機関」で受けた一定の治療であれば，保険金支払いの対象となる。当社が認めた医療機関とは，厚生労働大臣により指定を受けているがん診療連携拠点病院，またはそれに準ずる医療機関であると当社が認めた医療機関をいう。

　さらに，2018年4月2日に発売されたチューリッヒ生命の「終身ガン治療保険プレミアムDX」は，これまで保障の対象外であった「欧米で承認されているものの，日本で未承認の抗がん剤」を新たに追加して保障。限定的に自由診療を保障対象としている。この「自由診療抗がん剤・自由診療ホルモン剤治療給付金」は，入院・通院し，かつ処方・投薬を受けた月ごとに基準給付月額（10～30万円（5万円単位））の2倍（通算12カ月限度）の給付金が受け取れるというもの。ただし，主契約すべての支払額を通算して2,000万円限度と上限が設けられている。対象となる抗がん剤またはホルモン剤は**図7**のように定められている。

　ちなみに，国立がん研究センターによると，米国FDAおよび欧州EMAが承認した医薬品のうち，がん領域において日本で該当する未承認薬は65剤，適応外薬は28剤。このうち，未承認薬の適応症の内訳は，血液がん30剤で，全体の半数近くを占め，次いで泌尿器がん（前立腺がんなど）11剤，乳がん5剤，皮膚がん（悪性黒色腫など）4剤，骨軟部腫瘍（肉腫）3剤，肺がん（非小細胞肺がん）3剤，卵巣がん2剤，小児がん2剤となっている。乳がんおよび肺がんを除いて，いわゆる5大がんの未承認薬はない[20]。

　消費者にとって，保障範囲が広がることは，一見して保険商品として優れているように見える。しかし，そもそもがんに罹患した場合，ドラッグラグが生じているがんに罹患する可能性がどれくらいあるのかを検討する必要があるだろう。

7.3　プレシジョン・メディシンに対する新しい民間保険の動き

　さらにプレシジョン・メディシンをターゲットに，新商品の開発を開始した保険会社も登場し

第 1 章　プレシジョン・メディシンにおける保険診療の課題

表 5　SBI 損害保険「がん治療費用保険」の給付対象となる治療

保険金をお支払いする場合	保険金をお支払いできない主な場合
日本国内において被保険者ががんによって次のア～ウすべてに該当する入院をした場合または外来診療を受けた場合（注）に保険金をお支払いします。 ア　診断確定されたがんを直接の原因とする入院または外来診療であること イ　がんの診療を直接の目的とした入院または外来診療であること ウ　自費診療の場合は，被保険者が弊社の書面による同意を得た入院診療計画または外来診療計画によるがんの診療であること （注）医学的に有効と認められる治療であることが原則となります。具体的には，以下に該当するものを有効な治療として扱います。 ・公的医療保険の対象となる診療 ・先進医療に該当する診療 ・米国国立がん研究所（NCI）のガイドラインに定める診療 ・National Comprehensive Cancer Network（NCCN）のガイドラインに定める診療 ・医療専門家にて構成するがん専門医員会において有効であると判断された診療	・がんの診断確定を行うための検査を直接の目的とした入院または外来診療 ・がんの再発・転移の診断を行うための診察または検査を直接の目的とした入院または外来診療（注） （注）がんの再発・転移の診断を行うための定期的に行われる診察または検査を含みます． ・がんの手術により失われた形態または機能を改善する形成再建手術等を行うことを直接の目的とした入院または外来診療（注） （注）二期的乳房再建手術を行うための入院または外来診療を含み，一期的乳房再建手術を行うための入院または外来診療を含みません。 ・保険始期前または支払責任開始日（注）の前日までに，がんの診断確定をされていることによって保険契約が無効となる場合 （注）初回契約の保険期間の初日からその日を含めて 91 日目の日をいいます。

出典：SBI 損害保険「がん治療費用保険ご契約のしおり」より一部抜粋

出典：チューリッヒ生命「終身ガン治療保険プレミアム DX　ご契約のしおり・約款」より一部抜粋

図 7　チューリッヒ生命の「終身ガン治療保険プレミアム DX」の自由診療抗がん剤・自由診療ホルモン剤治療給付金の支払対象となる欧米で承認された抗がん剤またはホルモン剤

333

ている。SBI 生命では，2018 年 5 月 14 日から，患者に最適ながん治療を提供するための保険の開発を目的として研究を開始すると発表[21]。近畿大学医学部附属病院で治療中のがん患者を対象に行う AI（コグニティブ・コンピューティング・システム）を活用したがん遺伝子パネル検査の実施可能性を問う臨床研究の費用を支援する。

同社では，匿名化されたデータの中から患者のがん種や年代，性別，がん遺伝子解析の費用，検査所要日数などの情報を受け取り，どのような条件下で保険商品として成立するかの見極めに役立てるという。一方，患者個人の機微情報，がん遺伝子解析の結果，診断結果の情報は一切受け取らない。今後は，他大学の大手医療機関ともがん遺伝子パネル検査に関する共同研究を行うべく協議を進めており，1～2 年を目途に，検査から治療までを包括的に保障する「がんゲノム医療保険（仮称)」の商品の開発を目指すとしている。少子高齢社会の進展に伴う国民医療費の増大は深刻な問題であり，公的医療保険を補完する役割を担う民間保険の存在は，より重要になってくるだろう。治療の選択肢を広げる意味で，このような自由診療をカバーする民間保険については，患者の費用負担軽減という点で期待が寄せられる。

一方で，自由診療を民間保険が保障することについては，公的医療保険を揺るがしかねない行為ではないか。安全性が確認されていない薬剤などを保険給付で民間保険が担保することで推奨する形になれば，患者に有害事象が発生した場合の責任はどこにあるのか，といった意見もある。あるいは，患者が自由診療へのアクセスが容易になることで，医療におけるコスト意識醸成を阻害し，「先進的で高額な医療＝優れた医療」などと混同する要因にならないか。そして，自由診療を保障する民間保険の契約者にとって，対象となる治療が保険適用されれば，給付対象から外れ，逆に一定の自己負担を強いられる保険という矛盾も生じてくる。いずれにせよ，FP かつサバイバーとしては，自由診療を保障する商品については今後の動向を冷静に見極めていきたい。

8. プレシジョン・メディシンにおける保険診療の課題

昨今の状況から，おそらく近い将来，保険診療としてのプレシジョン・メディシン，がん遺伝子パネル検査，遺伝子変異に基づく治療薬の選択が可能になるだろう。

その課題としては，第 1 に保険診療で行う対象の見極めが挙げられる。

今や日本では年間 100 万人超ががんに罹患している。抗がん剤の使用率が約 3 割[22] だとすれば，そのすべてを対象とすると保険財政を圧迫しかねない。例えば，乳がんの「オンコタイプ DX 検査」は，多遺伝子乳がん検査として唯一，世界の 4 つの主要なガイドラインで採用。早期乳がん患者の標準治療として認められているが，日本では保険適用となっていない[23]。その理由は，保険適用となることで，不要なオーダーまで増え，ただでさえ増加傾向にある乳がん患者の医療費が医療財政に影響を及ぼすとの判断からだ。

その一方で，米国癌治療学会議（ASCO 2018）に先立って，2018 年 5 月 16 日に行われた報道解禁プレスキャストでは，進行性非小細胞肺がん患者に対する次世代シーケンサー（NGS）と単一遺伝子シーケンサーの費用対効果を比較検証した試験の結果が公表された[24]。それによると，次世代シーケンサーのように一度の検査で複数の遺伝子変異が特定できる遺伝子検査は，単一遺

伝子シーケンサーなどと比較して，肺がんをはじめとしたがん治療の費用対効果を高めるという。

この世界の趨勢をどうみるか。プレシジョン・メディシンの保険適用に関して，国はその費用対効果も踏まえ，保険対象を十分に検討すべきである。

第2の課題は，遺伝子関連検査における診療報酬上の問題である。

現在，保険収載されている第3部検査「D004-2　悪性腫瘍遺伝子検査」は，2,100〜2,500点と検査手法に関わらず画一的に決められている（BRAFのみ6,250点）。慶応義塾大学病院では，2018年6月から遺伝子データの解析を自動化し大幅にコストを低減。費用を従来の1/10以下に抑えたがん遺伝子パネル検査の臨床研究を行うと発表[25]。精度など考慮すべき点もあろうが，低コストの検査の開発が進むことは患者の負担軽減にもつながる。また，欧米で数十万円の価格帯にある遺伝子検査は，開発コストが回収できないと判断され，国内での開発が進まない恐れもある。

プレシジョン・メディシンに対する診療報酬上の評価が不十分であるという指摘もあるとおり，保険適用にあたっては，償還価格を検査手法に応じて評価する必要があるだろう。

第3の課題は，遺伝情報に基づく遺伝子差別の防止の問題である。

遺伝子差別とは，個人の遺伝情報が知られてしまうことによる社会的な差別を指す。2017年6月に厚生労働省研究班が発表した意識調査によると，自分や家族の病気に関する遺伝情報によって差別を受けた経験がある人の割合が3.2%にのぼっている[26]。具体的には，生命保険の加入拒否や高い保険料の設定，希望しない婚約破棄や離婚，職場の異動・降格，企業の内定取り消しなど。プレシジョン・メディシンの進展に伴って，今後遺伝子差別を受ける人の増加が予想されるが，日本では法的に禁止・制限するものがない。

すでに米国では，2008年に遺伝子情報差別禁止法（GINA）が成立。遺伝情報に基づく健康保険に関する差別や，雇用者による解雇や降格などを禁止している。日本でも2019年の通常国会での成立を目指して，遺伝子差別を禁止したゲノム医療推進法案が検討されている[27]。

遺伝子差別の問題以外にも，がん遺伝子パネル検査の過程では，患者本人だけでなく，家族性の遺伝子変異が見つかるケースもある。未発症の親子や兄弟姉妹に影響するため，それらの告知を受けるかどうか。遺伝診療に携わる医師や遺伝カウンセラーらとの連携も必要だろう。

第4の課題は，プレシジョン・メディシンに対する国民への啓発普及である。

プレシジョン・メディシンは，個別化医療を臓器別から遺伝子変異別へと発展させた画期的な概念である。しかし万能でなく，高額な費用もかかる。患者も医療技術の進歩を享受するためには，公的医療保険制度の仕組みを踏まえた上で，それに対するメリット・デメリットを正しく理解し，相応の情報や知識を備える必要がある。何より，高額な医療にかかるコストとアウトカムについてもっと目を向けるべきだろう。そのためには，国民のプレシジョン・メディシンに対する理解を深めることも重要だ。さらに，治療にかかる費用も含めた就労や家計などの経済的問題に，医療者や専門家と相談できる場や情報提供の場が欠かせない。

筆者がファシリテーターを務める聖路加国際病院の「おさいふリング」などで行ったがん経験者向けアンケートによると，医療機関内でのFPや社会保険労務士による個別相談を「受けたい」と回答した人が9割近くを占める（「とても受けたい」20％＋「受けたい」67％）。また，個別相

第 3 編　プレシジョン・メディシンに関わる社会制度と法的課題

談について，有料でも希望するかという質問に対しては，「希望しない」が約 22％に対して，「希望する」が約 65％（「希望する」約 12％＋「金額によって希望する」約 53％）となっている。その理由として，医療機関で行う相談が「安心できる」「信頼できる」を挙げた人が多かった。

　筆者は，かねてより医療機関における FP の相談の場の提供の必要性を訴えている。プレシジョン・メディシンの普及に向けては，医療のコストとリスク・ベネフィットのバランスに基づいた適切な医療の確立が欠かせない。「家計のホームドクター」として，FP もその一翼を担えれば幸いである。

文　　献

1) https://www.jafp.or.jp/confer/fpsoudan/choose/performance.shtml
2) NHK スペシャル取材班：がん治療革命の衝撃，NHK 出版（2017）.
3) 「がんゲノム医療中核拠点病院等の指定について」厚生労働省健康局がん・疾病対策課
4) https://www.cms.gov/Newsroom/MediaRelease Database/Press-releases/2018-Press-releases-items/2018-03-16.html
5) 中外製薬ニュースリリース「ファウンデーション・メディシン社製品の国内事業展開を開始」（2018 年 3 月 16 日付）.
6) 国立がん研究センター中央病院プレスリリース「がん関連遺伝子を網羅的に調べる遺伝子検査を先進医療で実施」（2018 年 4 月 3 日付）.
7) 厚生労働省「先進医療の概要について」http://www.mhlw.go.jp/stf/seisakunitsuite/bunya/kenkou_iryou/iryouhoken/sensiniryo/
8) 厚生労働省「第 6 回ゲノム医療等実用化推進 TF 資料 5「当面の対応と今後の研究開発の方向性」」（平成 28 年 3 月 11 日）.
9) 第 70 回先進医療技術審査部会資料 1-2「先進医療 B　実施計画等評価表（番号 B085）」（平成 30 年 4 月 20 日）.
10) 第 63 回先進医療会議「新規技術（1 月受理分）の先進医療 A 又は先進医療 B への振り分けについて（報告）」資料　先-1（平成 30 年 3 月 8 日）.
11) 第 65 回先進医療会議「新規技術（3 月受理分）の先進医療 A 又は先進医療 B への振り分けについて（報告）」資料　先-1（平成 30 年 5 月 10 日）.
12) 国立がん研究センター中央病院プレスリリース「がん関連遺伝子を網羅的に調べる遺伝子検査を先進医療で実施」（2018 年 4 月 3 日付）.
13) 国立がん研究センター中央病院プレスリリース「がんゲノム医療情報を集約・管理し、利活用の推進を図る　がんゲノム情報センター（C-CAT）開設」（2018 年 6 月 1 日付け）.
14) 国立がん研究センターがん情報サービス「研究段階の医療（臨床試験、治験など）詳細情報 3. 研究段階の医療にかかる費用負担」https://ganjoho.jp/med_pro/med_info/ct/ct_details.html
15) 西原広史：がんと正しく戦うための遺伝子検査と精密医療，羊土社（2017）.
16) 平成 24 年度厚生労働省科学研究費補助金第 3 次対がん総合戦略研究事業「がんの医療経済的な解析を踏まえた患者負担の在り方に関する研究」（研究代表者濃沼信夫（平成 25（2013）年 3 月）.
17) 佐々木光信：「がん」と「がん保険」がん保険基本マニュアル，保険毎日新聞社（2015）
18) 三井住友海上きらめき生命「三井住友海上きらめき生命の現状」（2011）.
19) 生命保険文化センター「平成 27 年度生命保険に関する全国実態調査」（2015）.
20) 国立がん研究センター中央病院プレスリリース「国立がん研究センター先進医療・費用対効果評価室による定点調査：海外承認済み，国内未承認の抗がん剤リスト更新（2018 年 4 月時点）」（2018 年 4 月 26 日付け）.
21) 保険毎日新聞「SBI 生命飯沼邦彦社長に聞く　がん組織の遺伝子解析に AI 活用　薬物治療法の可能性最大化」（2）（2018 年 5 月 17 日付）.
22) 第 2 回抗がん剤等による健康被害の救済に関する検討会資料 1-2（平成 23 年 9 月 6 日）.
23) https://gansupport.jp/article/cancer/breast/breast01/15468.html
24) https://oncolo.jp/news/180518y04
25) 日本経済新聞「慶大病院、がんゲノム医療　6 月末から臨床研究」（2018 年 5 月 22 日付）. https://www.nikkei.com/article/DGXMZO30837020S8A520C1CR8000/.
26) 厚生労働省「「社会における個人遺伝情報利用の実態とゲノムリテラシーに関する調査研究」（厚労省特別研究事業）成果と対応について（案）」（平成 29 年 7 月 19 日）.
27) https://www.sankei.com/life/news/180617/lif1806170014-n1.html10

第3編 プレシジョン・メディシンに関わる社会制度と法的課題

第2章 医療データにおける匿名化の動向と海外の事例

株式会社日立コンサルティング　**美馬　正司**

1. 医療データにおける匿名化の動向

　医療データの匿名化については，古くから検討が行われてきた。医療行為の過程で生成されたデータを二次利用することで医療分野の研究や公衆衛生に役立てることが可能であるためである。例えば，Sweeney（2002）にあるように，米国マサチューセッツ州では，医療保険データを匿名化した上で販売が行われていた。

　このような医療データの匿名化について，早くから制度化したのは米国であり，2000年に米国のHIPAA（Health Insurance Portability and Accountability Act of 1996）のPrivacy Ruleの中で匿名化について規定されたのが最初の制度と考えられる。2012年11月には，これを詳しく解説する "Guidance Regarding Methods for De-identification of Protected Health Information in Accordance with the Health Insurance Portability and Accountability Act (HIPAA) Privacy Rule"（以下，HIPAA匿名化ガイドライン）が出されている。また，カナダでは，連邦政府がCHEO（Children's Hospital of Eastern Ontario）に委託して医療データに関する匿名化を推進するため "Pan-Canadian De-Identification Guidelines for Personal Health Information" が2007年に作成されている。このような制度面の整備状況から見ると，医療データの匿名化については北米について先行していたイメージがある。

　その後，欧州でも制度の検討が進められ，英国のNHS（National Health Service）において "Anonymisation Standard for Publishing Health and Social Care Data"（NHS匿名化ガイドライン）が2013年に策定されている。

　このような制度の整備も相まって先進諸国では，匿名化した医療データの活用が進められており，OECD（2013）によると，上記の国以外にもフランス，フィンランド，スウェーデン，デンマーク，オーストラリア，韓国において匿名化データの活用が進められていることが示されている。

　もちろん，わが国においても匿名化された医療データの活用は以前から行われてきており，健康・医療に関する先端的研究開発および新産業創出を目的として匿名化した医療データの活用を可能とする「医療分野の研究開発に資するための匿名加工医療情報に関する法律」（次世代医療基盤法）が2018年5月11日に施行されたことは記憶に新しい。

　以下，医療データの匿名化に関する制度の動向を概観するためHIPAA匿名化ガイドラインおよびNHS匿名化ガイドラインの特徴を簡単に説明する。

1.1 HIPAA 匿名化ガイドライン

HIPAA の Privacy Rule では，医療データの匿名化の方法として2つの方法が規定されている。1つは専門家による決定（Expert Determination）であり，もう1つはセーフハーバー（Safe Harbor；あらかじめ定められた一定の基準，範囲に従って行動する限り違法ないし違反にならないとされる範囲）に基づくものである（図1）。

HIPAA では，統計や科学的な原則，匿名化の手法などについて知識と経験を有する専門家が，再識別されるリスクが非常に小さいと判断した場合，匿名化したデータとして取り扱うことができる。専門家については，特に認証システムや明確な定義があるわけではないが，学術やビジネスで当該業務に従事した経験があることなどは要件になっている。個人情報かどうかではなく，再識別されるリスクが小さいかどうかを専門家が判断することが基準になっていることが大きな特徴であり，専門家は少なくとも匿名化の手法やリスク評価の結果を文書化し，必要に応じて開示できることが不可欠となる。専門家による匿名化の基本的なプロセスは図2に示すようになっており，まずはリスクを評価，軽減する手法を明確にする。実際に軽減した結果のリスクを評価し，問題なければ匿名化データとして扱い，プロセスの内容を文書化する。もし，リスクが小さくなければ手法の見直しを行うことになる。

また，HIPAA では，セーフハーバーとして匿名化を行う際，**表1**に示す18の識別子をなくす方法も認められている。セーフハーバーでは，すべての情報を完全に削除することを求めている

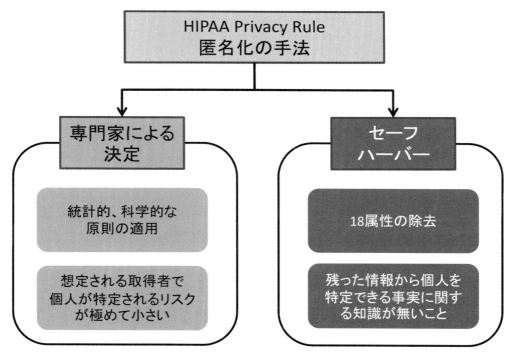

出典：U.S. Department of Health & Human Services "Guidance Regarding Methods for De-identification of Protected Health Information in Accordance with HIPAA Privacy Rule"

図1　HIPAA Privacy Rule における匿名化手法

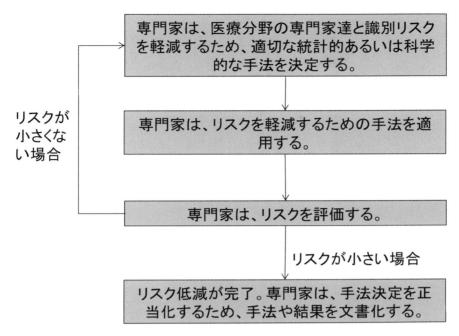

出典：U.S. Department of Health & Human Services "Guidance Regarding Methods for De-identification of Protected Health Information in Accordance with HIPAA Privacy Rule"

図2　専門家による匿名化のプロセス

表1　HIPAA セーフハーバーでなくすべき識別子

1	氏名	10	口座番号
2	住所などの位置情報	11	免許番号
3	誕生日などの日付	12	車両番号
4	電話番号	13	機器番号
5	ファックス番号	14	URL
6	電子メールアドレス	15	IPアドレス
7	社会保障番号（SSN）	16	生態識別情報
8	医療記録番号	17	顔写真
9	治療計画番号	18	その他の識別子

出典：U.S. Department of Health & Human Services "Guidance Regarding Methods for De-identification of Protected Health Information in Accordance with HIPAA Privacy Rule"

わけではない。例えば，位置情報の1つとして郵便番号があるが，人口が2万人よりも多い場合は最初の3桁を使用することが可能となっている。逆に本来の情報と完全に一致しなければ匿名化といえるかといえばそうではなく，イニシャル，SSNの下4桁などは，セーフハーバーの基準に合致しないとされている。誕生日などの日付に関しては，基本は年単位の扱いとなっており，

第３編　プレシジョン・メディシンに関わる社会制度と法的課題

90歳以上の人は「90歳以上」としてまとめるようになっている。18番目としての「その他の識別子」を挙げて，柔軟性を持たせているのも特徴であり，治験で振られる番号，ソルト（ハッシュ値を変化させる変数）を持たないハッシュ関数，「州立大学の現学長」というステイタスなどが識別子として例示されている。なお，医療関係者の個人名は必ずしも匿名化する必要はないとされている。このような18属性の除去に加えて，医療関係機関は，生成された匿名化データが情報単体あるいは組合せによって個人を特定できる「事実に関する知識」を持っていてはならないことになっている。この「事実に関する知識」としては，「公開されている職業」「明確な家族関係」「公開されている診療事象」「提供先の知識」などが挙げられている。

　いずれの方法でも，匿名化データの提供先と再特定禁止などの契約を結ぶことは必須とはされていないが推奨されている。

1.2　NHS 匿名化ガイドライン

　英国では，個人情報保護が求められる一方，オープンガバメント，オープンデータとして政府の情報公開が求められており，医療分野において保護と公開の両立を図るため NHS においてガイドラインがまとめられた。適用範囲はイングランドとなっており，基本的なプロセスは，HIPAA の専門家による決定に類似する。データの利用方法や公開する必要性を明らかにするとともに，そのリスク評価を行い，それに基づいて匿名化手法を特定する。そして，匿名化を実施し，識別できないかどうかを評価し，問題なければ公開する。リスク評価においては，再識別の脅威を「normal」と「high」という２段階で整理されており，機微なデータが含まれている場合は「high」となる。

　機微性が高い情報の例としては，「妊娠していること」「有名人が入院したという商業価値のある情報」「性的な犯罪に遭ったという情報」などが挙げられている。また，データの偏り（特定の人種や民族がマラリアにかかりやすいとか），特別な背景知識（公表されている有名人の疾患情報），関連情報との突き合い（特定の地域，年齢層が一人しかいない場合など）などで再識別化される可能性がある場合も「high」となる。

　同標準では，リスクが「normal」の場合，「high」の場合，それぞれにおいて匿名化プランが提示されており，人口単位で統計的に処理する方式に加えて，k-匿名性[※1]を用いた方式も示されていることが特徴となる。例えば，リスクが「normal」の場合，人口 1,000 人以下のセルは開示せずデータを集計するという手法以外に，k=3 で加工し，誕生日，性別，人種，診療日，会社，職業などの情報を削除するという手法が提示されている。同様に，リスクが「high」の場合，人口１万人以下のセルは開示せずデータ集計するという手法以外に，k=5 で，１つを除くすべての属性で k 値を満たし，かつ郵便番号，生年月日，人種などは除外項目として使ってはいけない，という手法が示されている。

※1　対象となるデータセット内に，同じ属性をもつデータが k 件以上存在することを「k-匿名性を満たす」といい，k-匿名性を満たすようにデータを加工することで，個人が特定される確率を k 分の１以下に低減させることが可能である。例えば k=3 とは同じ属性をもったデータが３件以上あることを意味する。

340

2. 医療データの匿名化に関する海外事例

前述した制度的な整備動向も背景にあり，医療データの匿名化を行った事例では北米で多く見られる。

ここでは，代表的な事例として，Heritage Provider Network，National Cancer Database，GlaxoSmithKline の取組みを紹介する。

● Heritage Provider Network

Heritage Provider Network（HPN）は，約70万人の米国カリファルニア州民に対してヘルスケアサービスを提供する世界でもっとも大きな医療関係者ネットワークの1つである。HPN では The Heritage Health Prize Competition というデータ解析アルゴリズムの開発コンテストを2011年4月から2年間開催した。このコンテストは匿名化した医療データを用いて，Kaggle というデータ解析コンテストのプラットフォーム上で行われており，賞金として300万ドル以上が設定されたことから注目を集めた。

コンテストに参加すると，アルゴリズムの開発対象となるデータセットのダウンロードが可能（患者の基本情報，保険支払請求，検査結果，処方，入院（2年目，3年目）の情報を含む）となる。この2年目，3年目の入院情報などのデータセットに基づき4年目の患者の入院状況を正確に予測できたものが勝者となる。米国では入院による医療費の増大が課題となっており，過剰な入院を食い止めるために，「どんな人たちが入院を必要とするのかということを特定すること」，また，「入院が必要にならないように予防をすること」が必要と考えられている。脳溢血や心臓麻痺などの急な症状で入院することは避けられないが，ほとんどの場合は，予防することで入院費用を避けることができ，コンテストで開発したアルゴリズムを活用することで，このような入院予防のプログラムを推進できると考え，HPN ではコンテスト開催した。

コンテスト参加者はデータセットのプライバシー，秘匿性，セキュリティに十分に配慮した取扱いが要求され，個人や病院を特定するような行為は禁止されている。また，データセットは参加者の範囲でしか利用することができず，コンテストの目的にのみ活用することが可能となる。

表2 The Heritage Health Prize Competition で提供されたデータ

データ	概要
患者基本情報	暗号化された患者 ID，最初診療時の年齢，性別
保険支払い請求	暗号化された患者 ID，暗号化された医療機関 ID，暗号化された医師の ID，ある程度曖昧化した地域，専門分野，入院期間，疾病カテゴリ，最初の請求からの機関など
検査結果	暗号化された患者 ID，検査の年，検査の期間など
処方	暗号化された患者 ID，投薬の年，投薬の期間など
入院	暗号化された患者 ID，2年目と3年目の入院日数

出典：The Heritage Health Prize Competition のサイト

第3編　プレシジョン・メディシンに関わる社会制度と法的課題

加えて，コンテストが終了した際，電子データだけでなく紙などの物理的なものを含むすべての
データを消去することが義務づけられている。

　データを公開した場合，個人を特定するような攻撃を試みる者も必ず存在し，特定された場
合，大きな問題となるため，HPN では専門家の知見を活用して入念な匿名化を行っている。デー
タの匿名化については，前述した CHEO の研究者である Khaled El Emam が関わっている。ま
た，安全性を担保するため，データに攻撃する技術者としてスタンフォード大学の Arvind
Narayanan にもアドバイザリーボードメンバーとして参画してもらっている。Arvind
Narayanan は，個人を識別するための技術のスペシャリストであり，Netflix のコンテストデー
タから個人を特定する研究を行ったことで有名になった研究者である。

　HPN が行った匿名化処理の特徴的な対応を簡単に説明すると，まず患者の ID や医療機関名を
不可逆で仮名化を行っており，入院日数などの定量的なデータはトップコーディング（一定の条
件を超える値をまとめる処理）を行っている。また，極端に数が多い患者のレコードは削除する
とともに，HIV，精神的障害，薬物依存症，美容整形，性転換，中絶など，機微性が高い疾病
コードなども削除している。加えて，このような入院日数，疾病コードなどに加えて年齢など，
個人の特定性があるデータは一般化を行っており，その際，k–匿名性を担保する処理も実施され
ている。HPN では，サンプリングと k–匿名化の両方を組合せてリスクの低減を行っており，
データを5分の1にサンプリングし，このデータを k=4 で加工すれば，特定される可能性は k=20
相当ということで評価している。

3. National Cancer Database

　National Cancer Database（NCDB）は，米国外科学会と米国がん学会が共同で運営している
データベースであり，1,500 以上のがん委員会（公認施設）からデータを収集している。新たな症
例の7割をカバーしており，過去も含め 3,000 万レコードを保持している。NCDB では，匿名化
した患者レベルのデータセットを Participant Use Data File (PUF) として研究者に提供してい
る。これは個々のがん委員会と米国外科学会の契約に基づき，病院や医療提供者，患者は特定さ
れないようになっている。NCDB PUFs はがん委員会公認プログラムに入っている研究者のみが
利用でき，半年ごとに行われる利用申請に基づいて利用が可能になる。

　NCDB PUFs の匿名化は前述した HIPAA 匿名化ガイドラインにおけるセーフハーバーに基づ
いて行われているが，いくつかの追加要素が考慮されている。診療，予約，死亡に関わる日付は
基本的に消去されているが，NCDB には年のみ登録されている。年齢は 18 歳以上とし，90 歳以
上の人の年齢はトップコーディングされている。39 歳以下の症例についても場所の特定が可能な
ものについては削除を行っている。また，地理的な情報は US census のレベル（New England,
Middle Atlantic, South Atlantic, East North Central, East South Central, West North Central,
West South Central, Mountain, and Pacific）まで一般化している。HIPAA 匿名化ガイドライン
では郵便番号3桁まで許容しているが，がん施設ではその特定性が高いことから，州，郡，郵便
番号など，すべて消去している。さらに，データの偏りから特定性が上がる退役軍人省などの施

342

設からのデータ，年間の登録件数が少ない施設のデータ，プエルトリコの住民データなども消去している。

利用者にも厳しい利用条件を求めており，利用同意書には，再配布の禁止（外部や組織内部に対しても同様），商業利用の禁止，病院や患者の特定の禁止，安全管理の実施，他のデータとの連結禁止などが記載されている。また，研究した結果として集計データを公開する場合にも，10以下の集計値は削除することになっている。

4. GlaxoSmithKline

GlaxoSmithKline は英国ロンドンに本社を置く世界的な規模の製薬企業であるが，同社では治験のデータを匿名化して共有する取組みを2013年から開始している。この仕組みはその後，他の製薬企業も参加する形でマルチスポンサー化しており，現在は ClinicalStudyDataRequest.com（CSDR）としてコンソーシアム形式で運営されている。CSDR は，治験で各社が収集した患者データを共有することで研究の促進を図ることを目的としており，患者データを保護するために匿名化を行っている。2018年7月時点における CSDR の主なスポンサー企業は以下に示すとおりであり，日本企業も参画している。

Astellas/Bayer/Eisai/Eli Lilly and Company/GlaxoSmithkline/NOVRTIS/Roche/SANOFI/Takeda

匿名化の加工方法は基本的に HIPAA 匿名化ガイドラインのセーフハーバーを基本としており，これに加えていくつかの付加的な加工を行っている。例えば，治験責任医師，調査対象者，施設などの ID やコードについては，復元できないような形で変換するとともに，副作用，処方，病歴などの報告用自由記述については除去されている。また，治験に関連する日付では，正確な日にちは個人の特定性が高まるものの，その間隔は保持したいため，ランダムオフセット（個々人ごとに任意の期間だけ前後させる）という手法が用いられている。加えて，安全性を担保するため，途中過程のデータ，変換テーブル，品質評価データ，乱数発生ロジックなどを消去するとともに，オリジナルデータの完全分離保管が各企業に求められている。一方，プロセスが適切に実施されたことを担保するために，プロセス自体の記録は必要とされている。

CSDR のデータを利用したい研究者は，目的外利用の禁止，データのダウンロードや他社への提供の禁止などを含む Data Sharing Agreement（DSA）を結ぶ必要がある。DSA を締結した研究者は，SAS Clinical Trial Data Transparency（CTDT）という環境を通じてデータにアクセスすることができる。これは統計ソフトウェアなどを提供する SAS によって構築された環境であり，患者データを解析し，解析結果のみを取り出せる仕組みになっている。解析ツールとしては SAS だけでなく，R，PLINK も用意されている。研究者は，データへのアクセスが12カ月間行うことができ，正当な理由がある場合，これを24カ月まで延長することができる。

第３編　プレシジョン・メディシンに関わる社会制度と法的課題

文　　献

1）L. Sweeney and k-anonymity: a model for protecting privacy, *International Journal on Uncertainty, Fuzziness and Knowledge-based Systems*, **10**(5), 557–570（2002）.

2）OECD, Strengthening Health Information Infrastructure for Health Care Quality Governance（2013）.

3）NHS, Anonymisation Standard for Publishing Health and Social Care Data（2013）.

第3編　プレシジョン・メディシンに関わる社会制度と法的課題

第3章　個人ゲノム情報の活用と
　　　プライバシー保護

早稲田大学　**清水　佳奈**

1.　はじめに

　プライバシー保護の観点からみて，個人ゲノムは極めて特異な情報である。一般的な個人情報と比較しながら考察してみたい。例えば，生活習慣のアンケートを解析して習慣と健康状態の相関を解析するケースを想定する。アンケートには，住所，氏名，年齢，性別，病歴，喫煙歴，食事の好みといった情報（以下，属性）が含まれるだろう。ここで，住所，氏名は個人を一意に識別できる情報[※1]（以下，識別子）とみなせるので，プライバシー保護のためには削除するなどの加工が必要だろう。そうした加工の後にデータを解析しても，習慣や健康状態に関する属性は残されているので，解析結果に影響はない。それでは属性の1つがゲノム配列であった場合はどうだろうか。ゲノム配列は個人に固有のため識別子とみなせる。一方で住所や氏名とは違い，それ自体が解析の対象であるため加工をすれば解析結果の質が損なわれてしまう。また，情報漏洩が起きた場合の対処も難しい。住所や氏名は必要な場合に変えることが可能だが，ゲノムは個人の一生を通じて変えることができない。そしてその影響は漏洩した本人のみならず血縁者にも及ぶ。さらに，遺伝型と表現型の関係の多くが未解明なことから，情報漏洩によって将来的に被るかもしれない実害を予測しにくい。このような複雑な性質を持つ情報は他に類がないため，ゲノムデータの取扱いには特別な配慮が求められるのである。本稿では，個人ゲノム情報について，プライバシーのリスク，国内の法令上の扱い，そしてプライバシー保護とデータ活用の両立に役立つ技術について概説する。

2.　ゲノムデータの開示に伴うリスク

　ゲノムデータの開示には，再識別と属性推定のリスクがある。それぞれについて具体例を交えながら紹介する。

2.1　再識別

　ゲノム配列は個人に固有であるため，2つのデータが同じ個人由来であるか識別することができる。その識別性能には複数の試算[※2]があるが，Lin らの研究では互いに相関のない一塩基多型

[※1]　ここでは同姓同名や同居の場合は考慮しない。

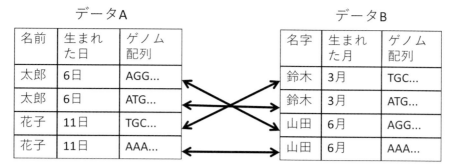

図1 ゲノム配列を介した再識別の例

（SNP：Single Nucleotide Polymorphism）を約80選択すれば，個人に固有の情報になると見積もられている[1]。それでは，十分な識別能力を持つゲノム配列が開示された場合，直ちに個人が特定されるかというと，現状ではそのようなことはないだろう。ただし，ゲノム配列を介して複数の関連情報が結びつき，その結果として個人が特定されてしまうリスクは十分に考えられる。例えば図1のデータAとデータBは，個人が特定されないよう，名字と名前のいずれか，生まれた月と日のいずれかが削除されている。

ところが，ゲノム配列を介してこの2つが連結されると，氏名や生年月日といった本人と結びつきの強い情報が復元されてしまう。このように，加工されたデータから個人の特定が可能な情報を復元することを再識別と呼ぶ。

以下では，実データを用いて再識別を行ったGymrekらの研究[2]について詳しく説明する。多くの社会では父系の名字を受け継ぐため，名字とY染色体には相関がある。Y染色体にはDNA鑑定で個人の特定に使うShort Tandem Repeatと呼ばれる領域（以下，Y-STR）があるが，人々のルーツに関心の高い米国では，名字とY-STRの対応を整理した公開データベースが存在する[※3]。Y-STR同士が似通っていれば（つまり近い世代に共通祖先が存在する場合）ドナーの名字も同じ可能性が高い。そこで，Y-STRが十分に類似するレコードがデータベースにある場合，そのレコードに含まれる名字をドナーの名字だと予測するのが妥当だと考えられる。この予測法の精度を検証してみると，正解が12％，誤りが5％，類似するY-STRがデータベース中にない場合が83％となった。名字を当てただけでは米国の人口の約1/4,000以下に絞り込めたに過ぎないが，医療情報に関する法律（HIPAA：Health Insurance Portability and Accountability Act）では保護されない「生まれた年」「居住する州」と組み合わせると，約半数のケースで12人以下に絞り込めてしまうことが分かった。インターネット上には名字，生まれた年，居住する州をクエリとして個人を検索できるサービスがあるため，ゲノム配列を公開しているCraig Venter氏について上記の解析を行ったところ本人を含む2名に絞り込めた。

このほかにも，Beacon検索[※4][3]や家系図の構造[4]による再識別の研究も発表されている。また，個人ゲノムデータのファイル名に氏名が含まれていた事例の報告[5]などもある。

※2 前提とする統計モデルやパラメータの違いによりさまざまだが，数十〜数百塩基のSNPで識別可能と報告されている。
※3 2018年6月現在，研究に用いられたデータベースSMGF，YSearch，YBaseは非公開となっている。

346

2.2 属性推定

さて，再識別が成功すればデータに含まれる個人の属性が漏洩してしまうのは明らかだが，再識別を介さずに属性を推定できる可能性も指摘されている。Homer らは，ある個人 A の SNP，ある集団 X のアリル頻度，参照集団のアリル頻度が既知の場合，A が集団 X に属するか否かを統計的に評価する手法を提案し，十分な統計量の算出には 10,000～50,000 カ所の SNP が必要だと報告している[6]。仮に集団 X が疾患に関するコホートのケースグループで，個人 A がコホートの参加者だった場合，個人 A の罹患の有無が推定できてしまうことを意味する。同様の目的について Wang らは，連鎖不均衡（SNP の相関）を考慮すれば推定に必要な SNP は 200 カ所ほどに削減できること，さらに，アリルペアの頻度が追加で与えられた場合には，集団 X に属するハプロタイプ配列を復元できることも示している[7]。連鎖不均衡を用いると一部の SNP から未観測の SNP を推定することもできる。自身のゲノム配列を公開している James Watson 氏は実際にそのような攻撃の対象にされた[※5]。Watson 氏は自身のゲノム配列を公開する際に，アルツハイマーに罹患するリスクと相関の高い APOE 遺伝子がコードされている箇所を非公開としていた。ところが Nyholt らが周辺の SNP や HapMap などの参照パネルから遺伝子型を推定可能なことを示したため[8]，APOE 周辺の 2M 塩基を非公開にした経緯がある。

ゲノム情報の開示には少なからずリスクが伴うが，再識別の危険性を指摘した Gymrek らは，リスクを避けるためにサンプル収集を後退させるのではなく，正しいデータ収集のポリシーや法を整備することでプライバシーの問題を克服すべきだと述べている[2]。また著者の私見だが，再識別や属性推定の成功率はさまざまな条件に依存するため，実際の規則に反映させる際には過去のリスク分析の数値のみを鵜呑みにせず，最新の状況を考慮した上での検討が必要だと考えられる。

3. 国内法令上の扱い

日本国内では，2015 年に行われた個人情報保護法の改正によりゲノム情報の取扱いが大きく変わった。**表 1** に法またはガイドラインから関連箇所を抜粋する。法改正以前，ゲノム情報は個人情報保護法の対象外であり，データを利用する主体や目的に応じた指針やガイドラインによってその取扱い方法が示されていた。例えば，研究目的の場合は医学研究 3 指針[※6]があり，氏名や生年月日などの識別子をランダムな番号に置き換える処理（仮名化）をしたゲノムデータは非個人情報として扱える[※7]ことが示されていた。これに対して，改正法では個人識別符号と呼ばれる概

※4 塩基の種類とゲノム上の位置のペアを Beacon と呼ぶ。コホートデータなどにユーザーのクエリに該当するレコードが含まれるか否かを検索するサービス。有用なデータの発見に役立つ。

※5 Nyholt らは APOE 遺伝子の推定自体は実施したものの，Watson 氏の意思を尊重し結果は公表していない。

※6 「ヒトゲノム・遺伝子解析研究に関する倫理指針」「人を対象とする医学系研究に関する倫理指針」「遺伝子治療等臨床研究に関する指針」

※7 仮名化によりデータに付与された番号と識別子の対応表を作らない場合を「連結不可能匿名化」，作る場合を「連結可能匿名化」と定義し，連結不可能匿名化もしくは対応表を解析者が保有しない場合のみ非個人情報とされていた。

第3編　プレシジョン・メディシンに関わる社会制度と法的課題

表1　ゲノム情報保護に関連する法令・ガイドラインの記述

個人識別符号の定義（政令 第一条より抜粋）

次に掲げる身体の特徴のいずれかを電子計算機の用に供するために変換した文字，番号，記号その他の符号であって，特定の個人を識別するに足りるものとして個人情報保護委員会規則で定める基準に適合するもの

イ　細胞から採取されたデオキシリボ核酸（別名 DNA）を構成する塩基の配列

個人識別符号に該当するゲノム情報の定義（ガイドライン（通則編）より抜粋）

ゲノムデータ（細胞から採取されたデオキシリボ核酸（別名 DNA）を構成する塩基の配列を文字列で表記したもの）のうち，全核ゲノムシークエンスデータ，全エクソームシークエンスデータ，全ゲノム一塩基多型（single nucleotide polymorphism：SNP）データ，互いに独立な 40 箇所以上の SNP から構成されるシークエンスデータ，9 座位以上の 4 塩基単位の繰り返し配列（short tandem repeat：STR）などの遺伝型情報により本人を認証することができるようにしたもの

要配慮情報の定義（政令 第二条より抜粋）

次に掲げる事項のいずれかを内容とする記述等（本人の病歴または犯罪の経歴に該当するものを除く。）とする。

二　本人に対して医師その他医療に関連する職務に従事する者（次号において「医師等」という。）により行われた疾病の予防及び早期発見のための健康診断その他の検査（同号において「健康診断等」という。）の結果

三　健康診断等の結果に基づき，又は疾病，負傷その他の心身の変化を理由として，本人に対して医師等により心身の状態の改善のための指導又は診療若しくは調剤が行われたこと。

要配慮情報の例（ガイドライン（通則編）より抜粋）

疾病の予防や早期発見を目的として行われた健康診査，健康診断，特定健康診査，健康測定，ストレスチェック，遺伝子検査（診療の過程で行われたものを除く。）等，受診者本人の健康状態が判明する検査の結果が該当する。（中略）医療機関を介さないで行われた遺伝子検査により得られた本人の遺伝型とその遺伝型の疾患へのかかりやすさに該当する結果等も含まれる。

念が導入され，政令によりゲノム情報が個人識別符号に該当することが定められた。個人識別符号を含むデータは個人情報とされるため，ゲノム情報は個人情報として扱われることになったのである。ゲノム情報が改正法の対象となった背景には，同時期に議論されていた EU 一般データ保護規則の対象に遺伝情報が含まれたことや，消費者直結型の遺伝子検査サービスの市場拡大があったことが伺える。法改正に伴い，医学系 3 指針も現行法に準じるように修正されたため，個人情報保護法の適用除外とされている学術研機関における研究目的であっても，事実上，改正法に従った取扱いが必要となった。

　改正法でもう 1 つ注意すべきなのは要配慮個人情報が個人情報として扱われる点である。ゲノムには疾患などの表現型との関連が明らかにされている箇所があるが，そういった箇所のゲノム配列に診断などの解釈を付与したデータは要配慮個人情報とみなされる可能性がある。法令上の扱いが変わったことにより，ゲノムデータを保有する組織では適切な対応が必要となる。学術研究機関における個別のデータの扱いについては，山本らの総説[9] や NDBC の FAQ[10] に詳しい解説がある。民間では，遺伝子検査を扱う企業などが中心となって個人遺伝情報取扱協議会を組織し，業界内で自主的な基準を設けるなどの取組みが行われている。なお，改正法では「特定の個人を識別することができないように個人情報を加工し，当該個人情報を復元できないようにした情報」は匿名加工情報とみなされ，提供者の同意なしに第三者提供が可能とされているが，そも

そも個人識別符号に該当しないゲノム配列（短い配列など）は非個人情報であること，統計情報は匿名加工とみなされない[※8]こと，ゲノム配列自体の加工はデータの価値を著しく低下させるため利用されにくいことから，該当するケースは少ないと見込まれる。現行法には，あいまいな点や科学的に妥当でない点もある。例えば，個人識別符号の定義に「互いに独立」とあるが，独立性の算出の基準は示されていない。また，レアバリアントはSNPよりも個人識別性の高い情報であるが，個人識別符号の定義には含まれていない。こういった点は適切な研究に基づき改善されるべきである。さらに，現状では個人情報を取り扱う主体によって従うべき法令が異なるため，同じ検査内容なのに国立病院と県立病院では情報の扱いが変わるといった問題もあり，このような複雑すぎる法体系を整理することも課題とされている。

4. ゲノム情報保護の技術

　学術研究分野では，ゲノム情報の取扱いの難しさによって研究に必要な情報の共有が阻害されていることが問題視されてきた。法の設置は1つの解決策だが，複雑な社会システムに適合する法令の整備は容易ではない。法整備以外の，あるいは法整備と相互補完的な解決策はないのだろうか。このようななか，プライバシー保護データマイニング（PPDM：privacy preserving data mining）と呼ばれる技術に注目が集まっている。まずは，この技術がどのような目的に利用されるのか理解しやすいよう，PPDM技術の1つとして知られる秘密計算について説明する。ここでは，それぞれが秘密の情報を持つ二者AとBが，互いに秘密を明かさずに目的とする計算を行い，双方が計算結果のみを得ることを考える。例えば，AとBが互いに開示することを望まないゲノム配列を持っているが，Aの配列とBの配列の類似度を知りたい場合を考えよう。仮に信頼できる第三者Cがいた場合，**図2**(a)のようにAとBが自身の配列をCに送り，Cが類似度の計算を行ってAとBに結果を返却すればよい。秘密計算ではCのような第三者機関を置かず，AとBの間だけでデータのやり取りをし，それぞれが必要な計算を行って目的を達成する（図2(b)）。詳細は後述するが，計算の途中で情報が漏れないよう，互いに送信する情報は暗号化やランダム化などによって乱数にしか見えない情報に変換され，送信先でもそのような状態のまま計算に使われる。通信経路のみが暗号化され，相手先では元の情報が復元されるSSLのような技術とは全く異なることに注意されたい。

　本節ではPPDM技術の中から，ゲノム情報解析への応用が期待されているものを紹介する。各技術の概要を**表2**にまとめる。プライバシー保護を行う際に考えられるモデル（誰が，何を，誰に対して隠して，何を計算したいか）はさまざまだが，次の3つの役割を考えると整理しやすい。

　①　データを保有する役割（保有者）：ゲノムバンク，病院，大学，製薬企業など
　②　データを受け取って解析する役割（分析者）：ゲノムバンク，大学，クラウド事業者など
　③　データの分析結果を受け取る役割（利用者）：各研究者など

※8　統計情報は，特定の個人との対応関係が排斥されている限りにおいては，法における「個人に関する情報」に該当するものではない（ガイドライン（匿名加工情報編）2-1）。

第3編　プレシジョン・メディシンに関わる社会制度と法的課題

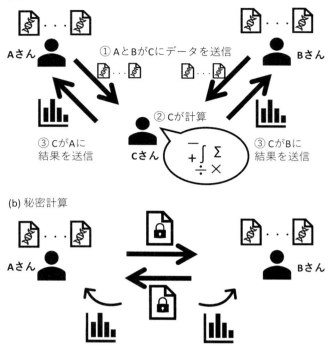

図2　秘密計算の目的

表2　プライバシー保護データマイニングの技術概要

	要素技術	保護の対象	安全性	性能	その他
準同型暗号（秘密計算）	暗号	保有者から分析者への入力	情報漏洩なし[※9]	計算量膨大	
Garbled circuit（秘密計算）	暗号	保有者から分析者への入力	情報漏洩なし[※9]	計算量膨大	
秘密分散（秘密計算）	暗号	保有者から分析者への入力	情報漏洩なし	通信回数膨大	一定数以上のパーティーが結託しない必要がある 少なくとも3以上のパーティーの参加が必要
差分プライバシー	統計に基づくノイズの付加	分析者から利用者への出力	プライバシー保護の強度はパラメータ依存	計算量・通信量少ない	データが劣化する
SGX	ハードウェア	保有者から分析者への入力	サイドチャネル攻撃に対して脆弱	計算量・通信量少ない	ハードウェア製造元を信用する必要あり

[※9] 準同型暗号とGCは利用する暗号の強度で守られる。CRYPTRECなどで推奨されている暗号を用いれば、暗号文の解読には天文学的な計算量が必要となる。

第3章 個人ゲノム情報の活用とプライバシー保護

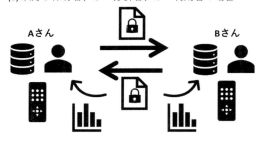
(a) 双方が保有者、かつ分析者、かつ利用者の場合

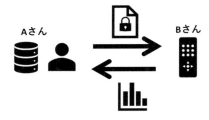
(b) Aが保有者かつ利用者、Bが分析者の場合

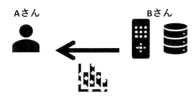
(c) Aが利用者、Bが保有者、かつ分析者の場合

図3　PPDM技術が利用されるモデルケース

1つの主体が複数の役割を兼ねることも想定される．表中の秘密計算，SGXはデータを分析者から保護する技術，差分プライバシーはデータを利用者から保護する技術となる．**図3**に実応用として考えられるモデルを示す．図3(a)では，AとBの双方が保有者，分析者，利用者の性質をもつ．例えば，病院Aと病院Bが共通の疾患に関するデータをそれぞれ保有しており，データそのものは共有せず，双方の持つデータを合わせてGWASを行った解析結果のみを共有したいといった事例が当てはまる．この場合，互いの入力は秘密計算，SGXで保護できる．図3(b)では，病院A（保有者，利用者）がデータをクラウド事業者B（分析者）に預けて各種解析を委託するケースが考えられる．図3(a)と同様，秘密計算，SGXでAの入力を保護できる．図3(c)では，研究者A（利用者）がゲノムバンクB（保有者，分析者）から，特定のSNPの相関を問い合わせるケースが考えられる．問い合わせの結果からデータの一部を推測できないように，差分プライバシーで保護することができる．以降では個別の技術について概説するが，プライバシー保護技術を網羅した書籍[11)12)]にはより詳しい解説がある．

なお，[3.]で述べた法令の観点では，個人情報は「暗号化などによって秘匿化されているかどうかを問わない」ため，暗号化などによって非個人情報とみなされるわけではない[※10]．ただし，個人情報漏洩の際には原則として個人情報保護委員会などへの報告が必要だが「漏えい等事案に係る個人データ又は加工方法等情報について高度な暗号化等の秘匿化がされている場合」は「実質的に個人データ又は加工方法等情報が外部に漏えいしていないと判断」され，報告が不要となる[※11]ことから，技術的な解決方法も役立つと考えられる．

※10　個人情報保護法ガイドライン（通則編）
※11　個人データの漏えいなどの事案が発生した場合などの対応について（平成29年個人情報保護委員会告示第1号）

4.1 秘密計算

秘密計算とは，複数のパーティー（計算に参加する主体）が互いの入力を一切明かさずに目的とする計算を行う技術のことを指し，主として次の3つの方法がある。

準同型暗号：いくつかの公開鍵暗号方式[※12]では，2つの暗号文を復号せずに作用させて，平文同士の加算値や乗算値の暗号文を得ることができる。このような暗号方式を準同型暗号と呼ぶ。コンピュータ上で行われるすべての計算は四則演算の組合せに帰着できるため，理論的にはあらゆる情報解析を暗号文のまま行うことができる。図3(b)の場合はAとBの間で次のようなやり取りをしながら解析を行う。まずAが，公開鍵（暗号化専用）と秘密鍵（復号化専用）のペアを生成し，自身のデータを暗号化してBに送る。Bは受け取った暗号文を復号せずに解析に必要な計算を行う。計算結果は暗号文で得られ，Bは暗号文のままAに送信する。そして，秘密鍵を持っているAのみが受け取った暗号文を復号して結果を知ることができる。一連のやり取りの間，Aのデータは常に暗号化されているため，Bには情報が漏れない。ゲノム情報解析への応用では，HIVの臨床情報解析[13]や個別のデータを隠したままGWASを行う研究[14]，データベースにクエリを秘密にしたまま類似ゲノム配列を検索する研究[15)16)]などが発表されている。準同型暗号は計算量が重く，比較的計算量が軽いとされる加算のみ行える方式であっても，暗号化せずに演算を行った場合と比較して数百倍程度の計算量が必要となる。そのため，既存研究では大規模なデータは扱えず，適用できる解析も限定的である。準同型暗号の研究は近年急速に発展しており，新しい理論や実装が次々と発表されているが，さらなる性能改善が望まれている。

Garbled circuit：Garbled circuit（GC）では，他者から計算の過程が見えない論理回路Fを構築することによって秘密計算を実現する。図4にAND素子の例を示す。AND素子は入力ビット$x, y \in \{0, 1\}$を受け取り$z \in \{0, 1\}$を出力する。ここで，xが0の場合に相当する乱数K_{x0}，1の場合に相当する乱数K_{x1}を生成する。同様に，y, zについても$K_{y0}, K_{y1}, K_{z0}, K_{z1}$を生成する。これらの乱数は，暗号化，復号化の共通鍵として利用し，鍵Kによってaを暗号化した暗号文をEnc_K(a)と記述する。ここで，図4の真理値表の1行目に対応する暗号文をC_{00} = Enc_K$_{x0}$(Enc_K$_{y0}$(K$_{z0}$))とする。同様にxとyの値に応じて真理値表の2行目以降を計算してC_{01}, C_{10}, C_{11}とすると，xとyに対応する鍵によってC_{xy}を復号するとzに対応する鍵が得られる。例えば，C_{00}をK_{x0}とK_{y0}によって復号するとK_{z0}が得られる。$C_{00}, C_{01}, C_{10}, C_{11}$の順序をシャッフルしたべ

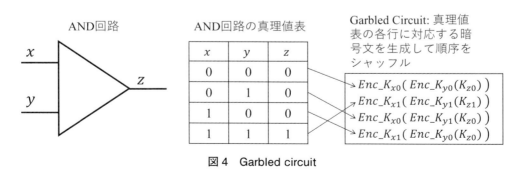

図4　Garbled circuit

※12　暗号と復号を別々の鍵で行う暗号方式。公開鍵から秘密鍵を推定できない性質をもつ。

クトルが F となる。さて，このような方法で回路を表現すると次のやり取りで AND 回路を安全に計算できる。A が F を生成し，B に送信する。A は自身の入力 $a \in \{0, 1\}$ に対応する K_{xa} を B に送る。B は紛失通信と呼ばれる技術を用いて自身の入力 $b \in \{0, 1\}$ に対応する K_{yb} を，b という値を A に知らせることなく取得する。そして，B は K_{xa} と K_{yb} によって計算結果 c に対応する K_{zc} を計算できる。最終的に計算したい回路の構成素子に対してこのような計算を繰り返し行うことによって，任意の論理回路（つまり任意の関数）を計算することができる。GC を用いた研究ではゲノム配列の類似性を計算する手法[17]が報告されているが，こちらも準同型暗号同様に計算量の改善が課題となっている。

秘密分散：秘密分散では，秘密にしたい値をシェアと呼ばれる「割符」に分割して各パーティーに配布し，シェアをやり取りしながら目的とする計算を行う。シェアから元の値は漏れないが，閾値 $\theta \geq 2$ 以上の数のパーティーがシェアを持ち寄ると元の値を復元できるため，少なくとも三者以上が計算に参加し，θ 以上のパーティーが共謀しないことが前提となる。秘密分散にはこのようなモデル上の制約があるものの，GC や準同型暗号と比較して計算量が低く抑えられる利点がある。以下に単純な計算の例を示す。A と B がそれぞれ秘密の値 S_a と S_b を持ち，C が計算の補助をして，$S_a + S_b$ を計算するケースを考える。A は乱数 R_a を生成し，R_a と $S_a - R_a$ を S_a のシェアとする。B は乱数 R_b を生成し，R_b と $S_b - R_b$ を S_b のシェアとする。どのシェアもランダムな値であることに注意されたい。ここで A が R_a を B に送り，B が R_b を A に送る。A が $S_a - R_a$ と B から受け取ったシェアを加算し，B が $S_b - R_b$ に A から受け取ったシェアを加算すると，各々は $S_a + S_b$ のシェアとなっている。そこで，A は $S_a - R_a + R_b$ を，B は $S_b - R_b + R_a$ を C に送って，C がその 2 つを加算すると $S_a + S_b$ が計算できる。計算の途中では A，B いずれも他者に対して秘密を開示していない。Cho らの研究では，保有者が自身のデータのシェアを作って共謀しない 2 つのサーバーにシェアを送り，サーバー間で GWAS の計算をする方法を提案している[18]。秘密分散では，複雑な情報解析を行う際には依存関係のあるシェアの交換が頻発するため，通信遅延の解消が実用化に向けた課題となっている。

4.2　差分プライバシー

データの平均や分散といった統計情報からは個別のデータの特徴が消えているように思われがちだが，2.2 項で述べたように，統計情報をうまく利用すると個人に関する情報漏洩が生じる恐れがある。例えば，A，B，C の秘密の値の平均が 5 であることを開示したとしよう。それを見た人物が，B と C の値がそれぞれ 3 と 6 であることを知っていた場合，A の値が $15 - (3 + 6) = 6$ であることを計算できてしまう。このような問題への対処法として，開示する情報にノイズを加える方策が考えられる。上述の例では，平均値の 5 に −2 以上 2 以下の乱数を足しておけば，A の値は 4 以上 8 以下であることしか分からない。当然のことながら，乱数の選択範囲を大きくすればより強力に秘密を保護できる。しかし加えるノイズが大きければ，データの質が低下してしまう。それでは，ノイズの与え方はどのように決めればよいのだろうか？　差分プライバシー（DP：differential privacy）では，次のような考え方をする。たった 1 レコードしか違いのないデータベース D1 と D2 が与えられたとき，それぞれに対して同じ質問をして得られた出力が同じ

第3編　プレシジョン・メディシンに関わる社会制度と法的課題

であるならば，D1 と D2 は区別がつかない。すなわち（違いのあるレコードの）プライバシーは保護されている。この考え方に基づき，任意のデータベースのペア D1，D2 と任意の S に対して，ノイズを加える方法 M が式(1)を満たすとき，M は ε-differential private であると評価する。

$$\frac{\Pr[M(D1)\in S]}{\Pr[M(D2)\in S]} \leq \exp(\varepsilon) \tag{1}$$

ただし，ε は正の実数，Pr は確率，M（D）は M を用いてデータベース D を加工して得られた出力，S は M が出力する可能性のある値の部分集合とする。ε が非常に小さい値の場合，式の分母（M によって加工された D2 の出力が S に含まれる確率）と式の分子（M によって加工された D1 の出力が S に含まれる確率）がほとんど同じ，と解釈できる。ε-differential private を満たす加工法としては，出力に対してラプラス分布に従う乱数を加算する方法が知られている。なお，プライバシーとデータの質のトレードオフを決めるパラメータ ε には，経験に基づいた値が使われる。医学，生物学の分野ではデータの品質を特に重要視する傾向があるため，意図的にノイズを付加する本技術は受け入れられにくいかもしれない。しかし，精度への影響は統計的に見積もることが可能であり，またサンプル数が増加すればノイズの分量も低く抑えられることから，目的に応じて利用が進むことが期待される。ゲノム情報解析への応用としては GWAS の統計値の開示への応用が研究されている[19)20)]。差分プライバシーは機械学習分野において盛んに研究されており，生命情報科学で利用される各種予測手法などへの応用も期待される。

4.3　SGX

世界最大手の CPU メーカーである Intel 社は，2015 年に software guard extension（SGX）と名づけられた新技術を搭載した CPU を市場に投入した。SGX 対応の CPU では，ユーザーがメモリ上にオペレーティングシステムからも不可視な領域（enclave）を作成し，その領域内で望みの計算を行うことができる。Enclave の内外で演算の性能は変わらないため，プライバシーを保護しない場合とほぼ変わらない速度で解析を行うことができる。現在の仕様では enclave の最大サイズが 128MB となる制約があるが，データを暗号化して enclave 外に退避するなどの工夫をすれば，大規模なデータ解析を行うことも可能だ。Chen らの研究では，複数の拠点に分散したデータを統合解析する例として，川崎病の患者とその家族のデータを英国，米国，シンガポールの研究機関からサーバー上の enclave に収集し，伝達不平衡検定を行った例を報告している[21)]。秘密計算と比較して計算量が桁違いに小さいため，SGX に寄せられる期待は大きい。しかし，サイドチャネル攻撃によって情報漏洩が生じる危険性が指摘されるなど，安全上の課題があるため対策技術の開発が課題となっている。

5.　おわりに

個別化医療への期待が高まるなか，ゲノムデータの活用とプライバシー保護の両立は喫緊の課題である。特に国を跨いだ連携が必要となる学術研究分野では，2013 年に Global Alliance for

Genomics and Health（GA4GH）が組織され，2018年現在では71カ国500以上の研究機関が参画して，さまざまなプロジェクトを推進しながら関連する規則，倫理，セキュリティ対策について議論を進めている。より技術的な話題は国際会議 GenoPri やプライバシー保護技術の性能を競うコンペティション iDASH で扱われている。プライバシー保護にはさまざまな側面があり，情報を提供する側，情報を利用する側の双方が納得する仕組みを作り上げるためには，ゲノムデータ解析の専門家，法の専門家，そしてセキュリティの専門家が一体となって取り組むことが必要である。

文　献

1）Z. Lin, A. B. Owen and R. B. Altman: *Science*, **305**（5681），183（2004）.

2）M. Gymrek et al.: *Science*, **339**（6117），321–324（2013）.

3）S. S. Shringarpure and C. D. Bustamante: *Am. J. Hum. Genet.*, **97**（5），631–646（2015）.

4）B. Malin In: *Proceedings of AMIA Annu. Symp.*, *2006*, 524–528（2006）.

5）L. Sweeney, A. Abu and J. Winn: Published online（arXiv:1304.7605），（2013）.

6）N. Homer et al.: *PLoS Genet.*. **4**（8），e1000167（2008）.

7）R. Wang et al.: In: *Proceedings of ACM CCS 2009*, 534–544（2009）.

8）D. R. Nyholt, C. Yu and P. M. Visscher: *Eur. J. Hum. Genet.*, **17**（2），147–149（2009）.

9）山本奈津子他：実験医学，**36**（13），2260–2268（2018）.

10）https://humandbs.biosciencedbc.jp/faq

11）中川裕志：プライバシー保護入門，法制度と数理的基礎，勁草書房（2016）.

12）佐久間淳：データ解析におけるプライバシー保護，講談社（2016）.

13）P. J. McLaren et al.: *Genet. Med.*, **18**（8），814–22（2016）.

14）S. Wang et al.: *Bioinformatics*, **32**（2），211–218（2016）.

15）P. Baldi et al.: In: *Proceedings of ACM CCS 2011*, 691–702（2011）.

16）K. Shimizu, K.Nuida and G. Rätsch: *Bioinformatics*, **32**（11），1652–1661（2016）.

17）S. Jha et al.: In: *Proceedings of IEEE S&P 2008*, 216–30（2008）.

18）H. Cho et al.: *Nature biotechnology*, **36**, 547–551（2018）.

19）A. Chonson and V. Shmatikov: In *Proceedings of KDD 2013*, 1079–1087（2013）.

20）S. Simmons et al.: *Cell Syst.*, **3**（1），54–61（2016）.

21）F. Chen et. al.: *Bioinformatics*, **33**, 871–878（2017）.

第3編 プレシジョン・メディシンに関わる社会制度と法的課題

第4章 医療機関における医療・健診情報に関する 改正個人情報保護法下での実務対応

堀総合法律事務所 **藤池 智則** *堀総合法律事務所* **冨松 宏之**

1. 医療・健診情報の利活用と個人情報保護法の改正

　医療機関が質の高い医療を迅速に提供するためには，患者の疾病などの医療情報や健診情報（以下併せて「医療等情報」という）を円滑に取得・利用（以下「1次利用」という）できるようにする必要がある。こうした1次利用は，ホームドクターと大病院の連携や地域医療機関間の提携によって，医療機関の垣根を越えて行われる。

　また，医療機関は，医療目的で取得した医療等情報を医学研究や医薬品開発などのために利用（以下「2次利用」という）する場合もある。この2次利用を促進するために，各医療機関が保有している医療等情報を収集してデータベース化することがあり[※1]，これにより根拠に基づく医療（EBM）や遺伝子治療などの個別化医療・精密医療も可能となる。

　さらに，急速な少子高齢化と厳しい財政状況の中，国民皆保険制度を維持・推進するため，制度運営の効率化や疾病予防・健康増進が求められ，そのためにも，医療等情報の連携基盤の整備が必要となる[※2]。これが整備されると，国民皆保険制度の下で，国民の膨大な医療等情報を保有しているわが国では，医療関連産業を新たな戦略産業として育成することも可能となる[※3]。それゆえ，医療ビッグデータの構築と利活用が喫緊の課題となっている。

　しかし，医療等情報の多くは個人情報であり，個人情報・プライバシーの保護が問題となる。個人情報の取扱いについては，医療機関の属性に応じ，個人情報の保護に関する法律（以下「個情法」または単に「法」という），行政機関の保有する個人情報の保護に関する法律（以下「行個法」という）または独立行政法人等の保有する個人情報の保護に関する法律（以下「独個法」という）により規制されるところ，これらの法律が大幅に改正され（改正された個情法を以下「改正法」という場合がある），2017年5月30日に全面施行された。改正法では，大規模な情報漏洩

[※1] わが国の医療データベースとしては，高齢者の医療の確保に関する法律に基づいて運用されているレセプトなどのデータベースである NDB，独立行政法人医薬品医療機器総合機構法に基づいて運用されている医療情報データベースである MID-NET，外科手術症例を中心とするデータベースである NCD などがある。

[※2] 現在，医療分野における情報化を推進するため，（i）医療ID や，（ii）医療等情報を医療機関などの間で共有できる全国保健医療情報ネットワークの構築が検討されている（厚生労働省 医療等分野情報連携基盤検討会 第2回検討会「資料1 医療等分野における識別子の仕組みについて（WG 取りまとめ）」，「資料2 医療等分野の情報連携基盤となる全国的なネットワークやサービスの構築に向けた工程表（WG 取りまとめ）」参照）。

[※3] 政府は，2014年に成立した健康・医療戦略推進法の下で，「健康・医療戦略推進本部」を設置し，世界最先端の医療技術・サービスを実現し，健康寿命延伸を達成すると同時に，医療，医薬品，医療機器を戦略産業として育成することを目指している。

第 3 編　プレシジョン・メディシンに関わる社会制度と法的課題

問題が顕在化したことなどを踏まえて規制が厳格化される一方で，「匿名加工情報」の概念が創設されるなど，パーソナルデータの利活用の促進が図られている。

　また，改正法の施行と期を一にして，個人情報保護委員会より「個人情報の保護に関する法律についてのガイドライン」（以下「個人情報保護法 GL」という）が公表されるとともに，2017 年 4 月 14 日，個人情報保護委員会および厚生労働省により「医療・介護関係事業者における個人情報の適切な取扱いのためのガイダンス」（以下「医療介護ガイダンス」という）が改正された。さらに，医学研究に関する「人を対象とする医学系研究に関する倫理指針」（2017 年 2 月 28 日最終改定）（以下「医学系指針」という），「ヒトゲノム・遺伝子解析研究に関する倫理指針」（2017 年 2 月 28 日最終改定）（以下「ヒトゲノム指針」という），および「遺伝子治療等臨床研究に関する指針」（2017 年 4 月 7 日一部改正）（以下「遺伝子治療指針」といい，3 指針を併せて「各指針」という）も改定された。

　加えて，医療等情報の利活用を推進するため，「医療分野の研究開発に資するための匿名加工医療情報に関する法律」（通称「次世代医療基盤法」といい，以下「医基法」という）が 2018 年 5 月 11 日に施行された。

　そこで，本稿では，主として改正法の下で，医療機関が医療等情報を取得，利用，提供などを行うに当たり，実務上，どのような点に留意すべきか，医療介護ガイダンスや各指針も踏まえながら，1 次利用の局面か 2 次利用の局面かも意識して解説するとともに，改正法などの実務運用や立法論上の課題についても検討する。

2.　医療等情報の取得

2.1　医療等情報の取得と利用目的の通知・公表

　医療等情報が個情法 2 条 1 項の「個人情報」に該当すれば，その利用目的を特定した上で（法 15 条 1 項），個人情報を取得する際に，当該利用目的を本人に通知しまたは公表する必要がある（法 18 条 1 項）。

　法改正前の法 2 条 1 項において，「個人情報」は生存する個人に関する情報であり，かつ，当該情報に含まれる氏名，生年月日その他の記述などにより特定の個人を識別することができるものであり（特定個人識別可能性），特定個人識別可能性は容易に照合できる他の情報も踏まえて判断するものとされていた（容易照合性）。

　この個人情報の概念の中には，カルテ，処方せん，看護記録，紹介状などの医療等情報が広く含まれるが，「個人情報」の範囲を明確化するために，改正法 2 条 1 項 2 号は「個人識別符号」という新たな概念を導入した（同項 2 号）。

　個人識別符号の具体的内容は，個人情報の保護に関する法律施行令（以下「施行令」という）および同施行規則（以下「規則」という）に定められ，一定の長さを有するゲノムデータや[※4]，健康保険法に基づく被保険証の記号，番号および保険者番号などがこれ該当する（施行令 1 条，規則 3 条，4 条）。こうした個人識別符号を含む情報は，それ自体，個人情報であるから，たとえ個人の氏名などと結びついていなくても，個人情報として取り扱う必要がある。

358

第４章　医療機関における医療・健診情報に関する改正個人情報保護法下での実務対応

　これらの個人情報を取得する際に，医療機関は通常想定される利用目的を院内に掲示するとともに，可能な限り，ホームページへの掲載などにより広く公表すべきものとされている（医療介護ガイダンスⅢの２）。なお，医療機関における利用目的の例としては，医療介護ガイダンス別表２に掲げられており，そこでは患者への医療の提供に必要な１次利用目的のほか，院内における業務改善・学生の実習への協力・症例研究などの２次利用目的も記載されている。

2.2　医療等情報の取得の際の本人の同意—「要配慮個人情報」の導入

2.2.1　要配慮個人情報の意義

　法改正前は，上記のような利用目的の公表・通知をすれば，本人の同意がなくとも，個人情報を取得できた。しかし，病歴，心身の機能障害，健康診断結果など，第三者に知られると本人に対し不当な差別や偏見が生じうるおそれがあるセンシティブな情報が，本人の関与なく流通するのは問題であることから，改正法は「要配慮個人情報」という新たな概念を設け，その取得の際に原則として本人の同意を要するものとした（法17条２項柱書）。

　ここに「要配慮個人情報」とは，「本人の人種，信条，社会的身分，病歴，犯罪の経歴，犯罪により害を被った事実，その他本人に対する不当な差別，偏見その他の不利益が生じないようにその取扱いに特に配慮を要するものとして，政令で定める記述等が含まれる個人情報」をいうとされ（法２条３項），心身の機能の診療記録，診療や調剤の過程で医療従事者が知り得た診療情報や調剤情報，健康診断の結果，障害の事実等がこれに該当する（施行令２条，規則５条，医療介護ガイダンスⅡの３）。この点，「ゲノムデータ」自体は単体で医学的な意味合いを持つものではないが，「ゲノムデータ」に医学的な解釈を加えた「ゲノム情報」は要配慮個人情報として位置づけられる[5]。

　これらの例から明らかなように，医療機関が取得する患者の個人情報は，基本的に広く要配慮個人情報に該当するものとして取り扱う必要がある。それゆえ，医療機関は患者の同意がない限り，原則として患者の医療等情報を取得できない。

2.2.2　医療目的のための要配慮個人情報の取得

　しかし，患者が医療機関の受付などで，問診票に患者自身の病状などを記載し，保険証とともに受診を申し出る場合は，患者自身が自己の要配慮個人情報を医療機関に取得されることを前提としていると考えられるため，患者の当該行為をもって，当該医療機関が当該情報を取得することについて本人の同意があったものと解されるとされている（医療介護ガイダンスⅢの３）。

---

[4]　正確には，個人情報保護法GL（通則編）2-2は，「ゲノムデータ（細胞から採取されたデオキシリボ核酸（別名DNA）を構成する塩基の配列を文字列で表記したもの）のうち，全核ゲノムシークエンスデータ，全エクソームシークエンスデータ，全ゲノム一塩基多型（single nucleotide polymorphism：SNP）データ，互いに独立な40箇所以上のSNPから構成されるシークエンスデータ，９座位以上の４塩基単位の繰り返し配列（short tandem repeat：STR）等の遺伝型情報により本人を認証することができるようにしたもの」が個人識別符号に該当するとする。

[5]　厚生労働省内のゲノム医療実現推進協議会の下に設置された「ゲノム情報を用いた医療等の実用化推進タスクフォース」公表の「改正個人情報保護法におけるゲノムデータ等の取扱いについて（意見とりまとめ）」（2016年１月22日）６頁。

第3編　プレシジョン・メディシンに関わる社会制度と法的課題

　また，上記原則には例外があり（法17条2項各号），医療目的の場合は，本人の同意を得ることが困難であるときであっても，同項各号の例外が認められる可能性が高いので，この例外を確認する必要がある。例えば，急病のときに，本人の病歴などを医師が家族から聴取する場合，例外規定の1つである「人の生命，身体又は財産の保護のために必要がある場合であって，本人の同意を得ることが困難であるとき」（同項2号）に該当し，児童虐待のおそれのある家庭情報のうち被害を被った事実に係る情報を病院が児童相談所，警察などから取得する場合は，別の例外規定である「公衆衛生の向上又は児童の健全な育成の推進のために特に必要がある場合であって，本人の同意を得ることが困難であるとき」（同項3号）に該当する（医療介護ガイダンスⅢの3）。

2.2.3　医学研究目的のための要配慮個人情報の取得

　医療機関が，医学研究目的で医療等情報を取得する場合，その研究内容に応じて，医学系指針，ヒトゲノム指針，遺伝子治療指針その他の指針が適用され，原則として，一定事項を説明した上でインフォームド・コンセントを受ける必要があるとされている。このインフォームド・コンセントは，改正法の下では，要配慮個人情報の取得に関する本人の同意とも評価できる。

　もっとも法改正前の医学系指針では，侵襲を伴わない研究であって介入を行わないものであり，かつ，人体から取得された試料を用いないものの場合は，インフォームド・コンセントは不要とされ，オプトアウトによる医療等情報の取得を認めていた（同指針第12.1（1）イ（イ）②）。

　しかし，改正法施行に伴い，医学系指針も改正され，上記の場合であっても，要配慮個人情報を取得するときは，原則として，研究対象者などの「適切な同意」を受けなければならないとされた[6]。ただし，「適切な同意を受けることが困難な場合であって，学術研究の用に供するとき，その他の研究に用いられる情報を取得して研究を実施しようとすることに特段の理由があるときは」，当該研究の実施について，一定の事項を研究対象者などに通知または公開し，当該研究が実施・継続について，研究対象者などが拒否できる機会を保障すること（オプトアウト）によって，取得した要配慮個人情報を取得・利用ができるものとされている（第12.1（1）イ（イ）②）。

　ここに「学術研究の用に供するとき」の意義については，法76条1項3号の適用除外規定の解釈に関わり，4節で述べる。また，「その他の研究に用いられる情報を取得して研究を実施しようとすることに特段の理由があるとき」の意義については，「人を対象とする医学系研究に関する倫理指針ガイダンス」（以下「医学系指針ガイダンス」という）では，学術研究の用に供する場合以外で法律・条例などに具体的な根拠がある場合を指すものとされており，例えば，法17条2項3号で定められる「公衆衛生の向上のために特に必要がある場合であって，本人の同意を得ることが困難であるとき」などがこれに該当する。

---

[6]　矢野好輝「『人を対象とする医学系研究に関する倫理指針』について」NBL 1103号22頁は，「適切な同意」の意義に関して，「『インフォームド・コンセント』を受ける場合は，指針に定める説明事項に基づき十分な説明を行った上で研究の実施または継続されることに関する同意を受けるのに対し，『適切な同意』を受ける場合は，研究対象者が同意に係る判断を行うために必要と考えられる研究に関する利用目的を必要な範囲で，合理的な方法によって明示した上で，必要な範囲の同意……を受ける点が異なる」とする。

3. 医療等情報の利用と第三者提供

3.1 1次利用の局面

　患者の医療目的での医療等情報の1次利用の場合は，既述のように，通常公表された利用目的の範囲内の利用である。仮に，目的外利用であったとしても，医療機関が医療目的で医療等情報を利用する限り，すでに通知・公表されていた利用目的と関連性がある目的であると認められるので，利用目的の変更の通知・公表により，本人の同意がなくとも，医療等情報を利用できる（法15条2項，18条3項）。なお，法改正前は，変更前の利用目的との「相当の関連性」が求められていたが，改正法では「相当の」という文言が削除され，利用目的の変更は従前と比べ容易となっている。

　これに対して，要配慮個人情報である医療等情報の第三者提供に関しては，改正法の下でオプトアウトは認められず，原則として本人の同意が必要となった[7]（法23条1項・2項）。この点，医療介護ガイダンスⅢの5は，患者への医療提供のために通常必要な範囲の利用目的での医療等情報の第三者提供について，当該利用目的とオプトアウトの手続を院内掲示などで公表しておくことにより，黙示の同意を得ることができるとしている。そして，その利用目的の例として，次のものを挙げている。

　①患者への医療提供のため，他の医療機関などとの連携を図ること
　②患者への医療提供のため，外部の医師などの意見・助言を求めること
　③患者への医療提供のため，他の医療機関などからの照会があった場合にこれに応じること
　④患者への医療提供に際して，家族などへの病状の説明を行うこと

　この黙示の同意は，通常の医療サービスのために患者の医療等情報が1次利用される限り認められるものであって，このような黙示の合意は，医療等情報が2次利用目的で第三者に提供される場合には認められない[8]。

3.2 医療等情報の2次利用の局面

3.2.1 医療目的以外の目的での2次利用・第三者提供

　医療機関が，医療目的で取得した医療等情報を，医療目的以外の目的で2次利用する場合，目的外利用となる可能性があり，目的外利用となれば，本人の同意が必要となる場合があるとともに（法16条1項），これを第三者に提供する場合は，その点についても本人の同意が必要となる（法23条1項）。医療介護ガイダンスⅢの5（1）は，民間保険会社からの照会，マーケティングなどを目的とする会社などからの照会について，本人の同意を得ないで個人データを提供できないとしている。

---

[7] 医療機関は，通常，患者の個人情報を容易に検索可能な状態でデータベースなどによって管理していることから，医療等情報は通常「個人データ」（法2条6項）に該当するため，個人データの第三者提供を規制する法23条1項の規律が及ぶ。

[8] 「医療・介護関係事業者における個人情報の適切な取扱いのためのガイダンス（案）」に関する意見募集結果No. 54。

第 3 編　プレシジョン・メディシンに関わる社会制度と法的課題

3.2.2　医学研究目的の利用・第三者提供

　このように 2 次利用目的のための医療等情報の利用や第三者提供については，本人の同意が必要となる可能性があり，このことは医学研究目的の場合も異ならない。

　もっとも，既述のように，院内で症例研究を行う限りでは，公表されている利用目的の範囲であると解釈される。

　しかし，院内であっても，医療機関が取得した医療等情報を医学研究目的で組織的・継続的に 2 次利用する場合は，医学系指針の適用が問題となりうる。医療機関が研究目的のために取得した医療等情報を別の研究目的のために利用する場合，医学系指針によれば，人体から取得された試料を用いる研究のときは，原則として，インフォームド・コンセントを受ける必要があり，人体から取得された試料を用いない研究のときは，インフォームド・コンセントを受ける必要はなく，オプトアウトによることが可能とされている（同指針第 12.1（2））。この規定は，医療機関が医療目的のために取得した医療等情報を医学研究の目的のために 2 次利用する場合を想定していないようにも見えるが，そのような場合でも，同指針に準じて取り扱うことが望ましいように思われる。

　また，医学系指針第 12 の 1（3）は，他の研究機関に医療等情報を提供しようとする場合にも，原則として，インフォームド・コンセントを受ける必要があるとしており，これにより，個情法上の第三者提供における同意と評価できる。

　ただ，医学系指針では，例外的に，①匿名化されているもの（特定の個人を識別することができないものに限る）である場合，②匿名加工情報または非識別加工情報である場合，③学術研究の用に供するとき，その他の当該情報を用いて研究を実施しようとすること，または提供することに特段の理由がある場合であって，一定のオプトアウト手続をとったときは，インフォームド・コンセントや本人の同意は不要とされている（同指針第 12 の 11（2）イ，（3）アイ）。

　これらの例外のうち，①の「匿名化」については次の（3）で解説し，③のうち，「学術研究の用に供するとき」の意義については，4 節で述べる。また，その他の「特段の理由」の解釈は，2 節の 2（3）で述べた要配慮個人情報を取得する際の解釈と同様であるとされている（医学系指針ガイダンス第 12 の 1（2）の解説 10，第 12 の 1（3）の解説 8）[※9]。

3.2.3　個人情報の匿名化

（1）医学研究目的の医療等情報の匿名化

　2017 年 2 月 28 日に改正された医学系指針の改正前は，特定の個人を識別できることとなる記述などの全部または一部を取り除き，代わりに当該個人と関わりのない符号または番号を付することを「匿名化」といい，このうち，必要な場合に特定の個人を識別することができるように，

[※9]　医学系指針第 12 の 1（2）ア（ウ）は，研究機関が保有している医療等情報を利用して研究する場合で，人体から取得された試料を用いる研究のときは，「社会的に重要性の高い研究に当該既存試料・情報が利用されるときに」，本人の同意がなくとも，オプトアウトによることができるとしているので，個情法との関係について疑問がある。しかし，医学系指針ガイダンス第 12 の 1（2）の解説 8 は，「別途，各研究機関に適用される個人情報の保護に関連する法律・条例等との整合性についても併せて検討する必要がある」とする。実務上は，学術研究の用に供する場合かどうか（法 76 条 1 項 3 号），同意を得ずに目的外利用や第三者提供が可能な例外的場合に該当するかを検討することになろう（法 16 条 3 項各号，法 23 条 1 項各号）。

第4章　医療機関における医療・健診情報に関する改正個人情報保護法下での実務対応

当該個人と新たに付された符号または番号との対応表を残す方法による匿名化を「連結可能匿名化」といい，対応表を残さない方法による匿名化を「連結不可能匿名化」としていた。その上で，連結不可能匿名化をされている場合または連結可能匿名化をされかつ対応表が提供されない場合は，第三者提供につき本人の同意は不要としていた（第12.1（3）ア）。この考えは，連結可能匿名化をされた情報であっても，提供先において，対応表がなく，個人情報に復元できないのであれば，個人情報の第三者提供に該当しないとの解釈によるものであった（提供先基準）。2017年2月28日改正前のヒトゲノム指針も同様の解釈を示していた。

　しかし，そもそも個人情報には，既述のように，他の情報と容易に照合することにより，特定個人の識別可能な情報も含まれている。したがって，連結可能匿名化情報は，提供元で対応表をもって特定個人を識別可能である以上，個人情報に該当する。それゆえ，この個人情報を第三者に提供する以上，対応表を当該第三者に提供しなくても，個人情報の第三者提供にほかならないように思われる（提供元基準）[10]。そこで，改正法の施行に当たり，個人情報保護委員会は，提供元基準によるべきことを明らかにし[11]，これに伴い，2017年2月28日改正の医学系指針およびヒトゲノム指針ならびに2017年4月7日改正の遺伝子治療指針では，「連結不可能匿名化」「連結可能匿名化」という概念が廃止され，提供元医療機関において，個人情報の匿名化を行い，かつ対応表を提供先に渡さなくとも，第三者提供についての本人の同意を必要とした。

　もっとも，既述のように，医学系指針は「匿名化されているもの」のうち，提供元医療機関において対応表がないものを「匿名化されているもの（特定の個人を識別することができないものに限る）」として（2017年5月29日改正の医学系指針ガイダンス第2（24）ないし（27）の解説1），目的外利用や第三者提供を認めている。そして「特定の個人を識別することができないもの」とするためには，当該情報の内容や用途などに応じて，特定の個人が識別される可能性が十分に低減する加工方法をとる必要があるとともに，他で入手できる情報との照合により特定個人の識別が可能とならないよう留意する必要があるとしている（同解説2）。

　これに対して，匿名化された情報について，提供元医療機関内に対応表があれば，いかに内部でアクセス制限を行っても，非個人情報化されず，本人の同意がない限り，目的外利用や第三者提供はできない（同解説4）。

　もっとも，ある医療機関Aが，対応表を渡さずに匿名化された情報を研究機関Bに提供した場合，これは第三者提供として本人の同意が原則として必要であるが，提供を受けた研究機関Bは，対応表を持たない以上，医療機関Aの保管している対応表にアクセス可能である場合を除き，研究機関Bにとっては，その保有する匿名化情報は「特定の個人を識別することができないもの」に該当し，目的外利用や第三者提供できるものとされている（同解説5）。

　なお，同解説3は，研究において個人識別符号に該当するゲノムデータを取得する場合は，これを含む試料自体を匿名化しても，個人情報として取り扱うべきものとしている。

---

[10]　米村滋人「医学研究における個人情報保護の概要と法改正の影響」NBL 1103号13頁。
[11]　「個人情報の保護に関する法律についてのガイドライン（通則編）（案）」に関する意見募集結果No. 19参照。

第3編　プレシジョン・メディシンに関わる社会制度と法的課題

（2）医療等情報の匿名化と匿名加工情報

　では，医療等情報の「匿名化」により，非個人情報化が可能であるとして，後述する「匿名加工情報」とすることによる非個人情報化とは，実務上，どのように使い分けるのか。

　匿名加工情報は，加工基準などが明確化され（法36条，同施行規則19条など），これに準拠して個人情報を「匿名加工情報」として，これを利用または第三者提供する限り，本人の同意がなくとも，個情法違反と主張されるリスクは小さい。

　これに対して，「匿名化（特定の個人を識別することができないものに限る）」は，「個人情報」の定義条項（法2条1項1号）の解釈として，特定個人の識別可能性を喪失させることにより，非個人情報化することであり，識別可能性や容易照合性といった相対的概念に依拠して解釈される。それゆえ，非個人情報化の基準が不明確であって，個情法違反の指摘を受けるリスクがある。

　したがって，「匿名化」の手法は原則として，限られた医療等情報について単発的に非個人情報化する場合に限りその利用が検討されるべきであって，大量の医療等情報を継続的に非個人情報化するためにこれを利用するにはリスクが大きく[12]，基本的には「匿名加工情報」の利用を第1選択肢とすべきであろう。ただ，そのような場合でも，医学研究などの公益目的が認められ，かつ，各指針のような監督官庁のガイドラインなどで「匿名化」の基準が明記されているときは，「匿名化」の手法を用いることもできるように思われる。もっとも，その場合は，匿名加工情報の加工基準などを参照し，加工方法について慎重に検討すべきである。

　なお，集積した個人情報を統計的に処理して個々の個人情報と切り離された統計情報は，「個人に関する情報」ですらないことから，「個人情報」として取り扱う必要はない[13]。

4. 学術研究の用に供する場合における適用除外

　医学系指針では，これまで見てきたように，①医療等情報の取得の局面，②医療等情報の目的外利用の局面，および③医療等情報の第三者提供の局面において，本来，個情法の下で本人の同意が原則的に必要な場面であっても，研究機関が「学術研究の用に供するとき」は，同意を不要としている。

　これは改正法の下で，既述のように，提供先基準に基づく匿名化による非個人情報化が否定され，また，要配慮個人情報の第三者提供のオプトアウトも否定されたことから，医学関係者から医療等情報の活用が大幅に制限され研究に重大な支障を来すとの懸念が示されたため，法76条1

---

[12] 改正法施行前の2013年6月に，JR東日本がSuica利用データから氏名，電話番号，物販情報などを除外し，生年月日を生年月に変換し，Suica ID番号を不可逆の別異の番号に変換したデータを日立製作所に提供したことが明らかになり，個人情報の保護に対する配慮に欠けているのではないかと批判された（Suicaに関するデータの社外への提供についての有識者会議「Suicaに関するデータの社外への提供について中間とりまとめ」（2014年2月））。個人の乗車・降車情報ですら，いかに匿名化しても，本人の同意なくして，大量かつ継続的な第三者提供が社会的批判の対象となったのであるから，要配慮個人情報である医療等情報が，医学系指針のような基準もないのに，大量かつ継続的に第三者提供されると，個情法違反の指摘を受けるリスクが高いように思われる。

[13] 個人情報保護法GL（匿名加工情報編）2-1。

項3号が弾力的解釈されたことによる[14]。

　すなわち，法76条1項3号は「大学その他の学術研究を目的とする機関もしくは団体またはそれらに属する者」が（属性要件），「学術研究の用に供する目的」のために個人情報を取り扱う場合（行為要件），学問の自由の尊重の観点から，個人情報取扱事業者の義務を定めた法第4章の規定を適用しないとしている。この「機関」について，「指針に定める諸手続に沿って作成・許可された研究計画書に基づく研究者で構成される学術研究を目的とする研究グループは，個別具体的な事例ごとに判断されるものの，その実質や外形が1つの機関としてみなし得るものであるならば，同号の『大学その他の学術研究を目的とする機関若しくは団体』に該当し得る」との解釈が示されたのである[15]。この解釈に従って，医学系指針は，「学術研究の用に供するとき」は個情法が適用されないことを前提に，要配慮個人情報の取得，目的外利用，第三者提供についてオプトアウトによることを可能とした（第12の1（1）イ（イ）②(i)，（2）ア（ウ），イ（ウ），（3）イ）。

　ただ，同指針では「学術研究の用に供するとき」という行為の性質についてのみ着目した要件が設定されているにとどまり，法76条1項3号の属性要件についての言及がない。これによると，医療等情報を「学術研究の用に供する」ような研究グループは，属性要件を顧慮せず，学術研究を目的とする機関とみなすものとして解釈しているようにも思われ，同号の解釈論を超えた解釈であると批判されている[16]。

　この点，医薬品の開発目的で医療機関と製薬会社が共同研究をしている場合，この研究グループは，学術研究を目的とする機関に該当しないことから，そこで得られた情報を付随的に「学術研究の用に供するとき」があったとしても，法76条1項3号は適用されないはずである。そこで，属性要件も顧慮すると，「学術研究の用に供するとき」とは，学術研究を目的とする機関の単独研究の場合または当該機関との共同研究であって主として学術研究を目的とする研究である場合において，医療情報などを学術研究の用に供するときをいい，学術研究を目的としない機関内部の研究グループ，学術研究を目的としていない複数の団体の共同研究グループ，私立大学と製薬会社の共同研究グループであって，主として学術研究以外の目的を有しているものについては，それらの活動の一部として学術研究目的で医療等情報の取得，利用，第三者提供がされたとしても，基本的に「学術研究の用に供するとき」に該当しないものとして取り扱うべきであるように思われる[17]。

---

[14]　この解釈が示された経緯については，横野恵「三省合同会議での議論と今後の展望」NBL 1103号30頁〜31頁。

[15]　第9回医学研究等における個人情報の取扱い等に関する合同会議・資料3「個人情報保護法等の改正に伴う指針の見直しについて（最終とりまとめ）（案）」3頁〜4頁。

[16]　このような解釈は，「アクロバティックな議論」とも評されている（第9回医学研究等における個人情報の取扱い等に関する合同会議（平成23年12月7日）藤原静雄委員発言）。

[17]　個人情報保護法GL（通則編）6-2参照。もっとも，学術研究を目的としない機関内部の研究グループであっても，所属する機関からの継続的独立性が認められ，当該研究グループの目的が主として学術研究である場合には，法76条1項3号が適用される余地もあるのではなかろうか。

第３編　プレシジョン・メディシンに関わる社会制度と法的課題

5. 医療等情報のトレーサビリティの確保

5.1　トレーサビリティの確保の必要性

　個人情報が漏洩して，名簿屋などを介して，転々と流通する事件が後を絶たない中，不正な手段によって流通する個人情報の流通経路を把握し，個人情報の不正な流通を防止するため，改正法はトレーサビリティ（追跡可能性）を確保すべく，第三者提供を行う際の記録，第三者提供を受ける際の確認・記録の規定を新設した。

5.2　第三者提供を行う際の記録

　医療機関が，本人の同意に基づき個人データの第三者提供を行う場合は，①本人の同意を得ている旨，②第三者の氏名または名称その他の当該第三者を特定できる事項，③個人データによって識別される本人の氏名その他の当該本人を特定できる事項，④個人データの項目を記録し（法25条１項，規則13条１項２号），原則として３年間保存する必要がある（規則14条）。

　しかし，３節の１で述べた黙示的同意による要配慮個人情報の第三者提供の場合は，当該情報を本人に代わって提供しているとき，または本人と一体として評価できる関係にある者に提供するときに該当することから，記録の作成を要する第三者提供には該当しないものとされている（医療介護ガイダンスⅢの７（1）④⑤）。

　また，記録作成の負担の軽減の観点から，医療介護ガイダンスⅢの７（2）に，一括作成，契約書などによる代替，受領者による作成代行，記録事項の一部省略などの手法が記載されているので留意すべきである。

5.3　第三者提供を受ける際の確認・記録

　医療機関が第三者から個人データの提供を受ける際は，当該第三者に対して，①第三者の氏名および住所ならびに法人にあっては，その代表者の氏名，②第三者による個人データの取得の経緯，③法の順守状況を確認する必要がある（法26条１項，医療介護ガイダンスⅢの８（2））。

　また，本人の同意に基づき個人データの第三者提供を受ける場合は，①本人の同意を得ている旨，②第三者の氏名または名称および住所ならびに法人にあっては，その代表者の氏名，③第三者による当該個人データの取得の経緯，④個人データによって識別される本人の氏名その他の当該本人を特定できる事項，⑤個人データの項目を記録し（法26条３項，規則17条１項２号），原則３年間保存しなければならない（規則18条）。

　しかし，既述のように黙示の同意が認められる場合は，記録が必要な第三者提供に該当しない。このことは提供先でも同様である。また，受領者にとって，受領した個人情報が散在情報であって，「個人データ」といえない場合や，「匿名化」により，対応表を有しない受領者にとって，「個人情報」といえない場合も，確認・記録は不要となる。

　さらに，記録作成の負担の軽減の観点から，医療介護ガイダンスⅢの８（3）に，一括作成，契約書などによる代替，提供者による作成代行，記録事項の一部省略などの手法が記載されているので，留意すべきである。

6. 匿名加工情報としての医療等情報の取扱い

6.1 匿名加工情報の意義

　既述のとおり，医療等情報の多くは要配慮個人情報に該当し，原則として，取得の際に本人の同意が必要であり，オプトアウトもできない。また，本人の同意を得て第三者に提供する場合であっても確認・記録義務が生じるため，医療等情報の授受の際の手続的負担感が大きく，「匿名化」による非個人情報化の手法の利用にも限界がある。

　そこで，医療データベースを円滑に構築するために，医療等情報を安定的に非個人情報化する手法として，改正法で導入された「匿名加工情報」を採用し[18]，目的外利用や第三者提供についての本人同意を不要とすることが考えられる。

　ここでいう「匿名加工情報」とは，個人情報に，次の要件に従った加工をして得られる個人に関する情報をいう（法2条9項）[19]。

①次の措置を講じること

(ⅰ)個人識別符号を含むもの以外の個人情報については，当該個人情報に含まれる記述などの一部を削除すること（他の記述などに置き換えることを含む）。

(ⅱ)個人識別符号を含む個人情報については，当該個人情報に含まれる個人識別符号の全部を削除すること（他の記述などに置き換えることを含む）。

②特定の個人を識別することができないように個人情報を加工すること

③当該個人情報を復元することができないようすること

　そして，匿名加工情報を作成するための加工基準は（法36条1項），規則19条各号の規定されている。

　このうち2号においては，個人識別符号を含む個人情報について，当該個人情報に含まれる個人識別符号の「全部」を削除することが求められている。そのため，個人識別符号に該当するゲノムデータが含まれる医療等情報については，当該ゲノムデータの全部を削除しなければならないことになろう。したがって，たとえその一部のみでは特定個人識別性がなく，これを対象とした研究を行うことに意義がある場合であっても，その部分だけの提供であっても本人の同意がない限り認められない。

　また，4号においては「特異な記述など」があれば，そこから個人情報を推測することができることから，これを削除することが加工基準に加えられており，個人情報保護法 GL（匿名加工情報編）3-2-4 においては，「症例数が極めて少ない病歴を削除すること」が具体例として挙げられている。したがって，症例数が極めて少ない病歴については常に削除しなければならず，本人の同意がなければ希少疾患の研究成果の共有は困難ではないかと思われる。

---

[18] 匿名加工情報の対象には，要配慮個人情報も含まれる（「個人情報の保護に関する法律施行令の一部を改正する政令（案）および個人情報の保護に関する法律施行規則（案）」に関する意見募集結果 No. 812）。

[19] 国の行政機関・独立行政法人などの保有する個人情報についても，その利活用に資するよう，行個法および独個法が改正され，個人情報を特定の個人が識別できないよう加工し，かつ，当該個人情報を復元できないようにする「非識別加工情報」の制度が導入されたが，その内容は匿名加工情報と同様である。

第3編　プレシジョン・メディシンに関わる社会制度と法的課題

6.2　匿名加工情報の授受に関する規律

　医療機関が，匿名加工情報であって，匿名加工情報データベースなどを構成するものを作成した場合，①加工方法などの情報の安全管理措置を講じる義務（法36条2項），②匿名加工情報に含まれる情報の項目の公表義務（同条3項），③第三者提供する際の提供情報の項目および提供方法の公表ならびに提供先への匿名加工情報である旨の明示義務（同条4項），④自己利用の際の本人識別目的での他の情報との照合禁止（同条5項），⑤安全管理措置，苦情の処理などの措置を自主的に講じ，その内容を公表する努力義務（同条6項）の各義務を負う。

　他方，医療機関が，他者により作成された匿名加工情報の提供を受け，データベースとしてこれを事業の用に供すると，「匿名加工情報取扱事業者」として，上記③，④（ただし，加工方法などの情報取得の禁止も追加されている）および⑤と同様の義務を負う（法37条ないし39条）。

7.　外国にある第三者への医療等情報の提供

　法改正前は，医療機関が外国にある第三者に対して個人データを提供することに関して特段の規制を置いていなかった。しかし，個人データが外国にある第三者に提供され，その外国の法制上，個人情報の保護が不十分である場合，いかにわが国において個人情報の保護を強化しても実効性がない。そこで，改正法24条は，医療機関が外国にある第三者に個人データを提供する場合には，原則として，あらかじめ外国にある第三者への提供を認める旨の本人の同意を得なければならないとした。

　もっとも，同条においては，例外的に，①法23条1項各号に掲げる場合，②「第三者」が「個人データの取扱いについてこの節の規定により事業者が講ずべきこととされている措置に相当する措置を継続的に講ずるために必要なものとして個人情報保護委員会規則で定める基準に適合する体制を整備している者」である場合，③「外国」が「個人の権利利益を保護する上でわが国と同等の水準にあると認められる個人情報の保護に関する制度を有している外国として個人情報保護委員会規則で定めるもの」である場合には，本人の同意を得ずに提供できることとされている[20]。

　これらの例外に該当しない限り，医療機関は，外国にある第三者に個人データを提供できないこととなるが，本人の同意なく外国にある第三者に個人データが提供可能な場面を厳格に限定されてしまうと，外国の医療機関との共同研究の場合などにおいて支障が生じる可能性がある。

　そこで，医療機関が外国の医療機関と共同研究する場合，本人の同意を得ることが困難なときは，医療等情報を非個人情報化して，外国の医療機関に提供することが考えられる。医学系指針第12の9も，適切な同意を受けることが困難な場合，提供される試料・情報が匿名化・匿名加工情報化・非識別加工情報化されていること，試料・情報の提供を行う機関の長が当該試料・情報

---

[20]　③において「規則で定める」とされている「外国」については，本稿執筆時点では，規則11条において判断基準は示されているものの，告示で公表することが予定されている具体的な国名は未公表である（なお，アメリカやEU諸国が想定されていると言われている）。

368

第4章　医療機関における医療・健診情報に関する改正個人情報保護法下での実務対応

の提供について把握できるようにしていることなどを要件として，当該試料・情報を海外にある者に提供することができるとしている。

8.　次世代医療基盤法の下での医療等情報の取扱い

8.1　医基法の枠組み

　医療機関が，医療等情報を安定的に非個人情報化する手法として「匿名加工情報」を活用することは可能であるが，個々の医療機関が匿名加工情報の作成者としての義務を負担しつつ，加工基準を検討した上で，医療等情報を非個人情報化することは，大きなコストがかかり，あらゆる医療機関が匿名加工情報を作成することは考えにくい。

　そこで，次世代の医療分野の研究，医療システム，医療行政を実現するための基盤として，個々の医療機関が保有する医療等情報を大規模に収集・集約して，これらを匿名加工した医療ビッグデータを利活用する仕組みを構築するために，医基法が制定された。

　医基法は，主務大臣により認定された認定匿名加工医療情報作成事業者（以下「認定事業者」という）が医療機関から提供を受けた医療等情報について集中的に匿名加工化を行う仕組みを採用しており，個々の医療機関が認定事業者に対して医療等情報を提供するに際して，オプトアウトが可能である（医基法30条）。医基法において，規制の対象となる情報は「医療情報」と定義され，その定義は個情法の「個人情報」と類似しているものの，「医療情報」には死者の情報が含まれる点で「個人情報」とは異なる。

　医療等情報は，上述のとおり要配慮個人情報に該当することが多く，オプトアウトによる第三者提供はできないが，認定事業者に対しては，オプトアウトができることとなるので，認定事業者への医療等情報の円滑な提供が期待される。もっとも，このようなオプトアウトによる医療等情報の提供は，あくまでも各医療機関などの任意の判断でなされるものであり，医療等情報の集積が進捗するか不透明な部分が残る。

8.2　個情法の匿名加工情報に係る加工基準との比較

　匿名加工医療情報の加工基準は医基法施行規則18条において具体化されているが，これらの基準は個情法の匿名加工医療情報に関する加工基準（規則19条）と同内容である。そして，「医療分野の研究開発に資するための匿名加工医療情報に関する法律についてのガイドライン」4-1-4では，「『症例数の極めて少ない病歴』とは，具体的には有病率の極めて低い疾患名，極めて頻度の低い検査結果，実施数が極めて少ない治療およびその結果などが考えられる」とされている。この点，個々の医療機関が匿名加工情報を作成する場合は，当該医療機関が保有する医療等情報の中で，ある希少疾患の症例数が極めて少ない場合であっても，認定事業者が個々の医療機関から，医療等情報を集約するときは，症例数の母数が大きくなるので，同じ希少疾患であっても，認定事業者が保有している当該症例数は極めて少ないとまでいえないことがあり得る。

　しかし，個人識別符号に該当するゲノムデータを，匿名加工医療情報とすることができないことは，匿名加工情報の場合と同様である。

第３編　プレシジョン・メディシンに関わる社会制度と法的課題

8.3　医療機関の義務

　認定事業者に医療等情報を提供する場合には，医療機関は，医療情報を提供する目的などについて，あらかじめ本人に通知する必要がある。この点は，個情法23条2項がホームページなどで告知可能としているのとは異なり，直接通知が必須となるため，注意が必要である。そして，この通知について「次世代医療基盤ガイドライン（医療情報の提供編）」では，書面通知，かつ，法施行前から通院している患者を含め，法施行後，最初の受診時に通知を行うことを基本とするとされている。また，本人が16歳未満の者，または16歳以上で判断能力を有していない者である場合には，本人に加えて，保護者などに対しても通知を行うこととされているため，当該ガイドラインに沿った対応が必要である。

　なお，医基法のオプトアウトに際しての個々の患者の不同意の意思表示には，期間制限がないことから，将来的に不同意の意思表示がされた場合の対応についても，医療機関においては，あらかじめ検討しておく必要がある[21]。

9.　今後の課題

9.1　統一的な医療情報法制

9.1.1　2次利用の局面での課題

　個情法の改正は，個人情報の取扱いの適正化の観点から，さまざまな新たな規制を導入するものであるが，医療機関が医療等情報を通常の医療目的で1次利用する局面では，医療の現場に大きな混乱は生じなかったのではないかと思われる。通常の1次利用の局面では，既述のように，医療介護ガイダンスにおいて，要配慮個人情報たる医療等情報の取得や第三者提供について黙示の同意を認定し，また，その提供の際の記録の作成も不要とする解釈が示され，医療の現場に混乱が生じないように配慮された[22]。

　しかし，医療等情報が，医学研究目的などで2次利用される場合は，改正法の下での要配慮個人情報の取得・提供，第三者提供・受領の記録など，外国にある第三者への提供などに関する規制の影響を受ける。

　また，医療機関が公的機関であれば，個情法ではなく，行個法や独個法が適用され，場合によっては，各地方公共団体の条例も適用される[23]。このような個人情報保護法制の複雑な体系の下で，民間医療機関と公的医療機関の間の医療等情報の円滑な連携に支障を来すおそれがある。

　この点，医学研究に関する各指針は，これらの個人情報保護法制を踏まえて統一的に策定されているので，医学研究目的で医療等情報を2次利用する場合の重要な指針となる。しかし，この

---

[21]　米村滋人ほか「医療・医学研究における個人情報保護と利活用の未来」論究ジュリスト24号156頁〔米村滋人発言〕参照。

[22]　前掲※21・米村滋人ら144頁〔米村滋人発言〕でも，医療介護ガイダンスにおいて黙示の同意が認められていることから，「現場は全く困っていません」と評されている。

[23]　鈴木正朝「インターネット，スマートフォンをめぐる個人情報保護法制度の動向と課題」日本データ通信187号15頁は，個人情報保護条例が日本全国で1,800個程度存在することを示した上で，データの越境に支障が生じることを問題として指摘する。

各指針は，本来，個情法などを順守するために策定されたものではく，インフォームド・コンセントの取得などによる医学研究の適正化を図るために策定されたものであることから，各指針の記述と個人情報保護法制との関係が分かりにくい[24]。

また，各指針は，あらゆる個人情報保護法令を踏まえた結果，もっとも厳しい内容のものとなっているといわれ[25]，医学研究における医療等情報の適正な利活用が阻害されるおそれがある。

9.1.2 学術研究目的

各指針では，そうした厳格な規制を緩和するために，法76条1項3号の弾力的解釈に基づき「学術研究の用に供するとき」の名の下に，例外的取扱いを認めているが，既述のように解釈の限界を超えているように見えるだけでなく，共同研究の主たる研究機関が国立大学や国立研究開発法人のような独個法・行個法の適用機関である場合，個情法76条1項3号が適用されないことから，こうした共同研究機関について，例外的処理は適用されないであろう。さらに，そもそも現代において医薬品・医療機器の開発に当たり産学連携が活発に行われているときに，学術研究目的と医薬品・医療機器の開発目的は連続的であって，明確に切り分けることは困難である[26]。

9.1.3 統一的な医療情報法制の必要性

医療等情報の活用は，国民全体への効果的・効率的な医療・介護サービスの実現に資するという公益目的を有することから，医学研究や医薬品開発などの目的のために，公共財ともいえる医療等情報に特化した統一的な個人情報保護法制が求められる[27]。この点，医基法は，公的医療機関にも適用される横断的な規制であるが，医基法の下で認定事業者の下に集約される医療等情報のデータベースは汎用的なものが想定されることから，そのデータ項目も一般的なものとなり，特定の疾病や手術手法に特化した詳細なものではない可能性がある。そのため，医基法に基づかない多様な医療データベースの存在も，医療等情報の多角的分析のためには必要と思われ，医基法の守備範囲外でも，統一的な医療情報法制が望まれる。

また，匿名加工医療情報について，匿名加工情報と同様の加工基準が求められると，医療等情報が抽象化・一般化され，緻密な分析ができなくなる。そこで，医療等情報の公共財的性格に鑑みて，医療等情報の精緻な分析を前提とする精密医療を可能とするために，安全管理措置を強化した上で，加工基準を緩和した匿名加工医療情報のあり方も検討に値するように思われる。

---

[24] 前掲※21・米村滋人ら152頁〔田代志門発言〕は，今回の個情法の改正前から医学系指針が相当複雑化していたことを指摘したうえで，「理解できないので，守りたくても守れないという状況になりつつある」とする。

[25] 前掲※10・米村滋人9頁。

[26] 前掲※21・米村滋人ら151頁〔田代志門発言〕は，学会が学術研究目的で収集したデータを製薬会社が研究開発などの目的で利活用する場面を引き合いに出し，「同じ医療情報が違うルールの間を移動していく際に，どのルールを使えばよいのか」が不明確であり判断が難しいと指摘している。

[27] 山本隆一「医療ビッグデータの活用と個人情報保護は両立するのか？」臨床雑誌・外科5号478頁以下では，医療・健康情報の大規模データベースを利用した研究について，「利用しないことにより得られるべき知見を失うことが，国民的な損失になりうる」とし，当該データベースに関する問題の「本質は医療・健康情報が本来持っている公益性を正面から取り上げた法体系がわが国に存在しないことにある」と指摘する。

第3編　プレシジョン・メディシンに関わる社会制度と法的課題

9.2　医療データベースの構築のための環境整備

　医療データベース・医療ビッグデータの構築には，各医療機関が医療等情報を提供できるようにするための法整備が重要であるが，それは必要条件であっても，十分条件ではない。医基法上，医療機関による認定事業者への医療等情報の提供は法的義務ではなく，任意のものであることから，医療データベース・医療ビッグデータを構築するためには，医療機関の協力が不可欠である。そして，その協力を得るためには，広報活動にとどまらず，医療機関がコストをかけて医療等情報を認定事業者に提供することに対する具体的なインセンティブの付与が鍵を握る。今後，政府の補助金，匿名加工医療情報の利用料の優遇などのインセンティブを検討するなどして，制度運営全体のグランドデザインを考えていく必要があろう。

9.3　医療データベースとプライバシー

　医療データベースの構築は，医療等情報の効率的な利活用を促進するものであるが，他方，その集積が進めば，重大なプライバシー侵害のおそれも内包するようになる。

　ゲノムデータや極めて症例が少ない希少疾患については，既述のように，匿名加工情報，匿名加工医療情報として非個人情報化できないものとされており，これを本人の同意の下に取得してデータベース化したとしても，プライバシー保護の観点から，厳格な情報管理が求められるのは当然である。

　しかし，非個人情報化した匿名加工情報・匿名加工医療情報のみで構成されるデータベースであっても，それらの情報が集積すれば集積するほど，各データ項目の情報の組合せや，他のデータベースの参照などにより，特定個人が識別されるリスクが高まる。現行法の解釈では，個情法違反がなくとも，そのことから直ちにプライバシー侵害の違法性が阻却されるものではなく，不法行為責任や債務不履行責任を問われる可能性がある。そこで，医療機関・認定事業者などが，不正アクセス防止のための情報セキュリティ態勢を構築して，アクセス権者・アクセス可能な情報の範囲を適切にコントロールすることが肝要である。

　とりわけ，ゲノムデータは世代間で承継される情報であって，しかも，それがゲノム情報となれば疾病の傾向などのセンシティブな情報も含まれ，個人のみならずその家族のプライバシーにもかかわり[28]，かつ，プライバシーの核心部分にも直結し得るものであることから，特定の個人が自らの個人情報をその裁量でコントロールすることを前提とする現行の個人情報保護法制の中に位置づけることが適当なのか疑義がある。よって，ゲノムデータを利活用するには現行法制の枠組みでは限界があり，ゲノムデータの特質を踏まえた特別法などによるルールの制定が適切であるように思われる[29]。

---

[28]　医療介護ガイダンスⅠの10では，遺伝情報は本人の情報のみならず，その血縁者に関わる情報であり，その情報が生涯変化しないものであることから，これが漏えいした場合には，本人および血縁者が被る被害および苦痛は大きなものとなるおそれがあることが指摘されている。

[29]　藤田卓仙ら「遺伝/ゲノム情報の改正個人情報保護法上の位置づけとその影響」Information Network Law Review 15号82頁は，医基法では，遺伝に基づく差別を禁止し遺伝子検査の質の担保を目指すとともに，国際的に調和がとれたゲノムデータの流通を行うためには不十分であることから，特別法（「ゲノム法（仮称）」）などの立法の可能性を含めた検討を行うべきとする。

10. おわりに

　以上のようなさまざまな課題を踏まえて，今後，医療ビッグデータに基づく精密医療を促進する観点から，医療等情報に関する統一法制の検討，医療データベース構築のための医療機関のインセンティブの検討，およびゲノムデータを含む医療等情報の特質を踏まえた患者などのプライバシー保護のための措置の検討が促進されることを期して本稿の結語とする。

索　引

英数・記号

1 次利用 …………………………………… 357
2 型糖尿病疾患感受性遺伝子 ……… 291, 292
2 次利用 …………………………………… 24, 357
2 型糖尿病疾患感受性遺伝子 ……… 294, 295
3.5KJPN ……………………………………… 30
3.5KJPNv2 …………………………………… 65
5q−症候群 ………………………………… 239
ABC ………………………………………… 246
ACACB …………………………………… 295, 296
ACTBRCA ………………………………… 181
ACTDrug＋ ……………………………… 181
actionable ………………………………… 105
　　mutation …………………………… **131**
　　変異 …………………………………… 150
ACTMonitor ……………………………… 181
ACTOnco＋ ……………………………… 180
ACTRisk …………………………………… 181
ADL ………………………………………… 301
ALA ………………………………………… 223
　　＝アミノレブリン酸
ALK ………………………………………… 247
ALK 阻害剤 ……………………………… 247
Alport 症候群 …………………………… 313
apolipoprotein L1 ……………………… 317
Arvind Narayanan ……………………… 342
ASXL1 ……………………………………… 233
AYA 世代 ………………………………… 241
BAM ………………………………………… 73
BCL2 ……………………………………… 238, 245
BCR−ABL1 ……………………………… 229
BCR シグナル …………………………… 246
Beacon …………………………………… 346
BMD ……………………………………… 302
Bone mineral density ………………… 302
BRAF ……………………………………… 230
BRCA1/2 ………………………………… 181
Broad Inst. ………………………………… 4

B 型肝炎再活性化 ………………………… 101
CALR ……………………………………… 239
Cancer Moonshot ……………………… 27
CAP；The College of American Pathologists
　………………………………………………… 178
CD20 ……………………………………… 243
CD30 ……………………………………… 247
CD4T 細胞による抗腫瘍効果 ………… 273
CD79 ……………………………………… 246
CEBPA …………………………………… 237
cfDNA；Cell−free DNA ……………… 143, 216
Checkpoint ……………………………… 238
Chrovis ………………………………… **30**
　　Databese ……………………………… 30
circulating tumor cells ……………… 248
ctDNA；circulating tumor DNA
　…………………… **144, 181, 210, 215, 221**
cisCall …………………………………… **73, 137**
　　Cton ……………………………………… 74
　　Fusion ………………………………… 75
　　Inter …………………………………… 75
　　Known ………………………………… 74
　　Medi …………………………………… 77
　　Muton ………………………………… 74
　　Vids …………………………………… 77
CKCB；Cancer Knowledge DataBase ……… 27
CKD ……………………………………… **311**
CLEC9A 陽性樹状細胞 ………………… 273
CLIA ……………………………………… **127**
Clin Var …………………………………… 32, 179
ClinicaiStudyDataRequest.com ……… 343
CNV；copy number variations ……… 38, 179
common diseases ……………………… 301
copy number variations ……………… 306
COSMIC ………………………………… 32, 77, 179
cryptocurrency …………………………… 6
　　＝仮想通貨
CTC ……………………………………… 276
　　＝血中の循環腫瘍細胞

索-i

索　引

CTLA4 ································· 256

cytokeratin；CK ··················· 222

dbSNP ······························· 32

deep sequencing ··················· 217

DEP Array ························· 227

depth ······························· 104

digital droplet PCR ··············· 249

digital PCR ······················· 216

DMOADs ··························· 304

DNA

チップ ·························· **157**

突然変異 ························· 256

修復（DNA damege repair；DDR）········· 276

修復遺伝子 ······················· 279

障害 ····························· 240

メチル化阻害剤 ··················· 240

DNMT3A ·························· 233

DPC 包括 ···························· 94

Droplet Digital PCR ··············· 211

druggable 変異 ····················· 150

DTC 検査 ··························· **3**

EDC；Electronic Data Capture ········· 20

eGFR ····························· **313**

EGFR ······························· 258

T790M ···························· 220

〜-TKI（チロシンキナーゼ）薬剤 ········· 145

遺伝子 ··························· 144

チロシンキナーゼ阻害剤 ··········· 219

EMT ······························· 221

＝上皮間葉転換

EpCAM ···························· 222

＝上皮細胞接着分子

EPDF ······························· 76

ETL；Extract/Transform/Load ········· 98

ETV6-RUNX1 ····················· 241

EZH2 ····························· 245

False Discovery Rate；FDR ··········· 84

Family-wise error rete；FWER ········· 83

FastQ ······························· 73

FDA ······························· 238

FFPE ··························· 71, 179

FISH ······························· 247

FLT3 ····························· 237

　-*ITD* ··························· 237

GA4GH ······························· 68

Garbled circuit ····················· 352

GATK ······························· 78

GCB ······························· 246

GC 割合 ···························· 104

Genetic risk score ·············· 296, 297

Genome Jack ······················· 152

Genomics England ··················· 27

germ line mutation ················· 103

germ line variant ··················· 150

GINA ······························· 335

＝遺伝子情報差別禁止法

GlaxoSmithKline ··················· 341

GWAS ······························· 169

カタログ ··························· 68

Hadoop ······························· 95

HER2 遺伝子 ······················· 225

Heritage Provider Network ········· 341

Heterogeneity ····················· 216

HGVS；Human Genome Variation Society ····· 34

HIPAA ······························· 337

匿名化ガイドライン ··············· 337

Hiseq2500 ························· 129

HLA；Human Leukocyte Antigen ········· **51, 258**

＝ヒト白血球抗原

imputation 法 ······················· 54

アリル（対立遺伝子） ··············· 51

遺伝子型推定アルゴリズム ··········· 54

クラス I の発現不全 ··············· 272

IDH2 ····························· 238

IEDB consensus ··················· 272

IFN-γ ····························· 259

IgM タンパク ······················· 244

Illumina シークエンサー ············· 74

Ins/Del；insertions/deletions ········· 38

Integrative Japanese Genome Variation Database（iJGVD） ··············· 179

Ion シークエンサー ··················· 74

IoT；Internet of Things ············· 21

iPS 細胞 ··························· 302

JAK2 ····························· 230

索-ii

jMorp ……………………………………… 66	NF*κ*B シグナル ………………………… 246
Kaggle …………………………………… 341	NGS ………………………………… 103, 152
KCNQ1 ………………………………… 292	測定 …………………………………… 128
Khaled El Emam ……………………… 342	NHS 匿名化ガイドライン …………… 337
KMT2D ………………………………… 245	NOIR-Seq；non-overlapping integrated reads
k-匿名性 ………………………………… 340	sequencing ………………………… 147
LBx Probe ………………………… **211**	*NOTCH1* ……………………………… 243
Screen ……………………………… **212**	NOTCH シグナル ……………………… 243
LIMS ……………………………………… 31	*NPM1* …………………………………… 237
liquid biopsy ………………………… 259	OCT 包埋標本 ………………………… 191
MAGE-A3 ……………………………… 269	ODP ……………………………………… 85
Map Reduce …………………………… 96	＝最適発見手法
Medical Genomics Japan Variant Databese；	**OncoPrime** ………………………… **127**
MGeND …………………………… 179	Report ………………………………… 133
Medical Informatician ……………… 180	OS ……………………………………… 221
MHC；Major Histocompatibility Complex …… 51	＝全生存期間
MHC クラス I 結合ペプチド ……… 273	PCR-SSOP 法 …………………………… 52
minor allele frequency ……………… 303	PD-1 …………………………………… 255
missing heritability …………………… 81	PD-L1 …………………………… 181, 259
＝未解明の遺伝率	発現 …………………………………… 257
MLL2 …………………………………… 245	PET-CT ………………………………… 249
MMR ……………………………………… 81	PFS ……………………………………… 221
＝ミスマッチ修復	＝無憎悪生存期間
most powerful test …………………… 84	**PleSSision 検査** …………………… **149**
＝最強力検定	*PML-RARA* …………………………… 229
MPL …………………………………… 239	PNA-LNA PCR Clamp 法 …………… 145
MRD 検出 ……………………………… 210	**PPDM** ……………………………… **349**
MRI ……………………………………… 305	Precision medicine …………………… 143
MSI；microsatellite instability …… 38, 150, 256	Initiative ………………………… 27, 90
MSK-IMPACT …………………………… 78	PubMed ………………………………… 34
multiplicity ……………………………… 83	QOL …………………………………… 301
＝検定の多重性	RAS …………………………………… 219
Mutation rate ………………………… 38	read quality …………………………… 104
MYD88 ………………………………… 246	*RHOA* ………………………………… 230
National Cancer Database …………… 341	*RUNX1* ………………………………… 237
NCC オンコパネル ……… **73, 135, 322**	S-1 療法 ………………………………… 224
NCS …………………………………… 177	Sanger センター ………………………… 4
NDB ………………………………… **22**	*SF3B1* ………………………………… 244
Nebula 社 ………………………………… 6	SGX ……………………………… 350, 354
NetMHC-4.0 …………………………… 273	SMART 法 ……………………………… 53
NetMHC II pan ……………………… 272	SNP ………………………… 52, 151, 169, 283
NetMHCpan …………………………… 271	＝一塩基多型
next-generation sequencing；NGS …… 227	SNV；single nucleotide variants …………… 179

索-iii

索　引

Society5.0 ································· 59
somatic mutation ············· 103, 150
SP11 ································· 243
SS–SBT 法 ····························· 52
Taiwan Biobank ····················· 179
TBC1D4 ························ 294, 295
TCF7L2 ····························· 291
TCGA ························· 278, 279
TCR/BCR レパトア解析 ·············· 56
TET2 ······························· 233
TGF–β ······························· 258
The Cancer Genome Atlas；TCGA ······ 275
TMB；Tumor Mutational Burden ········ 130, 278
　Harmonization Working Group ······ 181
TOP–GEAR ···················· 73, 135
TP53 ······························· 233
TriNetX 社 ···························· 6
Tumer Boad ···························· 77
Tumor mutation burden；TMB ······ 150, 181, 276
Turnaround time ···················· 38
T 細胞移入療法 ······················· 273
T 細胞受容体 ························· 232
　～をクローニング ················· 274
uromodulin ·························· 317
VAF；Variant Allele Frequency ········ 103
VAV1 ······························· 246
VCF ································· 73
Warburg 効果 ························· 257
WES ································· 303
WGS ································· 303
WHO 分類 ··························· 233
β–カテニン ·························· 258

和　文

あ

アーティファクト ···················· 103
アクショナブル変異 ··················· 135
悪性
　黒色腫 ·························· 16, 244
　腫瘍遺伝子検査 ····················· 9
　腫瘍組織検査 ···················· 116
アザシチジン ························ 240

アノテーション ······················ 29
亜ヒ酸 ····························· 235
アミノレブリン酸 ···················· 223
　＝ALA
アルツハイマー ······················ 205
アルブミン尿 ························ 316
アンプリコン ························ 104
アンブレラ試験 ······················ 280
暗黙知 ····························· 101
胃がん ····························· 172
医師・研究者主導臨床試験 ············ 325
医師主導治験 ····················· 43, 325
一塩基多型 ·············· 52, 151, 169, 283
　＝SNP；Single Nucleotide Polymorphism
一次利用 ···························· 24
遺伝学的検査 ························ 116
遺伝子
　差別 ···························· 335
　情報差別禁止法 ··················· 335
　　＝GINA
　診断 ···························· 211
　多型データベース ················· 106
　変異 ················ 32, 269, 278, 279
遺伝子パネル ·················· **71, 217**
　解析 ························· **193**
イマチニブ ·························· 229
医基法 ····························· 358
医療
　AI ································ 19
　機器 ····················· **79, 161**
　業務委員会 ······················ 192
　中核拠点病院 ····················· 17
　～費控除 ························· 324
　ビッグデータ ················· 19, 372
　保険 ···························· 330
　リアルワールドデータ ·············· 23
インフォームド・コンセント ·········· 360
エキスパートパネル ······· **25, 38, 77, 128, 137**
液体窒素保存容器 ···················· 189
エクソソーム ···················· **201**
エピゲノム ···················· 240, 304
エビデンスレベル ···················· 29
　分類 ···························· 139

遠隔
　セキュリティエリア ······················ 67
　モニタリング ····························· 22
炎症性筋線維芽細胞性腫瘍 ··············· 13
遠心分離細胞収集法 ····················· 195
オーダーメイド医療の実現プログラム ··· 187
オープンガバメント ····················· 340
オープンソース ·························· 95
オープンデータ ·························· 340
オキサリプラチン ······················· 223
おさいふリング ·························· 321
オプトアウト ···························· 360
オンコタイプDX検査 ··················· 334

か

解析
　エンジン ······························ 31
　パイプライン ························ **78**
ガイドライン ···························· 347
外部精度管理 ···························· 124
化学予防 ································ 12
化学療法抵抗性−ホルモン受容体陽性−
　転移性乳がん ·························· 274
核型 ···································· 235
核酸
　庇護剤 ································ 189
　分解防止 ······························ 195
拡大治験（人道的見地から実施される治験）
　····································· 325
仮想通貨 ································ 6
　＝cryptocurrency
活性化変異 ······························ 145
カルテ ·································· 19
がん遺伝子 ······························ 257
　パネル検査 ············· **37, 71, 322**
寛解 ···································· 230
肝がん ·································· 173
がんゲノム医療 ········· **25, 64, 71, 133**
　推進コンソーシアム懇談会 ·············· 28
　医療中核拠点 ·························· 4
　中核拠点病院 ······· **25, 37, 177, 193**
　保険（仮称） ·························· 334
　連携病院 ···························· 25, 37

がんゲノム情報管理センター（C-CAT）
　························· 27, 37, 141, 324
がん検診 ································ 199
がん細胞含有率の自動推定 ··············· 153
がん細胞抗原 ···························· 269
患者申出療養 ···························· 323
　サポート（患者申出療養給付保険（無解約払戻
　　金型）） ···························· 331
環状鉄芽球 ······························ 240
がん治療費用保険 ······················· 332
感度 ···································· 146
がん登録法 ······························ 22
がんドライバー遺伝子 ··················· 212
癌取扱い規約 ···························· 188
がん微小環境 ···························· 257
がんプレシジョン・メディシン ··········· 71
がん変異データベース ··················· 107
がん保険 ································ 330
がん免疫療法 ···························· 277
間葉系マーカー ·························· 224
機械学習 ································ 101
企業治験 ································ 325
基盤解析 ································ 60
キャリブレーション ····················· 21
急性骨髄性白血病 ······················· 233
急性前骨髄性白血病 ····················· 229
キュレーション ·························· 29, 131
キュレータ ······························ 35
虚血性心疾患感受性遺伝子 ··············· 283
去勢抵抗性前立腺がん ··················· 275
均衡型転座 ······························ 241
クリティカルパス ······················· 93
クリニカルシークエンス ············· 148, 177
クリニカルシーケンス ··················· 127
クリニカルバイオバンク ················· 20
　学会 ································ 182
クローン性造血 ·························· 233
クロスチェック ·························· 124
クロスプレゼンテーション ··············· 272
クロマチン ······························ 246
　修飾 ································ 245
ケースコントロールスタディ ············· 60
経過記録 ································ 20

経験ベイズ；empirical Bayes 法 …………… 85
形式知 ……………………………………… 101
経年変化 …………………………………… 195
血管外漏出 …………………………………… 96
血管免疫芽球性 T 細胞リンパ腫 …………… 246
血中
　腫瘍 DNA ……………………………… 144
　〜の循環腫瘍細胞 ……………… 221, 276
　　＝circulating tumor cell；CTC
　遊離 DNA ……………………………… 143
ゲノム
　参照パネル ……………………………… 62
　情報 …………………………………… **359**
　診療 …………………………………… **193**
　診療用病理組織検体取扱い規定 ………… 120
　診療用病理組織取扱い規定 …………… **192**
　データ …………………………………… 359
　〜の多様性 ………………………………… 5
　標準化講習会 …………………………… 188
　プロファイリング ……………………… 219
　ワイド関連（相関）解析 ……… 169, 283, 291
ゲノム医療 ……………………… **3, 25, 164**
　推進コンソーシアム懇談会 …………… **193**
研究用病理組織検体取扱い規程 ………… **185**
健康保険制度 ……………………………… 19
検体検査管理加算 ………………………… 12
検体品質管理マニュアル ………………… 119
検定の多重性 ……………………………… 83
　　＝multiplicity
原発性骨髄線維症 ………………………… 239
抗 EGFR 抗体 …………………………… 219
抗 PD-1 抗体 …………………………… 277
高額療養費 ……………………………… **324**
効果修飾因子 ……………………………… 87
公共のデータベース ……………………… 31
抗原賦活 …………………………………… 14
交互作用 …………………………………… 87
構造化 ……………………………………… 20
国民皆保険制度 …………………………… 326
国立研究開発法人日本医療開発研究機構 …… 187
個人識別符号 ……………… **67, 347〜349, 358**
個人情報 ………………………………… **357**
　保護法 ……………………… **23, 347, 348**

骨系統疾患コンソーシウム ……………… 301
骨髄
　異形成症候群 …………………………… 233
　増殖性腫瘍 ……………………………… 230
骨脆弱性骨折 ……………………………… 301
骨折 ………………………………………… 302
骨粗鬆症 …………………………………… 302
コヒーシン ………………………………… 240
個別化
　医療 ……………………… 3, 59, 71, 291
　がんワクチン療法 ……………………… 269
　予防 ……………………………… 59, 291
コホート …………………………………… 105
混合医療 ………………………………… **323**
コンパニオン診断薬 ……………………… 115

さ

最強力検定 ………………………………… 84
　　＝most powerful test
再識別 …………………………………… **345, 346**
最適発見手法 ……………………………… 85
　　＝optimal discovery procedure；ODP
再発
　〜・転移 ……………………………… **211**
　診断 ……………………………………… 209
　モニタリング …………………………… 210
先駆け審査申請制度 ……………………… 135
差分プライバシー ……………… 350, 353, 354
サリドマイド ……………………………… 240
　誘導体 …………………………………… 247
サルコペニア ……………………………… 306
三世代コホート …………………………… 62
三大バイオバンク ………………………… 60
ジェネティックエキスパート …………… 122
識別
　性能 ……………………………………… 345
　能力 ……………………………………… 346
事業継続計画 ……………………………… 93
次世代
　医療基盤法 ……………… 23, 337, 358
　シークエンサー ……………… 25, 71, 127
　シークエンス ………………… 51, 270
自然言語処理 ……………………………… 29

シソーラス（類義語辞書）………………34
疾患修飾薬………………………………304
疾患別レジストリ………………………**22**
実証解析実験……………………………186
実証試験…………………………………185
質量分析…………………………………273
自費診療保険……………………………**133**
社会実装…………………………………35
ジャボニカアレイ………………………62
終身ガン治療保険プレミアムDX………332
自由診療…………………………………**322**
自由診療保険メディコム（ガン治療費用保険）
……………………………………………332
十二指腸潰瘍……………………………172
腫瘍
　含有量…………………………………15
　細胞比率……………………………**196**
　マーカー………………………………199
　割合…………………………………**195**
循環腫瘍DNA………144, 181, 210, 215, 221, 248
　　circulating tumor DNA；ctDNA
循環腫瘍細胞………………………221, 276
　＝CTC
準同型暗号………………………………352
準用希望技術料…………………………11
承認薬……………………………………32
上皮
　～間葉転換……………………………221
　　＝epithelial to mesenchymal transition；
　　　EMT
　～系マーカー…………………………224
　細胞接着分子…………………………222
　　＝epithelial cell adhesion molecule；
　　　EpCAM
情報
　革命……………………………………19
　管理……………………………………17
　システム………………………………72
　生物学…………………………………26
　　適塾…………………………………27
食道がん…………………………………172
除脂肪体重………………………………306
腎がん……………………………………275

人工知能……………………………**28, 205**
人材育成…………………………………122
真性多血症………………………………239
新鮮組織検体……………………………188
診療
　報酬……………………………………20
　～録……………………………………19
推算糸球体ろ過量………………………313
膵臓がん…………………………………212
スクリーニング…………………………212
　検査……………………………………101
スケールアップ…………………………95
スタートアップ…………………………29
ステロイド抵抗性ネフローゼ症候群………316
スプライソゾーム………………………240
セーフハーバー…………………………338
生活の質…………………………………301
制御性T細胞；Treg……………………256
生殖細胞系列……………………………11
　変異……………………………………25
生殖細胞変異……………………………103
成人T細胞白血病………………………246
製造販売承認……………………………11
精度管理……………………………123, 124
　物質……………………………………124
精密医療…………………………………37
セルフリーDNA…………………………**210**
全エククソーム解析……………………303
全エクソン解析…………………………26
全エクソンシーケンス………………292, 296
前胸部絞扼感……………………………96
全ゲノム
　解析…………………………………26, 303
　シーケンス……………………………292
先進医療…………………………**43, 78, 140, 323**
先進医療特約……………………………**329**
全生存期間………………………………221
　＝overall survival；OS
剪断化……………………………………190
選定療養…………………………………323
専門家による決定………………………338
線溶亢進…………………………………234
前立腺がん……………………………171, 275

早期発見	210
造血幹細胞移植	230
造血器腫瘍遺伝子検査	116
奏功判定	209
総腫瘍細胞数	**195**
巣状糸球体硬化症	313
増殖 T 細胞	68
層別化	303
創薬標的同定	185
属性推定	**345, 347**
測定感度限界	15
組織生検	215

た

ターゲットキャプチャー法	129
体液診断	**199**
体外診断用医薬品	9, 157, 159
体細胞変異	25, 103
第三者提供	361
代謝	**257**
大腸がん	171, 212
多遺伝子検査	71
多発性	
骨髄腫	247
嚢胞腎	312
胆道がん	212
地域住民コホート	62
治験	32
知識データベース	**25, 131**
中核拠点病院	141
中間表現型	66
超低温槽	189
腸内細菌叢	257
直接支払制度	330
治療効果	**211**
予測因子	82, 87
椎間板	305
データ駆動型研究	**185**
低頻度変異解析	143
デジタル PCR	211
デプス	104
電子カルテ	**19**
転写因子	240

テンプレート	20
凍結組織検体	185
東大オンコパネル	322
糖尿病	
腎症	295〜297
発症予測	297
網膜症	297
東北メディカル・メガバンク機構	179
東北メディカル・メガバンク計画	**59**
登録衛生検査所	16
特異度	146
匿名化	362
匿名加工（医療）情報	**348, 362, 369**
特掲診療科	9
ドライバー変異	270
ドライバ遺伝子	149
トラスツズマブ療法	225
トランスクリプトーム解析	62
ドリルダウン	99
トレーサビリティ	366

な

内部精度管理	124
日常生活動作	301
日本人マルチオミックス参照パネル	65
日本生物資源産業利用協議会	182
日本臨床衛生検査技師会	188
乳がん	171
尿タンパク	313
尿路上皮がん	275
認知症	205
認定事業者	23
認定病理検査技師	**196**
ネオアンチゲン	270
解析	55
ネオエピトープ	270
ネオ抗原	256〜258

は

バーキットリンパ腫	246
バーコード技術	143
バイアス	23

索 引

バイオ
　インフォマティクス ……………… **26, 71, 178**
　バンク ………………………… **182, 204, 304**
　マーカー ……………………………………… 255
肺がん ………………………………… 173, 212
バイナリーデータ群 ……………………………… 94
パクリタキセル ………………………………… 224
播種性血管内凝固症候群 ……………………… 234
バスケット試験 ………………………………… 280
パッセンジャー変異 …………………………… 270
パネル
　遺伝子セット ………………………………… 104
　解析 …………………………………………… 26
バリアントの信頼性 …………………………… 104
バリデーション ………………………………… 21
判定エンジン …………………………………… 31
非識別加工情報 ………………………………… 362
非小細胞肺がん ………………………………… 13
微少残存病変 ……………………………… 209, 230
ヒストンメチル化 ……………………………… 245
　酵素 …………………………………………… 245
ビタミン D ……………………………………… 303
ヒトゲノム ……………………………………… 291
泌尿器科がん ………………………………… **275**
びまん性大細胞型 B 細胞リンパ腫 …………… 245
秘密計算 ………………………………………… 352
秘密分散 ………………………………………… 353
評価療養 ………………………………………… 323
標準医療 ………………………………………… 17
標準化 …………………………………………… 21
病理
　管理加算 ……………………………………… 14
　診断 …………………………………………… 188
　診断検討委員会委員長 ……………………… 185
　診断報告書 …………………………………… 195
　専門医 ……………………………………… **196**
　組織取扱い規約委員会委員長 ……………… 185
　組織標本 ……………………………………… 10
品質管理 ………………………………………… 123
品質保証 ………………………………………… 124
ファーマコゲノミクス ………………………… 180
ファイナンシャル・プランナー …………… **321**
ファイナンシャル・プランニング …………… 321

フィラデルフィア染色体 ……………………… 229
複合がん免疫療法 ……………………………… 255
複合バイオバンク …………………………… **59, 60**
不死化 B 細胞 …………………………………… 68
プライバシー保護データマイニング …… **349, 372**
フレイル ………………………………………… 306
プレシジョン・メディシン
　…………… **3, 19, 37, 103, 157, 275, 280**
プロテアゾーム阻害剤 ………………………… 247
プロテオーム …………………………………… 62
文献情報 ………………………………………… 28
分子
　数計測 ………………………………………… 147
　バーコード ………………………………… **146**
　表現型 ………………………………………… 66
　標的治療 ……………………………………… 327
　標的薬（剤） ……………… **9, 180, 277, 328**
　病理学研究 …………………………………… 186
米国臨床腫瘍学会；ASCO …………………… 326
ベイズモデル …………………………………… 86
変異
　アレル頻度 ………………………… **103, 196**
　検出 …………………………………………… 128
変形性
　関節症 ………………………………………… 301
　腰椎症 ………………………………………… 301
保険
　～外併用療養費制度 ………………………… 323
　収載 …………………………………………… 14
　適用 …………………………………………… 79
ホットスポット ………………………………… 217
　変異 …………………………………………… 210
ホルマリン固定パラフィン包埋 ……………… 71
　標本 …………………………………………… 185
本態性血小板増多症 …………………………… 239

ま

マイクロ RNA …………………………………… 200
マイクロダイセクション法 …………………… 139
前向きコホート ………………………………… 59
マクログロブリン血症 ………………………… 245
マルチオミクス ………………………………… 255
マルチプレックス …………………………… **211**

索-ix

慢性
　骨髄性白血病···················229
　腎臓病·······················311
　疼痛·························307
　リンパ性白血病···············243
未解明の遺伝率·················81
　　＝missing heritability
ミスマッチ修復·················276
　　＝mismatch repair；MMR
ミトコンドリア·················257
未分化大細胞リンパ腫···········247
無憎悪生存期間·················221
　　＝progression free survival；PFS
メタゲノム解析·················62
メタボローム解析···············62,65
メチル化解析···················62
メラノーマ·····················272
免疫
　関連遺伝子検査···············116
　グロブリン···················232
　チェックポイント阻害薬·······**78, 255, 326**
　チェックポイント阻害剤·······180, 277
面積比率·······················16
メンデルランダム化解析·········305
網羅的遺伝子検査···············136
黙示の同意·····················361
目的遺伝子領域·················15

や

薬剤効果·······················145
薬剤熱·························96
薬事承認·······················13
薬物関連遺伝子検査·············116
融合遺伝子·····················10,229
要配慮個人情報···············**23, 348, 359**

腰部脊柱管狭窄症···············305
予測アルゴリズム···············271
予防医療·······················164

ら

ライフコースデータ·············23
リードクオリティ···············104
リアルワールドデータ···········**131**
リガンド予測···················271
リキッドバイオプシー
　···········144, 181, 199, 215, 221, 248
リクソリチニブ·················239
リツキシマブ···················243
留意事項通知···················12
リンクスクロスコインズ（臓器移植医療給付金付
　き先進医療保険）·············330
臨床
　遺伝情報検索講習会···········122
　ゲノム情報統合データベース事業·······31
　研究中核病院·················196
　シークエンス·················71
　〜的意義づけ·················26
　〜的有用性···················210
　病理情報·····················185
リンパ腫·······················245〜247
リンパ芽球·····················241
レジストリ·····················30
レチノイン酸···················229, 234
レナリドミド···················240
レポーティング·················25, 128
　エンジン·····················31
連携病院·······················141
濾胞性リンパ腫·················245
ロボット支援腹腔鏡下前立腺全摘除術·······94

プレシジョン・メディシン
ビッグデータの構築・分析から臨床応用・課題まで

発行日	2018年10月19日　初版第一刷発行
監修者	佐藤　孝明　　榊　佳之　　松原　謙一
発行者	吉田　隆
発行所	株式会社 エヌ・ティー・エス 〒102-0091 東京都千代田区北の丸公園 2-1　科学技術館 2 階 TEL.03-5224-5430　http://www.nts-book.co.jp
印刷・製本	美研プリンティング株式会社

ISBN978-4-86043-580-6

©2018　佐藤孝明, 榊佳之, 松原謙一, 佐々木毅, 黒田知宏, 西村邦裕, 林秀幸, 西原広史, 武藤学, 白石航也, 木下賢吾, 加藤護, 野間久史, 廣田健一, 日紫喜光良, 田村卓郎, 喜多剛志, 中條聖子, 佐野栄治, 望月洋明, 佐久間朋寛, 鈴木誓吾, 的場亮, 毛利涼, 谷嶋成樹, 岡村浩, 松田浩一, 岡野和広, 落谷孝広, 津矢田明泰, 齋藤辰朗, 前佛均, 黒川宏美, 松阪諭, 末原泰人, 日下部学, 坂田（柳元）麻実子, 千葉滋, 河上裕, 後藤功一, 紅露拓, 笹田哲朗, 小島崇宏, 神鳥周也, 西山博之, 尾崎浩一, 前田士郎, 渡辺研, 臼井丈一, 山縣邦弘, 黒田尚子, 美馬正司, 清水佳奈, 藤池智則, 冨松宏之.

落丁・乱丁本はお取り替えいたします。無断複写・転写を禁じます。定価はケースに表示しております。
本書の内容に関し追加・訂正情報が生じた場合は、㈱エヌ・ティー・エスホームページにて掲載いたします。
※ホームページを閲覧する環境のない方は、当社営業部(03-5224-5430)へお問い合わせください。

NTSの本　関連図書

	書籍名	発刊日	体裁	本体価格
1	次世代がん治療 ～発症・転移メカニズムからがん免疫療法・ウイルス療法、診断法まで～	2017年 6月	B5 386頁	46,000円
2	商品開発・評価のための生理計測とデータ解析ノウハウ ～生理指標の特徴、測り方、実験計画、データの解釈・評価方法～	2017年 3月	B5 324頁	30,000円
3	パラダイムシフトをもたらすエクソソーム機能研究最前線 ～シグナル伝達からがん、免疫、神経疾患との関わり、創薬利用まで～	2017年 3月	B5 314頁	45,000円
4	インプラント型電子メディカルデバイス	2016年10月	B5 178頁	35,000円
5	ゲノム情報解析　　～次世代シーケンサーの最新の方法と応用～	2016年 3月	B5 508頁	36,000円
6	ヒトマイクロバイオーム研究最前線 ～常在菌の解析技術から生態、医療分野、食品への応用研究まで～	2016年 3月	B5 472頁	46,000円
7	進化するゲノム編集技術	2015年10月	B5 386頁	42,000円
8	糖鎖の新機能開発・応用ハンドブック ～創薬・医療から食品開発まで～	2015年 8月	B5 678頁	58,000円
9	三次元ティッシュエンジニアリング ～細胞の培養・操作・組織化から品質管理、脱細胞化まで～	2015年 2月	B5 400頁	42,000円
10	アンチ・エイジングシリーズ4 **進化する運動科学の研究最前線**	2014年12月	B5 440頁	30,000円
11	睡眠マネジメント ～産業衛生・疾病との係わりから最新改善対策まで～	2014年11月	B5 354頁	43,000円
12	パーソナル・ヘルスケア ～ユビキタス、ウェアラブル医療実現に向けたエレクトロニクス研究最前線～	2013年10月	B5 398頁	36,000円
13	アンチ・エイジングシリーズ3　**骨研究最前線** ～代謝・疾病のメカニズムから再生医療・創薬・リハビリ機器・機能性食品開発まで～	2013年10月	B5 458頁	38,000円
14	応用が拡がるDDS ～人体環境から農業・家電まで～	2013年 7月	B5 578頁	44,000円
15	次世代ヒューマンインタフェース開発最前線	2013年 6月	B5 668頁	43,800円
16	オプトジェネティクス ～光工学と遺伝学による行動制御技術の最前線～	2013年 4月	B5 324頁	36,200円
17	嗅覚と匂い・香りの産業利用最前線	2013年 2月	B5 458頁	36,800円
18	改訂増補版　実践　有用微生物培養のイロハ ～ラボスケールから工業スケールまで～	2018年 8月	B5 376頁	9,500円
19	進化分子工学 ～高速分子進化によるタンパク質・核酸の開発～	2013年10月	B5 466頁	36,800円
20	不確実性人工知能　　～クラウド環境による新たな発展～	2017年 4月	B5 294頁	36,000円
21	科学技術計算のためのPython　　～確率・統計・機械学習～	2016年12月	B5 310頁	6,000円
22	ビッグデータ・マネジメント ～データサイエンティストのためのデータ利活用技術と事例～	2014年 3月	B5 356頁	27,000円

※本体価格には消費税は含まれておりません。